Pediatria

Instituto da Criança
Hospital das Clínicas

Editores da coleção
Benita G. Soares Schvartsman
Paulo Taufi Maluf Jr.

Dermatologia Pediátrica

Zilda Najjar Prado de Oliveira

Editores da Coleção

Benita G. Soares Schvartsman

Doutora em Pediatria pela FMUSP. Médica Assistente da Unidade de Nefrologia do Instituto da Criança do HC-FMUSP.

Paulo Taufi Maluf Jr.

Professor Livre-Docente em Pediatria pela FMUSP. Médico Assistente da Unidade de Onco-Hematologia do Instituto da Criança do HC-FMUSP. Responsável pelo Serviço de Pediatria do Hospital Nove de Julho, São Paulo, SP.

Dermatologia Pediátrica

Coordenadora

Zilda Najjar Prado de Oliveira

Professora Doutora do Departamento de Dermatologia da FMUSP.
Diretora Técnica do Serviço de Saúde do HC-FMUSP.
Chefe do Ambulatório de Dermatologia Infantil do HC-FMUSP.

Manole

Capa: Hélio de Almeida
Projeto gráfico: Departamento Editorial da Editora Manole
Editoração eletrônica: Departamento Editorial da Editora Manole
Ilustrações: Mary Yamazaki Yorado

Dados Internacionais de Catalogação na Publicação (CIP)
(Câmara Brasileira do Livro, SP, Brasil)

Dermatologia pediátrica / coordenadora Zilda Najjar Prado de Oliveira – Barueri, SP : Manole, 2009. – (Coleção Pediatria. Instituto da Criança HC-FMUSP / editores Benita G. Soares Schvartsman, Paulo Taufi Maluf Jr.)

Vários autores.
Bibliografia
ISBN 978-85-204-2899-3

1. Dermatologia pediátrica I. Oliveira, Zilda Najjar Prado de. II. Schvartsman, Benita G. Soares. III. Maluf Junior, Paulo Taufi. IV. Série.

CDD-618.925
09-03731 NLM-WR 100

Índice para catálogo sistemático:
1. Dermatologia pediátrica : Medicina 618.925

1ª edição – 2009
Reimpressão – 2010

Direitos adquiridos pela:
Editora Manole Ltda.
Avenida Ceci, 672 – Tamboré
06460-120 – Barueri – SP – Brasil
Tel.: (11) 4196-6000 – Fax: (11) 4196-6021
www.manole.com.br
info@manole.com.br

Impresso no Brasil
Printed in Brazil

Autores

Alice Zoghbi Coelho Lobo

Médica pela FMUSP. Residência em Dermatologia no HC-FMUSP. Título de Especialista em Dermatologia pela Sociedade Brasileira de Dermatologia (SBD). *Research Fellow* em Dermatopatologia no *Massachusetts General Hospital* (MGH), *Harvard Medical School*, Boston, EUA.

Aline Donati

Médica Dermatologista. Colaboradora do Ambulatório de Cabelos do HC-FMUSP. Médica Dermatologista do Fleury-SP.

Ana Cristina Fortes Alves

Médica Assistente do Departamento de Dermatologia da FMUSP.

Ana Karina Alves Moura

Médica Dermatologista com Título de Especialista pela SBD. Pós-graduanda de Doutorado pela FMUSP.

Beatriz Lacerda Averbach

Médica Dermatologista Formada pela FMUSP. Especialista pela SBD.

Celina Wakisaka Maruta

Docente do Departamento de Dermatologia da FMUSP.

Claudia Giuli Santi

Doutora em Medicina pela FMUSP. Médica do HC-FMUSP.

Cyro Festa Neto
Professor Associado do Departamento de Dermatologia da FMUSP.

Emmanuella Rosyane Duarte Moure
Pós-graduada em Dermatologia pela FMUSP. Especialista em Dermatologia pela SBD. Mestranda em Dermatologia pela FMUSP.

Eugênio Raul de Almeida Pimentel
Mestre e Doutor em Dermatologia pela FMUSP.

Evandro Ararigboia Rivitti
Professor Titular de Dermatologia da FMUSP.

Hebert Roberto Clivati Brandt
Médico Preceptor da Divisão de Clínica Dermatológica do Instituto Central do HC-FMUSP.

Helena Olegário
Mestre pela FMUSP.

José Antonio Sanches Junior
Professor Associado do Departamento de Dermatologia da FMUSP.

Juliana Dumêt Fernandes
Ex-residente e Doutoranda do Departamento de Dermatologia da FMUSP. Médica Dermatologista do HC-FMUSP.

Juliana Nakano de Melo
Médica Assistente da Divisão de Clínica Dermatológica do HC-FMUSP. Membro da SBD.

Luciana Maragno
Médica Preceptora da Divisão de Clínica Dermatológica do HC-FMUSP.

Marcello Menta S. Nico
Professor Doutor do Departamento de Dermatologia da FMUSP. Médico Supervisor da Divisão de Clínica Dermatológica do HC-FMUSP.

Marcelo Arnone
Médico Assistente da Divisão de Clínica Dermatológica do HC-FMUSP. Mestre em Dermatologia pela FMUSP.

Maria Ângela Bianconcini Trindade

Graduação e Residência em Dermatologia pela Faculdade de Medicina de Botucatu (Unesp). Mestrado e Doutorado em Dermatologia pela Escola Paulista de Medicina (Unifesp). Coordenadora Científica da Sociedade Brasileira de Hansenologia. Pesquisadora Científica IV do Instituto de Saúde, Secretaria de Estado da Saúde – SP, Atuando em Hansenologia na Dermatologia do HC-FMUSP.

Maria Carolina de Abreu Sampaio Miguelez

Mestre pela USP. *Fellowship* no *Great Ormond Street Hospital* – Londres.

Maria Cecília Rivitti Machado

Médica Supervisora da Divisão de Clínica Dermatológica do HC-FMUSP. Professora de Dermatologia da Universidade Metropolitana de Santos (Unimes).

Maria Denise Fonseca Takahashi

Professora Doutora Colaboradora da FMUSP.

Paulo Ricardo Criado

Médico Assistente da Divisão de Clínica Dermatológica do HC-FMUSP. Doutor em Ciências (Dermatologia) pela FMUSP. Mestre em Medicina pelo Instituto de Assistência Médica ao Servidor Público Estadual (IAMSPE).

Raquel Leão Orfali

Mestre em Ciências pela FMUSP. Médica Dermatologista.

Ricardo Romiti

Médico do Departamento de Dermatologia do HC-FMUSP. Responsável pelo Ambulatório de Tricologia do HC-FMUSP.

Tatiana Villas Boas Gabbi

Médica Assistente do Departamento de Dermatologia do HC-FMUSP. Especialista em Dermatologia pela SBD. Membro da SBD. Membro da Sociedade Brasileira de Cirurgia Dermatológica (SBCD).

Valéria Aoki

Docente do Departamento de Dermatologia da FMUSP. Pós-doutorado em Imunodermatologia pelo *Medical College of Wisconsin*, EUA.

Walmar Roncalli Pereira de Oliveira

Doutor em Dermatologia pela FMUSP.

Walter Refkalevsky Loureiro

Médico Especialista em Dermatologia pela SBD. Médico Especialista em Clínica Médica pelo MEC.

Zilda Najjar Prado de Oliveira

Professora Doutora do Departamento de Dermatologia da FMUSP. Diretora Técnica do Serviço de Saúde do HC-FMUSP. Chefe do Ambulatório de Dermatologia Infantil do HC-FMUSP.

Sumário

Seção III – Dermatites inflamatórias

Seção IV – Dermatoses eritêmato-escamosas

Seção V – Dermatoses pápulo-pruriginosas

Seção VI – Dermatoses infecciosas

Seção VIII – Cuidados com a pele da criança

Prefácio

Sinto-me honrado pelo convite para apresentar o livro *Dermatologia Pediátrica*, publicação que, sem dúvida, será consagrada ao longo do tempo pelos dermatologistas e pediatras brasileiros.

A Dermatologia apresentou, nas últimas décadas, notável progresso em todos os seus campos, abandonando definitivamente o empirismo do passado e caminhando para bases científicas cada vez mais sólidas. Esse enorme progresso da especialidade determinou também o desenvolvimento de subespecialidades cujo crescimento é contínuo, resultando, inclusive, no estabelecimento de sociedades científicas de subespecialidades, entre as quais a Dermatologia Pediátrica.

Todo dermatologista deve dominar o avanço gerado pelas subespecialidades, que permitem aprofundamento dos conhecimentos, particularmente nas universidades, originando pesquisas e novos caminhos no campo da nosologia, da diagnose e da terapêutica.

Além disso, as subespecialidades da Dermatologia criam áreas de intersecção com outras especialidades; no caso da Dermatologia Pediátrica, entre a Pediatria e a Dermatologia, podendo contribuir na formação geral dos pediatras, orientando a abordagem das dermatoses na infância.

Esta obra é o reflexo do desenvolvimento da Dermatologia Pediátrica, por meio da atuação da Profa. Zilda Najjar Prado de Oliveira, no HC-FMUSP, onde implantou, desenvolveu e continua engrandecendo este setor, que mantém interface ativa com o Instituto da Criança do HC-FMUSP.

Sob a coordenação da Profa. Zilda Najjar Prado de Oliveira, um conjunto de dermatologistas do Departamento/Divisão de Clínica Dermatológica do HC-

FMUSP desenvolveu 30 capítulos que cobrem inúmeras áreas da Dermatologia Pediátrica. São todos profissionais com atividade acadêmica, mas com experiência na prática clínica diária, enriquecendo o livro não somente com seus conhecimentos teóricos, mas com sua enorme vivência prática.

O livro é fartamente ilustrado, o que reforça seus atributos didáticos de modo significativo.

Pela abrangência atingida, tenho certeza de que o livro será extremamente útil para pediatras, dermatologistas e generalistas interessados em Dermatologia Pediátrica.

Na certeza do sucesso da obra, congratulo-me com a coordenadora Profa. Zilda Najjar Prado de Oliveira e seus ilustres colaboradores pela qualidade do trabalho desenvolvido.

Evandro A. Rivitti
Professor Titular de Dermatologia da FMUSP

Introdução

As doenças dermatológicas estão entre as enfermidades mais frequentes da infância. Portanto, dermatologistas, pediatras e médicos generalistas devem estar familiarizados com as condutas adotadas em Dermatologia Pediátrica com relação à diagnose e à terapêutica. Muito importante, também, é saber identificar dermatoses complexas que necessitam do auxílio do dermatologista.

Este livro foi elaborado para o pediatra geral, mas também auxilia clínicos e dermatologistas interessados em Dermatologia Pediátrica. São abordadas as doenças dermatológicas mais prevalentes e de maior interesse na infância. Cada capítulo é resultado de uma ampla revisão da etiologia, do diagnóstico e seus diferenciais, e da terapêutica das diversas dermatoses. O objetivo é aprofundar o conhecimento das afecções dermatológicas infantis e dar suporte à melhor decisão terapêutica.

O livro *Dermatologia Pediátrica* foi produzido com a colaboração inestimável de dermatologistas renomados e experientes que trabalham no Departamento de Dermatologia do Hospital das Clínicas da Faculdade de Medicina da Universidade de São Paulo (HC-FMUSP), e que aliaram à sua experiência pessoal uma revisão atualizada da literatura sobre os assuntos. O intuito foi tornar a leitura ampla e profunda, mas de fácil compreensão mesmo para quem não está familiarizado com a prática da Dermatologia. Esse resultado só foi possível pela competência dessa equipe de colegas que muito se empenhou na confecção dos capítulos, a quem agradeço imensamente. Destaco, ainda, que esse trabalho foi facilitado pela Editora Manole, que gerenciou a obra com muita competência e comprometimento, e também pelos editores da coleção, dra. Benita G. Soares Schvartsman e dr. Paulo Taufi Maluf Jr.

Estou certa de que o projeto de elaborar um livro didático e abrangente para auxiliar pediatras, generalistas e dermatologistas no diagnóstico e no tratamento das dermatoses mais comuns em Dermatologia Pediátrica foi realizado com êxito. Por fim, anseio que o objetivo maior, que é melhorar a saúde dos pacientes pediátricos, seja cada vez mais conquistado.

Zilda Najjar Prado de Oliveira

Seção I

Semiologia, dermatoses neonatais e genodermatoses

Semiologia dermatológica 1

Zilda Najjar Prado de Oliveira

Após ler este capítulo, você estará apto a:

1. Identificar as principais lesões elementares da semiologia dermatológica.
2. Fazer o exame objetivo das lesões do paciente.
3. Reconhecer as características clínicas de cada tipo de lesão elementar.

INTRODUÇÃO

O diagnóstico de uma dermatose deve ser preciso e baseia-se em uma inspeção cuidadosa, com o intuito de determinar as lesões elementares que definem a semiologia dermatológica. Existem afecções que são próprias de cada faixa etária, inclusive algumas que ocorrem apenas no período neonatal, em lactentes, em crianças e em adolescentes. Já outras não diferem na infância e na idade adulta. Conhecer as particularidades das doenças nessas diferentes faixas etárias é tarefa importante pois, muitas vezes, a evolução e a instituição da terapêutica também são peculiares, de acordo com a idade.

Em Dermatologia, o exame das lesões reveste-se de grande importância, na tentativa de se enquadrar as manifestações clínicas apresentadas pelo paciente em um dos grandes grupos de doenças dermatológicas. Assim, após se inquirirem a queixa e a duração da afecção, já se faz o exame objetivo das lesões, abrangendo pele, mucosas, anexos cutâneos (pelos e unhas) e linfonodos. Posteriormente, faz-se a anamnese, tentando orientá-la com os dados obtidos no exame dermatológico. Deve-se sempre determinar qual a lesão elementar da dermatose em questão para facilitar o diagnóstico. Em Dermatologia Pediátrica, a semiologia adquire importância ainda maior, pois a descrição da sintomatologia pela criança nem sempre é fidedigna.

Sendo assim, para facilitar a concepção de diagnósticos em Dermatologia, é fundamental conhecer e determinar as lesões elementares das dermatoses, que podem apresentar-se isolada ou associadamente. De maneira didática e sumária, podem ser divididas em[1-3]: alterações de cor, lesões elevadas ou formações sólidas, coleções líquidas e alterações da espessura.

ALTERAÇÕES DE COR: MANCHAS OU MÁCULAS

Há apenas alteração da cor da pele, com manutenção do relevo[1]. Podem ser:

- Vásculo-sanguíneas por vasodilatação, por vasoconstrição ou por extravasamento de hemácias. Variam da coloração rósea ou avermelhada (eritema)[4] à arroxeada (púrpura ou cianose), conforme mostra a Figura 1.1.
- Pigmentares ou discromias, por aumento (hipercromia), diminuição (hipocromia) ou ausência de melanina (acromia) (Figuras 1.2 e 1.3).

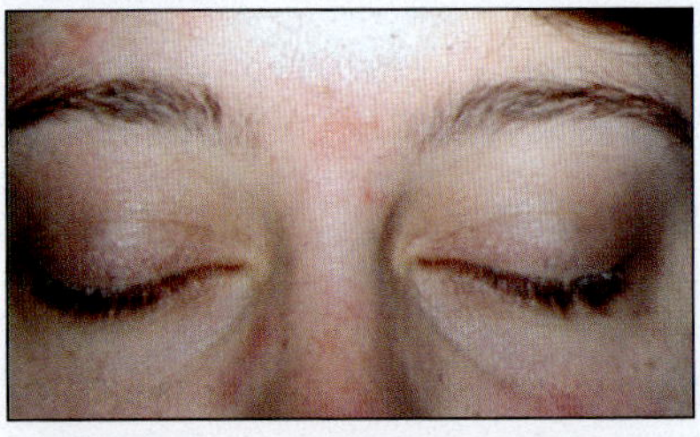

Figura 1.1 Mácula eritematosa.

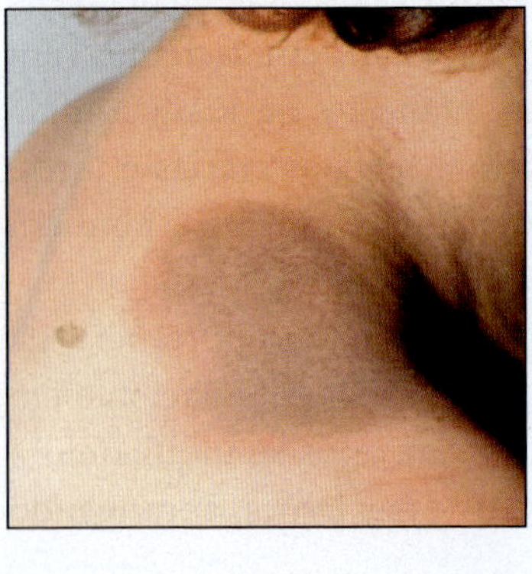

Figura 1.2 Mácula hipercrômica.

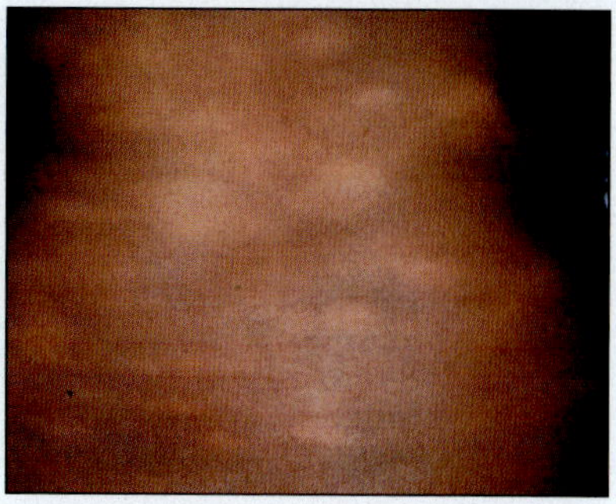

Figura 1.3 Máculas hipocrômicas.

LESÕES ELEVADAS OU FORMAÇÕES SÓLIDAS

Podem ocorrer por diferentes processos, desde inflamatórios até neoplásicos[1].

Pápula

Até 1 cm de diâmetro[5] (Figura 1.4).

Nódulo

De 1 a 3 cm de diâmetro (Figura 1.5).

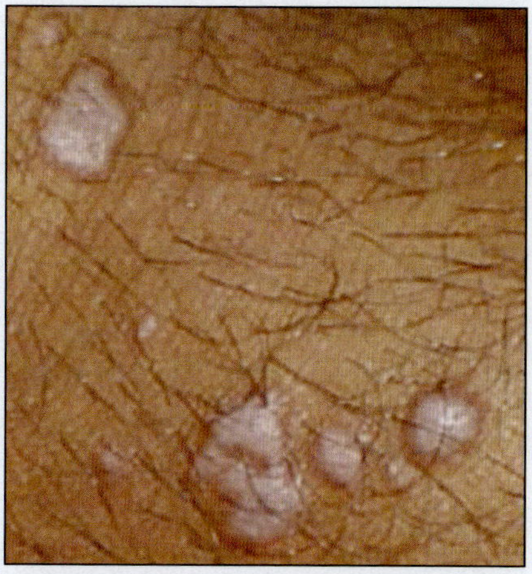

Figura 1.4 Pápulas eritematosas.

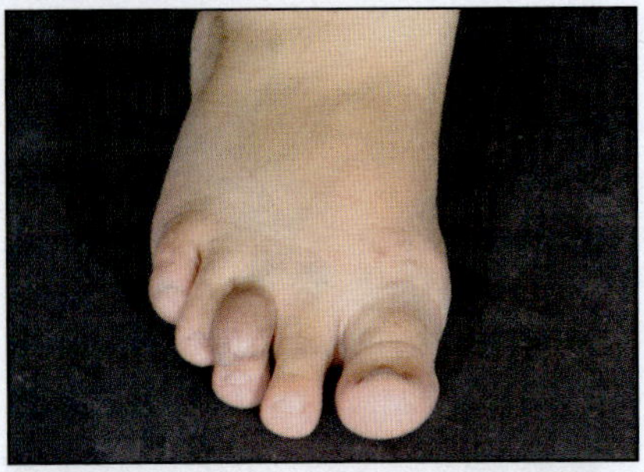

Figura 1.5 Nódulo eritematoso.

Nodosidade ou Tumor

Maior que 3 cm (Figura 1.6).

Placa

Leve elevação, de mais de 2 cm em extensão[6] (Figura 1.7).

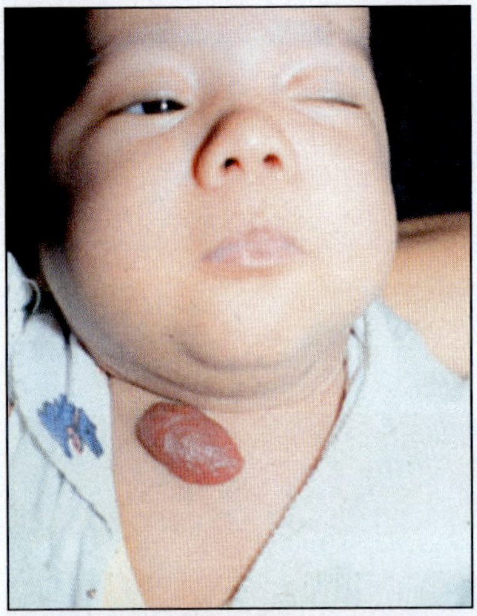

Figura 1.6 Nodosidade ou tumor.

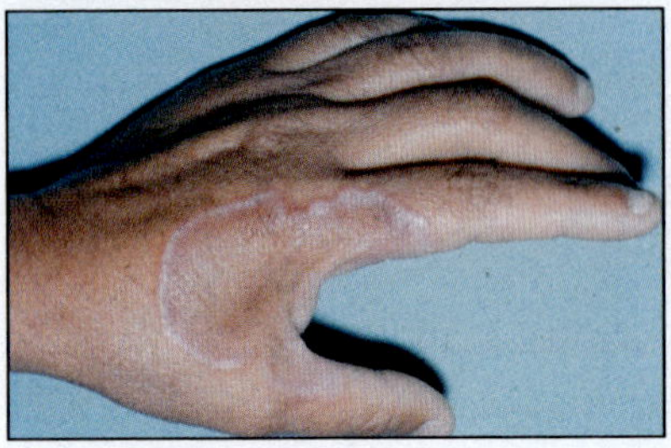

Figura 1.7 Placa eritematosa com bordas de coloração esbranquiçada.

Vegetação

Pedunculada ou em aspecto de "couve-flor", com superfície amolecida (Figura 1.8).

Verrucosidade

Superfície endurecida e geralmente amarelada (Figura 1.9).

COLEÇÕES LÍQUIDAS

São lesões com conteúdo líquido que pode ser seroso, sangue ou pus[1].

Vesícula

Até 1 cm, de conteúdo claro (seroso), que pode se tornar purulento ou hemorrágico[7] (Figura 1.10).

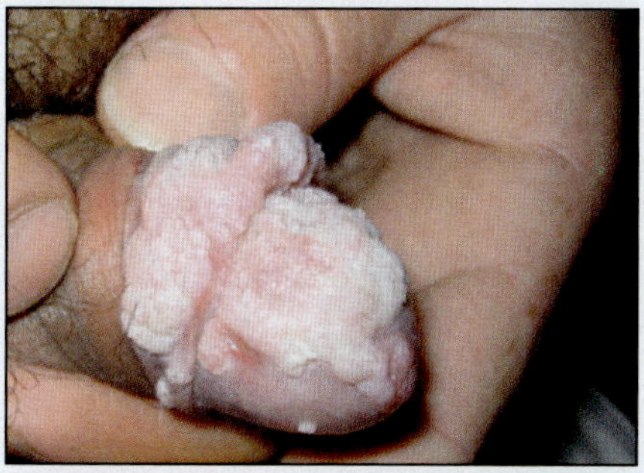

Figura 1.8 Vegetação.

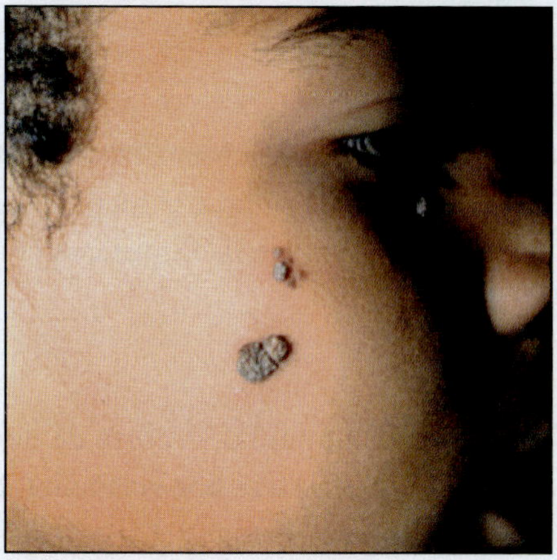

Figura 1.9 Lesão verrucosa.

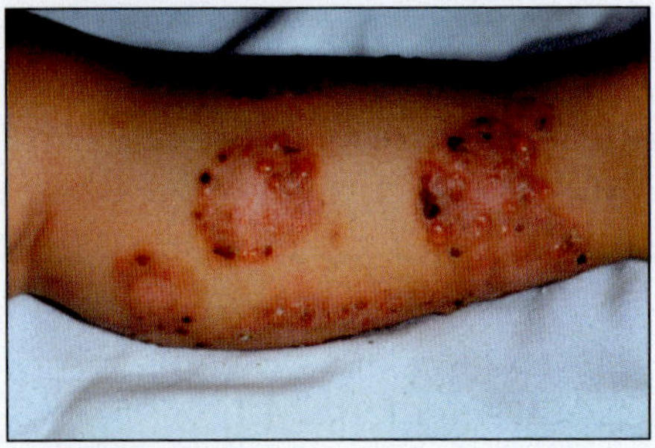

Figura 1.10 Lesões vesiculosas, bolhosas e placas eritêmato-crostosas.

Bolha

Maior que 1 cm, com os mesmos conteúdos da vesícula (Figura 1.10).

Pústula

Até 1 cm, contém pus (Figura 1.11).

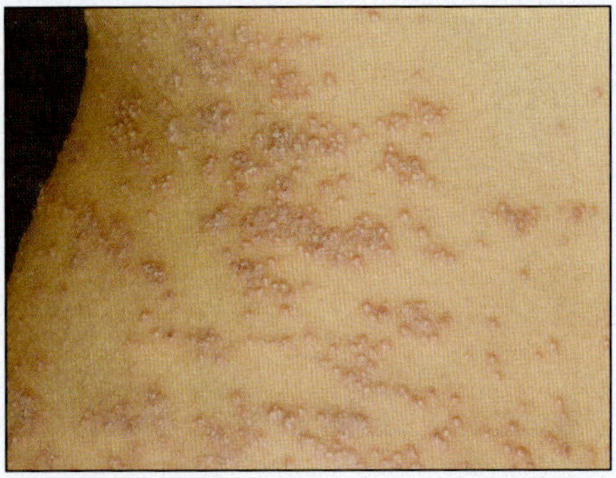

Figura 1.11 Pústulas com base eritematosa.

Abscesso

Varia de tamanho e é formado por material purulento na pele e nos tecidos subjacentes. Tem sinais flogísticos (Figura 1.12).

Hematoma

Varia de tamanho, decorre de derrame de sangue na pele ou tecidos subjacentes. Inicialmente, tem cor vermelha, tornando-se azulada e, posteriormente, amarelo-esverdeada (Figura 1.13).

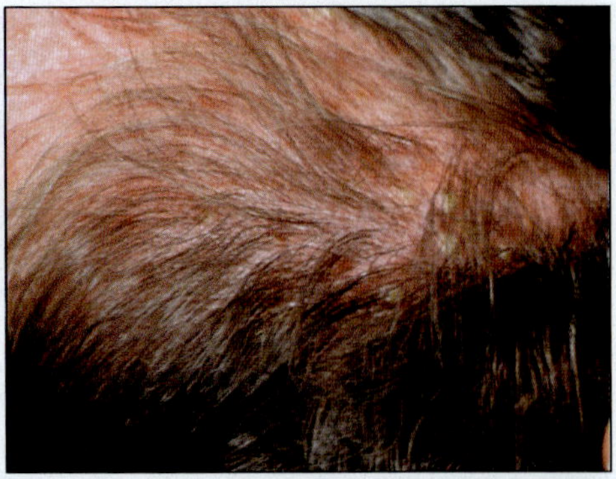

Figura 1.12 Abscesso no couro cabeludo.

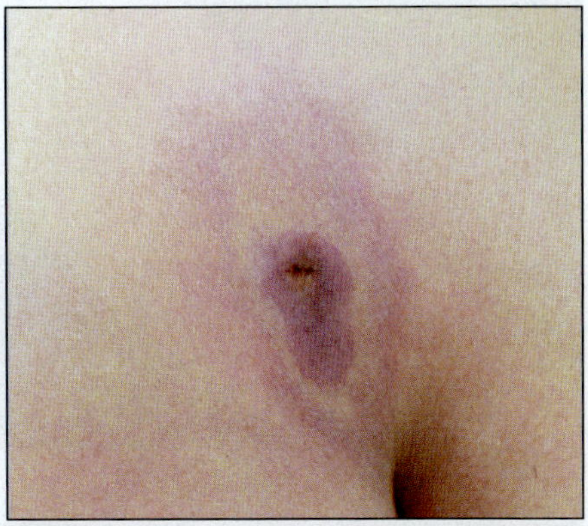

Figura 1.13 Hematoma.

ALTERAÇÕES DA ESPESSURA

Queratose

Pele espessa, amarelada e, geralmente, áspera (Figura 1.14).

Liquenificação

Espessamento da pele com acentuação dos sulcos naturais (Figura 1.15).

Edema

Aumento da espessura, depressível, geralmente sem alteração da cor (Figura 1.16).

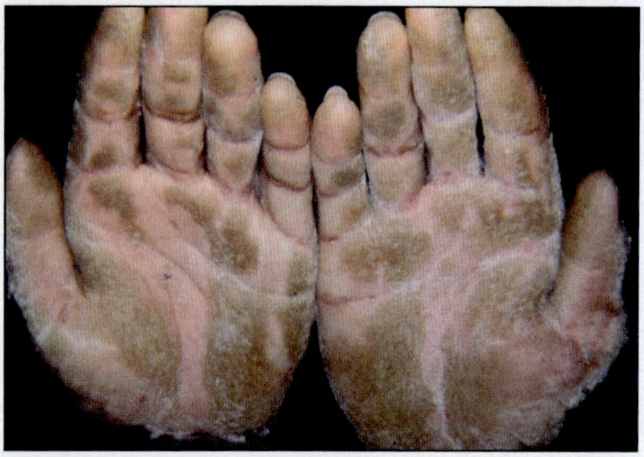

Figura 1.14 Queratose palmar.

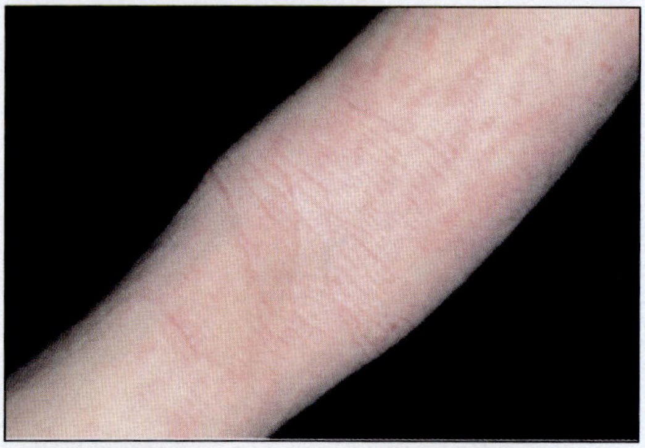

Figura 1.15 Placa liquenificada. Notar o aumento dos sulcos naturais da pele.

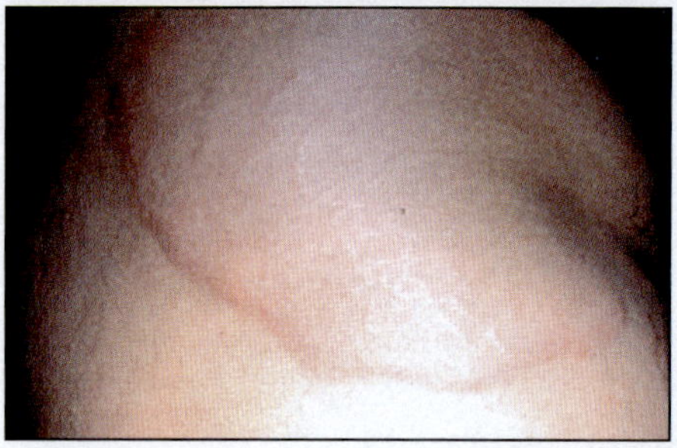

Figura 1.16 Placa com edema e eritema.

Infiltração

Espessamento da pele, com aumento da consistência (Figura 1.17).

Esclerose

Aumento da consistência da pele que pode estar adelgaçada ou espessada, com dificuldade de se preguear[8] (Figura 1.18).

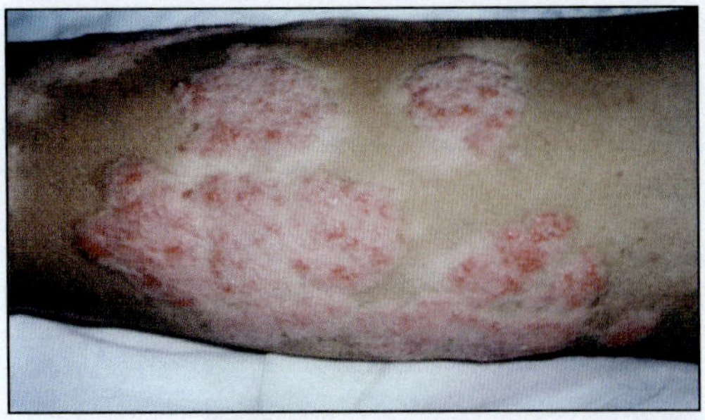

Figura 1.17 Placa com eritema e infiltração.

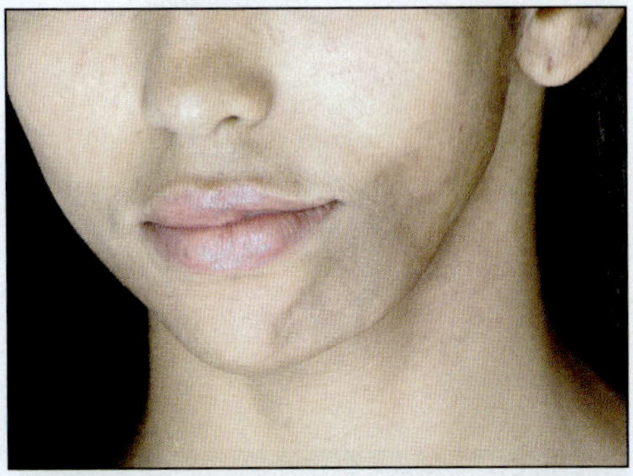

Figura 1.18 Lesão esclero-atrófica na face.

Atrofia

Diminuição da espessura da pele que se apresenta pregueável[8]. Quando linear, é chamada de estria ou víbice (Figura 1.19).

LESÕES POR PERDAS E REPARAÇÕES TECIDUAIS

Escama

Fragmentos que se desprendem da superfície cutânea[9]. Pode ser furfurácea (como pó – Figura 1.20), micácea (como raspas de uma vela – Figura 1.21) e foliácea (em lamelas ou retalhos – Figura 1.22).

Eritrodermia

Eritema e descamação em mais de 90% da área corpórea[1] (Figura 1.23).

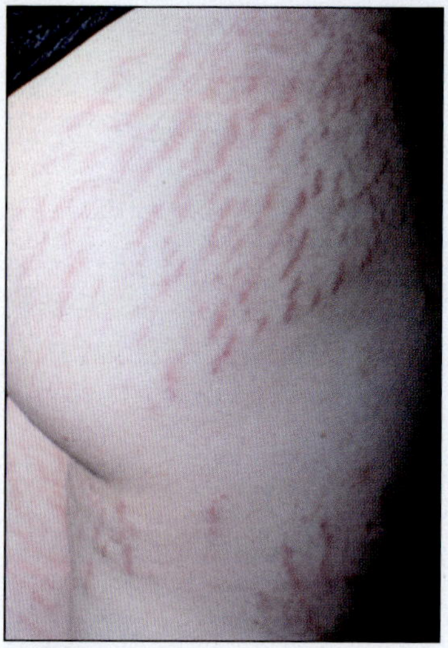

Figura 1.19 Estrias ou víbices.

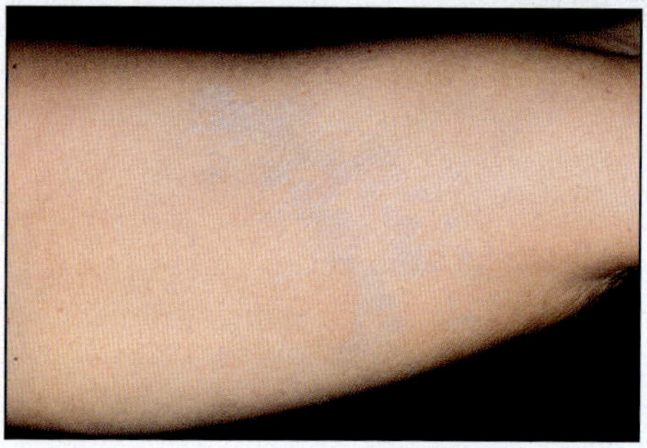

Figura 1.20 Mácula hipocrômica com descamação furfurácea.

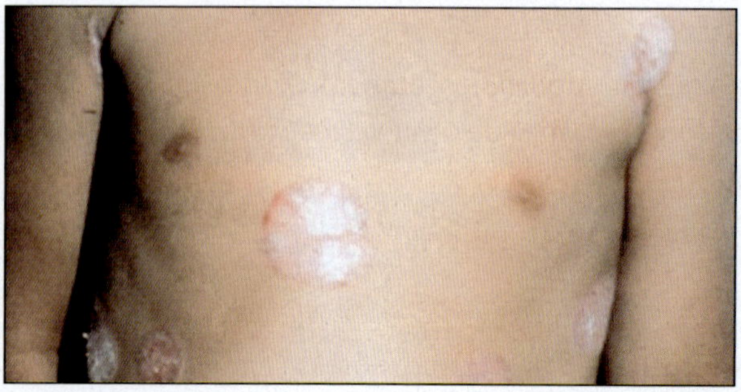

Figura 1.21 Escamas micáceas.

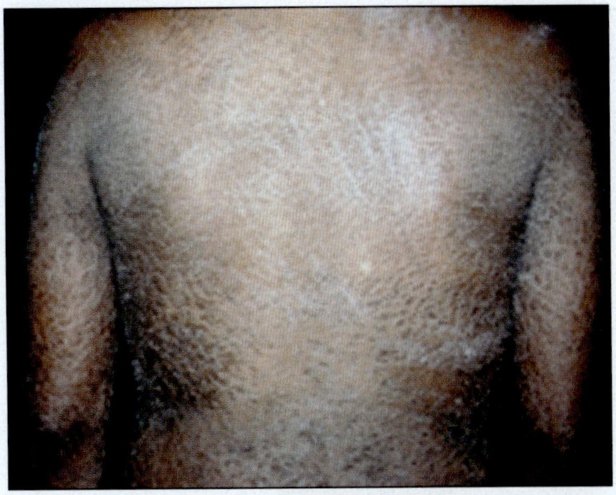

Figura 1.22 Escamas foliáceas.

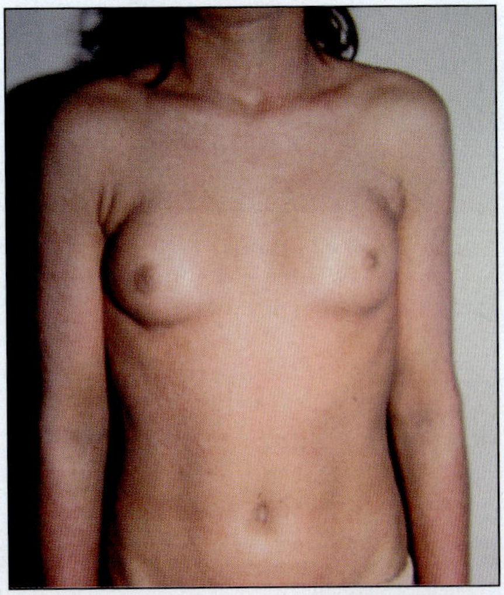

Figura 1.23 Eritrodermia: eritema e descamação disseminados.

Erosões ou exulceração

Perda de pele restrita à epiderme (Figura 1.24).

Escoriação

Erosão por trauma, geralmente coçagem (Figura 1.25).

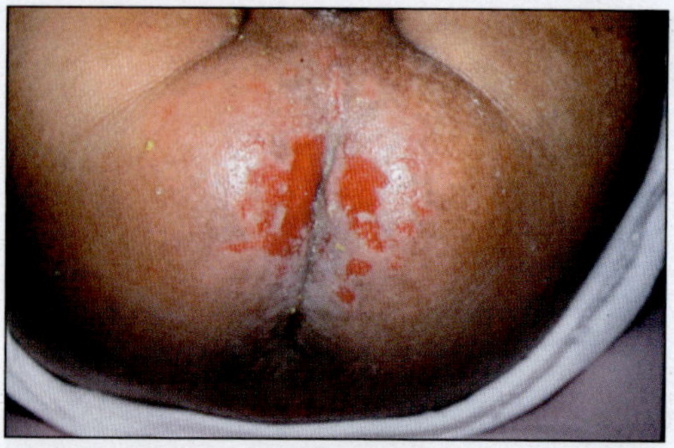

Figura 1.24 Exulcerações.

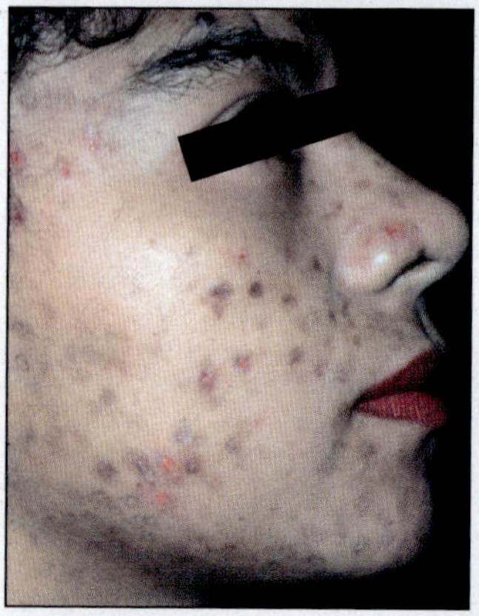

Figura 1.25 Escoriações e hiperpigmentação associadas à acne.

Úlcera

Perda de área da epiderme e da derme, podendo atingir tecidos mais profundos (Figura 1.26).

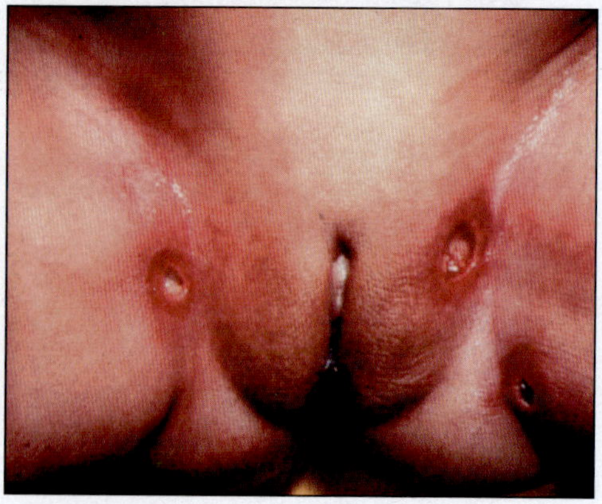

Figura 1.26 Úlceras.

Crosta

Resulta do dessecamento de serosidade (melicérica), sangue (hemática) ou pus (purulenta) (Figura 1.27).

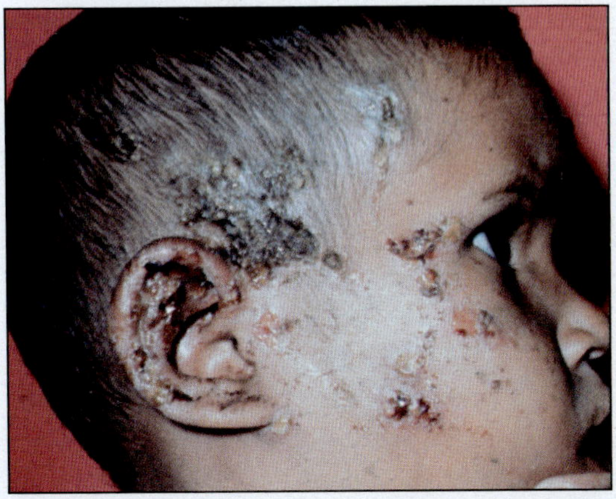

Figura 1.27 Crostas hemáticas e exulcerações.

CONCLUSÕES

É muito importante em Dermatologia o exame clínico do paciente pois, muitas vezes, é o único recurso disponível para se fazer o diagnóstico de determinada dermatose, já que os dados de história podem não auxiliar na diagnose. Essa premissa é particularmente verdadeira na infância, em que apenas se obtém informações, na maioria dos casos, dos pais ou dos cuidadores. Conhecendo-se cada uma das lesões elementares e fazendo o exame objetivo detalhado das manifestações clínicas, podem-se classificar as manifestações clínicas observadas em determinado grupo de doenças. Com esse procedimento, fica muito mais fácil se fazer uma hipótese diagnóstica em Dermatologia.

REFERÊNCIAS BIBLIOGRÁFICAS

1. Sampaio SAP, Rivitti EA. Dermatologia. 3ª ed. São Paulo: Artes Médicas; 2007. p. 109-14.
2. Oliveira ZNP, Rivitti EA. Dermatologia pediátrica. In: Sucupira ACSL, Bricks LF, Kobinger MEBA, Saito MI, Zuccolotto SMC. Pediatria em consultório. 4ª ed. São Paulo: Sarvier; 2000. 645 p.
3. Lowy G, Alonso FJF, Cestari SCP, Cestari TF, Oliveira ZNP. Atlas de dermatologia pediátrica topográfico e morfológico. 1ª ed. Rio de Janeiro: Medsi; 2000. p. 4-10.
4. Wolff K, Goldsmith LA, Gilchrest BA, Paller AS, Leffell D. Fitzpatrick's Dermatology in general medicine. 7th ed. New York: McGraw-Hill; 2008. p. 1853-5.

5. Burns T, Breathnach S, Cox N, Griffiths C. Rook's Textbook of dermatology. 7th ed. United Kingdom: Blackwell Science; 2004. p. 47.1-25.
6. Maldonado RR, Parish LC, Beare JM. Textbook of pediatric dermatology. 1ª ed. Philadelphia: Grune & Shatton; 1989. p. 600-9.
7. Bolognia JL, Jorizzo JL, Rapini RP. Dermatology. 2nd ed. London: Mosby Elsevier; 2008. p. 1202-4.
8. Harper J, Orange A, Prose N. Textbook of pediatric dermatology. 2nd ed. USA: Blackwell; 2006. p. 103-4.
9. Schachner LA, Hansen RC. Pediatric dermatology. 3rd ed. London: Mosby; 1998. p. 263-335.

Dermatoses do período neonatal

2

Zilda Najjar Prado de Oliveira

Após ler este capítulo, você estará apto a:

1. Diagnosticar as dermatoses mais frequentes do período neonatal.
2. Fazer o diagnóstico diferencial entre as diversas dermatoses do período neonatal.
3. Orientar o tratamento.
4. Orientar quanto à evolução espontânea das dermatoses.

INTRODUÇÃO

É denominado neonatal o período que se estende do nascimento até o 30º dia de vida. Nele, ocorrem várias modificações na pele do recém-nascido (RN) que compreendem inúmeras alterações temporárias fisiológicas ou para adaptação ao meio externo. No entanto, existem muitas dermatoses de aparecimento ou ocorrência exclusiva dessa fase da vida e outras que, raras ou frequentes, podem permanecer por toda a vida.

CARACTERÍSTICAS DA PELE DO RECÉM-NASCIDO

A pele do RN tem estrutura semelhante à do adulto. Tem papel importante na regulação da temperatura e na função de barreira para proteção tanto contra infecções quanto perda de água e absorção de substâncias aplicadas.

Os cuidados devem ser redobrados quando se aplicam substâncias em áreas extensas, já que a relação superfície/peso corporal em relação ao adulto é 3 vezes maior no RN a termo (idade gestacional de 37 a 41 semanas) e 7 vezes maior no prematuro (idade gestacional inferior a 37 semanas). A absorção percutânea do RN a termo é maior, principalmente nas áreas de pele mais fina, como dobras axilares, inguinais, área das fraldas, face e pescoço. Deve-se ter maior cuidado com os prematuros que apresentam maior permeabilidade da pele do que com os RN a termo. A permeabilidade da pele dos prematuros só se iguala à dos RN a termo após 3 semanas de vida[1]. Também há menor atividade enzimática da pele, o que pode propiciar toxicidade de substâncias aplicadas topicamente (como referido no Capítulo 29).

Pode-se observar tecido adiposo marrom em algumas regiões da pele do RN, o que não ocorre no adulto, principalmente no dorso, entre as escápulas, região cervical e abdominal. Sua função é auxiliar no controle da temperatura após o nascimento, por oxidação dos ácidos graxos. A atividade das glândulas sudoríparas normaliza-se somente a partir do 6º dia nos RN a termo, e do 30º dia nos prematuros[1].

Outras características serão explanadas com maior detalhe no Capítulo 29.

DERMATOSES DO PERÍODO NEONATAL

As principais características das dermatoses do período neonatal estão resumidas no Quadro 2.1.

Quadro 2.1 – Dermatoses do período neonatal

	Dermatoses	Principais características
■ Alterações do desenvolvimento intrauterino	Aplasia cútis	Úlceras ou cicatrizes alopécicas (únicas ou múltiplas) principalmente no couro cabeludo
	Síndrome das bandas amnióticas	Constrições e amputações de dedos, mãos, pés e partes dos membros
	Fístulas ou cistos	Cistos branquiais e tireoglosso
■ Alterações cutâneas do recém-nascido	Descamação fisiológica	Alteração mais comum do recém-nascido; descamação fina
	Verniz caseoso	Substância graxenta que recobre a pele do recém-nascido
	Lanugem	Pelos finos, não pigmentados, recobrindo a pele do recém-nascido
	Alopecia fisiológica do recém-nascido	Alopecia occipital, geralmente ocorre até o 3º ou 4º mês
	Icterícia fisiológica	2º dia de vida, geralmente regride espontaneamente

(continua)

Quadro 2.1 – Dermatoses do período neonatal (continuação)

	Dermatoses	Principais características
Alterações cutâneas do recém-nascido	Cútis marmorata fisiológica	Máculas azuladas ou esbranquiçadas, de disposição reticulada principalmente nos membros inferiores, por exposição ao frio
	Alteração da coloração em arlequim	Em decúbito lateral: alteração da cor do hemicorpo que fica eritematoso em contato com o leito
	Hiperplasia sebácea	Pápulas pequenas esbranquiçadas, no óstio do folículo pilossebáceo, no dorso do nariz, na fronte e nas regiões malares
	Milia	Pápulas branco-amareladas puntiformes no nariz, na fronte e nas regiões malares
	Puberdade em miniatura	Hiperpigmentação da linha alba, do escroto e dos genitais externos
Alterações cutâneas por traumas pré ou pós-parto	Bolhas por sucção	Bolhas ou exulcerações ao nascimento, geralmente nos antebraços, no lábio ou nos dedos
	Bossa sero-sanguínea (*caput succedaneum*)	Deformidade da cabeça ao nascimento por edema ou hemorragia do subcutâneo, que pode se estender além das suturas cranianas
	Céfalo-hematoma	Aumento do volume da cabeça por hemorragia subperióstea que não ultrapassa as suturas ou a fontanela
	Lesões provocadas por procedimentos (amniocentese e outros)	Lesões cicatriciais ou hemorrágicas na pele
Manchas hiperpigmentadas	Manchas café com leite	Máculas de cor castanha, localizadas principalmente no tronco e nas coxas
	Mancha mongólica	Manchas azul-acinzentadas, com localização característica nas regiões lombossacra e glútea
	Nevos congênitos pequenos, médios ou gigantes	Ver Capítulo 27
	Hipermelanose nevoide	Máculas pigmentadas lineares em tronco e membros
Manchas hipopigmentadas	Mancha em folha	Mácula hipocrômica que não aumenta com o crescimento da criança, situada no tronco ou nas extremidades
	Nevo despigmentoso ou hipocrômico	Mácula hipocrômica, geralmente única com 2 a 5 cm de diâmetro
	Hipomelanose de Ito	Máculas hipocrômicas lineares, localizadas no tronco e nos membros
	Nevos anêmicos	Máculas hipocrômicas que não se tornam eritematosas quando friccionadas
Manchas vasculares	Manchas salmão	Manchas róseas ou avermelhadas que ficam mais intensas quando a criança chora. Localizam-se na nuca, na glabela, na região nasolabial ou nas pálpebras
	Hemangiomas planos (manchas vinho do porto)	Máculas vinhosas, a maioria unilateral, principalmente na face. São malformações vasculares que, portanto, não regridem durante a vida
Dermatoses inflamatórias	Miliária cristalina, rubra e profunda	Vesículas com conteúdo claro ou pustuloso com ou sem eritema
	Eritema tóxico	Pápulas ou pústulas amareladas sobre base eritematosa

(continua)

Quadro 2.1 – Dermatoses do período neonatal (continuação)

	Dermatoses	Principais características
■ Dermatoses inflamatórias	Melanose pustulosa transitória	Vesico-pústulas que se rompem em 1 a 3 dias, com posterior descamação fina e máculas hiperpigmentadas
	Necrose gordurosa subcutânea do recém-nascido	Eritema e edema que evoluem para placas e nódulos de consistência endurecida
	Acne neonatal	Comedões, pápulas eritematosas e pústulas, raramente cistos, nas regiões zigomáticas, mentonianas e dorso nasal
	Lúpus neonatal	Lesões eritematosas principalmente na face. Pode se associar a bloqueio cardíaco congênito
■ Doenças infecciosas	Rubéola	Microcefalia, surdez, catarata, baixo peso, malformação cardíaca, equimoses, petéquias e exantema
	Toxoplasmose	Coriorretinite, micro e hidrocefalia, alterações do sistema nervoso central, retardo mental, pneumonia intersticial, hepatoesplenomegalia, linfadenopatia, manifestações gastrointestinais, máculo-pápulas, petéquias e equimoses
	Citomegalovirose	Icterícia, hepatoesplenomegalia, baixo peso ao nascer, trombocitopenia, aumento de bilirrubinas, surdez, microcefalia, encefalite, retardo do desenvolvimento psicomotor, coriorretinite, atrofia óptica e petéquias
	Herpes simples	Micro e hidrocefalia, microftalmia, coriorretinite, vesículas, bolhas, cicatrizes
	Sífilis	Osteocondrite, periostite, hepatoesplenomegalia, rinite, lesões bolhosas, maculosas e papulosas
	Impetigo bolhoso neonatal	Vesículas ou bolhas de conteúdo claro que logo se transformam em pústulas que se rompem deixando áreas erosadas com colarete descamativo
	Síndrome da pele escaldada estafilocócica	Inicia com febre, eritema em torno dos lábios e das narinas, disseminando-se em 1 a 2 dias. A pele desprende-se em retalhos com erosões
	Candidose	Máculas e vesículas com base eritematosa que evoluem para pústulas e posterior descamação

Alterações do Desenvolvimento Intrauterino

Aplasia cútis

É rara e esporádica na maioria dos casos. Geralmente, apresenta-se como lesão única, mas pode haver duas ou mais lesões[2]. São mais frequentes no couro cabeludo, podendo ocorrer também na face, em membros e nádegas. No RN, apresenta-se como úlceras ovais ou arredondadas, mas pode já ter havido regressão, deixando cicatriz com alopecia (Figuras 2.1A e 2.1B).

Não necessita de tratamento, porém, quando se localiza na linha média do crânio, pode haver comprometimento das meninges.

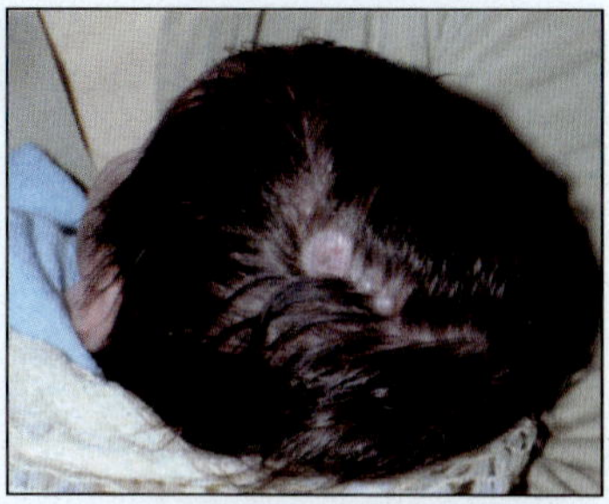

Figura 2.1A Aplasia cútis. Lesões cicatriciais do couro cabeludo com alopecia.

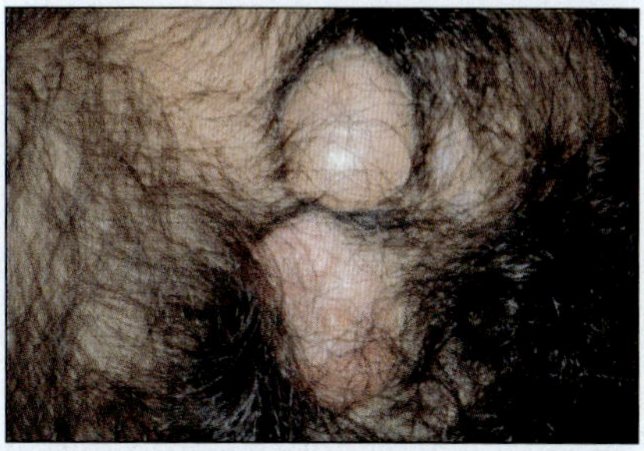

Figura 2.1B Detalhe das lesões atróficas.

Síndrome das bandas amnióticas

É um conjunto de alterações decorrentes da constrição provocada por bandas amnióticas. Ocorrem principalmente nos membros, desde pequenas constrições chegando a amputações de dedos, mão, pé e partes dos membros[3]. Pode acometer a região craniofacial, levando a pequenas deformidades ou até anencefalia (Figura 2.2).

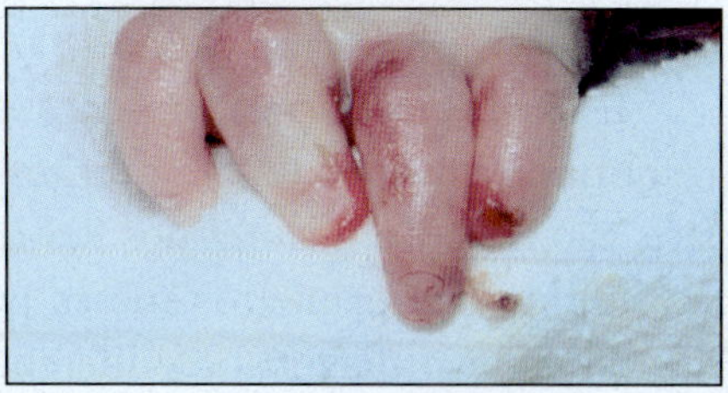

Figura 2.2 Síndrome das bandas amnióticas. Notar as deformidades digitais.

Fístulas ou cistos

Os cistos branquiais localizam-se na área pré-auricular, por alteração no desenvolvimento do sistema branquial embrionário. Os cistos tireoglossos, que ocorrem na parte anterior do pescoço, formam-se em razão da falha na obliteração do ducto embriônico tireoglosso[1] (Figura 2.3).

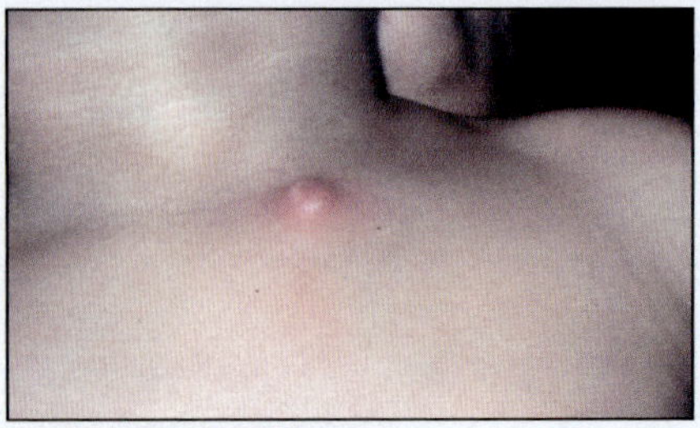

Figura 2.3 Cisto tireoglosso na parte anterior do pescoço.

Alterações Cutâneas do Recém-Nascido

Embora sejam frequentes, são transitórias e geralmente têm evolução espontânea, não necessitando de tratamento.

Descamação fisiológica do recém-nascido

É a alteração mais comum do RN, que pode perdurar nas primeiras semanas de vida. Apresenta-se como descamação fina, não aderente, mais intensa em tornozelos, mãos e pés, e nos bebês pós-termo[4].

Verniz caseoso

É composto por substância graxenta, que recobre a pele do RN. É formado por células epidérmicas descamadas e secreção sebácea. Sua espessura é maior no RN a termo do que no pós-termo. Tem função de lubrificação que facilita a passagem do bebê pelo canal do parto e propriedades bactericidas. Por esse motivo, não é recomendável removê-lo mecanicamente, e sim aguardar a remoção espontânea[5].

Lanugem

É caracterizada pela presença de pelos finos, não pigmentados, que crescem recobrindo a pele do RN. Localizam-se, principalmente, no dorso, nos ombros e na face. São mais abundantes nos RN pré-termo. Permanece por algumas semanas e é substituída nos primeiros meses por pelos velos. Quando for mais abundante, deve-se fazer o diagnóstico diferencial com a hipertricose lanuginosa congênita, que é doença autossômica dominante, rara, em que toda a pele é recoberta por lanugem mais longa e pouco pigmentada[1].

Alopecia fisiológica do recém-nascido

O RN apresenta número variável de cabelos terminais. Durante o 1º ano de vida, tornam-se pelos velos pigmentados. Somente após 1 ano e meio de vida, crescem os cabelos terminais maduros[6].

Outra alteração comum é a alopecia occipital, que geralmente ocorre até o 3º ou 4º mês de vida. Embora seja atribuída à fricção dos cabelos no travesseiro, pode ocorrer por eflúvio telógeno (queda de cabelos na fase telógena do ciclo capilar) (Figura 2.4).

Icterícia fisiológica

É muito frequente, ocorrendo em 60% dos RN a termo e em 80% dos prematuros[1]. Começa em torno do 2º dia de vida e geralmente regride espontaneamente ou após fototerapia. Decorre do acúmulo de bilirrubina indireta na pele.

Cútis marmorata fisiológica

São máculas de coloração azulada ou esbranquiçada, de disposição reticulada, que ocorrem principalmente nos membros inferiores do RN, quando expostos ao frio. Decorrem da dilatação de capilares e vênulas. É um quadro fisiológico e transitório[7] (Figura 2.5A). O diagnóstico diferencial deve ser feito com a cútis marmorata telangiectásica congênita, que é semelhante clinicamente, porém não melhora quando a criança é aquecida (Figura 2.5B).

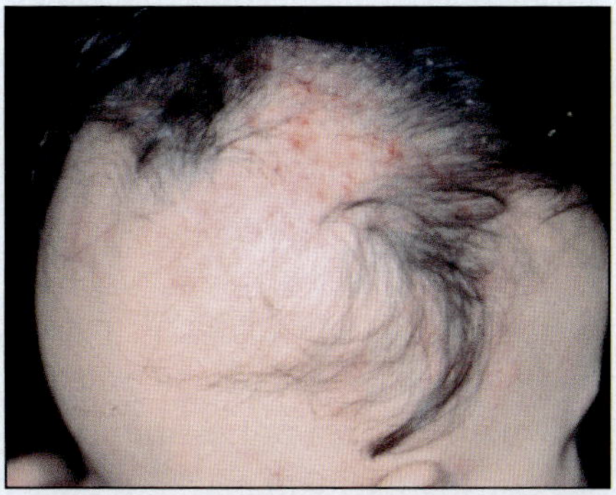

Figura 2.4 Alopecia principalmente occipital e dermatite seborreica do couro cabeludo.

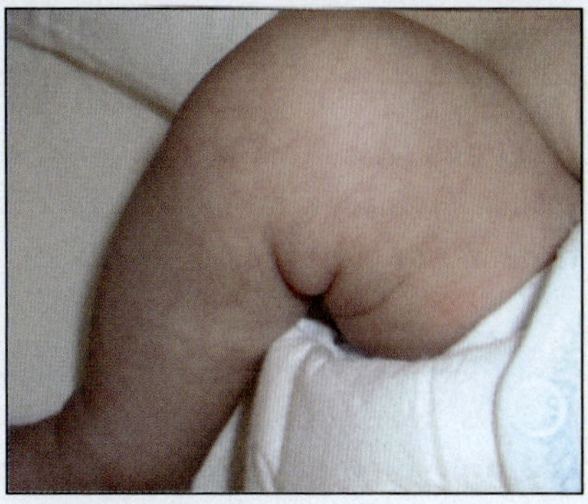

Figura 2.5A Cútis marmorata. Lesões rendilhadas transitórias.

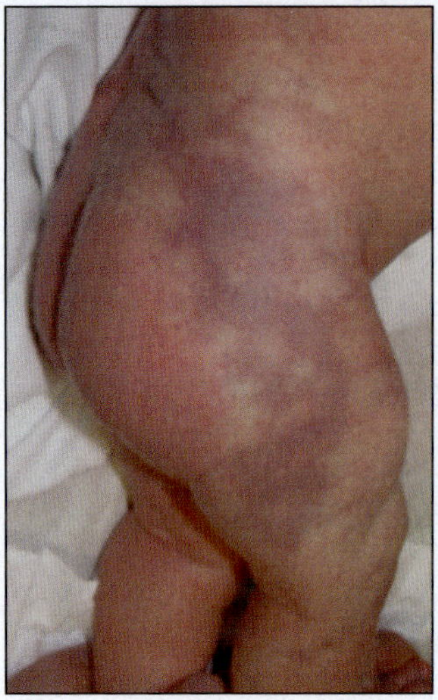

Figura 2.5B Cútis marmorata telangiectásica congênita. Lesões violáceas deprimidas permanentes.

Alteração da coloração em arlequim

É uma alteração da cor da pele observada quando se coloca o bebê em decúbito lateral. O hemicorpo em contato com o leito torna-se eritematoso, e o lado oposto fica pálido[8]. Essa alteração permanece por segundos a minutos e é mais comum nos primeiros dias de vida. Regride espontaneamente em algumas semanas. Decorre provavelmente da imaturidade do controle do tônus vascular periférico.

O termo coloração em arlequim não deve ser confundido com a ictiose arlequim, que é uma forma grave de ictiose.

Hiperplasia sebácea

São pápulas pequenas de coloração esbranquiçada localizadas no óstio do folículo pilossebáceo, no dorso do nariz, na fronte e na região malar. Ocorre por hiperatividade sebácea por estímulo dos andrógenos maternos. Há resolução espontânea em algumas semanas. Em 50% dos casos, pode ocorrer conjuntamente milia[1].

Milia

São pápulas branco-amareladas puntiformes, que têm a partir de 2 mm de tamanho. Representam cistos de inclusão epidérmicos. São frequentes no nariz, na fronte e nas regiões malares. Ocorre em 40% dos RN a termo[1]. Não necessitam de tratamento, pois regridem espontaneamente.

Puberdade em miniatura

Os hormônios maternos que atravessam a placenta podem desenvolver, no RN, hiperpigmentação da linha alba, do escroto e dos genitais externos. Esse fato é mais observado em crianças melanodérmicas. Também pode ocorrer hipertrofia dos genitais e das mamas. Há regressão espontânea em algumas semanas[1].

Alterações Cutâneas por Traumas Pré ou Pós-Parto

Logo após o nascimento, podem-se observar no RN máculas eritematosas ou equimoses, erosões ou lacerações decorrentes de traumatismos durante o parto. Algumas alterações decorrem da passagem pelo canal do parto ou da cesariana. A maioria tem evolução espontânea, sem deixar sequelas[1].

Bolhas por sucção

São bolhas ou exulcerações presentes ao nascimento, geralmente localizadas nos antebraços, no lábio ou nos dedos. São originadas da sucção feita pelo próprio feto. Não necessitam de tratamento, desaparecendo geralmente até a 2ª semana de vida.

Bossa sero-sanguínea (*caput succedaneum*)

É a manifestação mais comum, que se apresenta como deformidade da cabeça observada ao nascimento. Decorre da formação de edema ou hemorragia do subcutâneo decorrente da pressão do útero e da parede vaginal sobre o crânio na passagem pelo canal de parto. Apresenta-se como tumefação que pode se estender além das suturas cranianas. Tem involução espontânea em poucos dias[1].

Céfalo-hematoma

É uma complicação que pode ocorrer em até 2% dos partos em virtude da hemorragia subperióstea geralmente dos ossos parietais, que pode afetar também o occipital ou frontal. Há apenas aumento de volume, sem alteração da cor, que não ultrapassa as suturas ou a fontanela. Começa a aparecer nas primeiras horas de vida e aumenta nos primeiros dias. Regride espontaneamente em 2 semanas a 3 meses; não é necessário realizar tratamento[1].

Lesões provocadas por amniocentese e outros procedimentos durante a gestação

São lesões cicatriciais ou hemorrágicas na pele do RN que decorrem de procedimentos, geralmente feitos para diagnóstico pré-natal, com ocorrência em 1% desses procedimentos[1].

Manchas ao Nascimento

Popularmente, são denominadas "manchas" ou "marcas de nascença" e observadas desde o nascimento ou nos primeiros dias ou semanas de vida.

Manchas hiperpigmentadas

São observadas em até 4% dos RN[9]. Existem vários tipos, que serão explanados em outro capítulo. As principais são:

Manchas café com leite

Máculas de cor castanha, desde clara a escura, de diferentes tamanhos, localizadas principalmente no tronco e nas coxas (Figura 2.6). Podem estar presentes no RN, mas geralmente aumentam em número com a evolução da criança, chegando a ser observadas em 10 a 20% dos indivíduos normais[9]. Quando estão em pequeno número (até cinco lesões), geralmente não têm qualquer significância patogênica. Quando há mais de cinco lesões, podem estar associadas a outras doenças, como a neurofibromatose.

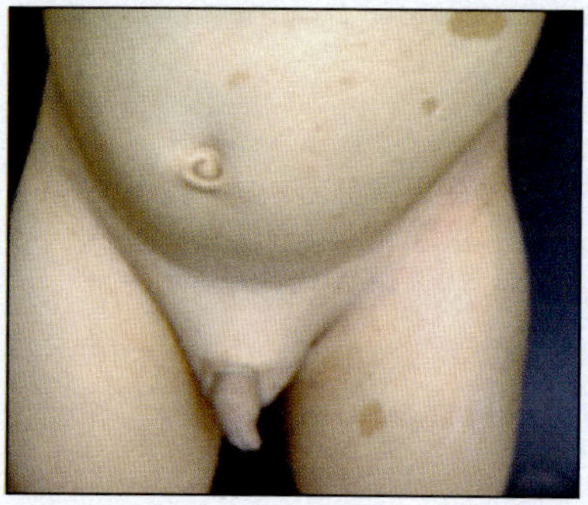

Figura 2.6 Manchas café com leite de diversos tamanhos.

Mancha mongólica

É a mais comum das manchas no RN. São mais observadas em crianças das raças amarela e negra. Em um estudo brasileiro, a prevalência foi de 45,08%, sendo 90,91% dos RN melanodérmicos, 76,95% faiodérmicos e 23,87% leucodérmicos[10]. Na mancha mongólica, há células pigmentadas na derme profunda, como nos nevos azul, de Ota e Ito. Apresentam-se como manchas hipercrômicas, desde azul acinzentado até cinza, com tamanhos variáveis, de poucos centímetros até grandes áreas. A localização característica é a região lombossacra e glútea, mas pode acometer outras áreas do tronco e dos membros, podendo atingir extensas áreas corpóreas (Figuras 2.7A e 2.7B). É rara na face, em palmas, plantas e dobras. Na evolução, as lesões geralmente aumentam de tamanho e escurecem até o 1º ou 2º ano de vida e tendem a regredir espontaneamente durante a infância[9].

Nevos congênitos pequenos, médios ou gigantes

Serão abordados no Capítulo 27.

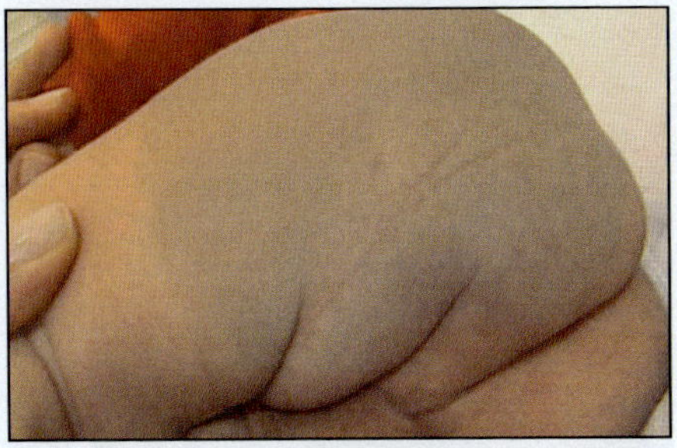

Figura 2.7A Mancha mongólica em sua localização mais frequente.

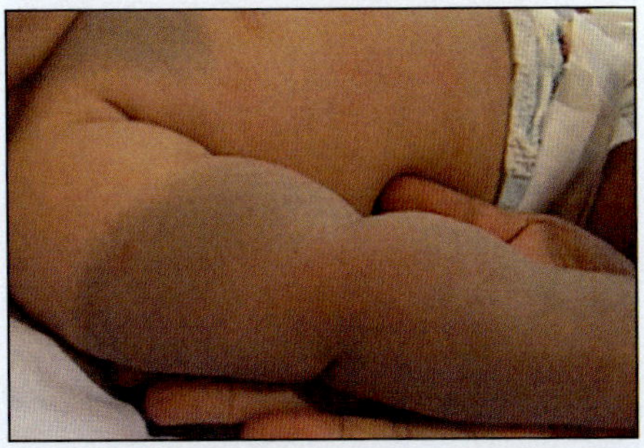

Figura 2.7B Mancha mongólica em localização menos comum.

Hipermelanose nevoide

São máculas hipercrômicas que se localizam principalmente nas linhas de Blaschko do tronco, mas podem ser observadas nos membros, seguindo essas mesmas linhas (Figuras 2.8A e 2.8B). Muitas vezes, são tênues no RN, aumentando até o segundo ano de vida. Geralmente, são isoladas e não associadas a outras doenças.

Manchas hipopigmentadas

Ocorrem menos comumente que as hiperpigmentadas. Serão explanadas também no Capítulo 3. No RN, as mais frequentes são[1]:

Mancha em folha

Estão presentes desde o nascimento, não aumentam com o crescimento da criança. Ocorrem no tronco ou em extremidades. Geralmente são únicas. Quando múltiplas, deve-se pesquisar esclerose tuberosa.

Nevo despigmentoso ou hipocrômico

É uma mácula hipocrômica, geralmente única, com 2 a 5 cm de diâmetro (Figura 2.9).

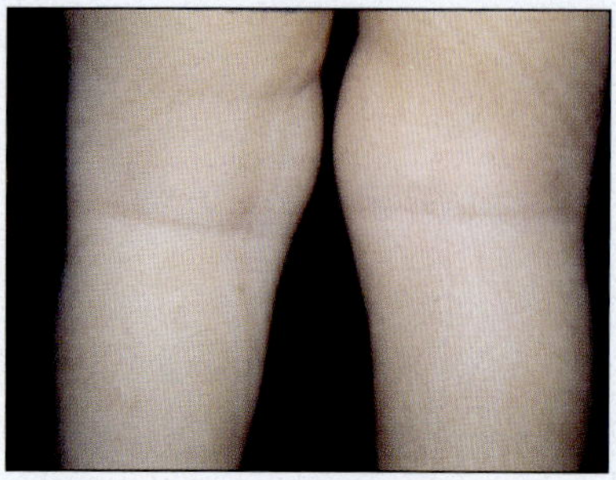

Figura 2.8A Hipermelanose linear nevoide. Máculas hipercrômicas de disposição linear nos membros inferiores.

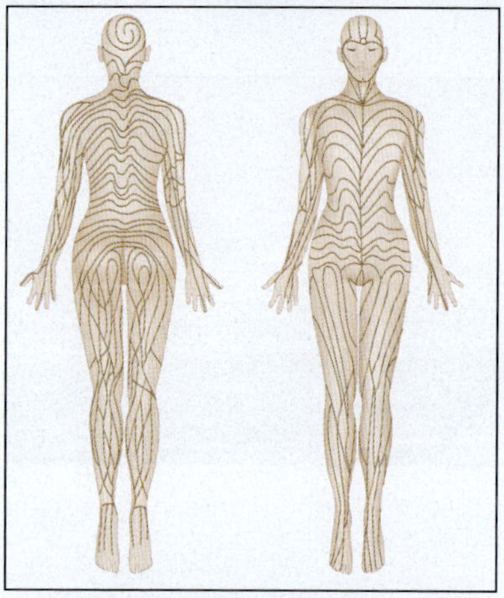

Figura 2.8B Desenho esquemático das linhas de Blaschko da pele.

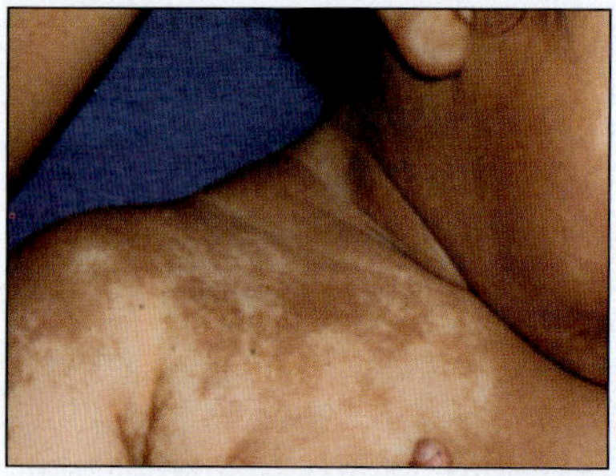

Figura 2.9 Nevo hipocrômico. Notar mácula hipocrômica de bordas irregulares.

Hipomelanose de Ito

São máculas hipocrômicas que seguem as linhas de Blaschko, localizadas no tronco e nos membros (Figura 2.10). Podem ser manifestação isolada ou haver alteração, de gravidade variável, do sistema nervoso central.

Nevos anêmicos

São máculas hipocrômicas que se diferenciam das outras por não se tornarem eritematosas quando friccionadas. Têm diferentes tamanhos e são mais comuns no tronco.

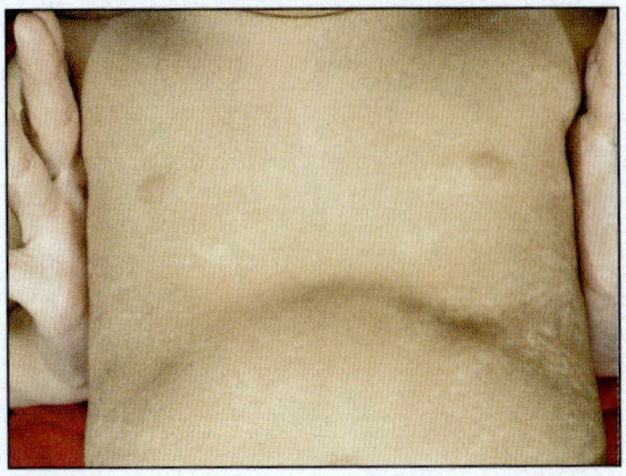

Figura 2.10 Hipomelanose de Ito. Notar as máculas hipocrômicas seguindo as linhas de Blaschko do tronco.

Manchas vasculares

A maioria já é observada ao nascimento, embora possam ser muito tênues. Algumas crescem, outras não evoluem ou até involuem.

Manchas salmão

Ocorrem em mais de 50% dos RN, geralmente de pele clara. São manchas de cor rosa ou avermelhada que ficam mais intensas quando a criança chora. Localizam-se na nuca, na glabela, na região nasolabial ou nas pálpebras (Figura 2.11). A maioria dessas manchas desaparece na infância, porém as que se localizam na nuca frequentemente persistem até a idade adulta[11].

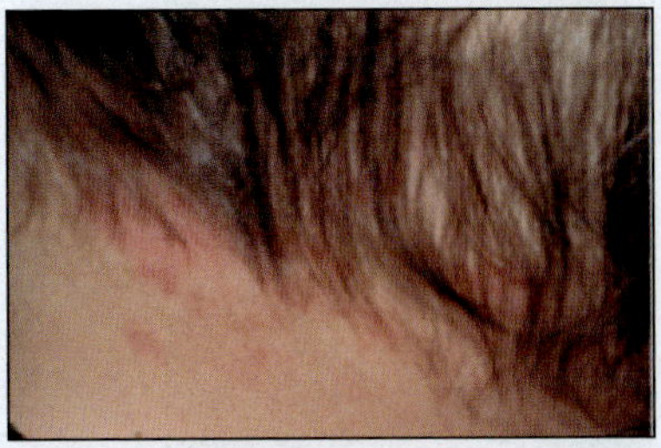

Figura 2.11 Mancha salmão. Lesão eritematosa na nuca.

Manchas vinho do porto

São planas, de coloração vinhosa, a maioria unilateral, ocorrendo principalmente na face. Não são hemangiomas, e sim malformações vasculares, portanto não regridem durante a vida[12] (Figura 2.12). Nos RN, o diagnóstico diferencial principal é com os hemangiomas, que serão descritos no Capítulo 28. Nessa fase da vida, os hemangiomas podem se apresentar como máculas eritematosas, anêmicas ou telangiectásicas. Alguns RN já apresentam lesões elevadas ao nascimento. Há, geralmente, crescimento em tamanho e em volume até aproximadamente o 1º ano de vida, ocorrendo involução até os 5 ou 7 anos.

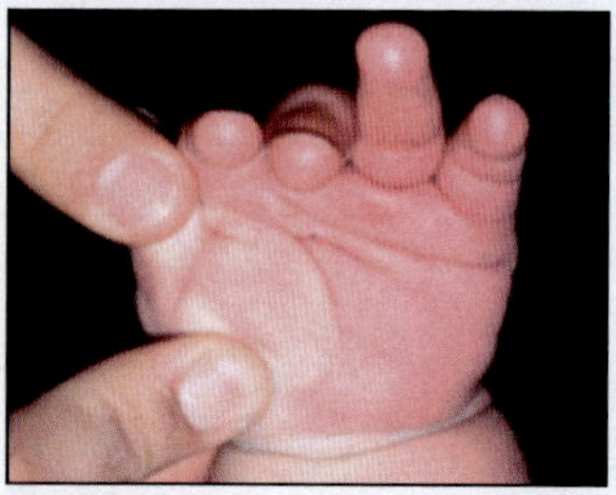

Figura 2.12 Mancha vinho do porto na mão.

Dermatoses Inflamatórias

O RN apresenta alguns quadros inflamatórios que geralmente desaparecem espontaneamente em semanas ou meses.

Miliária

É muito frequente no RN, principalmente em prematuros. Geralmente, aparece na 1ª ou 2ª semana de vida. Decorre da obstrução parcial dos dutos sudoríparos no RN, além do aumento da transpiração por agasalhamento excessivo e ambientes quentes[1].

Há três tipos de miliária: cristalina, rubra e profunda, que serão abordados no Capítulo 8 (Figura 2.13).

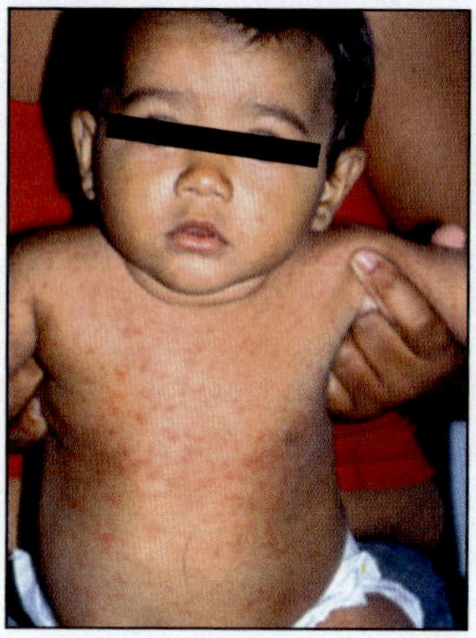

Figura 2.13 Miliária. Notar as vesículas em base eritematosa.

Eritema tóxico

É a alteração inflamatória transitória mais comum em neonatos sadios. A etiologia é desconhecida. Caracteriza-se por pápulas ou pústulas amareladas sobre base eritematosa que podem atingir todo o corpo (Figura 2.14). Inicia-se no 1º ao 15º dia de vida, sendo mais comum nos dois primeiros dias. Regride espontaneamente em alguns dias. Os diagnósticos diferenciais principais são: miliária rubra, picada de inseto, impetigo bolhoso e infecção por herpes ou citomegalovírus[13].

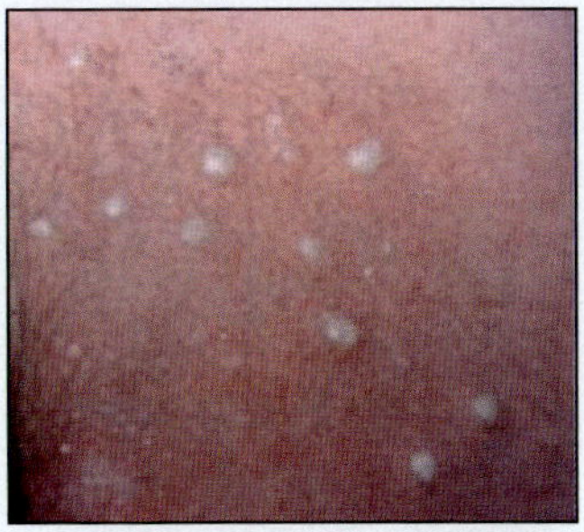

Figura 2.14 Eritema tóxico. Detalhe das lesões pustulosas com base eritematosa.

Melanose pustulosa transitória

Ocorre em 2 a 5% dos RN da raça negra e em menos de 1% da raça branca. A etiologia é desconhecida. Apresenta-se como lesões vésico-pustulosas que se rompem em 1 a 3 dias, com posterior descamação fina, além de máculas hiperpigmentadas que persistem por semanas ou meses (Figura 2.15). Localizam-se nas regiões frontal, retroauricular, cervical, do tronco, pré-tibial e palmoplantar. O diagnóstico diferencial é com miliária, eritema tóxico, impetigo e candidose congênita. A resolução é espontânea em semanas ou em até 3 meses[14].

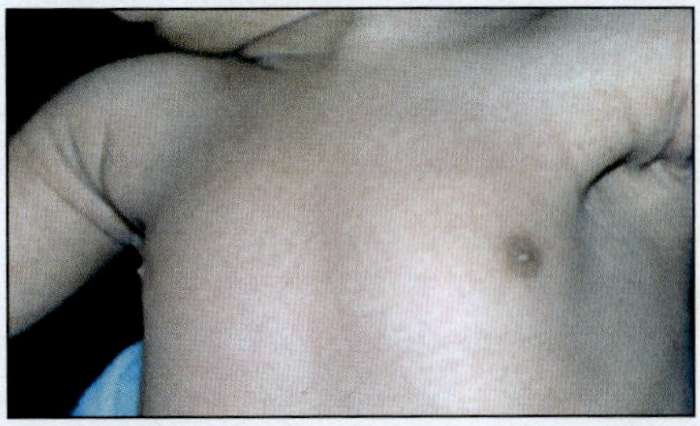

Figura 2.15 Melanose pustulosa transitória. Notar as lesões pustulosas e hipercrômicas.

Necrose gordurosa subcutânea do recém-nascido

A necrose gordurosa subcutânea do recém-nascido (NGSRN) é uma alteração do subcutâneo autolimitada. Inicia-se entre a 1ª e a 6ª semana de vida, em RN geralmente saudável. Apresenta-se como eritema e edema que evoluem para placas e nódulos de consistência endurecida, não aderentes aos planos profundos (Figura 2.16). A localização preferencial são as regiões dorsal, dos ombros, das pernas e glútea. A etiologia é desconhecida. Na maioria dos casos, a evolução é espontânea em semanas ou poucos meses. Deve-se dosar cálcio sérico que pode estar aumentado nas primeiras 6 semanas de vida[15].

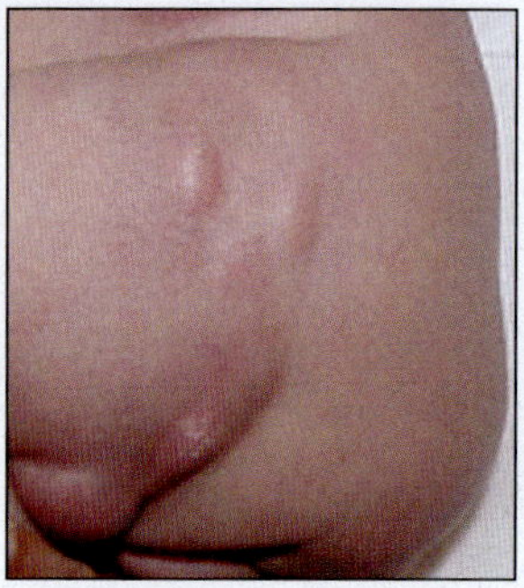

Figura 2.16 Necrose gordurosa do subcutâneo. Notar os nódulos eritematosos inflamatórios.

Acne neonatal

É observada desde o nascimento ou nas primeiras semanas de vida. Há comedões, pápulas eritematosas e pústulas, raramente cistos, nas regiões zigomática, mentoniana e do dorso nasal (Figura 2.17). É mais comum no sexo masculino. Ocorre involução espontânea em poucas semanas[1].

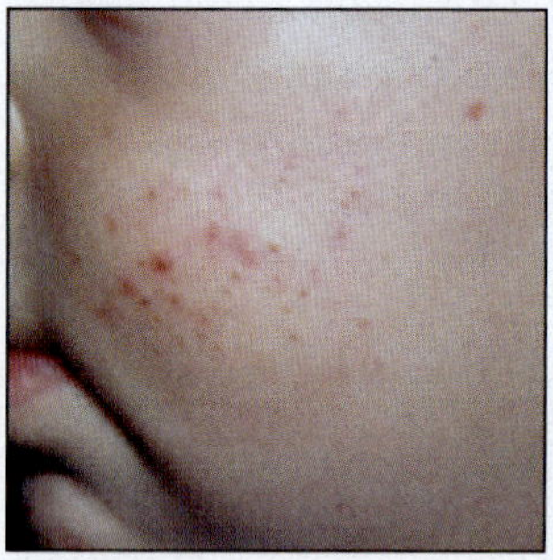

Figura 2.17 Acne neonatal. Notar a presença de comedões e pústulas na região malar.

Lúpus neonatal

O lúpus neonatal (LN) é uma doença rara em que são observadas lesões principalmente na face, nos primeiros dias de vida, que podem se associar a bloqueio cardíaco congênito. Será explanada no Capítulo 24.

Doenças Infecciosas

Rubéola

O vírus da rubéola provoca alterações mais graves e abortamento espontâneo quando a infecção ocorre no 1º trimestre da gravidez. Dos fetos infectados, 30% apresentarão manifestações clínicas, como microcefalia, surdez, catarata, baixo peso e malformação cardíaca. As manifestações cutâneas mais observadas são equimoses, petéquias e exantema[16,17].

O diagnóstico é confirmado pela sorologia positiva para IgM.

Toxoplasmose

O agente etiológico é o *Toxoplasma gondii*, que é um protozoário intracelular obrigatório. Os hospedeiros definitivos são os gatos. Quando a gestante está infectada, a transmissão ao feto ocorre em 40% dos casos[18]. Quanto mais tardia a infecção na gravidez, maior será a transmissão ao feto.

É assintomática em 80% dos casos e em 20% pode levar ao óbito ou causar alterações graves. Entre estas, as mais frequentes são: coriorretinite bilateral, micro e hidrocefalia, alterações do sistema nervoso central (SNC), retardo mental, pneumonia intersticial, hepatoesplenomegalia, linfadenopatia e manifestações gastrointestinais. A pele é afetada em 25% dos casos, apresentando erupção máculo-papulosa, petéquias e equimoses com duração de 3 semanas. Podem estar presentes desde o nascimento ou a partir das primeiras semanas de vida[18].

O diagnóstico clínico é confirmado pelas reações sorológicas para detecção de anticorpos IgG, IgA e IgM ou reação em cadeia da polimerase (PCR). O protozoário pode ser isolado no sangue, no liquor, na placenta ou no líquido amniótico. O tratamento é feito com sulfadiazina (100 mg/kg/dia) associada à pirimetamina (2 mg/kg/dia). Outros medicamentos utilizados são a clindamina e a espiramicina[18].

Citomegalovirose

O agente etiológico é o citomegalovírus, do grupo dos herpes vírus (HHV-5). É a principal causa de infecção intrauterina. Quarenta por cento das gestantes infectadas podem transmitir a doença para os fetos que são, em 5 a 10% dos casos, sintomáticos ao nascimento. Dos 90% restantes, que são assintomáticos, 5% têm sequelas principalmente auditivas na infância[1].

As manifestações clínicas são: icterícia (60%), hepatoesplenomegalia (75%), baixo peso ao nascer, trombocitopenia (40%) e aumento de bilirrubinas. As alterações do sistema nervoso central (85%) são surdez, microcefalia, encefalite, retardo do desenvolvimento psicomotor, coriorretinite e atrofia óptica[18].

As manifestações cutâneas são as petéquias (80%), que persistem por vários meses. O diagnóstico é feito pela identificação do vírus por PCR na urina, na saliva, no sangue e no liquor, além da demonstração de anti-corpos IgM específicos[18].

Herpes simples

O agente etiológico é o vírus do herpes simples tipo I (HHV-1) e II (HHV-2), sendo o II mais frequente no herpes neonatal. O período de incubação é de 21 dias para a infecção neonatal adquirida.

A infecção pode ser transplacentária (apenas 5% dos casos), pela passagem do bebê pelo canal do parto ou após o nascimento. As manifestações ocorrem nos primeiros 2 dias de vida e indicam transmissão intrauterina. Manifestam-se como tríade de alterações: cerebrais (microcefalia e hidrocefalia), oculares (microftalmia e coriorretinite) e diferentes manifestações cutâneas (vesículas, bolhas, lesões cicatriciais e hipopigmentação)[19].

Quando a infecção é adquirida no parto, manifesta-se durante a primeira semana de vida. Apresenta-se sob forma localizada, somente com lesões mucocutâneas, ou disseminada com comprometimento visceral, como encefalite. As manifestações cutâneas são lesões vésico-bolhosas sobre base eritematosa que evoluem para crostas hemáticas aderentes (Figuras 2.18A e 2.18B).

O diagnóstico clínico deve ser confirmado pelo exame citológico (Tzanck) de vesícula íntegra para pesquisa das células multinucleadas gigantes. A detecção do antígeno viral (PCR) pode ser feita por liquor, urina ou biópsia de pele. O tratamento preferencial é com aciclovir endovenoso na dose de 30 mg/kg/dia durante 10 dias[1].

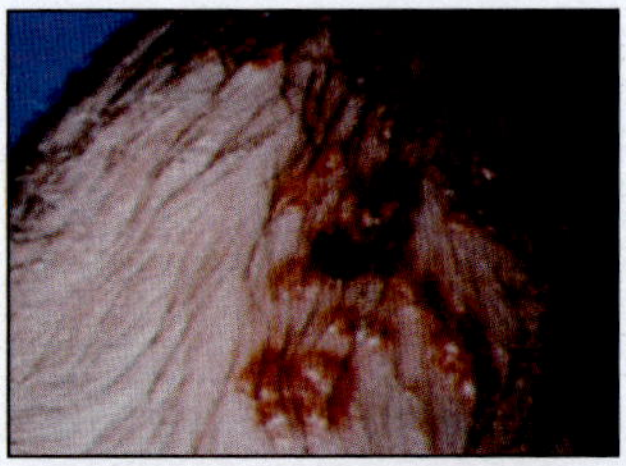

Figura 2.18A Herpes neonatal adquirido. Notar as lesões vesiculosas do bebê.

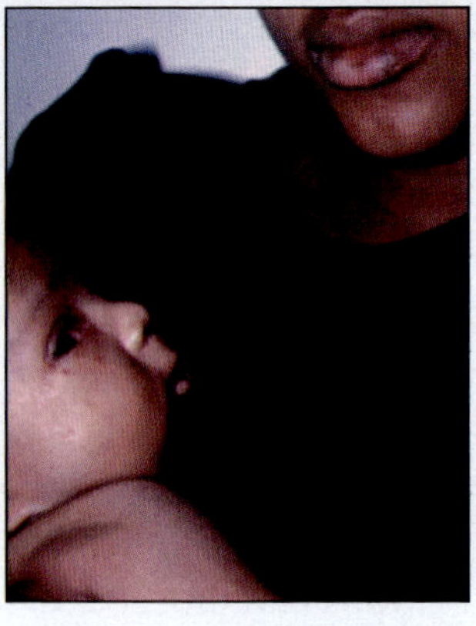

Figura 2.18B Herpes neonatal adquirido. Notar mãe e filho com lesões vésico-crostosas.

Sífilis

O agente etiológico é o *Treponema pallidum*, que infecta o feto por via placentária em qualquer fase da gestação. Sua ocorrência tem aumentado nos últimos anos, provavelmente por não se realizarem exames pré-natais.

Na sífilis congênita, as principais manifestações são ósseas, viscerais e cutâneomucosas. As lesões ósseas (osteocrondrite e periostite) são as mais frequentes e precoces, e são dolorosas, podendo levar à diminuição da movimentação do RN, o que se denomina pseudoparalisia de Parrot. Também muito frequentes são a hepatoesplenomegalia e a rinite, com coriza mucopurulenta característica.

Na pele, são observadas lesões bolhosas (palmoplantares), maculosas (tipo roséola) e papulosas (Figura 2.19). Nas regiões perioral e perianal, pode haver fissuras de disposição radiada. As lesões papulosas das regiões inguinal, anal e vaginal podem se apresentar com aspecto condilomatoso.

O diagnóstico, além do quadro clínico e da epidemiologia positiva, baseia-se no estudo radiológico, no exame positivo para *Treponema pallidum* nas lesões, nas reações sorológicas ou no liquor (VDRL, mico-hemoaglutinação, FTA/abs, FTA/abs IgM e 19sFTA/abs IgM) e na reação de PCR (biópsia de pele, liquor ou sangue).

O tratamento é com penicilina cristalina na dose de 100.000 U/kg/dia durante 10 dias. O acompanhamento sorológico deverá ser feito a cada 3 meses[1].

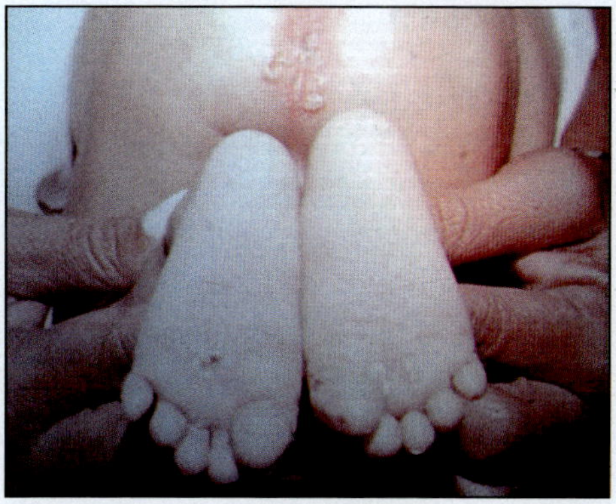

Figura 2.19 Sífilis neonatal congênita. Notar lesões bolhosas plantares e lesões condilomatosas perianais.

Impetigo bolhoso neonatal

O agente etiológico é o *Staphylococcus aureus* grupo II fagotipo 71, isotipos 3a, 3b, 55 e 71, que produz uma exotoxina exfoliativa. Geralmente, afeta os RN na 1ª ou na 2ª semana de vida; os prematuros são mais suscetíveis.

Apresenta-se inicialmente como vesículas ou bolhas de conteúdo claro que logo se transforma em pústulas que se rompem deixando áreas erosadas com colarete descamativo na periferia. Podem se disseminar (Figura 2.20A e 2.20B). O estado geral permanece conservado.

O tratamento local é com compressas de soluções antissépticas (permanganato de potássio a 1/40.000) e pomadas de antibiótico (mupirocina e ácido fusídico). Os possíveis focos, nasal, umbilical e ungueal, devem ser tratados[1].

O tratamento sistêmico, quando o quadro for mais extenso, é feito com antibióticos sistêmicos por 7 dias, dicloxacilina 25 a 50 mg/kg/dia ou cloxacilina 50 a 100 mg/kg/dia, e oxacilina ou vancomicina para os casos resistentes à meticilina. Deve ser recomendado o isolamento do RN no berçário[1].

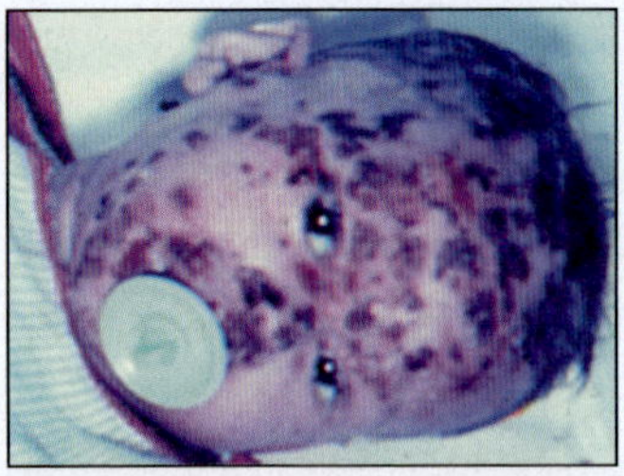

Figura 2.20A Impetigo. Notar as lesões exulceradas e crostosas.

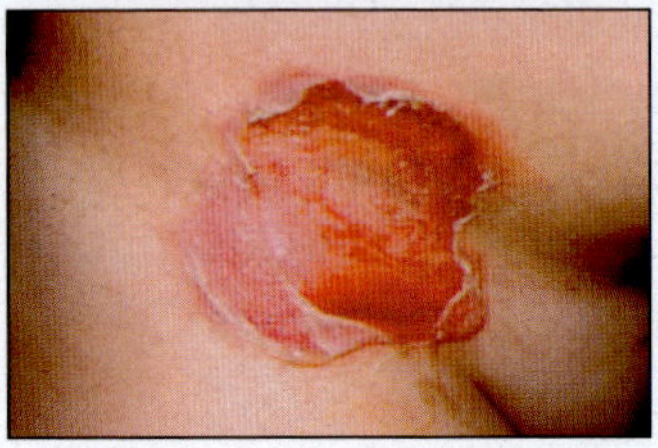

Figura 2.20B Impetigo. Detalhe da lesão bolhosa rota, exulcerada.

Síndrome da pele escaldada estafilocócica

A síndrome da pele escaldada estafilocócica (SPEE ou SSSS) tem quadro agudo e intenso causado pela toxina epidermolítica – também chamada exfoliatina – produzida pelo *Staphylococcus aureus* grupo II, fagotipos 71 e 55. Essa toxina é liberada no foco da infecção e disseminada por via hematogênica, levando à formação de bolhas intraepidérmicas. É mais comum na infância em virtude do metabolismo e excreção pobres da exfoliatina nessa fase da vida[20].

O quadro clínico inicia-se com febre, eritema em torno dos lábios e das narinas, disseminando-se rapidamente. Após 1 a 2 dias, a pele começa a desprender-se em retalhos, dando lugar a erosões principalmente nas dobras axilares, cervicais e inguinais. Posteriormente ocorrem descamação nas áreas das lesões e fissuras principalmente em torno da boca e dos olhos (Figura 2.21A).

O diagnóstico é feito pelo isolamento da bactéria nos focos (narinas, região ano-genital, pregas) e não nas lesões cutâneas. O diagnóstico diferencial que se impõe é com necrólise epidérmica tóxica por drogas que ocorre raramente nos RN. Muitas vezes, é necessário exame histológico para a diferenciação das duas entidades (Figura 2.21B).

O tratamento requer internação para manutenção do equilíbrio hidroeletrolítico, e antibioticoterapia sistêmica com oxacilina ou vancomicina. O tratamento tópico dos focos é feito com pomadas de antibióticos à base de mupirocina ou ácido fusídico.

Geralmente tem boa evolução, com resolução do quadro em 10 a 12 dias. Embora pouco frequente, uma complicação que pode levar ao óbito é a septicemia, que pode ocorrer na maioria dos casos por demora no diagnóstico e na instituição da terapêutica[20].

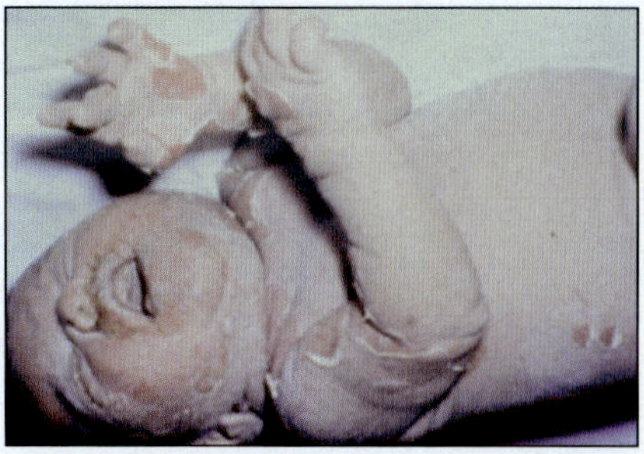

Figura 2.21A Síndrome da pele escaldada estafilocócica (SSSS). Notar os retalhos de pele mais superficiais.

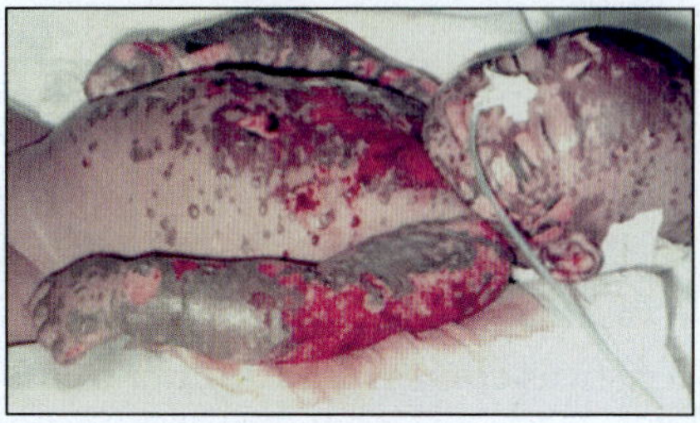

Figura 2.21B Necrólise epidérmica tóxica. Notar os retalhos de pele deixando áreas desnudas mais profundas.

Candidose

O agente etiológico é a *Candida albicans*, que está presente no canal vaginal. A infecção pode ser por infecção intrauterina (forma congênita) ou adquirida pela passagem do bebê pelo canal do parto (forma neonatal).

As manifestações da candidose congênita, como máculas e vesículas com base eritematosa que evoluem para pústulas, apresentam-se desde o nascimento ou no 1º dia de vida. Na maioria dos casos, disseminam-se, com posterior descamação. Não ocorrem lesões orais ou comprometimento sistêmico. A candidose neonatal manifesta-se após a 1ª semana de vida e apresenta-se como lesões aftoides orais, vesículas e pústulas que se localizam nas grandes dobras, na parte interna das coxas e na área das fraldas (Figuras 2.22A e 2.22B).

O diagnóstico é clínico, mas pode ser confirmado facilmente pelo exame micológico direto. O tratamento tópico com antifúngicos (miconazol, cetoconazol ou nistatina) é geralmente suficiente[1].

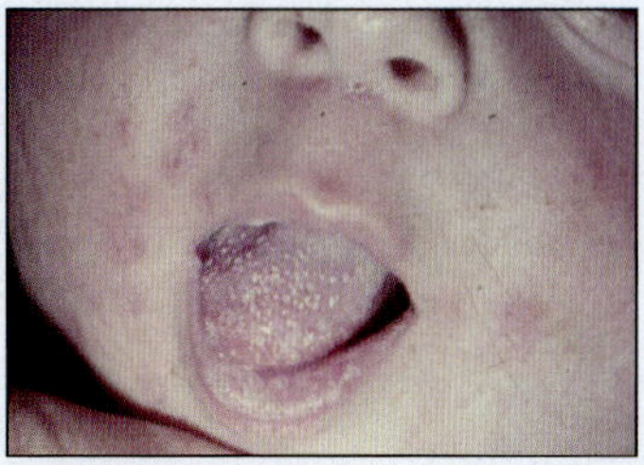

Figura 2.22A Candidose neonatal. Notar as lesões esbranquiçadas na língua.

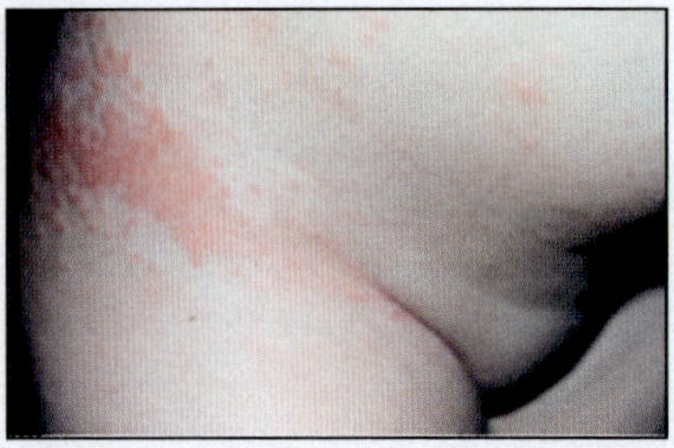

Figura 2.22B Candidose neonatal. Notar as vesículas e pústulas na área das fraldas.

CONCLUSÕES

As dermatoses do período neonatal são muito frequentes e compreendem alterações temporárias ou persistentes. Didaticamente podem ser classificadas como alterações do desenvolvimento intrauterino, alterações cutâneas fisiológicas transitórias, alterações ocasionadas por traumas, manchas hipocrômicas, hipercrômicas e vasculares, dermatoses inflamatórias e infecciosas. Foram salientadas suas características clínicas e a conduta frente a cada uma das dermatoses do RN.

REFERÊNCIAS BIBLIOGRÁFICAS

1. Sampaio SAP, Rivitti EA. Dermatologia. 3ª ed. São Paulo: Artes Médicas; 2007. p. 1301-11.
2. Sybert VP. Aplasia cutis congenita: a report of 12 new families and review of literature. Pediatr Dermatol. 1985;3(1):1-14.
3. Harper J, Orange A, Prose N. Textbook of pediatric dermatology. 2ª ed. Oxford: Blackwell; 2006. p. 103-4.
4. Hoeger PH, Enzmann CC. Skin physiology of the neonates and young infant: a prospective study of functional skin parameters during early infancy. Pediatr Dermatol. 2002;19(3):256-62.
5. Schachner LA, Hansen RC. Pediatric dermatology. 3rd ed. Edinburgh: Mosby; 1998. p. 263-335.
6. Barth JH. Normal hair growth in children. Pediatr Dermatol. 1987;4:173.
7. Solomon LM, Esterly NB. Transient cutaneous lesions. In: Schaeffer AJ. Neonatal dermatology. Philadelphia: WB Saunders; 1973. 43 p.
8. Selimoglu MA, Dilmen U, Karakelleoglu C, Bitlisli H, Tunnessen WW Jr. Harlequin color change. Arch Pediatr Adolesc Med. 1995;149(10):1171-2.
9. Pereira LB, Gontijo B, Silva CMR. Dermatoses neonatais. An bras Dermatol. 2001;76(5):505-37.
10. Pereira LB, Gontijo B. Mancha mongólica: estudo de prevalência e revisão da literatura. An bras Dermatol. 2000;75:165-70.
11. Leung AKC, Teomesani AMA. Salmon patches in caucasian children. Pediatr Dermatol. 1989;6(3):185-7.
12. Shamir R, Kohn G, Metzker A. Nevus flammeus. Am J Dis Child. 1991;145(1):85-6.
13. Moisson YF, Wallach D. Les dermatoses pustuleuses de la période néonatale. Ann Pediatr. 1992;39(7):397-406.
14. Auster B. Transient neonatal pustular melanosis. Cutis. 1978;22:327-8.
15. Balfour E, Antaya RJ, Lazova R. Subcutaneous fat necrosis of the newborn presenting as a large plaque with lobulated cystic areas. Cutis. 2002;70(3):169-73.

16. Seno A, Tada J, Matsuura H, Arata J, Isomura H, Kilamura T, et al. Congenital rubella syndrome with rubella virus-associated generalized brownish macules, indurated erythemas, papules and pigmentation. J Dermatol. 1994;21(5):323-8.
17. Wolff K, Goldsmith LA, Gilchrest BA, Paller A S, Leffell D – Fitzpatrick's Dermatology in General Medicine. 7ª ed. New York. McGraw-Hill; 2008. p. 1853-5.
18. Remington JS, Klein JO. Infectious diseases in the Fetus and newborn infant. 5th ed. Philadelphia: W.B. Saunders; 2000.
19. Bolognia JL, Jorizzo JL, Rapini RP. Dermatology. 2nd ed. St Louis: Mosby Elsevier; 2008. p. 1202-4.
20. La Woo EJ, Paller AS. Common skin problems during the first year of life. Pediatr Clin North Am. 1994;41(5):1105-19.

3 Genodermatoses

Maria Cecília Rivitti Machado

Após ler este capítulo, você estará apto a:

1. Reconhecer as principais manifestações das genodermatoses.
2. Identificar as genodermatoses mais comuns a partir de sua manifestação cutânea mais evidente.
3. Descrever a evolução das principais genodermatoses.
4. Considerar os principais diagnósticos diferenciais.

INTRODUÇÃO

Genodermatose é o termo designado às doenças genéticas com manifestações cutâneas. Os genes alterados podem ter papel limitado aos processos fisiológicos cutâneos e, como consequência, as manifestações da doença ocorrerão somente na pele, como na ictiose lamelar. Em muitos casos, as mutações ocorrem em genes envolvidos nos processos de mais de um órgão, podendo comprometer também a pele, como ocorre nas displasias ectodérmicas.

A fim de facilitar o reconhecimento, serão abordadas as doenças a partir de sua característica clínica cutânea mais evidente:

- Doenças que se apresentam com descamação, eritema e hiperqueratose.
- Doenças bolhosas.

- Doenças com alterações da pigmentação melânica.
- Doenças que se manifestam com atrofia da pele e dos anexos: poiquilodermias e progerias.
- Doenças nas quais há sensibilidade aumentada à luz solar.
- Doenças com comprometimento dos anexos.
- Doenças com alteração da elasticidade da pele.
- Doenças que se manifestam com lesões lineares e espiraladas.
- Doenças com comprometimento dos vasos.

DOENÇAS QUE SE APRESENTAM COM DESCAMAÇÃO, ERITEMA E HIPERQUERATOSE

O espessamento da camada córnea, a presença de escamas e o eritema resultam de perturbação do complexo processo de diferenciação dos queratinócitos da camada basal até a camada lamelar ou córnea, que se destaca de modo imperceptível em condições fisiológicas.

Ictioses

O termo ictiose deriva da palavra *ictios* que, em grego, significa peixe, e refere-se à descamação comum a esses quadros. As ictioses podem ser congênitas ou adquiridas.

As ictioses congênitas podem acometer exclusivamente a pele ou acompanhar-se de comprometimento sistêmico. Com exceção da ictiose vulgar, são doenças raras, causadas por diferentes mutações de genes envolvidos no processo de diferenciação dos queratinócitos.

Bebê colódio

O termo designa o aspecto de algumas ictioses ao nascimento (Quadro 3.1). A pele é espessada à custa da camada córnea, tem aspecto brilhante, translúcido

Quadro 3.1 – Doenças que podem apresentar-se como bebê colódio[1,2]

- Ictiose lamelar
- Eritrodermia ictiosiforme congênita
- Síndrome de Netherton
- Síndrome de Sjögren-Larsson
- Síndrome de Omen (imunodeficiência combinada celular e humoral)

e eritematoso[1]. O espessamento intenso da camada córnea leva a ectrópio e eclábio, podendo também causar hipoplasia da pirâmide nasal, dos pavilhões auriculares ou dos dedos. A função barreira é deficiente, estando a criança em risco elevado para desidratação, desequilíbrio hidroeletrolítico, instabilidade térmica e absorção de tópicos, com intoxicações e septicemia[3]. Requer, portanto, cuidados intensivos nos primeiros dias de vida. A pele espessa e inflexível vai sofrer fissuras e descamar de modo peculiar, em lamelas largas, ao longo das 6 às 10 primeiras semanas.

Tratamento

Pele

Aplicar somente vaselina várias vezes ao dia; os banhos podem ser dados com sabonetes suaves ou substitutos do sabão (*syndets*)[1]. Não se devem arrancar as escamas. Tópicos contendo ácido salicílico e outros queratolíticos são contraindicados formalmente, pois a absorção elevada acarretará toxicidade[3]. Retinoides sistêmicos (acitretina ou isotretinoína) podem ser utilizados inclusive no período neonatal, na dose de 0,5 a 1 mg/kg/dia.

Olhos

As córneas permanentemente expostas requerem proteção com pomadas oftálmicas. Compressas e vaselina na pele ao redor dos olhos permitem maior hidratação e facilitam o fechamento dos olhos.

Geral

Incubadoras umidificadas são fundamentais. Monitorar a hidratação, os eletrólitos (Na, K, Ca, Mg) e as infecções, que são as principais causas de óbito. Hipoventilação por dificuldade de expansão do tórax é comum, havendo risco de pneumonia. O principal determinante da sobrevida não é o uso de retinoide sistêmico, mas sim os cuidados gerais.

Devem-se encorajar a amamentação, os cuidados e a formação de vínculo da criança com a mãe e com o pai, uma vez que o nascimento de criança dismórfica constitui grave crise, que pode resultar em abandono da criança ou dissolução da família.

As ictioses constituem doenças raras, de forte impacto na qualidade de vida do doente e de seus familiares. O diagnóstico é, na maior parte das vezes, estabelecido pelo exame clínico e pelo padrão de herança. O exame histológico da pele é característico em algumas doenças, bem como o exame da haste do cabelo. No Quadro 3.2, estão descritas algumas ictioses, suas características, o padrão de herança e o gene responsável[1,2] (Figuras 3.1 e 3.2).

Quadro 3.2 – Ictioses[1,2]

Doença	Herança	Gene/ Proteína	Quadro clínico	Observações
Ictiose vulgar	AD	Filagrina	Normal ao nascimento Escamas finas achatadas cor da pele Mais evidente na região pré-tibial Poupa dobras e face Hiperlinearidade das palmas e plantas Pode ser perceptível apenas no inverno ou em clima seco Queratose pilar	Frequente (1:400) Associação com atopia: mutações de filagrina associadas com marcha atópica (dermatite, asma e rinite)
Ictiose recessiva ligada ao X	RLX	Arilsulfatase C	Normal ao nascimento Escamas finas achatadas enegrecidas: aspecto "encardido" Acomete dobras e lateral da face	Rara
Eritrodermia ictiosiforme congênita bolhosa de Brocq ou hiperqueratose epidermolítica	AD	*K1* *K10* (Queratinas 1e 10)	Ao nascer: bolhas/destacamento de áreas de epiderme deixando erosões e superfície brilhante Depois (2 a 4 meses): – Escamas grossas, espiculadas, generalizadas – Bolhas/exulcerações ocasionais – Odor intenso – Queratodermia palmoplantar	Formas lineares localizadas ou com distribuição, alternando faixas de pele sã com faixas acometidas Representam mosaicismo (ictiose *histrix*) Exame histológico da pele característico
Ictiose lamelar	AR	*TGM1* (Transglutaminase 1)	Ao nascer: bebê colódio Depois (2 meses): – Escamas espessas, achatadas, poligonais, de distribuição generalizada – Acomete face – Queratodermia palmoplantar – Ectrópio – Eritema discreto	Diferentes mutações relacionam-se à variabilidade do quadro
Eritrodermia ictiosiforme congênita não bolhosa	AR	*ALOXE12B* *ALOXE3* (lipoxigenases) *TGM1* Loricrina	Ao nascer: normal ou bebê colódio Depois (2 a 4 meses): – Eritema evidente – Descamação fina, menos acentuada na face – Queratodermia palmoplantar	Raquitismo tem sido descrito
Ictiose arlequim	AR	*ABCA12*	Ao nascer: – Pele recoberta por escamas espessas, como couraça – Fissuras losângicas – Ectrópio e eclábio – Hipoplasia das orelhas, do nariz e dos dedos Depois: – Ictiose grave, eritema evidente e descamação intensa de todo o tegumento, inclusive a face	Cuidados e riscos semelhantes ao bebê colódio

(continua)

Quadro 3.2 – Ictioses[1,2] (continuação)

Doença	Herança	Gene/ Proteína	Quadro clínico	Observações
Síndrome de Netherton	AR	*SPINK 5*	Eritema e descamação generalizados, eventualmente assumindo aspecto linear circunflexo típico Cabelos, cílios e sobrancelhas partidos Dermatite atópica grave Retardo do crescimento	Lesão cutânea típica, ictiose linear circunflexa evidente apenas a partir dos 2 anos Microscopia da haste do cabelo: tricorrexe invaginata
Síndrome de Sjögren-Larsson	AR	*ALDH3A2*	Ictiose semelhante à vulgar Prurido intenso Alterações neurológicas: diplegia espástica	
Doença de Refsum	AR	*PAHX* (*phytanoyl-CoA-hydroxylase*) ou *PEX7* (*peroxine 7*)	Ictiose semelhante à vulgar Retinite pigmentosa Polineuropatia Ataxia	Alteração no metabolismo do ácido fitânico Dieta pobre em vegetais
Síndrome da pele decídua (*peeling skin syndrome*)	AR	*TGM5*	Descamação cíclica não dolorosa Variantes inflamatória e não inflamatória	Piora com calor e umidade
Tricotiodis-trofia	AR	*ERCC2/XPD* *ERCC3/XPB*	Ictiose Retardo do crescimento Catarata em 50% dos casos	Microscopia óptica com luz polarizada dos cabelos: bandas claras e escuras transversais

AD: autossômica dominante; AR: autossômica recessiva; RLX: recessiva ligada ao X

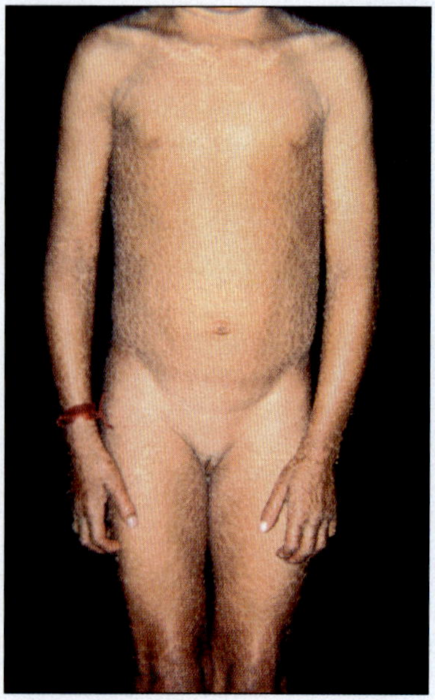

Figura 3.1 Ictiose lamelar. Escamas achatadas e espessas em todo o corpo.

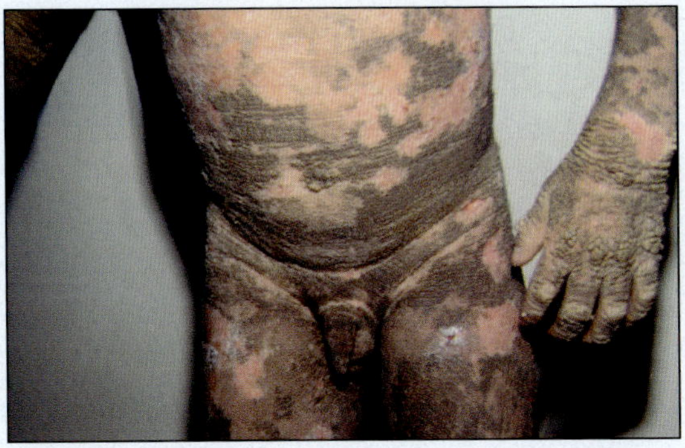

Figura 3.2 Hiperqueratose epidermolítica. Escamas muito espessas e áreas exulceradas.

Outros distúrbios geno-hereditários da queratinização que podem cursar com eritema e descamação estão listados no Quadro 3.3[1,2].

Tratamento das ictioses

Baseia-se no uso de substâncias emolientes, de preferência com alto teor graxo, como vaselina, cremes hidratantes e emolientes[1-3]. Formulações com ureia em concentração de 5 a 15% podem ser utilizadas, bem como lactato de amônia a 12% ou propilenoglicol a 5 a 10%. Os retinoides sistêmicos (isotretinoína ou acitretina) são indicados nas formas graves de ictiose, não dispensando o uso de emolientes. Podem ser empregados em todas as faixas etárias, na dose de 0,5 a 1 mg/kg/dia por períodos muito longos, podendo chegar a anos. Os efeitos colaterais são raros (elevação transitória de transaminases, de triglicérides, de LDL e diminuição do HDL). Devem-se solicitar exames periódicos, a cada 3 meses, de enzimas hepáticas, colesterol, triglicérides e hemograma e, uma vez ao ano, a cintilografia óssea. O crescimento não é prejudicado.

Queratodermias Palmoplantares

As queratodermias palmoplantares (QPP) caracterizam-se pelo espessamento da camada córnea das palmas e plantas. Podem ocorrer de forma primitiva (de transmissão geno-hereditária) ou serem adquiridas (incomuns na infância). As QPP hereditárias compõem um grupo heterogêneo de doenças, cuja diagnose é feita com base na morfologia, na distribuição, na presença de anomalias associadas e no padrão de herança. Em muitas, já foi esclarecido o gene causador[1].

As QPP hereditárias são designadas simples quando as lesões se limitam à pele (Figura 3.3). Havendo acometimento de outros locais da pele, como dorso das mãos, punhos, joelhos e cotovelos, são chamadas de transgressivas.

Quadro 3.3 – Outros distúrbios da queratinização[1,2]

Doença	Herança	Gene/ Proteína	Quadro clínico	Observações
Eritroquera-todermia simétrica progressiva	AD	*LOR* (loricrina)	Placas eritematosas e hiperqueratósicas, de limites nítidos, dispostas nas extremidades	
Eritroquera-todermia *variabilis*	AD	*GJB3* (conexina 31) *GJB4* (conexina 30)	Eritema figurado e variável Placas eritematosas hiperqueratósicas na face, nas nádegas, nas superfícies extensoras dos membros e no dorso das mãos e dos pés	
Síndrome KID (*keratitis, ichthyosis, deafness*)	AD	*GJB2*	Ictiose Placas hiperqueratósicas na face, nas orelhas, nos cotovelos e nos joelhos Alopecia de cílios e supercílios Queratose nas palmas e nas plantas Hipo-hidrose Leucoplasia bucal Infecções micóticas recorrentes Ceratite Surdez	
Doença de Darier	AD	*ATP2A2*	Início da adolescência Pápulas acastanhadas graxentas Face, tórax e região pré-tibial Pápulas verrucosas achatadas no dorso das mãos	Piora com calor/sol Melhora com antibióticos e retinoides
Paquioníquia congênita	AD	*K6a, K6b, K16, K17* (queratinas)	Unhas espessadas Queratodermia palmoplantar com hiper-hidrose Leucoplasia na língua e na mucosa bucal	Diferencial com candidose mucocutânea

AD: autossômica dominante

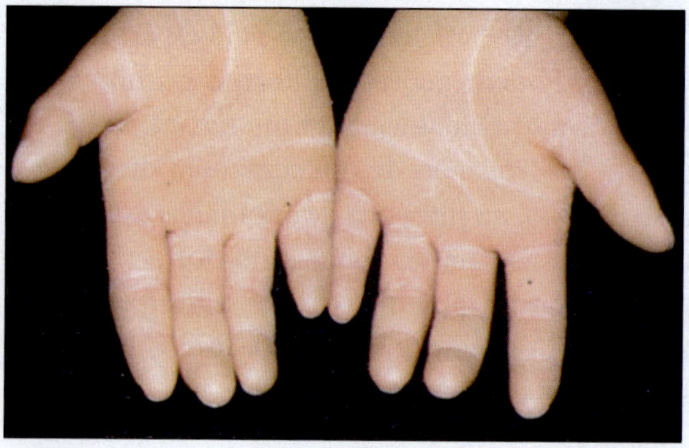

Figura 3.3 Queratodermia palmar difusa.

De acordo com a distribuição, as lesões nas superfícies palmares e plantares podem apresentar-se difusas, focais ou puntatas. Nas QPP difusas, há acometimento uniforme das superfícies palmoplantares. Nas formas focais, a hiperqueratose é mais evidente nos pontos de maior pressão ou fricção; as lesões podem apresentar-se como pápulas, estriadas ou marginais. Nas formas puntatas, pequenas pápulas queratósicas distribuem-se por toda a superfície palmoplantar ou ficam restritas aos sulcos.

Nas formas sindrômicas, pode haver comprometimento de outros órgãos.

O tratamento das QPP faz-se com tópicos queratolíticos (ureia a 20% ou propilenoglicol a 50%). Os retinoides sistêmicos são raramente empregados.

DOENÇAS BOLHOSAS

As principais doenças bolhosas transmitidas de modo geno-hereditário são denominadas epidermólises bolhosas (EB). São causadas por genes que codificam proteínas presentes na pele, nas mucosas e, eventualmente em outros órgãos, resultando em intensa fragilidade da pele. Assim, mínimos traumatismos levam à formação de bolhas e exulcerações[1]. Mais de vinte tipos são catalogados pelo Registro Nacional de Epidermólise Bolhosa do *National Institute of Health* dos Estados Unidos. O grau de comprometimento, a extensão das sequelas, a qualidade de vida e sobrevida relacionam-se tanto à forma da doença quanto, em grande parte, aos cuidados recebidos diariamente (Figura 3.4).

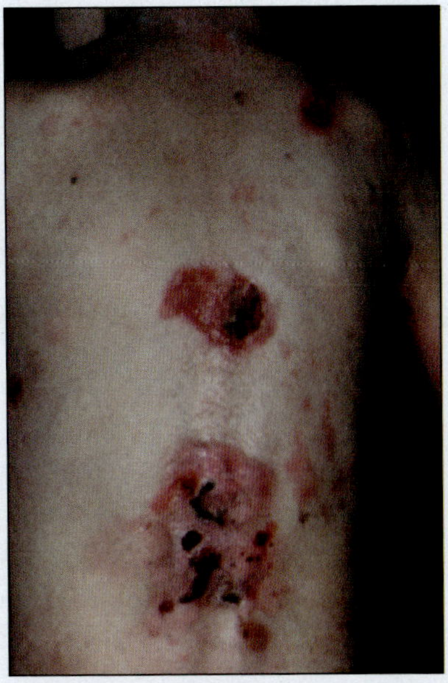

Figura 3.4 Epidermólise bolhosa. Lesões exulceradas, crostosas e cicatriciais.

Para facilitar a compreensão da patogenia, pode-se dividir as EB em três grupos principais, segundo o nível de clivagem:

- EB simples ou epidermolítica: a clivagem ocorre nos queratinócitos.
- EB juncional: a clivagem ocorre na lâmina lúcida da membrana basal da epiderme.
- EB distrófica ou dermolítica: a clivagem ocorre nas porções da derme próximas à camada basal.

Epidermólise Bolhosa Simples

É transmitida de modo autossômico dominante, com mutação das queratinas 5 e 14, presentes nos queratinócitos basais. Há formas localizadas, com acometimento predominante das extremidades, que tendem a melhorar com a idade, e formas generalizadas. O acometimento é limitado à pele. A forma autossômica recessiva (AR) por mutação da plectina apresenta também distrofia muscular. Poupa, habitualmente, as mucosas.

Epidermólise Bolhosa Juncional

Todas as formas são transmitidas de modo autossômico recessivo. Ocorre mutação da laminina, constituinte da membrana basal. O comprometimento cutâneo e de mucosas costuma ser extenso, ocasionalmente com formação de áreas exulceradas de difícil cicatrização. Há presença de mílio e, ocasionalmente, formação de pseudossinéquias nos dedos das mãos e dos pés. A formação de bolhas subungueais leva, progressivamente, à anoníquia. O comprometimento do trato digestivo e sistêmico é semelhante ao da EB distrófica recessiva. Hipoplasia do esmalte dentário com cáries e perda dos dentes é típica dessa forma.

Há uma forma rara, com atresia do piloro, causada por mutação da alfa-6-beta-4 integrina.

Epidermólise Bolhosa Distrófica

São descritas formas dominante (epidermólise bolhosa distrófica dominante – EBDD) e recessiva (epidermólise bolhosa distrófica recessiva – EBDR), resultantes de mutações do colágeno VII, constituinte das fibrilas de ancoragem que unem a epiderme à derme. Na EBDD, o comprometimento da pele é extenso, com bolhas e formação de mílio; lesões da mucosa bucal são comuns. A maior parte dos doentes apresenta comprometimento sistêmico escasso, atingindo boa estatura; raramente são formadas sinéquias entre os dedos[1,2].

Na EBDR, o acometimento da pele é extenso, com formação de bolhas, mílio e tendência à aderência entre os dedos. Prurido de difícil controle é comum. O comprometimento do trato gastrointestinal pelo quadro bolhoso dificulta a ingestão e a absorção de alimentos; comprometimento renal, podendo evoluir para insuficiência, é descrito. A formação de bolhas na região das pálpebras ou conjuntiva é frequente e pode evoluir para lesão da conjuntiva. Há malformação do esmalte dentário, predispondo a cáries[1,2].

Tratamento das Epidermólises Bolhosas

Ainda não existe cura para as EB. O objetivo do tratamento é diminuir a formação de bolhas por meio de medidas de proteção, a fim de diminuir a dor e prevenir incapacidades. A qualidade de vida do portador de EB depende não só da forma da doença, mas dos cuidados recebidos no dia a dia.

Deve-se ter cuidado ao manejar o doente, evitando fixação de curativos aderentes na pele. O banho deve ser diário; analgésico como paracetamol pode ser administrado meia hora antes, a fim de diminuir a dor. Não arrancar curativos ou roupas aderidas, pois sairão durante o banho.

Utilizar curativos menos aderentes, separando-se os dedos para evitar a formação de pseudossinéquias. Estão indicadas roupas de proteção feitas de tecido que não adere às feridas e que diminuem a formação de bolhas; luvas separando os dedos são manufaturadas por empresa especializada e permitem o uso pleno das mãos, prevenindo as incapacidades (pseudossinéquias).

Nas lesões infectadas, indicam-se antibióticos tópicos, de preferência a mupirocina, o ácido fusídico, a associação bacitracina-neomicina; a gentamicina tópica é utilizada ocasionalmente, e a sulfadiazina argêntica deve ser reservada para as infecções por pseudomonas. Se o quadro for extenso, eritromicina ou cefalexina sistêmica por períodos de até 2 semanas são indicadas. Cursos repetidos de antibióticos são necessários com intervalos variáveis.

Os dentes devem ser limpos após as refeições com escova muito macia ou gaze. O acompanhamento odontológico é fundamental.

Anemia (por aumento das perdas e diminuição da absorção), desnutrição e raquitismo são comuns, sendo a orientação nutricional e as reposições fundamentais.

A criança portadora de EB deve ser estimulada a retirar as fraldas o mais breve possível, a andar, a brincar e a frequentar a escola.

DOENÇAS COM ALTERAÇÕES DA PIGMENTAÇÃO MELÂNICA

A cor da pele resulta da interação de diversos fatores, como a espessura de seus componentes e a presença de diversos pigmentos, sendo os principais a melanina e o sangue. Outros pigmentos de origem endógena, como a bilirrubina, ou exógena, como carotenoides, medicamentos (p.ex., a amiodarona e os antimaláricos) e metais, como prata e ouro, podem modificar a coloração da pele[1].

As hipomelanoses e as hipermelanoses congênitas ocorrem como fenômenos isolados, como nos pequenos nevos, ou são manifestações de doenças geno-hereditárias. Podem apresentar-se difusas, ou como manchas localizadas ou disseminadas. Os cabelos e as mucosas podem ser comprometidos. A perda da pigmentação melânica pode ser total (amelanose) ou parcial (hipomelanose). O exame com a lâmpada de Wood, que emite luz ultravioleta, é útil para melhor evidenciar manchas hipomelanóticas, principalmente se o doente tiver pele muito clara.

Doenças Genéticas que se Apresentam com Hipermelanose

O aumento da pigmentação pode resultar do aumento da quantidade de melanina ou do aumento do número de melanócitos. Habitualmente é perceptível ao nascimento, mas, em algumas doenças, o número de lesões pode aumentar durante a infância (p.ex., efélides axilares e manchas café com leite da neurofibromatose). Diferentes padrões de hipermelanoses são observados e estão relacionados no Quadro 3.4.

Quadro 3.4 – Padrões de hipermelanoses[1,2,4]

A. Difusas
B. Localizadas
- Manchas café com leite
- Efélides
- Lentiginoses
- Nevos
- Melanocitoses dérmicas
- Distribuição segmentar ou linear (linhas de Blaschko)

Pigmentação difusa

Algumas síndromes raras podem apresentar-se com pigmentação reticulada ou moteada difusa, como a acropigmentação reticulada de Kitamura, a doença de Dowling-Degos, a discromatose simétrica hereditária, sendo evidentes em adultos ou com progressão, como na hiperpigmentação progressiva[1,4].

Pigmentação localizada

Manchas café com leite

Apresentam-se como manchas ovaladas, de coloração castanha uniforme e limites precisos. Histologicamente, há aumento da produção de melanina sem aumento do número de melanócitos. Costumam estar presentes ao nascimento, aumentam de tamanho proporcionalmente ao crescimento e não desaparecem. Estão presentes em indivíduos normais em pequeno número. Quando múltiplas, são indicativas da presença de doenças (Quadro 3.5). Dessas, a mais comum é a neurofibromatose[1,4].

Neurofibromatose

A neurofibromatose é uma doença autossômica dominante, com diversos fenótipos descritos, causada por mutação em pelo menos dois genes. Apresenta-se com lesões ósseas, do sistema nervoso central (SNC), de partes moles, dos olhos e da pele[1,4]. A neurofibromatose tipo 1, que tem lesões cutâneas na infância, é causada por mutação do gene que codifica uma proteína chamada neurofibromina, que tem função de supressão tumoral. A doença acomete 1 em cada 3.000 nascidos vivos de todas as etnias e ambos os sexos[1,5].

Quadro 3.5 – Doenças associadas com múltiplas manchas café com leite

Doença	Gene	Características adicionais às manchas café com leite
Neurofibromatose tipo 1	NF-1	Neurofibromas, efélides axilares, tumores do sistema nervoso central (SNC), hamartomas da íris, anomalias esqueléticas
Esclerose tuberosa	TSC	Manchas hipomelanóticas em forma de folha, angiofibromas da face, hamartomas colagênicos, tumorações do SNC
Lentiginose múltipla	PTPN 11	Lentigos, estenose pulmonar (LEOPARD), hipertelorismo
Ataxia-telangiectasia	ATM	Telangiectasias conjuntivais, ataxia, imunodeficiência
Síndrome de Bloom	Helicase	Fotossensibilidade, baixa estatura, face característica, malignidade
Anemia de Fanconi		Pancitopenia, anomalias de membros e rim
Síndrome de Russel-Silver		Baixa estatura, assimetria, anomalias dos membros
Síndrome de McCune Albright	GNASI	Displasia fibrótica poliostótica, puberdade precoce
Síndrome de Watson	NF-1	Efélides axilares, estenose pulmonar, retardo mental
Síndrome de múltiplos neuromas da mucosa	MEN 1	Neuromas da mucosa, carcinoma da tireoide, feocromocitoma, adenoma da paratireoide, disautonomia
Síndrome Bannayan-Riley-Ruvalcaba	PTEN	Macrossomia, megalencefalia, lipomas, pólipos intestinais, máculas acastanhadas no corpo peniano e na glande, acantose nigricante

Fonte: adaptado de Taïeb e Boralevi[4].

O diagnóstico é estabelecido com base em características clínicas que, se não estiverem presentes, é improvável que o indivíduo seja portador da mutação. Essa é uma preocupação comum de pessoas oriundas de famílias em que há portadores da doença. Testes genéticos estão disponíveis em outros países, com acurácia de 70% na detecção da mutação[5].

O diagnóstico da neurofibromatose tipo 1 é feito quando dois dos seguintes critérios estão presentes[5]:

- História familiar de neurofibromatose.
- Seis ou mais manchas café com leite com diâmetro maior do que 5 mm em indivíduos pré-púberes, ou 15 mm em indivíduos que já entraram na puberdade; costumam estar presentes ao nascimento e serem estabelecidas aos 2 ou 3 anos.
- Efélides axilares, geralmente presentes desde o nascimento.
- Presença de neurofibromas ou neuromas plexiformes (costumam desenvolver-se na adolescência)
- Dois ou mais nódulos de Lisch na íris (hamartomas). São observados mediante exame com a lâmpada de fenda.
- Glioma óptico.
- Lesões ósseas típicas: displasia do esfenoide ou afilamento do córtex de ossos longos com ou sem pseudoartrose.

Alterações neurológicas podem ocorrer como resultado de neurofibromas intracranianos. Dificuldades de fala e aprendizagem acometem cerca de 1/3 dos doentes. Pode haver retardo mental. Convulsões não são comuns. Endocrinopatias são frequentes: baixa estatura por deficiência de GH, puberdade precoce e feocromocitoma também são mais prevalentes[5].

O tratamento dos neurofibromas é cirúrgico. Avaliação oftalmológica, ortopédica e aconselhamento genético são necessários[1,5].

Efélides

São máculas acastanhadas localizadas nas áreas fotoexpostas que ocorrem em pessoas de pele clara. Pode ser manifestação inicial de xeroderma pigmentoso (ver adiante) e ocorrem nas axilas na neurofibromatose[1].

Lentigos e lentiginoses

Lentigos são máculas acastanhadas ou negras, de até 5 mm, que ocorrem na pele, nas mucosas ou nas semimucosas[1]. Raramente, estão presentes ao nascimento; não escurecem com a exposição solar e não regridem espontaneamente. Histologicamente, há aumento de melanócitos na camada basal sem formação de tecas.

Os lentigos ocorrem esporadicamente e em pequeno número em indivíduos normais. Nas lentiginoses, estão em número aumentado, geralmente associadas a outras manifestações[4] (Quadro 3.6).

Quadro 3.6 – Lentiginoses[1,4]

Doença	Herança	Gene	Características
Síndrome de Peutz-Jeghers	AD	*STK 11*	Lentigos disseminados, agrupados na região perioral, nas palmas e nas pernas Baqueteamento digital Polipose intestinal, vesícula biliar e trato urinário
Síndrome **LEOPARD** Tipo 1 Tipo 2	 AD AD	 *PTPN11* *RAF 1*	**L**entigos (principalmente em face e tronco, aumentam com a idade) Anormalidades **e**letrocardiográficas Hipertelorismo (**o**cular) Estenose **p**ulmonar **A**nomalias genitais (criptorquidia) **R**etardo de crescimento Surdez (***d**eafness*)
Complexo de Carney (NAME, LAMB) Tipo 1 Tipo 2	 AD AD	 *PRKAR1A* ?	Lentiginose profusa, mais acentuada na região centrofacial e nas mucosas; cabelos vermelhos; hirsutismo; mixoma cardíaco; alterações endocrinológicas: Cushing, displasia adrenal, doença tireoidiana, acromegalia; tumores de mama, adrenal, de testículos e mixoides na pele; schwanoma

AD: autossômica dominante

Nevos melanocíticos congênitos

Nevos são lesões que se caracterizam clinicamente por manchas, pápulas ou placas com coloração variando de castanho-claro ao negro, constituídas por células originárias da crista neural, as células névicas, que têm capacidade de produzir melanina. São popularmente chamados de pintas. O tamanho varia de milímetros a vários centímetros, estando presentes ao nascimento em 1% dos neonatos[4].

Os nevos são classificados em pequenos (até 1,5 cm de diâmetro), médios (de 1,5 a 20 cm) ou gigantes (acima de 20 cm)[1]. Os nevos congênitos pequenos e médios não apresentam potencial oncogênico. Já os nevos congênitos gigantes (Figura 3.5) são raros e, além do impacto na aparência, associam-se a duas situações potencialmente graves, que são o risco elevado de malignização e a melanose neurocutânea. As lesões gigantes apresentam alto potencial de desenvolvimento de melanoma e outros tumores de células fusiformes, mesmo na infância. Devem ser acompanhados e, na medida do possível, excisados, em uma ou mais sessões seriadas. Caso a retirada não seja viável, excisam-se áreas suspeitas para exame histológico. Muitas vezes, as lesões gigantes acompanham-se de numerosos nevos pequenos; malignidade não foi descrita nessas lesões menores. As lesões gigantes localizadas na cabeça ou ao longo da coluna vertebral trazem ainda o risco da presença de células névicas nas leptomeninges, com repercussões neurológicas (epilepsia) ou malformações da coluna vertebral, como mielomeningocele. A avaliação compreende exame clínico e neurológico, que pode ser complementado por exames de imagem[1,4].

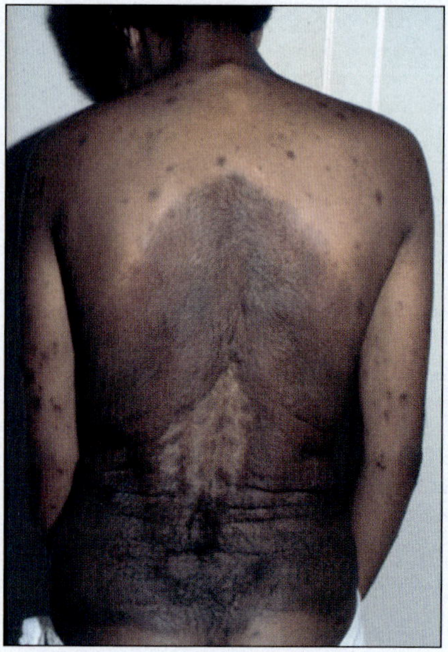

Figura 3.5 Nevo melanocítico gigante. Notar a presença de numerosos nevos pequenos.

Melanocitoses dérmicas

Os melanócitos são derivados da crista neural e, durante o desenvolvimento embrionário, migram para a epiderme. Falhas nesse processo originam manchas com coloração cinza-azulada: a mancha mongólica e o nevo de Ito/Ota[4]. O nevo de Ota é mais comum em negros e asiáticos, em indivíduos do sexo feminino, e está presente ao nascimento em 50% dos casos. Caracteriza-se por mancha de coloração cinzento-azulada com distribuição ao longo do ramo maxilar ou oftálmico do V nervo craniano. Além da pele, há lesões na conjuntiva, no conduto auditivo, na orofaringe e na mucosa nasal. As lesões distribuídas na raiz do membro superior são denominadas nevo de Ito[1].

As manchas mongólicas ocorrem em asiáticos e afrodescendentes de modo fisiológico; podem ser sacrais ou extrassacrais, sendo os ombros e a raiz dos membros acometidos com certa frequência. O tamanho é extremamente variável, e a coloração pode se intensificar no 1º ano de vida. A única doença que realmente se associa a manchas mongólicas múltiplas é a gangliosidose GM1, uma anomalia do metabolismo de esfingolípides causada por deficiência de beta-galactosidade, caracterizada por retardo grave do desenvolvimento neurológico, edema, hepatoesplenomegalia, face típica e manchas vermelho-cereja na retina[6].

Pigmentação linear

Pigmentação acastanhada, homogênea, com distribuição segmentar ou linear, pode manifestar-se ao nascimento ou só ser evidente nos primeiros anos de vida, podendo ser manifestação de mosaicismo (hipermelanose linear e espiralada nevoide). O diagnóstico diferencial é feito com a fase pigmentar da incontinência pigmentar – IP (ver adiante)[1,6].

Hipomelanoses

As hipomelanoses congênitas podem ocorrer em virtude da perda parcial do pigmento melânico (hipocromia) ou total (acromia); as lesões podem ser localizadas, segmentares, lineares ou difusas. As principais doenças estão listadas no Quadro 3.7[1,7] (Figura 3.6).

No Quadro 3.8, encontram-se resumidas as principais características clínicas, o modo de herança e os genes causadores de algumas doenças que se apresentam com diminuição da pigmentação[8-12] (Figura 3.7).

Quadro 3.7 – Doenças com diminuição da pigmentação[1,7]

1. Amelanoses difusas
   - Albinismo óculo-cutâneo (OCA)
   - Síndrome de Ziprkowski-Margolis
   - Síndrome de Tietz
   - Síndrome de Cross
2. Hipomelanoses difusas
   - Com cabelos prateados:
     - Síndrome de Chediak-Higashi
     - Síndrome de Griscelli
     - Síndrome de Elejalde
   - Com diluição pigmentar (em comparação com familiares)
     - Fenilcetonúria, homocisteinemia
     - Síndromes de Prader-Willi e Angelman
3. Amelanoses localizadas
   - Piebaldismo
   - Síndrome de Waardenburg
4. Hipomelanoses localizadas
   - Nevo depigmentoso ou acrômico ou hipocrômico
   - Hipomelanose de Ito
   - Esclerose tuberosa
5. Distribuição segmentar ou linear (linhas de Blaschko)

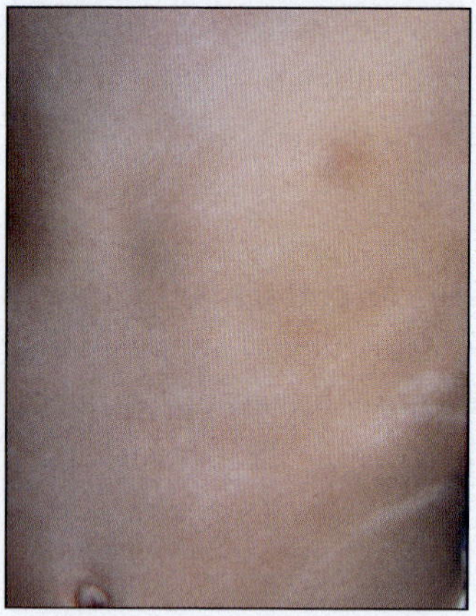

Figura 3.6 Hipomelanose de Ito. Máculas hipocrômicas segundo as linhas de Blaschko.

Quadro 3.8 – Doenças genéticas que cursam com hipo ou acromia[8-12]

Doença	Herança	Gene	Quadro clínico	Observações
Albinismo óculo-cutâneo (OCA) tipo 1A	AR	*TYR* (tirosinase)	Ausência de pigmento da pele, dos cabelos e dos olhos Fotofobia Redução da acuidade visual; nistagmo	Tumores cutâneos mais precoces e em maior número Necessidade de fotoproteção estrita (chapéus, mangas e calças compridas, óculos escuros, fotoprotetor diário) Exames de pele frequentes na idade adulta para detecção precoce de tumores cutâneos
OCA tipo 1B	AR	*TYR* (tirosinase)	Mesmo quadro do OCA 1A, mas com pigmentação de folículos pilosos nos braços e nas pernas	
OCA tipo 2	AR	Gene *P*	Acromia da pele e dos cabelos ao nascer Desenvolvem leve pigmentação da pele e dos cabelos Efélides, lentigos e nevos desenvolvem-se com a idade Olhos castanhos ou azuis Quadro ocular semelhante ao OCA tipo 1	
OCA tipo 3 e *Rufous albinism* (ROCA)	AR	*Tyrp1*	Redução da pigmentação da pele e dos olhos, cabelos acobreados Alterações oculares menos pronunciadas do que no OCA tipo 1	
OCA tipo 4	AR	MATP	Fenótipo semelhante ao OCA 2	
Síndrome Hemansky-Pudlak	AR	*HPS1* *HPS2*	Despigmentação variável da pele, dos olhos e dos cabelos Alterações oculares Diátese hemorrágica Doença de depósito ceroide Fibrose pulmonar	Oito variantes descritas

(continua)

Quadro 3.8 – Doenças genéticas que cursam com hipo ou acromia[8-12] (continuação)

Doença	Herança	Gene	Quadro clínico	Observações
Síndrome de Chediak-Higashi	AR	*LYST*	Hipocromia ou coloração prateada da pele e dos cabelos Imunodeficiência, granulações nos neutrófilos, fase acelerada	Controle de infecções
Síndrome de Griscelli Tipo 1 ou síndrome de Elejalde	AR	*MYO5A*	Hipocromia da pele e dos cabelos com coloração prateada Alterações neurológicas	
Síndrome de Griscelli Tipo 2	AR	*RAB27A*	Hipocromia da pele e dos cabelos com coloração prateada Alteração imunológica (infecções piogênicas, síndrome hemofagocítica) Alterações neurológicas	
Piebaldismo	AD	*KIT*	Acromia de porções mediais da face e do tronco; mecha branca frontal no couro cabeludo Acromia de cílios e sobrancelhas Acromia das porções mediais dos membros Máculas hipercrômicas na periferia ou no meio das lesões acrômicas	Deve ser diferenciado do vitiligo e da síndrome de Waardenburg
Síndrome de Waardenburg	AD (tipos 1, 2 e 3) AR (tipo 4)	*PAX3 (tipos 1 e 3)* *MTIF (tipo 2)* *EDN3, EDNRB, SOX10 (tipo 4)*	Mecha frontal branca, canície precoce Heterocromia da íris Surdez neurossensorial (tipo 2) Distopia do canto dos olhos (tipos 1 e 3) Anormalidades esqueléticas (tipo 3) Megacólon congênito (tipo 4)	Vários subtipos descritos Tipo 2: sem distopia do canto dos olhos

AD: autossômica dominante; AR: autossômica recessiva

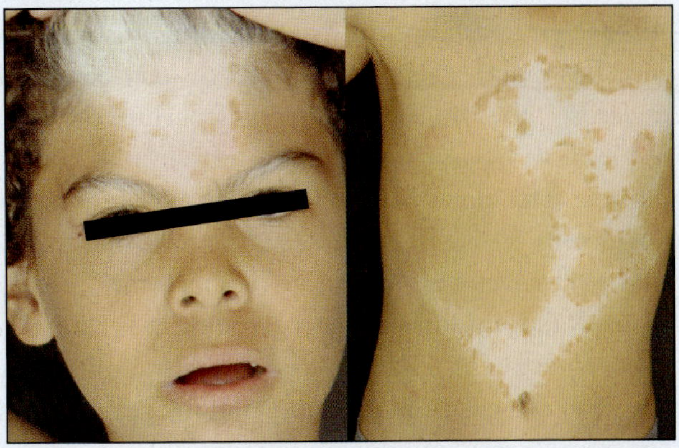

Figura 3.7 Piebaldismo. Notar hipocromia da pele e dos cabelos.

Nevo depigmentoso, acrômico ou hipocrômico

Caracteriza-se por mancha hipocrômica congênita, estável em sua distribuição e tamanho relativos. Pode ser perceptível após os primeiros meses de vida. A coloração é uniforme; os pelos são também hipocrômicos. É mais comum no tronco e na raiz de membros. Pode apresentar-se isolado ou comprometendo um segmento. Deve ser diferenciado do nevo anêmico e do vitiligo[13].

Hipomelanose de Ito

Caracteriza-se por hipocromia ao longo das linhas de Blaschko. Ocasionalmente, são descritas alterações neurológicas ou oculares[7]. Admite-se ser manifestação de diferentes estados de mosaicismo. Deve ser diferenciada da incontinência pigmentar, que será descrita a seguir[7,14].

Incontinência pigmentar

É uma doença que se manifesta com lesões dispostas de modo linear, apresentando-se com vesículas que evoluem para lesões inflamatórias, posteriormente máculas hipercrômicas, finalmente máculas hipocrômicas. Pode haver acometimento da retina, do SNC, dos dentes (dentes cônicos, hipodontia), hipoplastia das mamas, distrofia ungueal e alopecia. A IP é transmitida por mutação dominante ligada ao cromossomo X (XD-IP). A maioria dos doentes apresenta mutações do gene IKBKG ou IKK-gama que codifica a proteína NEMO. O quadro de IP manifesta-se habitualmente nas doentes do sexo feminino[14].

Esclerose tuberosa

A esclerose tuberosa é uma doença transmitida de modo autossômico dominante, com metade dos casos atribuíveis a novas mutações. Deve-se a mutações dos genes TSC1 e TSC2, que codificam proteínas reguladoras da proliferação e diferenciação celular; os tumores resultantes representam hamartomas[15].

As manifestações cutâneas incluem manchas hipocrômicas de diferentes formatos, sendo as elípticas as mais características (manchas em formato de folhas), uma das manifestações mais precoces da doença. Outras lesões cutâneas típicas da esclerose tuberosa são os fibromas periungueais, os angiofibromas centrofaciais e as placas de nevos do tecido conjuntivo (placas cor da pele de textura alterada e superfície irregular). Manchas café com leite e poliose podem ocorrer. Convulsões acometem 80% dos portadores; retardo mental e calcificações cerebrais são comuns. Hamartomas e nódulos subependimários são verificados na maioria dos casos. Rabdomiomas do coração devem ser pesquisados rotineiramente, uma vez que ocorrem em 50% dos casos; angiomiolipomas e cistos renais podem ocorrer em 75% dos casos, bem como pólipos retais[1,15]. Os critérios para diagnóstico encontram-se relacionados no Quadro 3.9.

Quadro 3.9 – Critérios diagnósticos da esclerose tuberosa[15]

- Critérios maiores
  - Angiofibromas faciais ou placas fibrosas na fronte
  - Fibromas periungueais não traumáticos (tumores de Koenen)
  - Máculas hipomelanóticas (> 3)
  - Nevo conjuntivo (*shagreen patch*)
  - Hamartomas retinianos nodulares múltiplos
  - Tubérculos corticais
  - Nódulos subependimários
  - Astrocitoma subependimário de células gigantes
  - Rabdomioma cardíaco
  - Linfangiomatose
  - Angiomiolipoma renal
- Critérios menores
  - Depressões puntiformes no esmalte dentário
  - Pólipos retais hamartomatosos
  - Cistos ósseos
  - Linhas radiais na substância branca cerebral
  - Fibromas gengivais
  - Hamartomas não renais
  - Manchas acrômicas na retina
  - Máculas em confete
  - Cistos renais

O diagnóstico da esclerose tuberosa é definitivo na presença de 2 critérios maiores ou 1 maior e 2 menores. É provável quando há 1 critério maior e 1 menor e é possível quando há 1 maior ou 2 menores (Quadro 3.10).

A avaliação inicial inclui, além do exame físico da criança e da história familiar, avaliação por imagem (tomografia ou ressonância) cerebral, ecocardiograma e ultrassonografia renal. A avaliação cerebral por imagens deve ser repetida a cada 1 ou 2 anos se forem constatados tubérculos. O ultrassom renal deve ser repetido anualmente, bem como a medida de pressão arterial e a avaliação da função renal. A avaliação cardíaca depende da sintomatologia. Testes genéticos não estão disponíveis como rotina. Aos 2 ou 3 anos, dos 7 aos 8, e aos 15 anos deve-se ter atenção para problemas de desenvolvimento ou comportamentais[15].

Quadro 3.10 – Diagnóstico da esclerose tuberosa[15]

- Definitivo: 2 critérios maiores ou 1 maior e 2 menores
- Provável: 1 critério maior e 1 menor
- Possível: 1 maior ou 2 menores

DOENÇAS QUE SE MANIFESTAM COM ATROFIA DA PELE E DOS ANEXOS: POIQUILODERMIAS E PROGERIAS

Poiquilodermia é o termo que designa atrofia da pele com aspecto peculiar, caracterizado por pele brilhante, telangiectasias, hipo e hipercromia em pequenas máculas de milímetros de tamanho. Ocorre de modo fisiológico no envelhecimento causado pela exposição à luz solar, nas colagenoses (lúpus eritematoso e dermatomiosite) e em síndromes genéticas[1,2] (Figura 3.8 e Quadro 3.11).

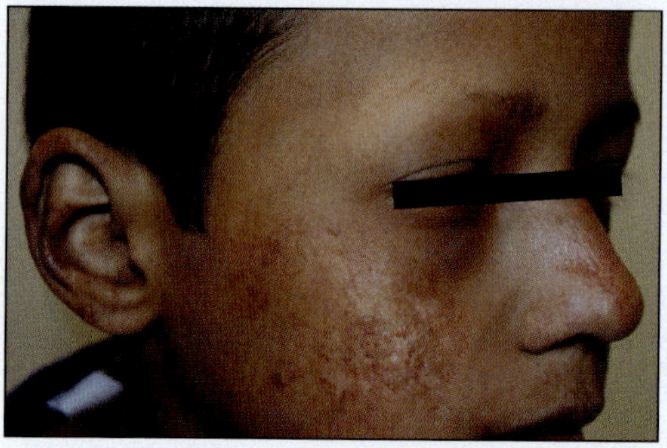

Figura 3.8 Síndrome de Rothmund-Thompson. Notar lesões poiquilodérmicas na face.

Quadro 3.11 – Poiquilodermias congênitas[1,2]

Doença	Herança	Gene	Quadro clínico	Observações
Disqueratose congênita	RLX AD AR	*DKC1* *TERC,* *TERT,* *TINF2* *NOLA 3*	Poiquilodermia Leucoplasia nas mucosas oral, conjuntival e anal Distrofia ungueal Cabelos esparsos Falência da medula óssea Neoplasias da medula óssea, linfoma, leucemia, carcinoma de pâncreas	Alterações da pigmentação precedem outros achados
Síndrome de Bloom	AR	*RECQL3*	Pele: telangiectasias e poiquilodermia mais evidentes nas áreas fotoexpostas Baixa estatura Fácies peculiar, alongada, com orelhas e nariz proeminentes, hipertricose Deficiência de imunoglobulinas e de resposta linfocitária a tumores: propensão a infecções e neoplasias (leucemia, linfomas, adenocarcinomas e carcinomas epidermoides)	Fácies típica e baixa estatura são características importantes para o diagnóstico

(continua)

Quadro 3.11 – Poiquilodermias congênitas[1,2] (continuação)

Doença	Herança	Gene	Quadro clínico	Observações
Síndrome de Rothmund-Thompson	AR	*RECQL4*	Eritema reticulado de face, nádegas e extremidades Placas verrucosas em mãos, pés, cotovelos e joelhos Anomalias ósseas (bossas frontais, prognatismo, nariz em sela, hipoplasias ósseas) Alterações dentárias Alterações oculares Neoplasias ósseas, carcinoma espinocelular nas lesões queratósicas	Sobrevida normal Estatura variável
Síndrome de Cockayne Tipo A Tipo B	AR	 *ERCC8* *ERCC 6*	Nanismo caquético Fácies típica, com microcefalia, diminuição do tecido adiposo Cifose, mãos e pés grandes Pele seca, eritema e descamação que evoluem para atrofia e pigmentação nas áreas fotoexpostas Alterações dentárias e oculares Alterações neurológicas centrais e periféricas (retardo, convulsões, tremores, fraqueza, ataxia) Hepatoesplenomegalia, falência renal	Menor expectativa de vida Necessidade de fotoproteção contínua
Progeria da criança (síndrome de Hutchinson)	AD	*LMNA*	Normal ao nascer Retardo do crescimento e baixo peso Aos 2 anos: fácies de pássaro Alopecia Atrofia da pele e do subcutâneo Placas esclerodermoides no tronco e na raiz dos membros Distrofia ungueal Hipo-hidrose Comprometimento cardiovascular (hipertensão, aterosclerose, infarto do miocárdio e acidentes vasculares cerebrais)	Óbito na segunda década de vida
Progeria do adulto (síndrome de Werner)	AR	*RECQL2*	Retardo do crescimento na puberdade Membros finos Fácies característica Atrofia da pele, com aspecto poiquilodérmico e lesões esclerodermoides nas extremidades Canície e alopecia precoce Hipoplasia das unhas Calosidades plantares	Apresentação precoce das doenças que acompanham o envelhecimento: catarata, diabetes, aterosclerose generalizada Propensão a tumores, sarcomas, carcinoma da tireoide, carcinoma basocelular e melanomas
Acrogeria	AD/AR		Início no período neonatal Atrofia das extremidades, com desaparecimento do subcutâneo Distrofia ungueal Membros curtos, acro-osteólise	Mais comum no sexo feminino

AD: autossômica dominante; AR: autossômica recessiva; RLX: recessiva ligada ao X

DOENÇAS NAS QUAIS HÁ SENSIBILIDADE AUMENTADA À LUZ SOLAR

As doenças com sensibilidade aumentada à luz solar são raras. As principais são o xeroderma pigmentoso e as porfirias; nas síndromes de Bloom, de Cockayne e de Rothmund Thompson, também há fotossensibilidade, bem como nos albinismos, como resultado da ausência de pigmentação[1,2].

Xeroderma Pigmentoso

Doença em que há defeito de enzimas do reparo de danos ao DNA resultantes da ação da radiação ultravioleta, favorecendo o desenvolvimento de mutações responsáveis por tumores cutâneos. Os portadores têm fotofobia intensa e tendência a apresentar eritema solar com exposição mínima. Nos primeiros anos de vida, efélides e lentigos em grande número desenvolvem-se nas áreas mais expostas, como a face e as porções superiores do tórax[1]. Tumores cutâneos de diversas linhagens, principalmente carcinomas basocelular e espinocelular, e melanoma ocorrem antes da puberdade. O diagnóstico precoce permite a instituição de medidas estritas de fotoproteção (evitar exposição à luz, usar constantemente filtros solares de proteção alta à UVA e UVB, chapéus, cobrir a maior parte do corpo possível com roupas e óculos).

Porfirias

As porfirias constituem um grupo de doenças resultantes de deficiências enzimáticas específicas na via de biossíntese do heme, que levam à superprodução e à acumulação de precursores metabólicos. Para cada um dos precursores corresponde um tipo particular de porfiria. Algumas são geneticamente determinadas, outras adquiridas. As porfirias geno-hereditárias que apresentam sintomas cutâneos são: a porfiria eritropoiética congênita, a protoporfiria eritropoiética, a forma familiar da porfiria cutânea tardia e a porfiria variegata[1].

As lesões cutâneas típicas ocorrem nas áreas fotoexpostas com sensação de queimação, formação de bolhas e erosões que cicatrizam lentamente com atrofia e mílio. Sufusão purpúrica centrofacial e periorbital pode ocorrer, bem como hipercromia das áreas fotoexpostas e hipertricose. A pele pode apresentar-se com aspecto esclerodermiforme, exceto onde há proteção por dupla camada de roupas. O exame anatomopatológico é característico, com formação de bolhas e depósito de material PAS positivo ao redor da parede dos vasos. A urina apresenta fluorescência vermelho-alaranjada à luz ultravioleta. O diagnóstico e a classificação baseiam-se no quadro clínico e em dosagens de porfirias no sangue, nas fezes e na urina[1].

DOENÇAS COM COMPROMETIMENTO DOS ANEXOS

Compreendem doenças exclusivas da haste do pelo e o grupo das displasias ectodérmicas, caracterizadas por alteração congênita, difusa e não progressiva de tecidos de origem ectodérmica, como cabelos, unhas, glândulas sudoríparas e dentes; e também distúrbios específicos da haste do pelo e do folículo piloso.

Displasias da Haste do Pelo

As displasias pilosas hereditárias manifestam-se por hipotricoses, com os cabelos se apresentando rarefeitos, partidos e até ausentes, ou ainda com hipertricose. As doenças podem acometer exclusivamente os cabelos ou ser parte de síndromes multissistêmicas[1]. As enfermidades em que há alteração da cor dos cabelos foram descritas anteriormente, na seção de alterações da pigmentação.

As doenças com comprometimento da haste do pelo encontram-se relacionadas no Quadro 3.12. O comprometimento pode ser exclusivo da haste ou o achado pode ser parte de síndrome multissistêmica, como a síndrome de Netherton (já descrita na seção Ictioses), e em numerosas doenças metabólicas (Figura 3.9).

Quadro 3.12 – Doenças que afetam a haste do pelo[1]

Doença	Herança	Clínica	Macroscopia
Moniletrix		Cabelos curtos, partidos	Dilatações e estreitamento da haste do pelo
Síndrome dos cabelos anágenos frouxos		Cabelos de comprimento reduzido, crescem lentamente e não necessitam de corte Crianças de 2 a 6 anos	Pelos anágenos em porcentagem aumentada
Síndrome dos cabelos impenteáveis		Cabelos secos, rebeldes, de textura áspera	Pelos com canal longitudinal e triangulares ao corte transversal
Cabelos lanosos	AD AR	Cabelos finos, macios e encaracolados Forma difusa e forma localizada	
Pili torti (pelos torcidos)	AD	Fragilidade dos cabelos, de aspecto retorcido e brilho peculiar	Torção ao redor do próprio eixo nas porções intra e extrafolicular

AD: autossômica dominante; AR: autossômica recessiva

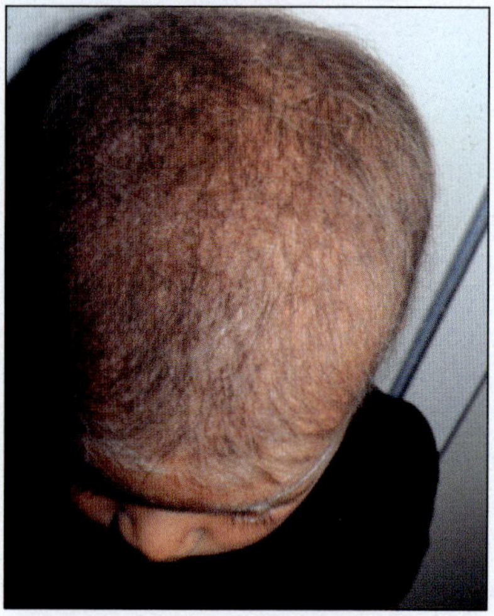

Figura 3.9 Moniletrix. A hipotricose resulta da quebra dos cabelos por defeito da haste.

Hipotricoses e Atriquias

Numerosas hipotricoses e atriquias são descritas. Podem ocorrer de modo isolado ou como parte de síndromes, como displasias ectodérmicas, ictioses, síndrome de Rothmund-Thompson, progérias e doenças metabólicas. Sua apresentação pode ser focal ou difusa. Resultam de falhas no processo peculiar de produção da haste do pelo, que é efetuada pelo epitélio folicular, mas controlado pela papila dérmica, de origem mesenquimal. A alopecia pode também resultar de aplasia cutânea ou da presença de lesões névicas (nevo sebáceo, nevos epidérmicos)[1,2].

Algumas doenças têm seu quadro clínico individualizado:

Displasias ectodérmicas

Há mais de duzentas síndromes descritas. Os defeitos podem se limitar às estruturas mencionadas ou podem ser encontradas anomalias de outras estruturas. A classificação de Pinheiro e Freire-Maia[16] propõe dois grupos principais designados A e B. O grupo A compreende defeito em pelo menos duas das estruturas ectodérmicas clássicas (cabelo, dentes, unhas, glândulas sudoríparas e outros). No grupo B, encontram-se as doenças que têm defeito em apenas uma das estruturas mencionadas mais um outro defeito ectodérmico. A classificação de Priolo e Laganà[17] reúne as displasias ectodérmicas em dois grupos, tendo em conta o defeito funcional subjacente, correlacionando-o com a apresentação clínica.

A displasia ectodérmica hipo-hidrótica (ou anidrótica) – EDA – ou síndrome de Christian-Siemens-Touraine corresponde a 2/3 dos casos, sendo descritas diferentes formas, segundo o modo de herança e a mutação, mas com a mesma apresentação clínica: forma ligada ao X (EDA-XL), a mais comum, causada por mutação no gene EDA; forma autossômica dominante (EDA-AD), causada por mutação no gene DL; e forma autossômica recessiva (EDA-RA). Também há formas com imunodeficiência (EDA-ID), causadas por mutação do IKBKG, que codifica a proteína IKK-gama, também chamada de NEMO, afetando vias da resposta imunológica adaptativa e inata, em que há infecções por bactérias piogênicas desde o 2º mês de vida, bem como por micobactérias atípicas.

O portador das EDA pode apresentar, ao nascer, pele eritematosa e descamativa e ter, durante toda a infância, intolerância ao calor, causada pela diminuição ou abolição da sudorese, resultante da falta de glândulas sudoríparas. Episódios frequentes de febre levam ao diagnóstico presuntivo de afecções febris como tuberculose ou linfomas (Figura 3.10).

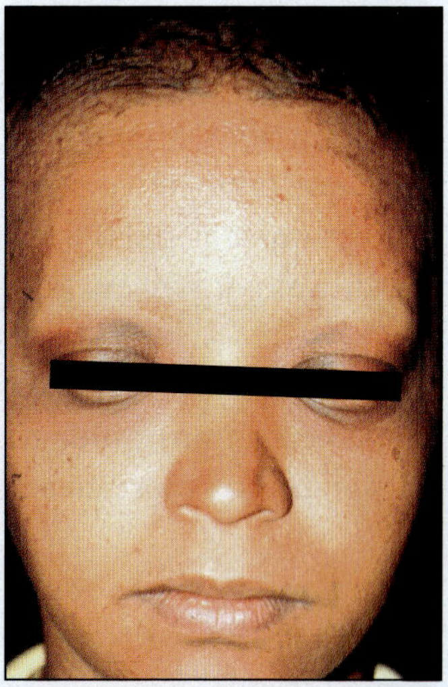

Figura 3.10 Displasia ectodérmica hipo-hidrótica. Notar a rarefação de cílios e supercílios e a pigmentação periocular.

O diagnóstico de EDA baseia-se no fato de os portadores apresentarem aspecto peculiar: fácies típica, com bossas frontais, ponte nasal baixa com nariz em sela, lábios cheios e hiperpigmentação periorbital. Os cabelos, as sobrancelhas e os cílios são rarefeitos, finos e mais claros, bem como a barba e outros pelos andrógeno-dependentes. A diminuição é variável, de discreta rarefação à ausência de pelos. A pele é seca e macia. As unhas são distróficas (apresentam espessamento e sulcos). O ponto lacrimal é ausente. Raramente, encontram-se opacidades corneanas e lenticulares. Os pavilhões auriculares têm deformidade típica. Surdez é raramente relatada[1,2].

Alterações dentárias são encontradas na totalidade dos casos. Dentes cônicos são típicos, e podem-se verificar ausência de dentes e anomalias da coroa. Defeitos do esmalte com cáries são frequentes; retardo na erupção dos dentes permanentes é comum. Pode haver hipoplasia das glândulas salivares, bem como de glândulas do trato respiratório e gastrointestinal superior.

Os doentes acometidos sofrem com frequência de dermatite atópica, propiciada pelo ressecamento da pele, pela rinite crônica e por infecções respiratórias, favorecidas pela diminuição da secreção.

O principal diagnóstico diferencial da EDA é feito com a displasia ectodérmica hidrótica ou síndrome de Clouston, de herança autossômica dominante, causada por mutação no gene *GJB6.* Nessa doença, encontram-se rarefação extrema dos cabelos e de pelos, distrofia ungueal, hiperqueratose palmoplantar e hiperpigmentação difusa. A sudorese, a face e os dentes permanecem normais[1,2,17].

Atriquia com pápulas

Trata-se de fenótipo causado por duas mutações diferentes: do gene HR ou do receptor de vitamina D. Os cabelos são normais no período neonatal, mas não renascem após o eflúvio dos primeiros meses de vida, levando a alopecia quase total, que também compromete os cílios e as sobrancelhas. Nos indivíduos maiores, notam-se pápulas e cistos na face, no couro cabeludo e na raiz dos membros. Raquitismo ocorre em parte dos casos. Deve ser diferenciada da alopecia areata[1].

Hipotricose (ou tricodisplasia) hereditária de Marie-Unna

Doença transmitida de modo autossômico dominante (AD), cursa com hipotricose difusa progressiva durante a infância[1].

Alopecia triangular congênita

Ocorre na região frontotemporal, pode ser uni ou bilateral e é notada após o 3º mês de vida[1].

Doenças com Aumento da Pilosidade (Hipertricoses)

Trata-se de doenças muito raras, em que pode haver comprometimento exclusivo dos folículos (hipertricose lanuginosa, hipertricose dominante ligada ao X, e outras) ou associação com outras síndromes[1]. A hipertricose circunscrita à região sacral pode associar-se à espina bífida, e o aumento da pilosidade ao redor da área de alopecia congênita (sinal do colarete piloso) indica disrafismo craniano[18].

DOENÇAS COM ALTERAÇÃO DA ELASTICIDADE DA PELE

A alteração da elasticidade ocorre em numerosas síndromes. As mais típicas são a síndrome de Ehlers-Danlos, a cútis laxa e o pseudoxantoma elástico[1].

Cútis Hiperelástica ou Síndrome de Ehlers-Danlos

Grupo heterogêneo de doenças que cursam com alterações na pele, sistema osteoarticular, oculares e viscerais[1].

- Alterações cutâneas: hiperextensibilidade, fragilidade vascular com hematomas por traumas mínimos, cicatrizes atróficas alargadas e apergaminhadas, nódulos pseudotumorais nas articulações. A pele tracionada volta rapidamente à posição inicial.
- Alterações osteomusculares: hipermobilidade, luxações, subluxações, cifoescoliose, hipotonia muscular.
- Alterações viscerais: prolapso anal, hérnias pós-operatórias, ruptura uterina, varizes, rupturas arteriais.

Cútis Laxa

Grupo heterogêneo de doenças hereditárias e adquiridas. A pele apresenta-se frouxa, hiperextensível e redundante, conferindo aspecto enrugado e envelhecido, consequente à ausência ou ao dano às fibras elásticas. A pele tracionada não retorna à posição inicial[1].

Pseudoxantoma Elástico

Doença geneticamente heterogênea na qual, na segunda década de vida, notam-se placas compostas por pápulas amareladas, distribuídas na pele (grandes dobras), nas mucosas, no trato gastrointestinal e na bexiga. Lesões típicas (estrias angioides) ocorrem no fundo do olho. Degeneração elástica e calcificação da parede dos vasos podem provocar hemorragias ou prejuízo circulatório em qualquer órgão. Há forma adquirida que se manifesta no abdome após a gravidez, sem repercussões sistêmicas[1].

DOENÇAS QUE SE MANIFESTAM COM LESÕES LINEARES E ESPIRALADAS

Doenças hereditárias ou adquiridas podem se apresentar com distribuição linear nos membros, espiralada na lateral do abdome. Esse padrão característico é conhecido como linhas de Blaschko (Figura 3.11); admite-se ser apresentação clínica de mosaicismo[19]. Várias genodermatoses e lesões nevoides apresentam-se com esse padrão, sendo as mais típicas a incontinência pigmentar, a síndrome de Goltz (ou hipoplasia dérmica focal), a hipomelanose de Ito, a hipermelanose linear e a espiralada nevoide, estas duas últimas já descritas na sessão de alteração da pigmentação.

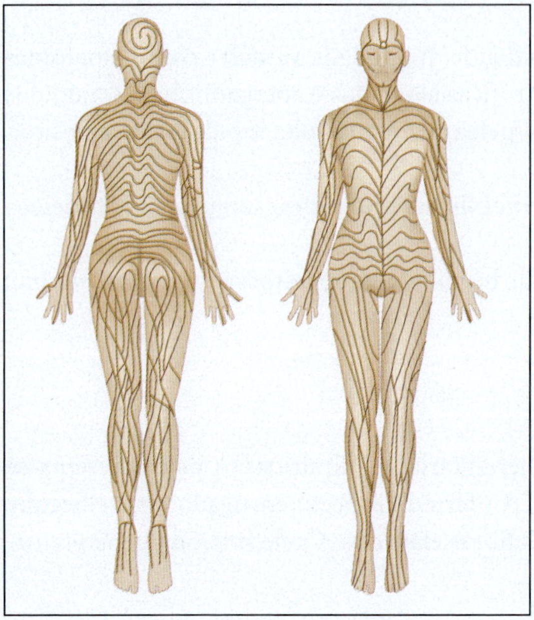

Figura 3.11 Esquema das linhas de Blaschko.

Síndrome de Goltz ou Hipoplasia Dérmica Focal

Tem herança dominante ligada ao X e é causada por mutação no gene PORCN. Apresenta-se com lesões cutâneas, ósseas, oculares e dentárias[20].

- Pele: lesões atróficas, hipocrômicas são evidentes ao nascimento. Pode haver aplasia cutânea. Ao longo da infância desenvolvem-se máculas hipercrômicas, telangiectasias, nódulos lipomatosos amarelados e papilomas não virais. Pode haver alopecia e distrofia ungueal.
- Dentes: as anomalias vão de defeitos no posicionamento, no esmalte e na forma, até anodontia. Pode haver fissura lábio-palatina.
- Olhos: coloboma da íris, da retina, microftalmia, anoftalmia, anomalias do ducto lacrimal.
- Ossos: a anomalia mais comum é a sindactilia; a mais típica, a ectrodactilia. Assimetrias do crânio, do esqueleto, ausência e malformações de todos os ossos são descritas.
- Órgãos internos: malformações renais são comuns.

Incontinência Pigmentar de Bloch-Sulzberger

Trata-se de doença transmitida de modo dominante ligado ao X, causada por mutações no gene IKBKG (ou NEMO), o mesmo gene que causa a displasia ectodérmica hipo-hidrótica com imunodeficiência. O gene é letal para o sexo masculino em homozigose, sobrevivendo em mosaicismo nas portadoras. Ocorrem lesões cutâneas, oculares, dentárias e do SNC[14].

- Pele: as lesões cutâneas típicas apresentam distribuição linear e manifestam-se em quatro fases: vesiculosa, verrucosa, hiper e hipocrômica, podendo desaparecer espontaneamente. Leucocitose e eosinofilia ocorrem na fase vesiculosa.
- Olhos: acometimento da retina deve ser pesquisado e tratado nas primeiras semanas de vida, a fim de se evitar as sequelas. Também podem ocorrer ceratite e uveíte.
- Dentes: hipodontia, dentes cônicos e retardo na erupção.
- SNC: convulsões.

DOENÇAS COM COMPROMETIMENTO DOS VASOS

Numerosas doenças apresentam-se predominantemente com alterações vasculares[1]. O Quadro 3.13 relaciona algumas delas, e as síndromes de Bloom, de Rothmund-Thompson e de Cockayne, já descritas, também enquadram-se nessa categoria.

Quadro 3.13 – Doenças que se apresentam com telangiectasias[1]

Doença	Herança	Gene	Quadro clínico
Telangiectasia hemorrágica hereditária ou doença de Rendu-Osler-Weber (2 tipos)	AD	*ENG* *ACVRL1*	Telangiectasia mucosa na nasal (epistaxe), na boca e nas unhas Angiodisplasias viscerais (pulmão, fígado, cérebro): sangramentos
Ataxia-telangiectasia ou síndrome de Loui-Bar	AR	*ATM*	Telangiectasias conjuntivais (evidentes no segundo ano de vida) na face, no pescoço e nos membros Ataxia cerebelar progressiva (evidente no fim do primeiro ano de vida) Disfunção imune: infecções pulmonares e sinusite Malignidades da linhagem leucocitária
Telangiectasia essencial benigna	AD	*Desconhecido*	Telangiectasias disseminadas Sem repercussão sistêmica
Cútis marmorata telangiectásica congênita	AD?	*Desconhecido*	Aspecto marmorizado permanente ao nascer; acentua-se com o frio Anomalias variadas

(continua)

Quadro 3.13 – Doenças que se apresentam com telangiectasias[1] (continuação)

Doença	Herança	Gene	Quadro clínico
Síndrome de Adam-Oliver	AD/AR	*Desconhecido*	Cútis marmórea congênita Aplasia cutânea no couro cabeludo Malformações ósseas (crânio e membros)
Doença de Fabry	RLX	*GLA (alfagalactosidase)*	Angioqueratomas na pele e nas mucosas Dor e parestesias das extremidades Dor abdominal Hipo-hidrose Opacidades da córnea e do cristalino Insuficiência renal e coronariana, miocardiopatia
Síndrome de Maffucci	AD? Casos esporádicos	*PTHR1*	Anomalias venosas e linfáticas Osteocondromatose Osteossarcomas
Síndrome de Proteus	Esporádico		Hiperplasia cerebriforme das palmas e das plantas (típico) Malformações vasculares venosas (muito comuns) e linfáticas Nevo epidérmico, lipomas, colagenomas Hemi-hipertrofia: cifoescoliose, assimetria dos membros, crescimento assimétrico de membro

AD: autossômica dominante; AD?: autossômica dominante possivelmente; AR: autossômica recessiva; RLX: recessiva ligada ao X

CONCLUSÕES

As manifestações cutâneas de doenças genéticas são bastante numerosas. Os achados cutâneos podem ser fundamentais para que se estabeleçam o diagnóstico correto, o tratamento apropriado e o aconselhamento genético.

Com o avanço da biologia molecular, já se conseguiu determinar a alteração genética de um grande número de genodermatoses. Assim sendo, já há uma maior compreensão dos mecanismos patogênicos que envolvem essas enfermidades. Espera-se que, para o futuro, a evolução crescente desses conhecimentos proporcione mais recursos para o manejo adequado dos pacientes e para a adoção de terapêuticas mais eficazes.

REFERÊNCIAS BIBLIOGRÁFICAS

1. Sampaio SAP, Rivitti EA. Dermatologia. 3ª ed. São Paulo: Artes Médicas; 2007. p. 1301-11.
2. Schachner L, Hansen R, et al. Pediatric dermatology. 2ª ed. New York: Churchill-Livingstone; 2003.
3. Shwayder T, Akland T. Neonatal skin barrier: structure, function and disorders. Dermatol Ther. 2005;18(2):87-103.

4. Taïeb A, Boralevi F. Hypermelanoses of the newborn and of the infant. Dermatol Clin. 2007;25(3):327-36.
5. Kam JR, Helm TN. Neurofibromatosis. Available from: www.emedicine.com/derm (acesso 18/10/2008).
6. Bloch LD, Matsumoto FY, Belda W Jr, Giugliani R, Menezes LF, Kim CA, et al. Dermal melanocytosis associated with GM1-gangliosidosis type 1. Acta Derma Venereol. 2006;86(2):156-8.
7. Maldonado RR. Hypomelanotic conditions of the newborn and infant. Dermatol Clin. 2007;25(3):373-82.
8. Boissy RE, Nordlund JJ. Albinism. Available from: www.emedicine.com/derm (acesso 18/10/2008).
9. Valente NY, Machado MC, Boggio P, Alves AC, Bergonse FN, Casella E, et al. Polarised light microscopy of hair shafts AIDS in the differential diagnosis of Chédiak-Higashi and Griscelli-Prunieras syndromes. Clinics. 2006;61(4):327-32.
10. Machado MC, Julião P, Oliveira ZNP, Boggio P. Sindrome de Waardenburg. Dermatol Pediatr Lat. 2005;3(2):163-6.
11. Cahali JB, Fernandez SVF, Oliveira ZNP, Machado MCMR, Valente NS, Sotto MN. Elejalde Syndrome: report of a case and review of the literature. Pediatric Dermatol. 2004;21(4):479-82.
12. Pinto Ribeiro A, Romiti R, Rivitti Machado MC, Belda W, Prado Oliveira ZN. LEOPARD syndrome. Eur J Pediat Dermatol. 1997;7:163-6.
13. Pinto FJ, Bolognia JL. Distúrbios da Hipopigmentação na Infância. Clínicas Pediátricas da América do Norte. Dermatol Pediatr. 1991;4:1049-76.
14. Rivitti Machado MCM, Bustamante J. Defeitos da imunidade inata. In: Greemach AS. Alergia e Imunologia na Infância e na Adolescência. 2ª ed. São Paulo: Atheneu; 2009. p. 649-56.
15. Nambi R. Tuberous sclerosis. Available from: www.emedicine.com/derm (acesso 18/10/2008).
16. Freire-Maia N. Ectodermal dysplasias. Hum Hered. 1971;21(4): 309-12.
17. Priolo M, Laganà C. Ectodermal dysplasias: a new clinical-genetic classification. J Med Genet. 2001;38(9):579-85.
18. Farvoden D, Sweeney SM, Wiss K. Lumps and bumps in neonates and infants. Dermatol Ther. 2005;18(2):104-16.
19. Happle R. Mosaicism in human skin. Understanding the patterns and mechanisms. Arch Dermatol. 1993;129(11):1460-70.
20. Machado MCMR. Hipoplasia dérmica focal: síndrome de Goltz. Descrição de casos e revisão da literatura. Dissertação (mestrado). São Paulo: Faculdade de Medicina da Universidade de São Paulo; 1995.

Seção II

Dermatoses eczematosas

Dermatite atópica 4

Zilda Najjar Prado de Oliveira
Valéria Aoki
Raquel Leão Orfali

Após ler este capítulo, você estará apto a:

1. Compreender a etiopatogenia multifatorial da dermatite atópica.
2. Reconhecer as diferenças das manifestações clínicas em diversas faixas etárias.
3. Identificar os diagnósticos diferenciais.
4. Analisar as opções terapêuticas para cada fase da doença.

INTRODUÇÃO

A dermatite atópica (DA), denominada também eczema constitucional, é uma dermatose eczematosa crônica, de gravidade variável. Frequentemente, associa-se à asma, à rinite alérgica e, eventualmente, à urticária. Sua frequência vem aumentando nas últimas décadas. Tem início geralmente nos primeiros meses de vida, ocorrendo antes dos 7 anos de idade na maioria dos casos. Evolui em surtos, com distribuição das lesões características para cada faixa etária. O prurido é sempre intenso e, na maioria das vezes, a pele é seca.

EPIDEMIOLOGIA

A DA afeta cerca de 10 a 15% das crianças e de 1 a 3% dos adultos em diversas partes do mundo, e essa prevalência vem aumentando nas últimas décadas, principalmente nos países industrializados. A doença ocorre geralmente antes dos 7 anos em 80 a 90% dos casos e, consequentemente, o foco da epidemiologia da DA concentra-se na infância. Antes de 1960, apenas 2 a 3% das crianças apresentavam DA; nos anos 60, essa porcentagem aumentou para 4 a 8%, e atingiu índices de 9 a 12% dos indivíduos estudados após 1970[1].

Em um estudo sobre a ocorrência de DA no Norte da Europa, Larsen et al. analisaram crianças de 7 anos e confirmaram o aumento da prevalência da DA (16%), especialmente no sexo feminino[2].

A presença de atopia em pais e/ou irmãos constitui um importante fator de risco ao desenvolvimento de DA. Caso ambos os pais apresentem DA, a chance de um lactente desenvolver a doença é de aproximadamente 70%. Não parece haver distribuição preferencial quanto ao sexo, embora alguns estudos demonstrem um discreto predomínio entre pacientes do sexo feminino[2].

Wüthrich verificou, em 1999, que nos anos de 1990 houve um aumento da prevalência da DA (10 a 15%). Ainda, demonstrou que a maior associação de DA ocorreu com manifestações respiratórias como rinite e asma (40 a 60%) e que a persistência do quadro após a puberdade (40 a 60%) era mais elevada do que se imaginava[3]. Em 2000, Williams descreveu que os estudos epidemiológicos mostraram que a DA é mais comum em famílias menores e mais ricas, com a prevalência aumentada nos grupos migrantes. Ressalta que o aumento dessa prevalência pode estar fortemente ligado a fatores ambientais, determinando, assim, a expressão da doença[4]. Inquéritos epidemiológicos apontam para uma maior prevalência de DA em famílias pequenas, de nível socioeconômico mais elevado, especialmente em mães com maior grau de escolaridade e que vivem em ambientes urbanos. As justificativas para tais achados correlacionam-se com a hipótese da higiene, que atribui maior frequência de alergia ao estilo de vida das cidades ocidentais onde há um menor contato com determinados vírus e bactérias, que estimulam setores específicos do sistema imunológico[4].

Sandström e Faergemann mostraram que o início precoce da DA ou seu início na adolescência aumentavam o risco de DA persistente na vida adulta. Nesse estudo, a associação de DA persistente no adulto com manifestação respiratória foi de 69%[5].

No Brasil, os dados epidemiológicos sobre a DA foram realizados pelo *International Study of Asthma and Allergies in Childhood* (ISAAC), estudo padronizado com questionário escrito autoaplicável, que permitiu determinar a prevalência da DA em casuística de crianças e adolescentes. Os resultados observados foram muito variados. Entre os adolescentes, a primeira fase do ISAAC revelou prevalência de diagnóstico médico de DA entre 10% (Curitiba) e 14% (São Paulo). Entretanto, ao empregar-se o critério que combina respostas afirmativas às questões "manchas com coceira na pele que apareceram e desapareceram nos últimos 12 meses" e "manchas com localização característica" (critério combinado), a prevalência foi de 3,7%. A análise comparativa dos resultados obtidos na fase III do questionário permitiu observar que houve redução significante de DA com o emprego dos critérios: diagnóstico médico (10,3 a 8,4%) e critério combinado (5,3 a 4,5%). Entretanto, houve aumento significante das formas com maior gravidade (0,5 a 1,0%). Com relação ao sexo, o questionário revelou uma prevalência de DA de 12,6% para meninos e 13,8% para meninas no grupo entre 6 e 7 anos; já no grupo de 13 a 14 anos, a distribuição foi de 11,7% e 12,4%, respectivamente[6,7].

FISIOPATOLOGIA

A etiopatogenia da DA é multifatorial: fatores genéticos, ambientais, psicológicos, alterações do sistema nervoso autônomo, do sistema imunológico e da barreira lipídica, bem como as infecções, contribuem para o seu desencadeamento[8,9] (Figura 4.1). Alguns desses aspectos serão discutidos a seguir.

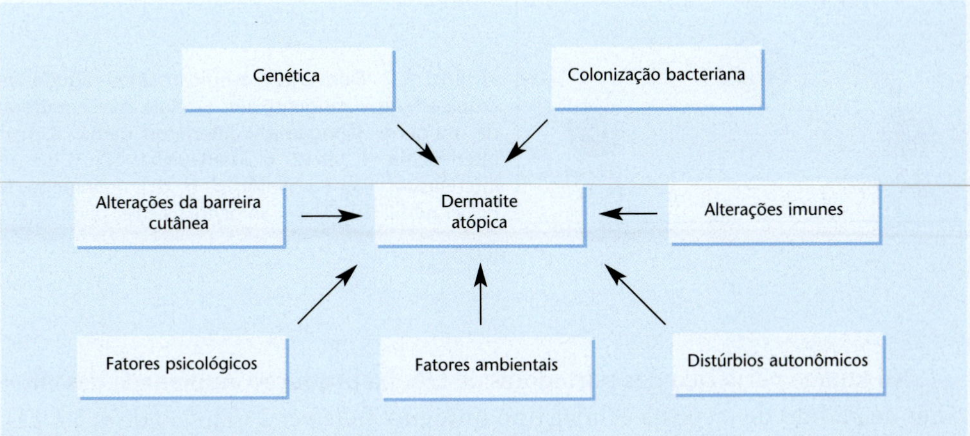

Figura 4.1 Etiopatogenia da dermatite atópica[8,9].

Principais Alterações Imunológicas na Dermatite Atópica

As alterações imunológicas na DA parecem ser as principais responsáveis pelo aumento da imunoglobulina E (Ig E) sérica, dos eosinófilos e da desregulação dos linfócitos T. A IgE sérica parece correlacionar-se com eosinofilia e, na maioria dos indivíduos com DA, com a gravidade da doença e com doença respiratória[8,10].

Na pele

Existem padrões distintos de expressão de citocinas na pele do atópico que dependem da fase evolutiva do processo inflamatório (Quadro 4.1 e Figura 4.2).

Quadro 4.1 – Alterações imunológicas na dermatite atópica[8,10]

Fase evolutiva	Principais alterações
Pele não acometida	Predomínio de células que expressam IL-4 e IL-13 (padrão Th2)
Fase aguda	Predominância da expressão de IL-4 e IL-13 (citocinas de padrão Th2) (Figura 4.2)
Fase crônica	Predominância de IFN-gama (citocina de padrão Th1) e de IL-5. Maior expressão do GM-CSF, importante para a manutenção do processo crônico (Figura 4.2)

IL: interleucina; IFN: interferon; Th: T-*helper*, GM-CSF: *granulocyte macrophage colony stimulating factor.*

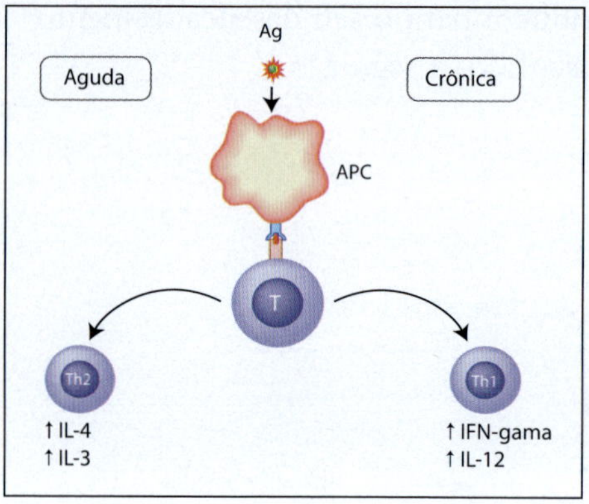

Figura 4.2 Dermatite atópica: fases aguda e crônica[10]. Ag = antígeno; APC = célula apresentadora de antígeno; IFN-gama = interferon gama; IL-4 = interleucina 4; IL-12 = interleucina 12; IL-13 = interleucina 13; T = linfócito T; Th1 = linfócito T *helper* perfil Th1; Th2 = linfócito T *helper* perfil Th2.

No sangue periférico

No sangue periférico dos portadores de DA, há produção aumentada das citocinas de padrão de resposta celular tipo linfócito T-*helper* 2 (Th-2) (IL-4, 5 e 13) e redução na expressão das citocinas de padrão Th1 (interferon-gama – IFN-gama). Tais achados são importantes, uma vez que IL-4, IL-5 e IL-13 são citocinas que promovem a produção de IgE a partir dos linfócitos B (LB). As mesmas citocinas, juntamente com o fator de necrose tumoral-alfa (TNF-alfa) e com a IL-1, induzem a expressão da molécula de adesão celular vascular (VCAM-1) pelas células endoteliais, facilitando a migração de linfócitos e eosinófilos para os sítios de inflamação. Isoladamente, a IL-4 está envolvida na diferenciação e no desenvolvimento dos LTh2, e a IL-5, na diferenciação, no recrutamento e na sobrevivência dos eosinófilos. Os LB, na DA, apresentam um aumento da expressão da molécula CD23 (receptor de IgE de baixa afinidade) e da molécula coestimulatória CD86, que agem como moduladores da produção de IgE[9].

Fatores Genéticos na Dermatite Atópica

A influência da genética na DA é indiscutível. O grande polimorfismo genético observado na DA pode estar correlacionado com características específicas da doença e pode ser usado para definir subgrupos da doença, bem como um melhor ou pior prognóstico, ou, ainda, uma resposta particular a determinados tratamentos. Estudos mostram que a DA resulta de uma interação entre os genes e os fatores ambientais, mas o seu mecanismo ainda é desconhecido. Há dificuldade em se determinar um único gene associado com a patogênese da DA em razão do grande número de genes envolvidos que, possivelmente, não seguem os padrões mendelianos[11,12].

Recentemente, foi identificado um gene relacionado com defeito da barreira cutânea, o gene da filagrina (FLG), localizado juntamente com outros no cromossomo 1q21. Estima-se que metade ou mais das crianças com DA moderada a grave possua mutações no gene FLG e que cerca de 20% de toda asma secundária à DA possa estar associada a esse defeito genético[13].

Os possíveis genes relacionados com a DA estão resumidos no Quadro 4.2.

Quadro 4.2 – Possíveis genes relacionados à dermatite atópica

Localização cromossômica	Genes candidatos	Estudos
▪ 3q21	Ativação LT (CD80/86)	Lee, 2000
▪ 5q31-33	IL-4	Kawashima, 1998
▪ 11q13	Subunidade beta do receptor de alta afinidade para IgE (FcεRI)	Folster-Host, 1998
▪ 13q12-14	Não identificado	Beyer, 2000
▪ 14q11, 2	Quimase do mastócito	Mao, 2000
▪ 1q21,17q25, 20p	Genes da inflamação dérmica?	Cookson, 2000
▪ 1q21	Gene da filagrina (FLG)	Irvine, 2006

Fonte: adaptado de Cookson[12]. LT: linfócito T; IL: interleucina; IgE: imunoglobulina E.

Papel do *Staphylococcus aureus* na Dermatite Atópica

Uma condição relevante na DA é a colonização na pele pelo *Staphylococcus aureus* em cerca de 80 a 100% dos casos, em contraste com indivíduos normais, que apresentam índices de colonização pela bactéria em torno de 5 a 30%[8].

O mecanismo pelo qual o *S. aureus* causa exacerbação no quadro de DA é controverso. Admite-se que ele possa aumentar a sua colonização por injúria direta na pele (prurido, variação do pH da pele) ou pela liberação de enterotoxinas (A, B, C e *toxic shock syndrome toxin-1*, ou TSST-1) que podem atuar como superantígenos, induzindo a ativação policlonal de células T e macrófagos, sem a interferência do sistema MHC (complexo principal de histocompatibilidade), e interagindo diretamente com porções constantes da cadeia V, do receptor de linfócitos T (TCR) (Figura 4.3)[8,14].

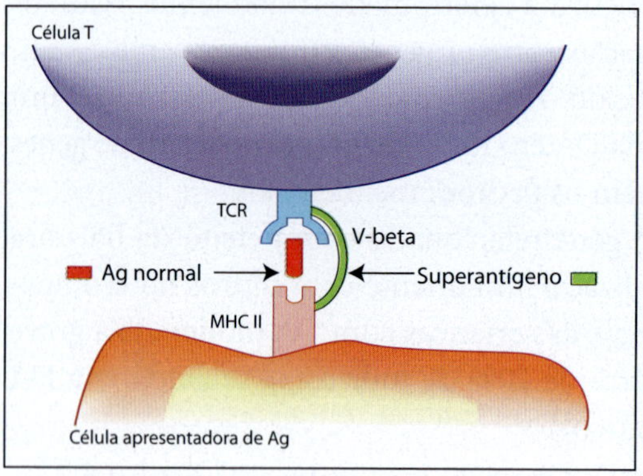

Figura 4.3 Mecanismo de ação do *Staphylococcus aureus*[8]. Ag = antígeno; MHC II = complexo principal de histocompatibilidade II; TCR = receptor de linfócitos T.

Estudos mostram que há correlação entre a gravidade da DA e a presença de anticorpos IgE contra esses superantígenos, o que pode significar: 1) que os superantígenos têm um importante papel na patogênese da DA; 2) que eles são também processados como antígenos[14].

O *Staphylococcus aureus* pode atuar como antígeno convencional ou como superantígeno para ativar as células T. Ao contrário dos antígenos, os superantígenos não são processados e podem ligar-se diretamente na superfície da molécula de classe II do MHC, com especificidade pela cadeia V-beta do TCR.

Barreira Cutânea na Dermatite Atópica

A barreira cutânea na DA apresenta maior perda de água transepidérmica (*transepidermal water loss* ou TEWL) e menor capacidade de retenção de água. Há alterações dos lipídeos, com níveis baixos de ceramidas (1 e 3), e dos níveis de sulfato de colesterol, e acúmulo de esfingosilfosforilcolina, decorrente da expressão aumentada da enzima esfingomielina deacilase. A redução das ceramidas afeta a função do estrato córneo como barreira, levando à perda de água e à xerose. Alterações da barreira cutânea na DA podem contribuir para maior suscetibilidade às infecções, estímulo à resposta imunológica, maior vulnerabilidade a irritantes e a alérgenos e exacerbação do prurido[15].

Alimentos e Alérgenos Aéreos na Dermatite Atópica

A incidência de alergia alimentar na DA é variável nas diversas estatísticas de diferentes autores, desde 2 a 40% das crianças com menos de 4 anos com DA moderada ou grave, em geral associada à alergia respiratória. Os alimentos mais relacionados à DA e à alergia alimentar são: ovos, leite, amendoim, soja, trigo, peixe e nozes[14]. Em relação aos alérgenos aéreos, há evidências clínicas de melhora do quadro cutâneo quando se restringe o ambiente do atópico (afastamento da poeira, de ácaros e de fungos). A positividade do *atopy patch-test* é variável (17 a 100%) utilizando-se o ácaro para a realização do teste em populações de DA[17]. Cerca de 40% das crianças com DA de início precoce na infância apresentarão as primeiras manifestações de asma até os 4 anos[9,16].

Fatores Emocionais e Dermatite Atópica

A influência dos fatores emocionais no desencadeamento da DA é incontestável, com grande perda da qualidade de vida do atópico e de sua família. Na DA, a condição da pele mostra correlação com ansiedade, tensão, estresse interpessoal, depressão, frustração e agressão. Cerca de 40 a 70% dos doentes de DA citam como um desencadeante da crise o fator emocional. Ainda, alterações do sono, ocasionadas pelo prurido noturno, geram ruptura da dinâmica familiar e escolar, que levam a uma perda importante da qualidade de vida[1].

QUADRO CLÍNICO

A DA acomete precocemente a criança, sendo que, em 85% dos casos, inicia-se durante o 1º ano de vida, geralmente por volta do 3º mês[17]. No entanto, aproximadamente 20% podem apresentar a doença antes desse período[18]. Em 95% dos casos, a doença inicia-se antes dos 5 anos de vida.

As manifestações clínicas da DA podem ser didaticamente divididas em 3 fases evolutivas que têm características peculiares quanto à morfologia e à localização das lesões: do lactente (3 meses aos 2 anos), infantil ou pré-puberal (2 aos 12 anos) e puberal (12 aos 18 anos). Esta última assemelha-se à forma do adulto. Quando ocorre antes dos 3 meses de vida, devem ser diferenciadas da dermatite seborreica, que é mais frequente nessa faixa etária[19].

Em todas as fases da doença, há manifestações invariáveis, como pele seca, prurido intenso e curso crônico, com surtos de agudização. O prurido, na maioria dos casos, interfere nas atividades da criança e prejudica o sono. Ao se coçar, formam-se escoriações, com piora do quadro clínico, além de facilitar a ocorrência de infecções. Caracteristicamente, há piora do prurido concomitante à sudorese.

O atópico tem graus variáveis de sequidão da pele, que pode se apresentar áspera em toda a superfície corpórea (Figura 4.4).

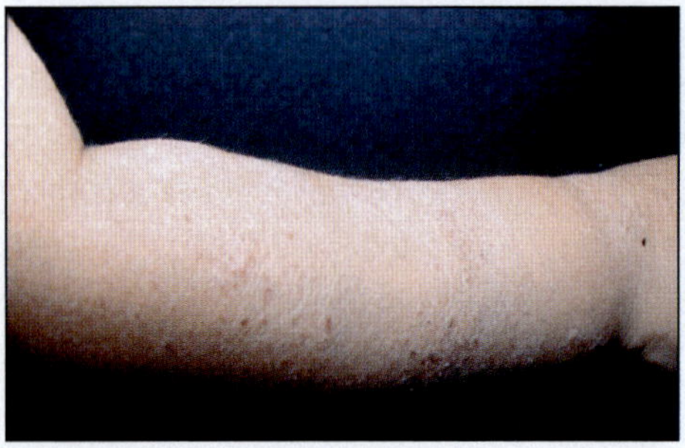

Figura 4.4 Dermatite atópica. Lesões eczematosas associadas à pele seca.

As lesões são sempre eczematosas nas diferentes etapas da doença. Na fase aguda, são eritêmato-vésico-papulosas com exsudação. Na subaguda, associam-se a crostas, com menor exsudação. Na crônica, as lesões tornam-se liquenificadas, isto é, com aumento dos sulcos naturais e espessamento da pele. Esses estágios podem evoluir sequencialmente, mas, na maioria dos casos, coexistem em diferentes regiões corpóreas ou até na mesma região, o que denota a característica de evolução por surtos da moléstia[20].

Eczema Atópico do Lactente

Surge, geralmente, a partir do 3º mês de vida, como lesões vésico-secretante-crostosas. Até os 6 meses de vida, localizam-se predominantemente na face, nas regiões malares, poupando o maciço médio-facial, e no couro cabeludo (Figura 4.5). Podem permanecer localizadas nessa área ou estender-se, atingindo toda a face, o pescoço, as dobras antecubitais e poplíteas e, nos casos mais graves, generalizar-se (Figura 4.6). Na maioria das vezes, a área das fraldas é poupada[20].

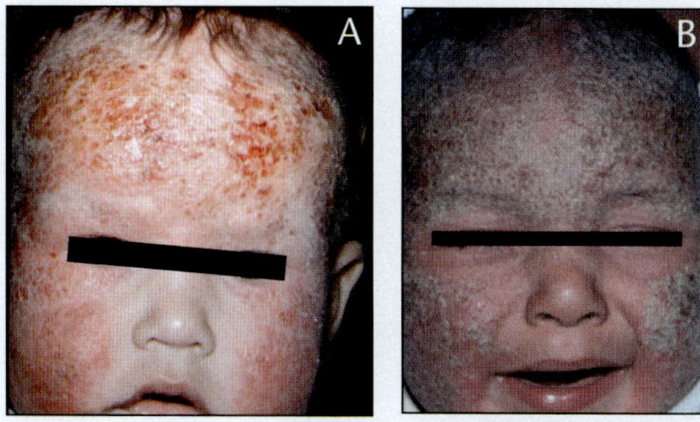

Figura 4.5 Dermatite atópica no lactente. Lesões poupam o maciço médio-central. A: notar as lesões eczematosas subagudas; B: notar as lesões eczematosas crônicas.

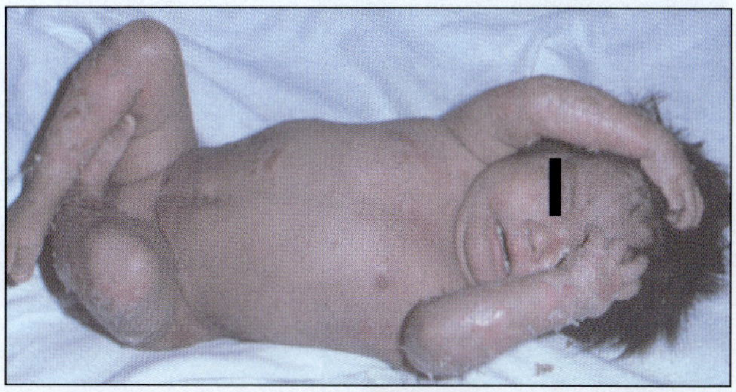

Figura 4.6 Dermatite atópica. Lesões eczematosas disseminadas. Notar as escoriações provocadas pelo prurido intenso.

O prurido é variável, frequentemente intenso, deixando a criança agitada e chorosa. Após os 3 meses de vida, quando se desenvolve a capacidade de se coçar, aparecem escoriações e aumenta a incidência de infecção secundária[20]. Nessa fase, as lesões tendem a ser mais exsudativas e com menor predisposição à liquenificação. A evolução é por surtos e varia para cada criança, podendo o quadro regredir completamente, apenas melhorar ou persistir com maior ou menor intensidade.

Eczema Atópico Infantil ou Pré-Puberal

Pode tanto ser uma continuidade do eczema do lactente como surgir meses ou até anos após o desaparecimento deste. Acomete principalmente as regiões de dobras como poplítea e cubital[19]. Também são comumente afetados face, pescoço, punhos, nádegas, face posterior da coxa e dorso das mãos e dos pés. As áreas extensoras podem também estar comprometidas, embora em menor número de pacientes (Figuras 4.7 e 4.8).

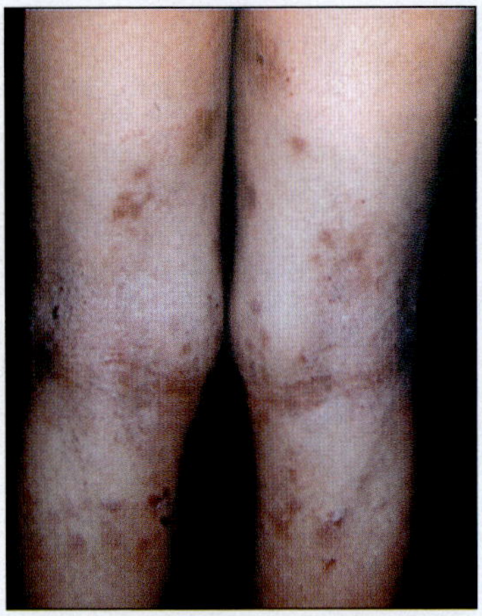

Figura 4.7 Dermatite atópica infantil. Notar as lesões eczematosas nas fossas poplíteas e na face posterior das pernas e das coxas.

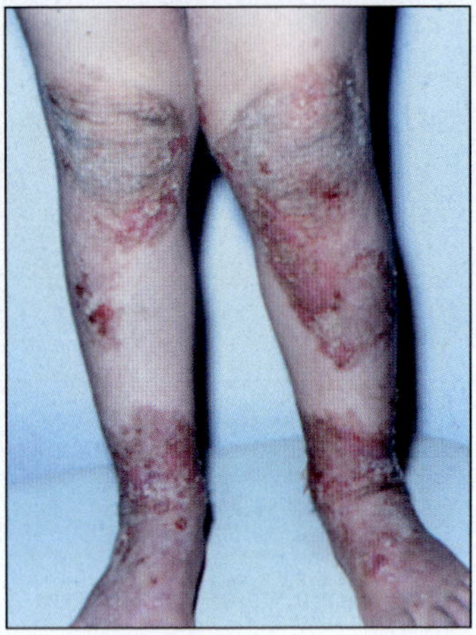

Figura 4.8 Dermatite atópica infantil. Lesões eczematosas infectadas em faces extensoras das pernas e dos pés.

O quadro é geralmente subagudo e crônico, com áreas de liquenificação, escoriações e crostas. Apresenta surtos de agudização com eritema, vesiculação e secreção, podendo, inclusive, generalizar-se. Infecção secundária é menos frequente do que no lactente. O prurido é variável, mas geralmente intenso e contínuo, levando a escoriações. A moléstia pode permanecer até a puberdade ou desaparecer[19].

Eczema Atópico do Adolescente

Assemelha-se ao do adulto. Atinge preferencialmente as áreas de flexão, como cervical, antecubital e poplítea, e os punhos que apresentam liquenificação (Figuras 4.9 e 4.10). A face é geralmente acometida, porém não nas regiões malares, mas particularmente na região periorbital, e apresenta palidez frequente. As lesões tendem

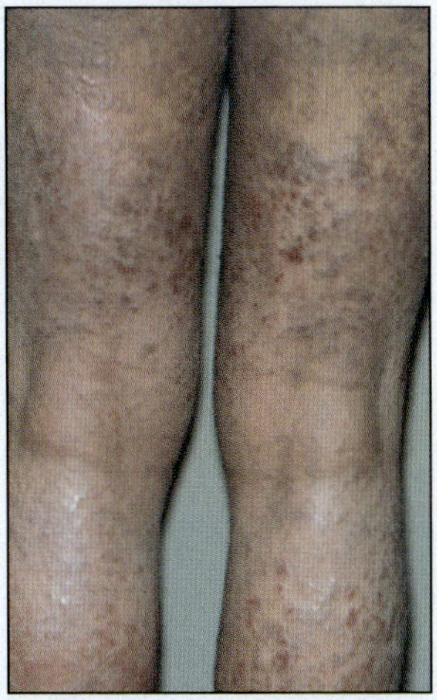

Figura 4.9 Dermatite atópica do adolescente. Notar as lesões eczematosas nas fossas poplíteas e na face posterior das pernas e das coxas.

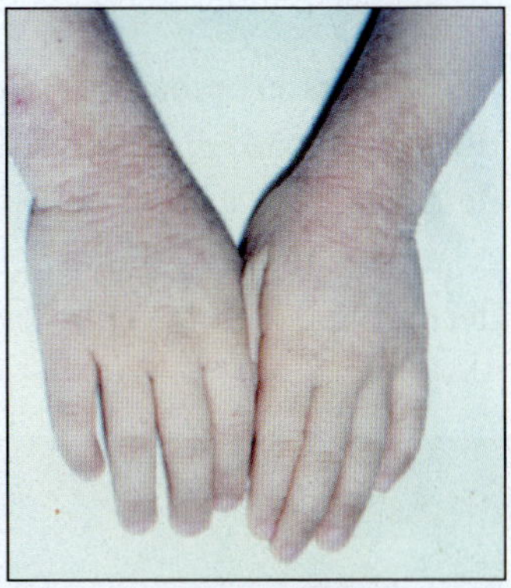

Figura 4.10 Dermatite atópica do adolescente. Notar as lesões eczematosas liquenificadas nos punhos.

a ser mais difusas, eritematosas, descamativas, pouco exsudativas. O prurido é variável, com escoriações e liquenificação. A infecção secundária não é muito frequente.

A sequidão da pele é intensa, sendo possível observar descamação fina disseminada. A evolução é por surtos, com períodos de melhora e agudização, podendo, eventualmente, levar à generalização do quadro e até à eritrodermia[20].

Outras Manifestações

Além das manifestações predominantes, podem-se observar várias outras associadas ou mesmo variantes clínicas (Quadro 4.3).

Polpite descamativa

Manifesta-se como descamação e eritema das polpas digitais de mãos e pés, que podem levar à formação de fissuras muitas vezes dolorosas.

Quadro 4.3 – Outras manifestações e variantes clínicas da dermatite atópica[20]

- Polpite descamativa
- Dermatite crônica de mãos e pés
- Queratose pilar
- Queilite
- Eczema de mamilos e vulva
- Ictiose vulgar
- Pitiríase alba
- Variante pápulo-folicular
- Prurigo eczema
- Eczema disidrosiforme
- Eczema numular
- Eritrodermia

Dermatite crônica de mãos e pés

Lesões eritematosas e descamativas que podem se liquenificar, e atingem o dorso das mãos e, menos frequentemente, dos pés (Figura 4.11). É comum observar descamação e eritema crônicos da planta dos pés que acometem principalmente crianças com 6 a 13 anos, que muitas vezes são confundidos com dermatofitose ou dermatite de contato por calçados, meias sintéticas ou sabões[17] (Figura 4.12).

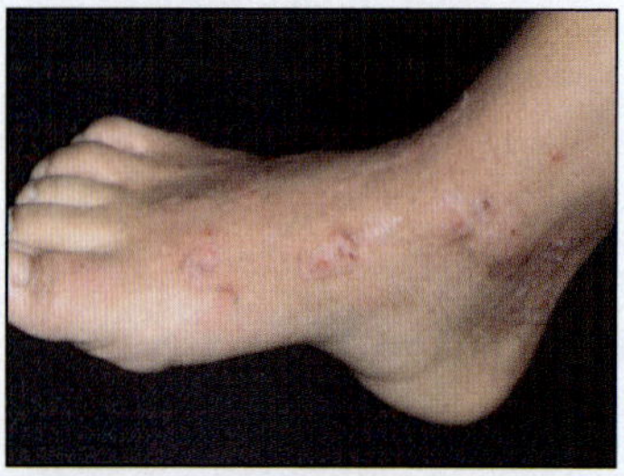

Figura 4.11 Dermatite atópica. Lesões eczematosas e liquenificadas no dorso do pé.

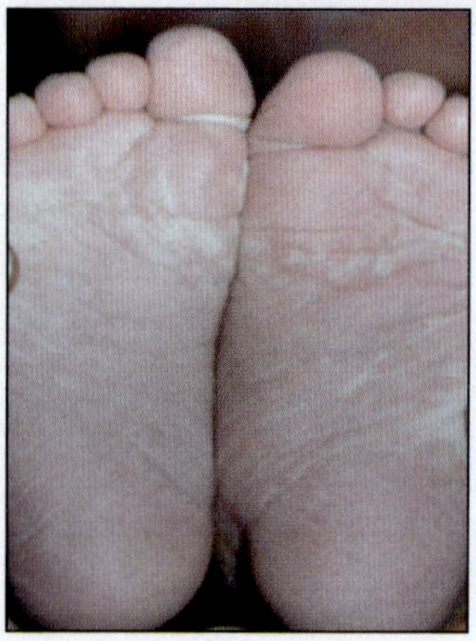

Figura 4.12 Dermatite atópica. Descamação e eritema na planta dos pés e hiperlinearidade plantar.

Queratose pilar

Apresenta-se como pequenas pápulas eritematosas ou da cor da pele, principalmente nos óstios foliculares, nos braços, nas coxas e na face. É frequente, porém não patognomônica da DA. As lesões da face tendem a desaparecer na puberdade, e as das outras localizações geralmente persistem[20] (Figura 4.13).

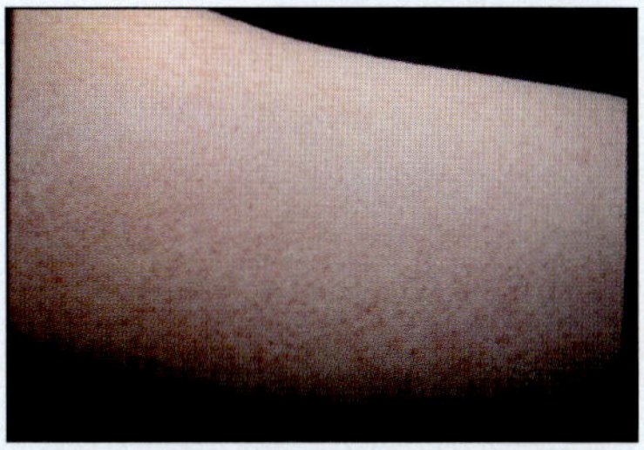

Figura 4.13 Queratose pilar. Notar micropápulas foliculares em paciente com dermatite atópica.

Queilite

Considerada um dos estigmas da DA, já que acompanha praticamente todas as fases evolutivas da doença[21,22]. Pode haver apenas sequidão crônica dos lábios, mas também descamação com fissuras, queilite angular e eczema perioral.

Eczema de mamilos e vulva

Descamação e eritema crônicos que podem evoluir para liquenificação. Deve ser sempre feito diagnóstico diferencial com dermatite de contato.

Ictiose vulgar

Pode ocorrer em até 1/3 dos casos. Apresenta-se como descamação lamelar que acomete principalmente as pernas (Figura 4.14).

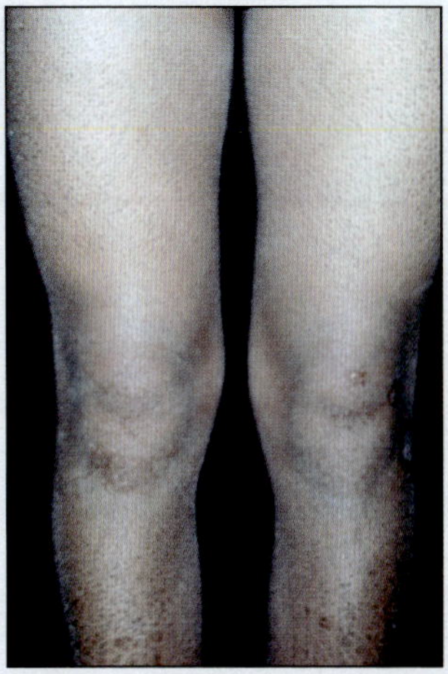

Figura 4.14 Dermatite atópica associada a lesões ictiosiformes nos membros inferiores.

Pitiríase alba

Máculas hipocrômicas, levemente descamativas, principalmente na face e nos braços. Não é exclusiva da DA, embora seja bastante frequente. É melhor explanada em outro capítulo.

Variante pápulo-folicular

Mais frequente nas raças negra e amarela. Apresenta-se como pápulas pequenas, de distribuição que pode ser folicular, e atingem o tronco, o pescoço e os joelhos, podendo se disseminar.

Prurigo eczema

Mais frequente em adolescentes[20]. As lesões são papulosas, eritematosas, com intenso prurido, geralmente escoriadas levando à hipo ou hiperpigmentação residual. Podem estar associadas às lesões eczematosas (Figura 4.15).

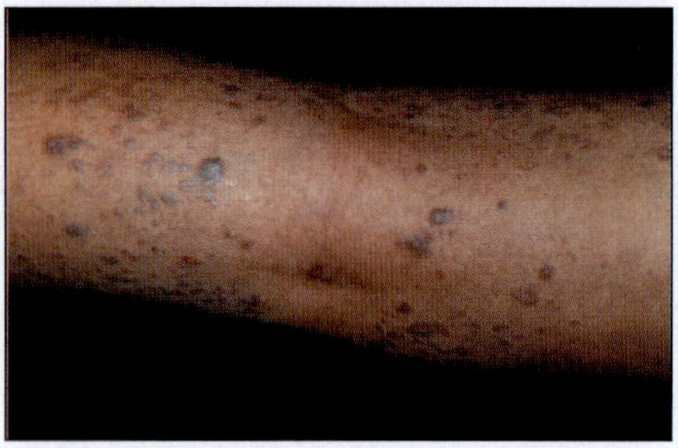

Figura 4.15 Dermatite atópica com lesões pápulo-nódulo-eczematosas, hipercrômicas.

Eczema disidrosiforme

Microvesículas na lateral dos dedos das mãos e/ou pés e nas palmas e plantas. É mais frequente em atópicos, chegando a 22% dos casos[23]. Deve-se sempre fazer o diagnóstico diferencial com mícides ou dermatofitose.

Eczema numular

Apresenta-se como lesões eczematosas e eritêmato-descamativas em forma de moedas, principalmente nos membros. Ocorre mais frequentemente em adultos, relacionado à pele seca, sem associação com atopia. Na infância, essa associação é bem mais comum[19] (Figura 4.16).

Eritrodermia

É rara, acreditando-se que ocorra em menos de 1% dos casos[24]. Mais frequentemente, decorre de tratamentos intempestivos ou mal orientados.

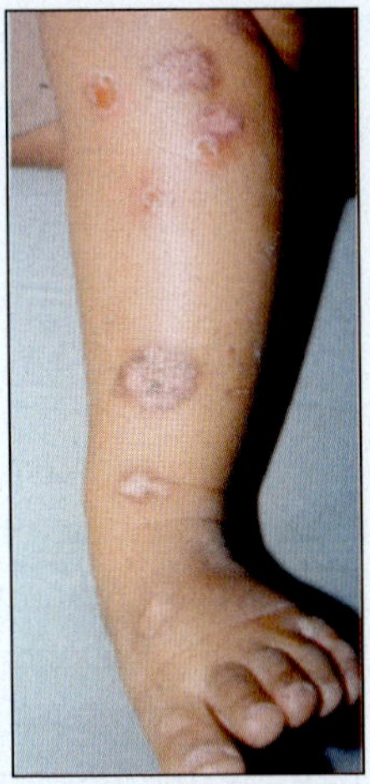

Figura 4.16 Dermatite atópica com lesões eczematosas numulares em pernas.

Existem algumas manifestações ou sinais que são característicos, embora não patognomônicos da DA, chamados "estigmas" da doença, que se encontram a seguir:

Hiperlinearidade palmar e plantar

Ocorre em até 88% dos pacientes[22] (ver Figura 4.12).

Alterações oculares

Ceratoconjuntivite, prurido, fotofobia e, mais raramente, catarata subcapsular e ceratocone.

Dupla prega ou prega infraorbital de Dennie-Morgan

Duas linhas ou dupla prega na pálpebra inferior presente em até 50% dos pacientes atópicos[25]. Mais frequente em lactentes, tende a desaparecer com a idade. Não é patognomônica de DA, podendo ocorrer em outras doenças inflamatórias (Figura 4.17).

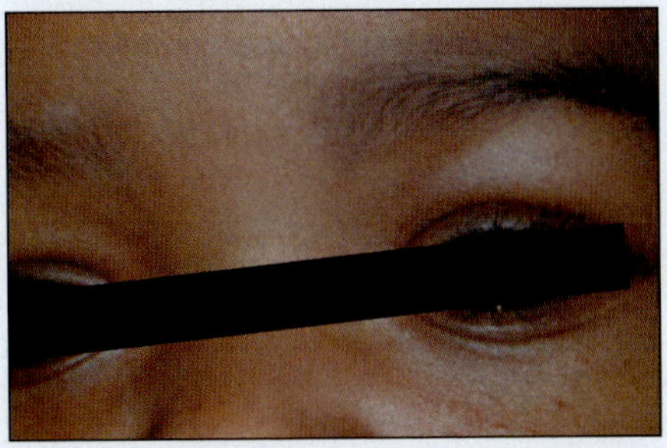

Figura 4.17 Dermatite atópica. Observar dupla prega de Dennie-Morgan em pálpebra inferior.

Sinal de Hertoghe

Rarefação ou ausência dos pelos do terço lateral dos supercílios, podendo ocorrer em até 40% dos pacientes[25] (Figura 4.18). Está associado ao ato de coçar a área continuamente.

DIAGNÓSTICO

O diagnóstico da DA é clínico, levando-se em conta os três pilares que sempre estão presentes: prurido intenso, xerose cutânea e manifestações clínicas características. Para facilitar o diagnóstico, podem-se utilizar os critérios diagnósticos de Hanifin e Rajka[26]. Estes autores denominaram critérios absolutos ou maiores os que estão presentes em todos os pacientes, e critérios menores os que compreendem as manifestações frequentes, mas não absolutas. Para a diagnose, são necessários três critérios maiores e três ou mais menores (Quadro 4.4).

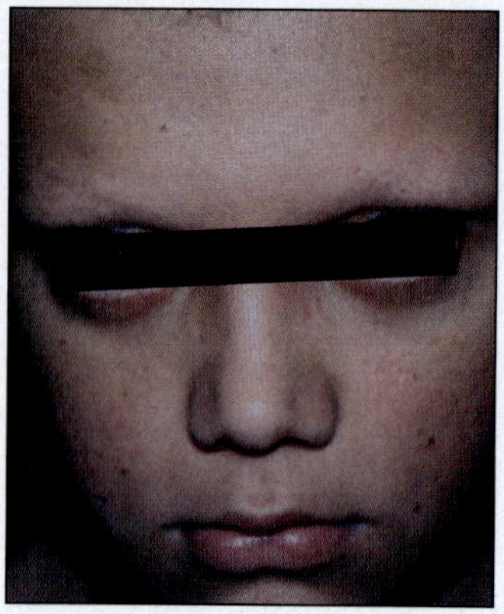

Figura 4.18 Dermatite atópica. Observar rarefação de supercílios – sinal de Hertoghe.

Quadro 4.4 – Critérios* de Hanifin e Rajka para o diagnóstico de dermatite atópica[26]

Critérios maiores

1. Prurido: presente em todas as fases
2. Localizações típicas das lesões: na criança, o acometimento da face e das regiões extensoras; no adolescente e no adulto, liquenificação flexural
3. Tendência à dermatite crônica e recidivante
4. História pessoal ou familiar de atopia

Critérios menores

1. Xerose
2. Ictiose, hiperlinearidade palmar ou queratose pilar

(continua)

Quadro 4.4 – Critérios* de Hanifin e Rajka para o diagnóstico de dermatite atópica[26] (continuação)

3. Hiperatividade do tipo I
4. Imunoglobulina E sérica elevada
5. Início precoce da dermatite atópica
6. Tendência às infecções cutâneas por *Staphylococcus aureus* e herpes simples ou imunidade celular diminuída
7. Tendência à dermatite inespecífica crônica de mãos e pés
8. Eczema dos mamilos
9. Queilite
10. Conjuntivite recorrente
11. Prega infra-orbital de Dennie-Morgan
12. Ceratocone
13. Catarata subcapsular anterior
14. Escurecimento periorbitário
15. Eritema ou palidez facial
16. Pitiríase alba
17. Dobra cervical anterior
18. Prurido ao suar
19. Intolerância à lã e a solventes lipídicos
20. Acentuação da área perifolicular
21. Intolerância alimentar
22. Curso influenciado por fatores emocionais e ambientais
23. Dermografismo branco

* São necessários 3 critérios maiores e 3, ou mais, menores.

COMPLICAÇÕES

As mais frequentes são as infecções virais ou bacterianas. A mais grave é a infecção causada pelo contato com o vírus do herpes simples, da varicela ou da vaccinia, que pode determinar um quadro grave, denominado erupção variceliforme de Kaposi ou eczema herpético. A criança desenvolve quadro febril, toxêmico e com lesões vésico-pustulosas umbilicadas, disseminadas, particularmente, nas áreas eczematosas (Figura 4.19). Outras infecções virais mais frequentes nos atópicos são as verrugas e o molusco contagioso, que podem estar presentes em grande número. A infecção pelo *Staphylococcus aureus* é frequente, podendo não ser aparente mas provocar piora da dermatite[17] (Figura 4.20).

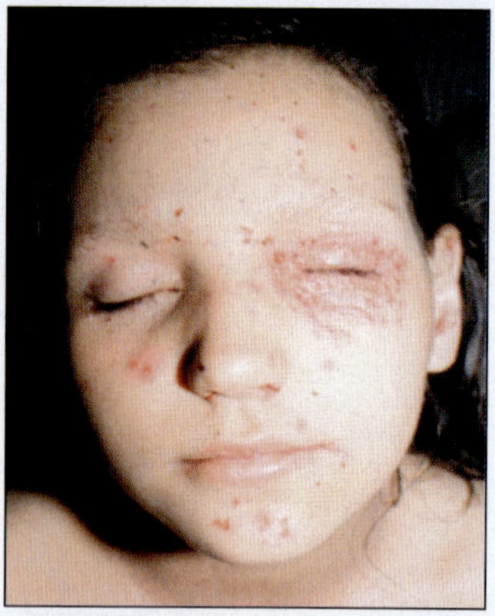

Figura 4.19 Dermatite atópica associada à erupção variceliforme de Kaposi. Observar as lesões umbilicadas disseminadas na face.

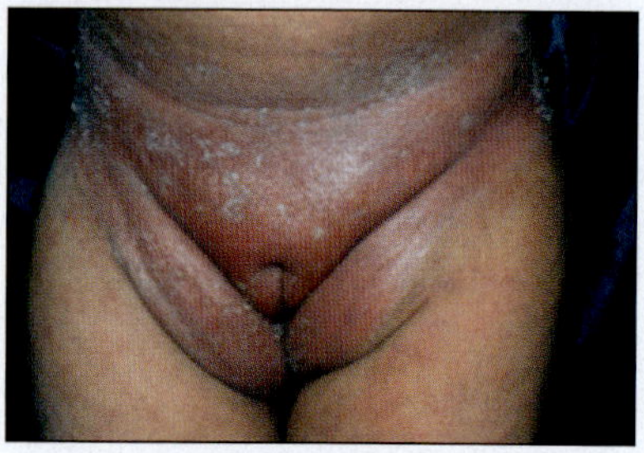

Figura 4.20 Dermatite atópica com infecção bacteriana associada. Notar a linfoadenopatia inguinal.

DIAGNÓSTICO DIFERENCIAL

Na diagnose diferencial, devem ser consideradas outras dermatites eczematosas, como dermatite de contato. A topografia típica das lesões na DA auxilia sobremaneira no diagnóstico. Outras afecções que devem ser diferenciadas são dermatite seborreica, psoríase, dermatofitoses, candidoses, escabiose, acrodermatite enteropática e síndrome da hiper-IgE[17] (Quadro 4.5).

A dermatite seborreica em lactentes é o principal diagnóstico diferencial. Tem início mais precoce aos 3 meses de vida. A diferenciação é clínica, pois as lesões são eritêmato-descamativas, e não eczematosas, e a topografia é característica nas áreas seborreicas da face e nas dobras axilares e inguinais[17].

A escabiose, quando está eczematizada, confunde-se sobremaneira com quadros extensos de DA, principalmente nos lactentes. As lesões em áreas típicas de escabiose, além do acometimento palmoplantar em lactentes e do início abrupto, ajudam na diferenciação[20].

A psoríase apresenta-se como lesões não pruriginosas e eritêmato-descamativas, com escamas prateadas, e não eczematosas. Localizam-se principalmente em face extensora dos membros[20].

Quadro 4.5 – Diagnósticos diferenciais principais com a dermatite atópica

Dermatose	Morfologia	Localização	História
■ Dermatite de contato	Lesões eczematosas agudas, subagudas ou crônicas	Nas áreas de contato com o alérgeno ou disseminadas quando houver sensibilização	Início abrupto. História de contato prévio ao aparecimento das lesões
■ Dermatite seborreica	Lesões eritêmato-descamativas que podem se disseminar	Dobras axilares, inguinais, área das fraldas. Áreas seborreicas da face, retroauricular e couro cabeludo	Início antes dos 3 meses de vida, pouco ou nenhum prurido
■ Escabiose	Lesões pápulo-crostosas e escoriações	Pregas axilares anteriores e posteriores, periumbilical, interdígitos de mãos, pés e nádegas. No lactente: face, palmas e plantas. Pode se disseminar	Início abrupto, prurido intenso, epidemiologia positiva
■ Psoríase	Placas eritêmato-descamativas bem delimitadas, de diferentes tamanhos	Faces extensoras dos membros (joelho, cotovelo) e da face	Quadro crônico de evolução geralmente lenta. Observar envolvimento ungueal. Pode haver história familiar
■ Impetigo bolhoso	Bolhas flácidas, grandes, que surgem em pele aparentemente normal. Após ruptura da bolha, aparecem erosões com formação posterior de crostas melicéricas	Múltiplas lesões envolvendo coxas, nádegas e abdome inferior	Início e disseminação agudos

Várias imunodeficiências primárias têm associação frequente com DA[20] ou mesmo apresentação clínica muito semelhante: Síndrome de Wiskott-Aldrich, deficiência seletiva de IgA, síndrome da hiper-IgE. A deficiência de imunidade, com infecções de repetição, alterações hematológicas e outras características peculiares dessas doenças, faz o diagnóstico diferencial.

Alterações metabólicas hereditárias ou adquiridas podem se manifestar como quadros eczematosos, que, muitas vezes, são indistinguíveis da DA: fenilcetonúria[27], deficiência de ácidos graxos essenciais, deficiência de zinco, que pode levar à acrodermatite enteropática[20].

A DA, que pode ser eritrodérmica, entra no diagnóstico diferencial de todas as causas de eritrodermia: Síndrome de Netherton, pitiríase rubra pilar, psoríase, erupções medicamentosas e hiperqueratose epidermolítica.

TRATAMENTO

O tratamento da DA, à semelhança de sua etiopatogenia, é complexo, sendo necessário abordar os aspectos fundamentais: controle da hidratação, da inflamação, do prurido e das infecções secundárias.

Controle da Hidratação

O papel da hidratação no atópico consiste em medida de base, objetivando a umectação do estrato córneo e a estabilização da função da barreira epidérmica. É necessário evitar fatores agravantes da xerose, como banhos quentes e prolongados, uso excessivo de sabonetes, emolientes inadequados, ar condicionado, poluição aérea, baixa umidade do ar, fricção, medicações, estresse e produtos químicos. Recomendam-se, portanto, banhos rápidos e mornos, evitando o uso de sabões com fragrâncias e corantes. A aplicação dos emolientes deve ser realizada logo após o banho, com a pele ainda úmida[28,29].

Os emolientes classificam-se em emulsões tradicionais e não tradicionais. As preparações tradicionais em água-óleo (A/O) são muito úteis, pois evitam a perda transepidérmica de água (TEWL) e ajudam na manutenção da umectação cutânea (unguentos, que contêm vaselina e lanolina). Novas substâncias, tais como ceramidas, *natural moisturing factor* (NMF), vitamina E e outros antioxidantes, estão sendo incorporadas aos emolientes para aumentar sua eficácia. Na DA, evita-se o uso de lactato de amônio e de ureia em altas concentrações, pois podem causar irritação da pele do atópico[28,29].

Controle da Inflamação

O controle do processo inflamatório é mandatório no tratamento da DA. Os corticosteroides e os recentes inibidores da calcineurina de uso tópico são os mais utilizados.

Corticosteroides tópicos

São agentes anti-inflamatórios potentes, que inibem a atividade das células dendríticas e dos linfócitos, impedindo a síntese de interleucinas. Podem apresentar efeitos colaterais quando mal empregados. É fundamental esclarecer o tipo de corticosteroide ideal para o local afetado, a frequência e a duração do tratamento. Nas regiões flexurais e na face, há maior absorção dessas medicações, recomendando-se a utilização de corticosteroides de baixa ou média potência[28,30].

Os efeitos colaterais mais frequentes relacionados à corticoterapia tópica inadequada são: atrofia cutânea, estrias, alterações da pigmentação, fragilidade vascular e erupção acneiforme. Efeitos sistêmicos, como alteração do eixo hipotálamo-hipófise-adrenal, são raramente descritos, mas podem estar presentes quando se utilizam corticosteroides tópicos potentes em áreas extensas por períodos prolongados[30]. Nas fases crônicas e com prurido importante, a fototerapia pode ser uma medida auxiliar de relevância, especialmente a fototerapia de radiação ultra-violeta de banda estreita (*narrow-band*)[29].

Inibidores da calcineurina tópicos

A calcineurina é uma proteína citoplasmática presente em diversas células, incluindo linfócitos e células dendríticas e, após sua ativação, atua como um fator de transcrição de interleucinas inflamatórias, tais como IL-2, IL-3, IL-4 e TNF-alfa, um mecanismo cálcio-dependente. Há dois inibidores de calcineurina disponíveis para uso tópico: o pimecrolimo e o tacrolimo. No Brasil, o pimecrolimo pode ser indicado a partir dos 3 meses de idade e com única apresentação em creme a 1%. O tacrolimo é indicado a partir dos 2 anos de idade, sendo veiculado em pomada a 0,03% (uso pediátrico) e 0,1% (uso acima de 12 anos). Ambos devem ser aplicados 2 vezes/dia. Por serem célula-seletivos, apresentam menores riscos de efeitos colaterais com relação à corticoterapia, e podem ser utilizados com eficiência na face e em outros locais com elevada absorção de corticosteroides (genitais, dobras e mucosas). O pimecrolimo está indicado para tratamento das lesões leves a moderadas, enquanto que o tacrolimo pode ser indicado também nas lesões graves. Devem ser aplicados ao primeiro sinal das lesões cutâneas. Na ausência de melhora, deve-se reavaliar a indicação da corticoterapia e rever todos os passos do tratamento. Os principais efeitos colaterais locais referidos são ardor e prurido que se reduzem após os primeiros dias de aplicação[31].

Controle do Prurido

O prurido é o sintoma mais relevante na DA. Existem, no entanto, dificuldades em se avaliar clinicamente os resultados relacionados às terapêuticas anti-pruriginosas, especialmente os anti-histamínicos. Embora sua utilização seja frequente na DA, os benefícios clínicos não foram adequadamente comprovados[28,30]. Os resultados dos estudos clínicos que envolvem anti-histamínicos mostram-se conflitantes.

Os anti-histamínicos de primeira geração, por causarem sedação, podem apresentar algum benefício no controle da DA ao facilitar o sono do paciente e minimizar os episódios de coçadura à noite. Entretanto, seu uso pode ser limitado devido ao efeito de sonolência durante o dia, dificultando o aprendizado escolar ou prejudicando o desempenho no trabalho. Os anti-histamínicos de primeira geração apresentam maiores efeitos anticolinérgicos e podem interagir com outros medicamentos. Os anti-histamínicos de segunda ou terceira geração possuem efeitos sedativos mais reduzidos, mas nem sempre são efetivos na DA[28,29].

Redução dos Fatores Desencadeantes: Infecção e Outros

O estafilococo apresenta papel fundamental na perpetuação do processo inflamatório, e o controle da infecção auxilia no manejo das crises de agudização da DA. Para o tratamento tópico, recomenda-se a mupirocina e o ácido fusídico, que podem reduzir a colonização bacteriana, mas há dúvidas quanto à eficácia na melhora da lesão. A antibioticoterapia sistêmica (eritromicina, cefalosporinas ou sulfametoxazol-trimetoprim) contribui para a melhora clínica nos pacientes que apresentam sinais de infecção bacteriana ou piora do quadro não responsivo à terapêutica para controle da inflamação. Não há, entretanto, evidências ou justificativas para o uso crônico de antibiótico sistêmico de maneira prolongada ou profilática[28,29,32].

Os grupos de apoio e a internação são medidas de extrema valia, pois, muitas vezes, o doente de DA e seus familiares necessitam de uma abordagem multidisciplinar (que envolve não só o médico, mas também profissionais de outras áreas, especialmente os psicólogos, a equipe de enfermagem) e a oportunidade de dividir a complexidade de uma doença crônica com indivíduos e seus familiares com experiências similares[33].

Imunossupressão Sistêmica

A imunossupressão sistêmica é um recurso de exceção na DA. A ciclosporina[34] é um dos imunossupressores sistêmicos mais avaliados em diferentes estudos controlados de adultos e crianças. A dose varia entre 3 e 5 mg/kg/dia em cursos de até 12 semanas, que podem ser repetidos com intervalos de 7 dias. Devem-se monitorar a função renal dos doentes e os níveis séricos de ciclosporina periodicamente. A indicação do medicamento deve ser analisada com extremo cuidado. Outras opções de drogas sistêmicas incluem a azatioprina, o metotrexato, o micofenolato de mofetil e a corticoterapia sistêmica, que são relatadas, mas com muitas restrições[28,29,35-37].

Propostas de consenso de tratamento foram publicadas na tentativa de se uniformizar a terapêutica da DA, que ainda permanece complexa e exige foco multidisciplinar (ver Figura 4.1)[37].

CONCLUSÕES

A DA é uma doença frequente na infância, que tem peculiaridades clínicas e epidemiológicas. Tem grande repercussão na qualidade de vida da criança, em virtude de seu curso crônico, sua evolução em surtos e pelo prurido, que geralmente é intenso. Existem vários fatores que desencadeiam ou pioram o quadro. Está frequentemente associada a alterações da barreira cutânea, à asma e à rinite. O diagnóstico é eminentemente clínico, pela morfologia e distribuição característica das lesões. A intensidade das manifestações é variável e norteia o tipo de terapêutica a ser instituída. O tratamento é satisfatório e deve ser contínuo enquanto não ocorrer a cura espontânea da dermatose.

REFERÊNCIAS BIBLIOGRÁFICAS

1. Larsen FS, Hanifin JM. Secular change in the occurrence of atopic dermatitis. Acta Derm Venereol (Stockh). 1992;176(Suppl.):7-12.
2. Larsen FS, Diepgen T, Svensson A. The occurrence of atopic dermatitis in North Europe: An international questionnaire study. J Am Acad Dermatol. 1996;34(5):760-4.
3. Wüthrich B. Clinical aspects, epidemiology, and prognosis of atopic dermatitis. Ann Allergy Asthma Immunol. 1999;83(5):464-70.
4. Williams HC. Epidemiology of atopic dermatitis. Clin Exp Dermatol. 2000;25(7):522-9.
5. Sandström MH, Faergemann J. Prognosis and prognostic factors in adult patients with atopic dermatitis: a long yerm follow-up questionnaire study. Br J Dermatol. 2004;150(1):103-10.
6. Yamada E, Vanna AT, Naspitz CK, Solé D. International Study of Asthma and Allergies in Childhood (ISAAC): validation of the written questionnaire (eczema component) and prevalence of atopic eczema among Brazilian children. J Invest Allergol Clin Immunol. 2002;12(1):34-41.
7. Solé D, Cassol VE, Silva AR, Teche SP, Rizzato TM, et al. Prevalence of symptoms of asthma, rhinitis, and atopic eczema among adolescents living in urban and rural areas in different regions of Brazil. Allergol Immunopathol (Madr). 2007;35(6):248-53.
8. Leung DYM, Boguniewicz M, Howell M, Nomura I, Hamid Q. New insights into atopic dermatitis. J Clin Invest. 2004;113(5):651-7.
9. Aoki V. Doenças alérgicas: Dermatite atópica In: Tratado de clínica médica. 1ª ed. v. III. São Paulo: Roca Ltda.; 2006. p. 3785-90.
10. Spergell JM. Atopic dermatitis and the atopic march. J Allergy Clin Immunol. 2003;112(6Suppl):S118-27.
11. Schultz-Larsen F. Atopic dermatitis: a genetic-epidemiological study in a population-based twin sample. J Amer Acad Dermatol. 1993;28(5Pt1):719-23.
12. Cookson W. The genetic of atopic dermatitis: strategies, candidate genes, and genomic screens. J Am Acad Dermatol. 2001;45(1)S7-9.
13. Wutrich B, Cozzio A, Roll A, Senti G, Kundig T, Schmid-Grendelmeier P . Atopic eczema: genetics or environment. Ann Agric Environ Med. 2007;14(2):195-201.
14. Ong PY, Ohtake T, Brandt C, Strickland I, Boguniewicz M, Ganz T, et al. Endogenous antimicrobial peptides and skin infections in atopic dermatitis. N Engl J Med. 2002; 347(15):1151-60.
15. Imokawa G. Lipid abnormalities in atopic dermatitis. J Am Acad Dermatol. 2001;45(1)S29-32.
16. Ring J, Darsow U. Role of aeroallergens in atopic eczema: proof of concept with the atopy patch test. J Am Acad Dermatol. 2001;45(1Suppl):S49-52.
17. Schachner AL, Hansen RC. Pediatric dermatology. 3rd ed. St Louis: Mosby; 2003.
18. Bonifazi E, Meneghini CL. Atopic dermatitis in the first six months of life. Acta Derm Venereol (Stockh). 1989;144(suppl):20-2.
19. Sampaio SAP, Rivitti EA. Dermatologia. 3ª ed. São Paulo: Artes Médicas; 2007.
20. Harper J, Orange A, Prose N. Textbook of pediatric dermatology. 2nd ed. Oxford: Blackwell Science; 2006.
21. Temine MMP, Oddoze L. La cheilite exfoliatrice et la pulpite digitale kermatosique craquelée recidivante peuvent être des manifestations topiques. Bull Soc Franc Derm Syph. 1970;77(2):150-6.
22. Przybilla B. Stigmata of atopic constitution. In: Ruzicka T, Ring Przibilla B (eds.). Handbook of Atopic Eczema. Berlin: Springer; 1991. p.31-45.
23. Temine P, Oddoze L. Dysidrose et eczema atopique. I. Les dysidroses dans 568 cas d' eczemas atopiques. Bull Soc Fr Derm Syph. 1967;74(3):297-9.
24. Leung, Wolff K, Goldsmith L A, Gilchrest B A, Paller A S, Leffell D. Fitzpatrick's dermatology in general medicine. 7th ed. New York: McGraw-Hill; 2008.

25. Diepgen TL, Fartasch M, Hornstein OP. Evaluation and relevance of atopic basic and minor features in patients with atopic dermatitis and in the general population. Acta Derm Venereol (Stockh). 1989;144(suppl):50-4.
26. Hanífin JM, Rajka G. Diagnostic features of atopic dermatitis. Acta Derm. Venereol (Stockh). 1980;92(Suppl):44-7.
27. Fisch RO, Tsai MY, Gentry WC. Studies of phenyketonurics with dermatitis. J Am Acad Dermatol. 1981;4(3):284-90.
28. Hanifin JM, Cooper KD, Ho VC, Kang S, Krafchik BR, Margolis DJ, et al. Guidelines of care for atopic dermatitis, developed in accordance with the American Academy of Dermatology (AAD)/American Academy of Dermatology Association "Administrative Regulations for Evidence-Based Clinical Practice Guidelines". J Am Acad Dermatol. 2004;50(3):391-404.
29. Hoare C, Li wan Po A, Williams H. Systematic review of treatments for atopic eczema. Health Technol Assess. 2000;4(37):1-191.
30. Del Rosso J, Friedlander SF. Corticosteroids: options in the era of steroid-sparing therapy. J Am Acad Dermatol. 2005;53(1 Suppl 1):S50-8
31. Ashcroft DM, Chen LC, Garside R, Stein K, Williams HC. Efficacy and tolerability of topical pimecrolimus and tacrolimus in the treatment of atopic dermatitis: meta-analysis of randomised controlled trials. BMJ. 2005;330(7490):516-22.
32. Gelmetti C. Local antibiotics in dermatology. Dermatol Ther. 2008;21(3):187-95.
33. Ohya Y, Williams H, Steptoe A, Saito H, Iikura Y, Anderson R,et al. Psychosocial factors and adherence to treatment advice in childhood atopic dermatitis. J Invest Dermatol. 2001;117(4):852-7.
34. Schmitt J, Schmitt N, Meurer M. Cyclosporin in the treatment of patients with atopic eczema – a systematic review and meta-analysis. J Eur Acad Dermatol Venereol. 2007;21(5):606-19.
35. Heller M, Shin HT, Orlow SJ, Schaffer JV. Mycophenolate mofetil for severe childhood atopic dermatitis: experience in 14 patients. Br J Dermatol. 2007;157(1):127-32.
36. Akhavan A, Rudikoff D. Atopic dermatitis: systemic immunosuppressive therapy Semin Cutan Med Surg. 2008;27(2):151-5.
37. International Consensus Conference on Atopic Dermatitis II (ICCADII). Br J Dermatol. 2003;148:S3-10.

Dermatite de contato

5

Celina Wakisaka Maruta

Após ler este capítulo, você estará apto a:

1. Diferenciar a dermatite de contato por irritação primária da dermatite de contato por sensibilização.
2. Descrever os principais exemplos de dermatite de contato por irritação primária e de dermatite de contato por sensibilização e seus agentes etiológicos.
3. Realizar os diagnósticos diferenciais das dermatites de contato.
4. Reconhecer os principais critérios diagnósticos das dermatites de contato.
5. Indicar as principais formas de tratamento das dermatites de contato.

INTRODUÇÃO

A dermatite eczematosa de contato ocorre por dois mecanismos distintos: irritação primária e sensibilização. Os dois mecanismos podem aparecer na infância e na adolescência[1]. Dermatite de contato por irritação primária é uma reação inflamatória que ocorre após o contato com uma substância irritante e depende do tempo, da extensão do contato e dos fatores constitucionais, como indivíduos atópicos e alterações da barreira cutânea. Dermatite de contato por sensibilização depende do tipo de alérgenos aos quais a criança pode se expor e da suscetibilidade individual[2].

EPIDEMIOLOGIA

Estudos epidemiológicos de dermatite de contato por irritação primária são poucos frequentes. Um estudo realizado com 682 estudantes adolescentes e pós-adolescentes mostrou que 378 dos indivíduos pesquisados apresentavam uma dermatose, com prevalência de 3,6% de dermatite de contato por irritação primária[3].

Dermatite de contato por sensibilização nas crianças foi avaliada em diversos estudos. A frequência de testes de contato epicutâneos positivos varia de 37 a 67% nesses estudos, com relevância de 40 a 60%[4-11]. Os alérgenos mais frequentemente encontrados são: níquel, mercúrio, timerosal, aditivos da borracha, perfumes, medicamentos e cosméticos[12]. Esse tipo de dermatite é pouco frequente nos recém-nascidos e nas crianças pequenas, e os testes de contato epicutâneos são raramente utilizados. A baixa incidência de sensibilização ocorreria pela baixa ou ausente exposição nessa faixa etária.

Na infância e na adolescência, os alérgenos mais frequentemente implicados como causas de dermatites eczematosas de contato por sensibilização são: níquel, cromo, mercúrio, timerosal, formaldeído, neomicina, cobalto, metilcloroisotiazolinona, metilisotiazolinona, fragrâncias, colofônia[13-21].

Os alérgenos podem variar conforme o país e o tempo. Em 1966, na Alemanha, Rockl et al.[13] observaram testes positivos para cromo em 29,7% e para níquel em 2,5% de 357 crianças testadas. Em 1986, nos Estados Unidos, Weston et al.[14] observaram positividade de testes de contato para neomicina (8,1%), níquel (7,6%), cromo (7,6%) e timerosal (3,5%). Esses resultados revelavam o uso frequente de neomicina tópica para infecções cutâneas leves e dermatite de fraldas, enquanto a positividade para o cromo estava relacionada ao uso de calçados de couro. Em 1991, em Portugal, Barros et al.[15] observaram que os alérgenos mais prevalentes eram neomicina (2,8%), timerosal (2,3%), formaldeído (2,1%) e fragrância-mix (1,8%) em escolares. Nessa época, neomicina e timerosal tópicos eram frequentemente utilizados como preparações tópicas que não necessitavam de prescrição médica.

Em 1994, na Noruega, Dotterud et al.[16] observaram positividade para níquel (14,9%), cobalto (5,7%) e neomicina (1,4%). A alta prevalência de níquel foi atribuída ao uso de brincos de metal nas meninas.

Em 2000, nos Estados Unidos, Bruckner et al.[17] observaram positividade para níquel (12,9%), timerosal (9,4%) e metilcloroisotiazolinona e metilisotiazolinona (1,2%) em crianças testadas. Observa-se um aumento de frequência da positividade para níquel pelo uso corriqueiro de bijuterias de metal, com presença de positividade para timerosal, presente em preservativos de vacinas.

Em 2002, na Dinamarca, Mortz et al.[18] observaram positividade para níquel (8,6%), associada ao uso de brincos de metal, e fragrância (1,6%).

Considera-se que o uso de brincos de metal é um fator de risco importante para o desenvolvimento de sensibilização ao níquel. Crianças que fizeram tratamento ortodôntico, com uso de aparelhos dentários metálicos antes do início do uso de brincos, apresentaram menor frequência de sensibilização ao níquel em relação àquelas que iniciaram uso de brincos de metal antes do tratamento ortodôntico[22].

PATOGÊNESE

A dermatite de contato por irritação primária ocorre por uma reação inflamatória local após uma exposição ou exposições repetitivas a uma substância irritante[2]. Esta inicia resposta imunológica independente de apresentação antigênica, pela indução de mediadores pró-inflamatórios, que recrutam e ativam diretamente os linfócitos T. A reação irritativa não induz produção de linfócitos T de memória antígeno-específicos.

A dermatite de contato por sensibilização é induzida por mecanismo imunológico mediado por células. Há duas fases distintas: aferente (ou de indução) e eferente (ou de elicitação)[2,3]. A fase aferente inicia-se com o primeiro contato com um alérgeno e completa-se quando ocorre a sensibilização, tornando-se o indivíduo capaz de produzir a fase eferente ou de elicitação[2,12]. A fase aferente pode durar de 5 a 25 dias, enquanto a eferente, 24 a 48 horas[2]. Substâncias de baixo peso molecular, em contato com a pele, são capazes de ligar-se a moléculas de superfície das células de Langerhans para formar novos antígenos[1]. Moléculas de baixo peso molecular penetram na epiderme, ligam-se a proteínas da pele e comportam-se como haptenos. A proteína carreadora parece ser constituinte da membrana celular das células de Langerhans. A ligação do hapteno com a proteína carreadora é capaz de iniciar resposta imunológica, com ativação de linfócito T-*helper*. As citocinas liberadas importantes são IL-1 e IL-6. A função das células de Langerhans é apresentar o antígeno ao linfócito T durante a fase de sensibilização. Tais células, com os haptenos, deixam a epiderme através de vasos linfáticos e, na área paracortical de linfonodos, apresentam-nos ao linfócito T. Além disso, elas estimulam as células T *naive* a diferenciarem-se em clones de células efetoras dirigidas contra o antígeno[23]. Quando o processo está completo, os linfócitos T, completamente ativados (quando há participação de IL-2), dividem-se e diferenciam-se em clones de células T efetoras (que apresentam receptores específicos para antígenos) e de memória. Células T específicas emigram dos linfonodos e entram em contato com o sangue através do ducto torácico, atingindo órgãos linfoides secundários. Quando a fase aferente ou de indução está completa, inicia-se a fase eferente com células T efetoras circulantes e na pele. Re-exposição ao antígeno resulta no acúmulo de células efetoras de hipersensibilidade tardia, com produção de citocinas e mediadores inflamatórios, ativação de células endoteliais e mastócitos, e infiltração de neutrófilos, necessários para o recrutamento de células T específicas. Na fase eferente, são importantes as citocinas INF-gama, TNF-alfa e fator estimulante de colônia de macrófago e granulócito. Células T CD8+ citotóxicas ativadas produzem IFN-gama e induzem a ativação de células cutâneas e apoptose de queratinócitos, com amplificação do processo inflamatório local. A fase eferente dura 72 horas no homem, com persistência da resposta inflamatória durante vários dias e diminui pelo mecanismo regulatório negativo[24].

MANIFESTAÇÕES CLÍNICAS

Dermatite de Contato por Irritação Primária

A dermatite eczematosa de contato por irritação primária apresenta lesões de início insidioso, localizadas nas áreas de contato com a substância que induziu o quadro. As lesões mais frequentes são eritema, descamação, xerose (por vezes acompanhada de fissuras) e, nas palmas e nas plantas, acentuação dos sulcos naturais da pele. As lesões podem ocorrer no primeiro contato com a substância, se esta for um irritante potente, ou, mais frequentemente, após semanas ou meses de contato com a substância irritante. As lesões podem ser assintomáticas, e os sintomas, quando presentes, podem variar entre prurido, queimação, formigamento, aumento de sensibilidade local ou dor[25]. As lesões podem ser causadas pelo uso de sabões, detergentes e produtos de limpeza, contato com urina e fezes na área das fraldas das crianças ou nos doentes adultos com incontinência urinária ou fecal.

As lesões e as localizações da dermatite de contato por irritação primária variam conforme o tipo, o tempo de exposição e concentração da substância irritante e os fatores endógenos, como suscetibilidade individual, história de dermatose prévia ou atopia e sítio anatômico de exposição à substância irritante[26].

Dermatite de Contato por Sensibilização

A dermatite eczematosa de contato por sensibilização apresenta lesões que podem variar conforme o estágio evolutivo da doença. As lesões do eczema agudo apresentam eritema, edema, infiltração, vesiculação e exsudação. Nas lesões do eczema subagudo, predominam a formação de vesículas, a exsudação e a formação de crostas. As lesões do eczema crônico caracterizam-se por liquenificação e descamação. As lesões ocorrem na área de contato com o alérgeno, mas também podem aparecer à distância.

Conforme o tipo de alérgeno, as lesões podem apresentar localizações distintas, que podem auxiliar no diagnóstico etiológico da doença.

Níquel

A dermatite de contato por níquel está relacionada ao uso de brincos, *piercings*, bijuterias, grampos e botões metálicos (Figura 5.1), óculos com hastes metálicas, aparelhos ortodônticos, zíper e fechos metálicos em roupas, calçados e outros objetos metálicos de uso diário[1,27].

As lesões podem variar desde eczema agudo, com eritema, edema, vesículas e exsudação; eczema subagudo, com vesículas, exsudação e formação de crostas; até eczema crônico, com liquenificação e descamação. As localizações variam conforme a área de contato: lóbulos de orelhas e face lateral do pescoço (brincos); porções laterais da face e regiões retroauriculares (hastes metálicas de óculos); pescoço, V do decote, dedos da mão, punhos (bijouterias) e outras localizações diversas. O prurido está habitualmente presente.

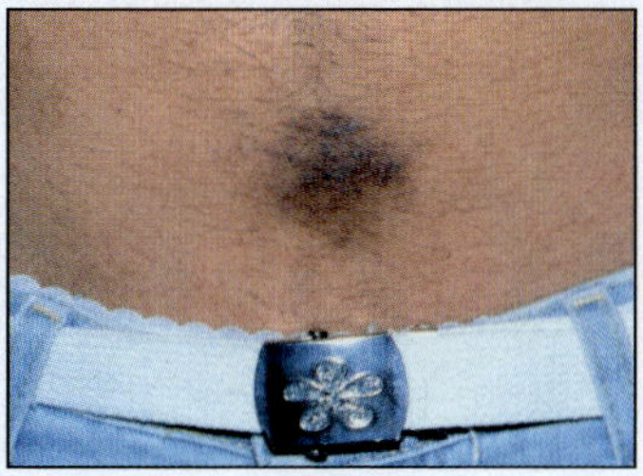

Figura 5.1 Dermatite de contato (níquel) em adolescente. Lesão liquenificada na região periumbilical, na área de contato com botão metálico.

Calçados

As dermatites de contato por calçados ocorrem nas áreas de contato com calçados, podendo ocorrer lesões à distância das áreas de contato nos pés. Podem variar desde lesões eczematosas agudas, subagudas ou crônicas, sendo o prurido um sintoma persistente. As lesões causadas pela dermatite de contato por calçados envolvem o dorso ou a superfície volar dos pés, geralmente poupando as dobras flexurais e as porções internas dos pododáctilos. São lesões simétricas, que podem ser localizadas ou, eventualmente, unilaterais. As lesões à distância frequentemente são menos exuberantes do que as lesões nas áreas de contato com os calçados. Lesões hipopigmentadas ou leucodérmicas podem ocorrer nas dermatites de contato por calçados de borracha, relacionados a fenóis ou à hidroquinona[1].

Os alérgenos mais frequentes nas dermatites de contato por calçados são: componentes da borracha, do couro e dos adesivos. Os materiais utilizados na manufatura de calçados são diversos, com mudanças constantes na sua seleção. Calçados são fabricados com variedade de materiais, incluindo novos componentes de borracha, couro e colas adesivas, tornando difícil a identificação de todos os possíveis alérgenos.

O Quadro 5.1 mostra os alérgenos mais frequentemente detectados nas dermatites de contato por calçados: componentes da borracha, couro e adesivos utilizados na manufatura dos calçados. O uso de medicamentos tópicos pode complicar ou exacerbar a dermatite de contato por calçados[28,29].

Quadro 5.1 – Testes de contato positivos nas dermatites de contato por calçados

Alérgeno	Presença
▪ Ditiomorfolina	Acelerador da borracha
▪ *Thiuram-mix*	Acelerador da borracha
▪ Mercaptobenzotiazol/*Mercapto-mix*	Acelerador da borracha
▪ *Carba-mix*	Borracha
▪ N-isopropil-N-fenil-parafenilenodiamina	Antioxidante da borracha
▪ Diacil-tioureias	Acelerador da borracha
▪ Dicromato de potássio	Couro
▪ Resina formaldeído butilfenol paraterciária	Adesivos em calçados
▪ Formaldeído	Preservativos
▪ *Quaternium 15*	Preservativos
▪ Sulfato de níquel	Metais
▪ Di-isocianato isoforona	Monômero poliuretano
▪ Resina formaldeído ureia	Resina têxtil
▪ Bacitracina	Antibiótico tópico
▪ Neomicina	Antibiótico tópico

Tinturas de Cabelos e Tatuagens

As lesões de dermatite de contato por tinturas de cabelos localizam-se no couro cabeludo, na face, nas orelhas e no pescoço e caracterizam-se por eritema, edema, vesículas, bolhas e exsudação. As lesões são pruriginosas e ocorrem 1 a 2 dias após a aplicação da tintura, persistindo por 2 a 3 semanas, se não forem tratadas. Pode haver história de reação eczematosa prévia por tatuagem de *henna* preta, com eritema, edema e vesículas na área da tatuagem (Figura 5.2). Hipopigmentação pós-inflamatória que acompanha a tatuagem original pode persistir por 1 ano após a resolução da lesão eczematosa. O alérgeno implicado nas dermatites de contato por tintura de cabelo e nas tatuagens semipermanentes (tatuagens de *henna* preta) é a parafenilenodiamina[30,31]. Esta é adicionada ilegalmente à *henna* natural para a obtenção de uma cor mais escura, com tempo de secagem mais rápido. O conteúdo de parafenilenodiamina na tatuagem semipermanente pode variar de 0,43 a 15,7%[27]. A exposição prévia à tatuagem de *henna* aumenta o risco posterior de dermatite de contato por sensibilização quando se utilizam tinturas de cabelo com parafenilenodiamina[30].

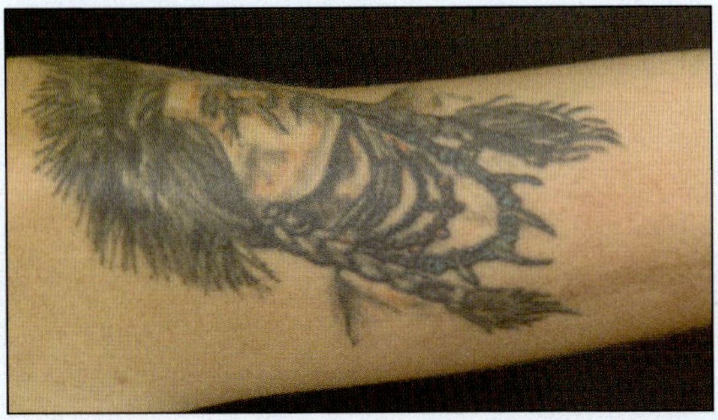

Figura 5.2 Dermatite de contato na tatuagem em membro superior de adolescente. Áreas de eritema no interior da tatuagem.

Perfumes e Cosméticos

Crianças e adolescentes usam com certa frequência cosméticos e perfumes. O quadro de dermatite de contato manifesta-se como lesões eczematosas nas áreas de contato com esses produtos. Fragrâncias e preservativos são os alérgenos mais recorrentes nas dermatites eczematosas relacionadas aos cosméticos. O Quadro 5.2 mostra os alérgenos mais frequentemente relacionados às dermatites de contato por cosméticos[32].

Medicamentos de Uso Tópico

Medicamentos de uso tópico podem causar, raramente, dermatite de contato por sensibilização.

Infecção secundária pode se associar ao uso de antibióticos tópicos. O uso recorrente de antibióticos tópicos pode levar à maior frequência de dermatite de contato por sensibilização. Outros medicamentos tópicos como corticosteroides, antissépticos e anestésicos podem ser causa de dermatite de contato por sensibilização. Anti-histamínicos tópicos, como a prometazina, podem causar fotossensibilidade (Figura 5.3).

O Quadro 5.3 mostra os alérgenos mais frequentemente relacionados às dermatites de contato por medicamentos[33,34].

Quadro 5.2 – Testes de contato positivos nas dermatites de contato por cosméticos[19]

Alérgeno	Presença
Timerosal	Preservativos
Álcool da lanolina	Excipiente
Própolis	Resina
Ureia diazolidinil	Preservativos
Cloreto de benzalcônio	Preservativos
Sesquinoleto sorbitan	Fragrância
Álcool cetil-cetaril	Emulsificante
Cloroacetamida	Preservativos
Benzofenona 3 (oxibenzona)	Preservativos
Paraben-mix	Preservativos
Propilenoglicol	Veículo
Ácido sórbico	Preservativo
Triclosan	Antisséptico

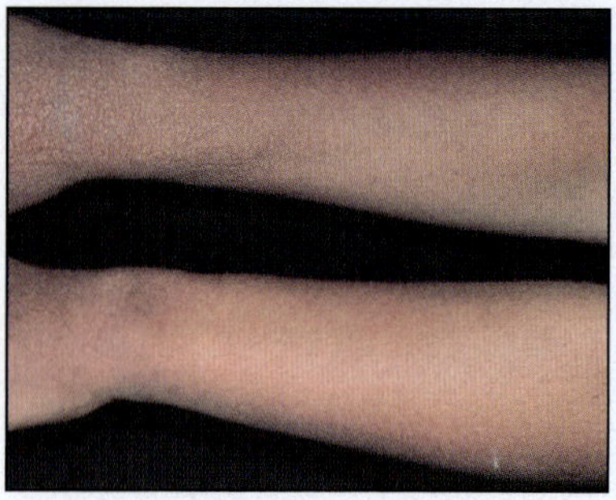

Figura 5.3 Dermatite de contato (sensibilização) por prometazina tópica. Eritema, edema e vesículas nos antebraços e dorso das mãos.

Quadro 5.3 – Principais alérgenos relacionados às dermatites de contato por medicamentos tópicos[20,21]

Anti-histamínicos	– Prometazina – causa fotossensibilidade
Anestésicos	– Benzocaína, procaína, butesina, lidocaína
Antissépticos	– Quinolina-mix (clioquinol e clorquinaldol)
Antibióticos	– Cloranfenicol, sulfato de neomicina, bacitracina, sulfato de gentamicina, sulfato de polimixina B e nitrofurazona
Corticosteroides	– Butirato de 17-hidrocortisona e budesonida

DIAGNÓSTICO/EXAMES COMPLEMENTARES

O diagnóstico das dermatites de contato por irritação primária e sensibilização é clínico. O tipo e a localização das lesões, a história clínica, a presença de fatores adjuvantes como atopia ou hábitos de lazer auxiliam na diagnose.

Testes de Contato ou Epicutâneos

Os testes de contato ou epicutâneos (*patch test*) são realizados com baterias-padrão, com os alérgenos mais frequentemente implicados nas dermatites de contato por sensibilização. As substâncias, as concentrações e os veículos utilizados nesses testes são padronizados[35].

Os testes de contato são aplicados no dorso do doente, com as substâncias em câmaras de alumínio ou filtros de papel aderidos à pele com fitas adesivas. Após 48 horas, os testes são retirados, realizando-se a primeira leitura. A segunda leitura é feita após 96 horas. Os critérios de leitura são padronizados pelo *International Contact Dermatitis Research Group* (ICDRG)[1]:

- (-) Negativo.
- (+) Eritema discreto com algumas pápulas.
- (++) Eritema, pápulas e vesículas.
- (+++) Eritema intenso, pápulas e vesículas confluentes.

A dermatite de contato por irritação primária apresenta testes de contato negativos; enquanto a dermatite de contato por sensibilização, testes de contato positivos.

São considerados positivos quando o resultado for (++) ou (+++), na segunda leitura (96 horas)[1].

Testes de Proliferação Linfocitária

Estudos *in vitro* de proliferação linfocitária podem ser úteis para avaliação de dermatite de contato por sensibilização e, no futuro, poderão ser uma alternativa para a possível substituição dos testes de contato. Não são realizados rotineiramente na prática diária, e algumas substâncias, como o níquel, já foram testadas[36].

Exame Histopatológico

Os exames histopatológicos de lesões cutâneas de dermatite de contato por irritação primária e dermatite de contato por sensibilização não são específicos e, habitualmente, não são realizados para a diagnose dessas doenças[1].

Dermatite de contato por irritação primária

As alterações histopatológicas das dermatites de contato por irritação primária são inespecíficas e dependem da natureza da substância irritante, do tempo de utilização e do modo de ação e concentração.

Altas concentrações de substância irritante podem induzir necrose de queratinócitos, com balonização destes, espongiose e presença de infiltrado inflamatório neutrofílico nas porções mais altas da epiderme.

Concentrações médias e baixas de substância irritante podem induzir espongiose na epiderme, raros queratinócitos apoptóticos, edema discreto na derme superficial e infiltrado inflamatório perivascular superficial, predominantemente linfocitário. Células de Langerhans podem estar presentes na derme superficial nas fases iniciais. Nas fases crônicas, pode haver hiperplasia epidérmica[37].

Dermatite de contato por sensibilização

Nas fases iniciais, a dermatite de contato por sensibilização caracteriza-se por espongiose, predominante nas camadas inferiores da epiderme, e pode haver a presença de vesículas espongióticas em diferentes níveis verticais e horizontais na epiderme. A derme superficial apresenta infiltrado inflamatório, de leve a intenso, composto por linfócitos, macrófagos, por vezes eosinófilos, com a presença de células de Langerhans. Pode haver exocitose de linfócitos e eosinófilos. Nas lesões persistentes e crônicas, observam-se formação de escamo-crosta, hiperplasia epidérmica e infiltrado inflamatório dérmico denso, espongiose leve e fibrose discreta na derme superficial[37,38].

Diagnóstico Diferencial

As dermatites de contato por irritação primária e sensibilização apresentam como principais diagnósticos diferenciais: dermatite atópica, eczema numular, disidrose (quando localizada nas regiões palmoplantares), dermatite de estase (quando localizada nos membros inferiores) e dermatite seborreica[39].

TRATAMENTO

As principais medidas no tratamento de dermatites de contato por irritação primária e sensibilização são o afastamento e a suspensão do contato com a substância que provocou a doença[39]. Os Quadros 5.4 e 5.5 indicam, respectivamente, as principais medidas de tratamento das dermatites de contato por irritação primária e por sensibilização.

Quadro 5.4 – Principais medidas no tratamento das dermatites de contato por irritação primária[40]

- Suspensão do agente causal
- Emolientes
- Corticosteroides tópicos de baixa e média potência
- Acetato de hidrocortisona
- Aceponato de metilprednisolona

Quadro 5.5 – Principais medidas no tratamento das dermatites de contato por sensibilização[40]

- Suspensão do agente causal
- Lesões eczematosas agudas e subagudas:
  - Compressas de água boricada 2 a 3%
- Quadros leves a moderados localizados:
  - Acetato de hidrocortisona creme na face e em áreas flexurais
  - Valerato de betametasona, dipropionato de betametasona ou desonida nas demais áreas
- Quadros extensos:
  - Corticosteroides sistêmicos: prednisona ou prednisolona 0,5 mg/kg/dia por 2 a 3 semanas, com redução gradual
- Lesões eczematosas crônicas
  - Corticosteroides tópicos na forma de pomada
  - Pimecrolimo creme
  - Tacrolimo pomada
- Antibióticos tópicos ou sistêmicos quando houver infecção secundária

Doentes que apresentam dermatite de contato por irritação primária devem utilizar emolientes para a melhora da descamação e secura da pele. Corticosteroides tópicos de baixa e média potência podem ser indicados, como acetato de hidrocortisona, 1%, ou aceponato de metilprednisolona, 0,1%[1].

O tratamento de dermatites de contato por sensibilização dependerá da fase do eczema. As lesões agudas e subagudas exsudativas podem ser tratadas com compressas úmidas de água boricada 2 ou 3%. Doentes com quadros eczematosos agudos ou subagudos, localizados, leves ou moderados, podem ser tratados com corticosteroides tópicos. Em crianças pequenas, nas lesões de face ou nas áreas flexurais, devem-se utilizar preferencialmente corticosteroides de baixa potência, como o acetato de hidrocortisona 1%, na forma de cremes. Nas demais áreas, podem ser indicados corticosteroides tópicos como desonida 0,5%, valerato de betametasona 0,1% ou dipropionato de betametasona 0,05%, com uma ou duas aplicações diárias. O uso de corticosteroides tópicos deve ser indicado por períodos restritos, habitualmente não excedendo 2 ou 3 semanas. A utilização em grandes extensões de superfície corpórea pode levar à absorção sistêmica da medicação[40].

Doentes que apresentam lesões eczematosas agudas ou subagudas extensas, com mais de 20% da superfície corpórea acometida, podem ser tratados com corticosteroides sistêmicos, em doses baixas ou médias (0,5 mg/kg/dia de prednisona ou prednisolona), por períodos de 2 a 3 semanas, com redução gradual. As fases crônicas devem ser tratadas com corticosteroides tópicos de baixa e média potência, na forma de pomadas ou unguentos, por períodos curtos, de 2 a 3 semanas. Devem-se respeitar as quantidades de corticosteroides tópicos, segundo as áreas de superfície corpórea e a idade da criança (Tabela 5.1)[40].

Tabela 5.1 – Quantidade de corticosteroide tópico necessária, considerando-se a idade da criança e a área de superfície corpórea, em unidade de ponta de dedo (UDP)*[40]

	Face e pescoço	Membro superior	Membro inferior	Tronco anterior	Tronco posterior
0 a 3 meses	1	1	1 e 1/2	1	1 e 1/2
3 a 12 meses	1 e 1/2	1 e 1/2	2	2	3
1 a 2 anos	1 e 1/2	2	3	3	3 e 1/2
3 a 5 anos	1 e 1/2	2	3	3	3 e 1/2
6 a 10 anos	2	2 e 1/2	4 e 1/2	3 e 1/2	5

*2 UDP = 1g de creme de corticosteroide

A utilização de corticosteroides tópicos por tempo prolongado pode levar ao aparecimento de efeitos locais, como atrofia, discromia com hiper ou hipopigmentação, telangiectasias e estrias, além da possibilidade de absorção sistêmica pelo uso prolongado em áreas extensas da superfície corpórea. O uso de pimecrolimo creme ou tacrolimo pomada pode ser indicado nas dermatites eczematosas de contato crônicas e localizadas, no intuito de evitar os efeitos deletérios da corticoterapia tópica. O pimecrolimo creme está indicado somente para crianças com mais de 3 meses e o tacrolimo pomada 0,03%, para crianças com mais de 2 anos.

Antibióticos tópicos ou sistêmicos devem ser indicados quando a dermatite de contato apresentar infecção secundária.

COMPLICAÇÕES

Infecção secundária e sensibilização por outros agentes são as principais complicações das dermatites de contato. Infecção bacteriana secundária das lesões pode ocorrer pelo ato de coçagem, sendo causada por estreptococos ou estafilococos, sendo mais frequente nos quadros extensos de dermatite de contato por sensibilização.

Sensibilização por outros agentes tópicos, utilizados pelo doente no intuito de tratar a dermatite de contato, pode ocorrer, sendo relatadas dermatites de contato por antibióticos tópicos (penicilina, bacitracina, neomicina, gentamicina e outros), corticosteroides tópicos, preservativos de medicamentos (timerosal) e outros produtos de uso tópico[1].

PROGNÓSTICO

A dermatite de contato por irritação primária geralmente apresenta-se como dermatose autolimitada, porém só haverá melhora definitiva com o afastamento dos possíveis agentes causais.

A dermatite de contato por sensibilização representa um desafio para o médico, pela diversidade dos possíveis agentes causais, por vezes, dificultando as orientações em relação à sua prevenção. Quando sua etiologia é esclarecida, a suspensão do contato com o agente etiológico leva à melhora definitiva do doente.

CONCLUSÕES

Dermatite de contato por irritação primária relaciona-se frequentemente ao contato com sabões, detergentes e produtos de limpeza, ocorrendo também na área de contato com fezes e urina. Restringe-se à área de contato com o agente causal. Os testes de contato são negativos e ocorre melhora logo após o afastamento do determinado agente.

Dermatite de contato por sensibilização apresenta diversos fatores etiológicos, sendo causas nas crianças e nos adolescentes o contato com níquel, tinturas de cabelos, tatuagens, perfumes, cosméticos, calçados e medicamentos tópicos. As lesões ocorrem no local e à distância das áreas de contato. Os testes de contato são positivos e a melhora é gradual após o afastamento do agente causal.

REFERÊNCIAS BIBLIOGRÁFICAS

1. Rietschel RL, Fowler JF Jr. Fischer's Contact Dermatitis, 5th ed. Philadelphia: Lippincott Williams & Wilkins; 2001.
2. Krafchik BR, Halbert A, Yamamoto K, Sasaki R. Eczematous dermatitis. In: Schachner L, Hansen RC. Pediatric dermatology. 3rd ed. Edinburgh: Mosby; 2003. p. 609-42.
3. Lantinga H, Nater JP, Coenraads PJ. Prevalence of skin diseases among male adolescent and post-adolescent boarding school students in Turkey. J Dermatol. 2005;32(7):557-64.
4. Shah M, Lewis FM, Gawkrodger DJ. Patch testing in children and adolescents: five years' experience and follow-up. J Am Acad Dermatol. 1997;37(6):964-8.
5. Manzini BM, Ferdani G, Simonetti V, Donini M, Seidenari S. Contact sensitization in children. Pediatr Dermatol. 1998;15(1):68-9.

6. Sevilla A, Romaguera C, Vilaplana J, Botella R. Contact dermatitis in children. Contact Dermatitis. 1994;30(5):292-4.
7. Romaguera C, Vilaplana J. Contact dermatitis in children: 6 years experience (1992-97). Contact Dermatitis. 1998;39(6):277-80.
8. Zug KA, McGinley-Smith D, Warshaw EM, Taylor JS, Rietschel RL, Maibach HI, et al. Contact Allergy in children referred for patch testing. North American Contact Dermatitis Group Data, 2001-2004. Arch Dermatol. 2008;144(10):1329-36.
9. Beattie PE, Green C, Lowe G, Lewis-Jones MS. Which children should we patch test? Clin Exp Dermatol. 2006;32(1):6-11.
10. Brasch J, Geier J. Patch test results in schoolchildren. Results from the Information Network of Departments of Dermatology (IVDK) and the German Dermatitis Research Group (DKG). Contact Dermatitis. 1997;37(6):286-93.
11. Roul S, Ducombs G, Taieb A. Usefulness of the European standard series for patch testing in children. A 3-year single-centre study of 337 patients. Contact Dermatitis. 1999;40(5):232-5.
12. White IA. Allergic contact dermatitis. In: Harper J, Oranje A, Prose N. Textbook of pediatric dermatology. 1st ed. Oxford: Blackwell Science; 2000. p. 287-94.
13. Rockl H, Muller E, Hiltermann W. On the prognostic value of positive skin tests in infants and children. Arch Klin Exp Dermatol. 1966;226(4):407-19.
14. Weston WL, Weston JA, Kinoshita J. Prevalence of positive epicutaneous tests among infants, children, and adolescents. Pediatrics. 1986;78(6):1070-4.
15. Barros MA, Baptista A, Correia TM, Azevedo F. Patch testing in children: a study of 562 schoolchildren. Contact Dermatitis. 1991;25(3):156-9.
16. Dotterud LK, Falk ES. Metal allergy in nort Norwegian schoolchildren and its relationship with ear piercing and atopy. Contact Dermatitis. 1994;31(5):308-13.
17. Bruckner AL, Weston WL, Morelli JG. Does sensitization to contact allergens begin in infancy? Pediatrics. 2000;105(1):e3.
18. Mortz CG, Lauritsen JM, Bindslev-Jensen C, Andersen KE. Contact allergy and allergic contact dermatitis in adolescents: prevalence measures and associations. The Odense Adolescence Cohort Study on Atopic Diseases and Dermatitis (TOACS). Acta Derm Venereol. 2002;82(5):352-8.
19. Duarte I, Lazzarini R, Kobata CM. Contact dermatitis in adolescents. Am J Contact Dermatol. 2003;14(4):200-2.
20. Duarte I, Amorim JR, Perázzio EF, Schmitz Jr, R. Dermatite de contato por metais: prevalência de sensibilização ao níquel, cobalto e cromo. An Bras Dermatol. 2005;80(2):137-42.
21. Onder M, Adisen E. Patch test results in a Turkish paediatric population. Contact Dermatitis. 2008;58(1):63-5.
22. Thyssen JP, Linneberg A, Menne T, Johanses JD. The epidemiology of contact allergy in the general population – prevalence and main findings. Contact Dermatitis. 2007;57(5):287-99.
23. Militello G, Jacob SE, Crawford GH. Allergic contact dermatitits in children. Curr Opin Pediatr 2006;18(4):385-90.
24. Hennino A, Vocanson M, Chavagnac C, Nicolas JF, Dubois B, Kaiserlian D. Fisiopatologia da dermatite de contato alérgica: papel das células T CD8 efetoras e das células T CD4 regulatórias. An Bras Dermatol. 2005;80(4):335-47.
25. Ale IS, Maibach HI. Irritant contact dermatitis versus allergic contact dermatitis. In: Zhai H, Maebach HI. Dermatoxicology. 6th ed. Boca Raton: CRC Press; 2004. p. 237-64.
26. Slodownik D, Lee A, Nixon R. Irritant contact dermatitis: a review. Australas J Dermatol. 2008;49(1):1-9.
27. Nguyen SH, Dang TP, MacPherson C, Maibach H, Maibach HI. Prevalence of patch test results from 1970 to 2002 in a multi-centre population in North America (NACDG). Contact Dermatitis. 2008;58(2):101-6.

28. Shackelford KE, Belsito DV. The etiology of allergic-appearing foot dermatitis: a 5-year retrospective study. J Am Acad Dermatol. 2002;47(5):715-21.
29. Holden CR, Gawkrodger DJ. 10 years' experience of patch testing with a shoe series in 230 patients: which alllergens are important? Contact Dermatitis. 2005;53(1):37-9.
30. Sosted H, Johan7sen JD, Andersen KE, Menne T. Severe allergic hair dye reactions in 8 children. Contact Dermatitis. 2006;54(2):87-91.
31. Jung, PJ, Sesztak-Greinecker G, Wantke F, Gotz M, Jarisch R, Hemmer W. A painful experience: black henna tattoo causing severe, bullous contact dermatitis. Contact Dermatitis. 2006;54(4):219-20.
32. Hasan T, Rantanen T, Alanko K, Harvima RJ, Jolanki R, Kalimo K, et al. Patch test reactions to cosmetic allergens in 1995-1997 and 200-2002 in Finland – a multicentre study. Contact Dermatits. 2005;53(1):40-5.
33. Menezes de Pádua CA, Uter W, Schnuch A. Contact allergy to topical drugs: prevalence in a clinical setting and estimation of frequency at the population level. Pharmacoepidemiol Drug Saf. 2007;16(4):377-84.
34. Davis MDP, Saclg LA, Yiannias JA, Cheng JF, el-Azhary RA, Rohlinger AL, et al. Changing trends and allergens in patch test standard series. Arch Dermatol. 2008;144(1):67-72.
35. Storrs FJ. Patch testing children – What should we change? Pediatr Dermatol. 2008;25(3):420-3.
36. Sanchez APG, Maruta CW, Sato MN, Ribeiro RL, Zomignan CA, Nunes RS, et al. Estudo da proliferação linfocitária em pacientes sensibilizados ao níquel. An Bras Dermatol. 2005;80:149-58.
37. Weedon D. Skin Pathology, 2nd ed. London: Churchill Livingstone; 2002.
38. Saint-Mezard P, Rosieres A, Krasteva M, Berard F, Dubois B, Kaiserlian D, et al. Allergic contact dermatitis. Eur J Dermatol. 2004;14(5):284-95.
39. Bolognia JL, Jorizzo JL, Rapini RP. Dermatology 1st ed. Edinburgh: Mosby; 2003.
40. Sampaio SAP, Rivitti EA. Dermatologia. 3rd. São Paulo: Artes Médicas; 2007.

Seção III

Dermatites inflamatórias

Pitiríase alba 6

Valéria Aoki

Após ler este capítulo, você estará apto a:

1. Reconhecer o quadro clínico de pitiríase alba.
2. Realizar o diagnóstico diferencial entre a pitiríase alba e outras dermatopatias.
3. Orientar o doente e os familiares quanto à terapêutica de base e aos cuidados com os desencadeantes.

INTRODUÇÃO

A pitiríase alba (PA) é uma dermatose eczematosa de baixo grau, que pertence ao grupo das hipomelanoses. É caracterizada por máculas hipocrômicas mal delimitadas, com descamação furfurácea e eritema ocasional. Dentre as sinonímias, encontram-se: dartro volante, impetigo furfuráceo e pitiríase simples da face.

HISTÓRICO

A primeira descrição da PA foi relatada por Fox em 1923[1,2]. A nomenclatura atual, entretanto, foi dada por O' Farrell, e a associação com atopia foi estabelecida por Watkins[3].

EPIDEMIOLOGIA

A PA costuma ser mais frequente em crianças e adolescentes. A prevalência da PA na população geral oscila em torno de 1% e, quando associada à atopia, sobe para 32%[2]. Um estudo brasileiro realizado no Acre com crianças e adolescentes mostra uma prevalência da dermatose em 10% dos pacientes avaliados[4]. Com relação à etnia, é mais comum nos indivíduos melanodérmicos; a distribuição por sexo, entretanto, é similar nos dois grupos. Há variações sazonais; a PA é mais prevalente nos meses de verão[5].

PATOGENIA

A patogenia da PA permanece indeterminada, mas parece ocorrer redução de melanócitos e queratinócitos, redução da transferência de melanina da unidade epidermo-melânica ou resultado de um processo pós-inflamatório[1,2]. Fatores físicos e químicos, tais como clima, radiação ultravioleta, e o uso excessivo de sabões, podem agir como desencadeantes. Estudos de imuno-histoquímica revelam que há uma resposta imune envolvida, às custas de linfócitos T *helper* (LTh). Ainda, revelam a participação das células de Langerhans na apresentação antigênica ao LTh[1].

QUADRO CLÍNICO

O quadro clínico da PA caracteriza-se por máculas únicas ou múltiplas, de 0,5 a 2,0 cm de diâmetro, com distribuição preferencial pela face (região geniana), pelas extremidades superiores e pelos ombros (Figuras 6.1, 6.2 e 6.3). Há descamação furfurácea, e pode ocorrer eritema. A PA pode ser classificada como um sinal menor de atopia[6]. O quadro de PA pode levar meses para remitir, mas é autolimitado[1,5].

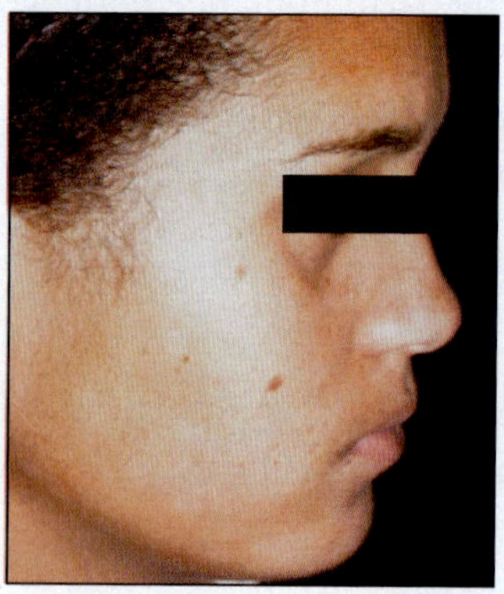

Figura 6.1 Pitiríase alba facial – máculas hipocrômicas normoestésicas.

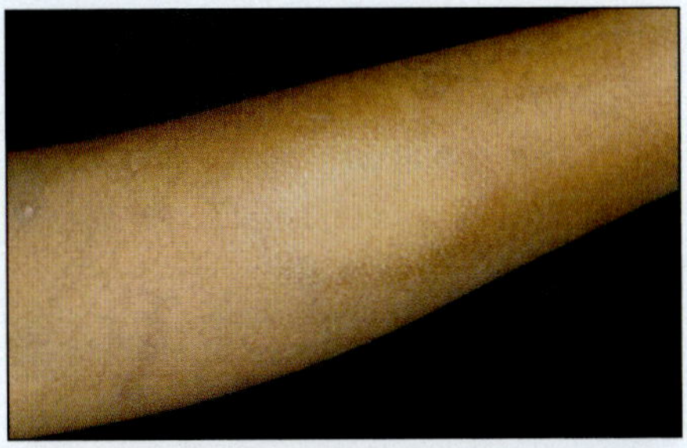

Figura 6.2 Pitiríase alba no antebraço – mácula hipocrômica normoestésica, com acentuação folicular.

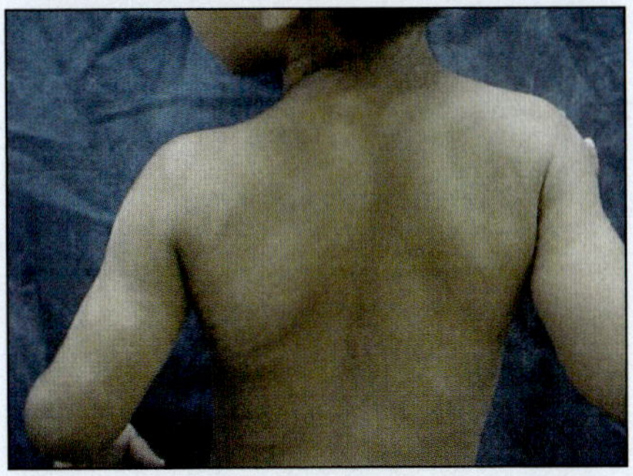

Figura 6.3 Pitiríase alba extensa no tronco posterior.

DIAGNÓSTICO DIFERENCIAL

O diagnóstico é geralmente clínico. O diagnóstico diferencial com outras dermatoses ocorre com a hanseníase indeterminada, o vitiligo, a psoríase hipocrômica, a micose fungoide hipocromiante, as micoses superficiais (pitiríase versicolor e tineas) e a pitiríase liquenoide crônica (Quadro 6.1).

Quadro 6.1 – Diagnóstico diferencial da pitiríase alba

Dermatose	Discromia	Descamação	Eritema	Simetria	Alteração da sensibilidade cutânea
Pitiríase alba	Hipocromia	–	Ocasional	–	–
Vitiligo	Acromia	–	–	+	–
Hanseníase indeterminada	Hipocromia	–	–	–	+
Pitiríase versicolor	Hipocromia	+	Ocasional	–	–
Tinea corporis	Hipocromia	+	+ (bordas)	–	–
Psoríase hipocrômica	Hipocromia	+	+	–	
Micose fungoide hipocromiante	Hipocromia	+	–	–	–
Pitiríase liquenoide crônica	Hipocromia	+	Ocasional	–	–

–: ausente; +: presente.

EXAMES LABORATORIAIS

O exame anatomopatológico é realizado apenas em situações de dúvida diagnóstica, mas os achados são inespecíficos (dermatite espongiótica subaguda, com melanina reduzida na epiderme)[5].

TRATAMENTO

O tratamento consiste na aplicação tópica de emolientes, no uso de corticoterapia tópica de baixa potência (hidrocortisona) quando o quadro for prolongado, e, em indivíduos que apresentam PA extensa, a fototerapia pode ser uma boa indicação terapêutica. As orientações com relação à temperatura elevada dos banhos e do uso excessivo de sabões devem ser reforçadas[2,5].

CONCLUSÕES

A pitiríase alba é uma hipomelanose, de diagnóstico, em geral, clínico e de etiologia indeterminada. É fundamental o diagnóstico diferencial com outras discromias inflamatórias ou infecciosas. O tratamento deve ser orientado quanto à hidratação, e anti-inflamatórios tópicos (corticosteroides) podem ser indicados quando o quadro for persistente.

REFERÊNCIAS BIBLIOGRÁFICAS

1. Maruta CW. Estudo imuno-histoquímico das lesões cutâneas da pitiríase alba e sua comparação com a dermatite atópica e dermatite seborreica. Tese [Doutorado]. São Paulo: Faculdade de Medicina da Universidade de São Paulo; 1997. 136p.
2. Larpeere H, Booni B, De Schepper SD, Verhaegen E, Ongenae K, Van geel N, et al. Hypo and hyperpermelanosis. In: Wolff K, Goldsmith LA, Katz SI, Gilchrest BA, Paller AS, Leffell DJ (eds.). Fitzpatrick's Dermatology in General Medicine, 7th ed. New York: McGraw Hill; 2008. p. 623-6.
3. Watkins, DB. Pytiriasis alba: a form of atopic dermatitis. Arch Dermatol. 1961;83:915-8.
4. Bechelli LM, Haddad N, Pimenta WP, Pagagno PMG, Melchior Jr E, Fregnan RC, et al. Epidemiological survey of skin diseases in school children living in the Purus valley (Acre State, Amazonia, Brazil). Dermatologica. 1981;163(1):78-93.
5. Fritsch PO, Reider N. Other edematous eruptions. In: Bolognia JL, Jorizzo JL, Rappini R (eds.). Dermatology. 2nd ed. London: Mosby-Elsevier; 2008. p. 204-5.
6. Hanifin, JM; Rajka, G. Diagnostic features of atopic dermatitis. Acta Dermat Venereol. 1980;92(Suppl):44-7.

Dermatite da área das fraldas e cuidados com o recém-nascido

7

Zilda Najjar Prado de Oliveira
Juliana Dumêt Fernandes

Após ler este capítulo, você estará apto a:

1. Compreender os mecanismos fisiopatológicos que levam à dermatite da área das fraldas.
2. Conhecer os principais aspectos clínicos do quadro.
3. Conhecer os métodos diagnósticos e os diagnósticos diferenciais da doença.
4. Entender os meios de prevenção.
5. Ter conhecimento atualizado dos principais aspectos terapêuticos.
6. Fazer análise crítica das principais tendências e recomendações da terapêutica tópica.

INTRODUÇÃO

Dermatite da área das fraldas é um termo genérico que abrange um conjunto de dermatoses inflamatórias que atingem a área do corpo coberta pela fralda (região do períneo, das nádegas, do abdome inferior e das coxas). Como não é um diagnóstico específico, incluem-se, na dermatite da área das fraldas, principalmente com fins didáticos, as erupções causadas diretamente pelo uso da fralda, como dermatite da área das fraldas irritativa primária (DFIP – para alguns autores, sinônimo de dermatite da área da fralda) e a dermatite de contato alérgica ao material plástico da fralda (muito rara); as dermatites exacerbadas em razão do uso da fralda (como psoríase, eczema atópico, dermatite seborreica, miliária, candidose e dermatite de contato alérgica); e aquelas que ocorrem nessa localização, mas que não se relacionam com o seu uso (acrodermatite enteropática, histiocitose de células de Langerhans, granuloma glúteo infantil, dermatite estreptocócica perianal, impetigo bolhoso, escabiose, sífilis congênita e HIV). Assim, a dermatite da área das fraldas deve ser interpretada não como uma entidade diagnóstica específica, mas como um diagnóstico de localização, que engloba um amplo grupo de dermatoses de etiologia multifatorial.

A DFIP é a mais prevalente e, popularmente, chamada de assadura. É uma dermatite de contato por irritante primário na região da fralda, afetando mais de 50% dos bebês[1]. O uso da fralda ocasiona aumento da temperatura e da umidade local, com consequente maceração da pele, que se torna mais suscetível à irritação ocasionada pelo contato prolongado da urina e das fezes. Frequentemente, surge infecção secundária por *Candida albicans* ou por bactérias como *Bacillos faecalis*, *Proteus*, *Pseudomonas*, *Staphylococcus* e *Streptococcus*. O uso de pós, óleos, sabões e pomadas irritantes agravam o quadro clínico.

A dermatite da área das fraldas constitui um dos problemas mais frequentes do bebê. Algumas crianças parecem apresentar maior suscetibilidade para o desenvolvimento da dermatite, o que poderá representar um primeiro sinal de predisposição a outros problemas cutâneos crônicos (como a dermatite atópica). Por ser doença que causa grande desconforto à criança, deve ser encarada com cuidado e seriedade.

EPIDEMIOLOGIA

Descrita primeiramente por Jacquet[2] em 1905, a dermatite da área da fralda irritativa (DFIP) é a dermatite da área da fralda mais prevalente e, provavelmente, a afecção cutânea mais frequente na primeira infância. Por ser uma dermatite frequentemente tratada de forma conservadora em casa, sua prevalência exata é desconhecida, estimando-se que atinja entre 25 e 65% das crianças[3,4]. Embora possa ocorrer em qualquer idade, é mais frequente nos 2 primeiros anos de vida, com pico de incidência entre o 7º e 12º mês de vida, período de maior utilização da fralda. Estima-se que 50% ou mais dos bebês serão acometidos por essa dermatose em algum grau[4-6]. Não há predileção por sexo, raça ou padrão social[7]. Crianças de outras faixas etárias também podem desenvolver a doença em situações especiais que as levem à incontinência urinária e fecal[8]. Nesses casos, o quadro clínico, as complicações e a terapêutica são semelhantes.

Nos últimos anos, houve diminuição da frequência e da gravidade da dermatite da área das fraldas principalmente em virtude da melhoria na qualidade do material utilizado na sua confecção. A introdução no mercado de fraldas descartáveis superabsorventes (com capacidade de absorção de água 50 vezes superior) contribuiu significativamente para o avanço nos cuidados de higiene.

Os fatores genéticos envolvidos ainda não estão completamente esclarecidos ou firmados. Sabe-se que a suscetibilidade das crianças atópicas e com dermatite seborreica é bem maior, e a concomitância com outras entidades pode dificultar o diagnóstico diferencial entre elas[3,9,10].

ETIOLOGIA E FISIOPATOLOGIA

A etiologia e a patogenia da DFIP são pouco compreendidas. Algumas crianças parecem ser constitucionalmente mais suscetíveis a ela, e a diarreia secundária ao uso de antibióticos é um fator de risco. Oclusão, maceração e presença de bactérias e *Candida* têm, possivelmente, uma função na patogenia da doença.

O papel preciso das fraldas mantém-se desconhecido. No início do século XX, muitos investigadores acreditavam que a amônia liberada na urina fosse o principal fator envolvido na etiologia dessa dermatite, também conhecida nessa época como dermatite amoniacal[11]. Em 1977, Leyden et al.[12] demonstraram, por meio de testes epicutâneos, a inimputabilidade da amônia. A partir dessa observação foram estudadas outras substâncias que entram em contato com a pele na região das fraldas. Sendo assim, como a amônia não é mais considerada fator preponderante na etiopatogenia dessa afecção, a expressão dermatite amoniacal deve ser evitada.

Na década de 1980, Berg[13] propôs um modelo para explicar a forma como vários fatores relacionados com o uso da fralda promovem o desenvolvimento e a progressão dessa dermatite. Nesse modelo, a DFIP é interpretada como o resultado final de uma cascata de eventos, desencadeada inicialmente por lesões no estrato córneo, induzidas por exposição a múltiplos fatores, tais como hiper-hidratação, fricção, temperatura, irritantes químicos, urina e fezes. Após comprometer a barreira cutânea, vários fatores adicionais do mesmo tipo potencializam essas alterações originando um ciclo vicioso vulnerável às infecções por agentes microbianos oportunistas, como *Candida albicans*, que é um agravante frequente[5,8,13-15]. Por isso, no desenvolvimento da dermatite da área da fralda irritativa primária, vários fatores têm de ser considerados, como fraldas, fezes/urina, fricção, hidratação, temperatura, irritantes químicos, substâncias com capacidade sensibilizante e micro-organismos.

Fraldas

Apesar do termo "dermatite da área da fralda", a fralda por si só muito raramente está implicada no desenvolvimento de dermatites de contato irritativas ou alérgicas em crianças[16]. As fraldas descartáveis modernas possuem três camadas:

uma interna que funciona como filtro, uma intermediária com capacidade de absorção de líquidos e, finalmente, uma externa à prova de água. Essa última camada tem um papel fundamental na impermeabilidade da fralda, porém previne a perspiração, o que aumenta a temperatura e a umidade locais. Por outro lado, as fraldas modernas são mais oclusivas, sendo responsáveis pelos casos raros de dermatite de contato alérgica[17]. A fralda ideal, ainda não existente no mercado, deveria ter uma boa capacidade de conter água, permitir um bom arejamento (menos oclusiva) e mudar de cor imediatamente após a criança urinar.

Fezes/Urina

Embora a amônia liberada na degradação bacteriana da ureia urinária não constitua a causa primária da dermatite da área das fraldas, pode atuar como fator agravante em uma pele previamente lesionada. A ureia é convertida por bactérias em amônia, que eleva o pH cutâneo. É provável também que outros produtos resultantes da degradação da urina, ainda não identificados, desempenhem um papel importante no desencadeamento da dermatite. Estudos recentes sugerem que o aumento do pH local eleve a atividade das proteases e das lipases fecais, que são fatores importantes na etiopatogenia da dermatite[13]. Sabe-se ainda que a exposição prolongada da pele à urina aumenta a permeabilidade a substâncias irritantes. As fezes das crianças contêm quantidades consideráveis dessas enzimas digestivas proteolíticas e lipolíticas que, quando em contato prolongado com a superfície cutânea coberta pela fralda, causam alterações importantes na barreira epidérmica. Uma das situações clínicas que evidenciam esse fato é a diarreia, em que o contato com as fezes é prolongado. Outros autores também sugerem um papel importante dos ácidos biliares na etiopatogenia da dermatite[18].

Fricção

A fricção entre duas áreas de pele e da pele com a fralda durante os movimentos da criança, embora não seja um fator dominante, é no mínimo predisponente na gênese da dermatite. Esse fato é apoiado pela predileção dessa dermatite pelas superfícies convexas (genitais, nádegas, parte inferior do abdome e região proximal das coxas) e pelo não acometimento das pregas. Por sua localização peculiar, essa forma de dermatite da área das fraldas é conhecida como "em W"[19].

Hidratação

O ambiente de hiper-hidratação é causado não apenas pelas fraldas, mas também pela ureia urinária e por certas situações clínicas, como febre. Embora as fraldas modernas contenham material absorvente que reduz significativamente a umidade, o ambiente quente e úmido não foi ainda completamente eliminado. A hidratação excessiva é responsável por maceração cutânea que leva, posteriormente, a alterações da função de barreira da epiderme, criando o ambiente ideal para a proliferação de micro-organismos[8].

Temperatura

A fralda dificulta a perspiração da pele subjacente, ocasionando um aumento da temperatura local. Esse aumento leva à vasodilatação e, consequentemente, à inflamação.

Irritantes Químicos

Têm um efeito tóxico direto sobre a pele. Entre eles destacam-se alguns óleos, desodorizantes e conservantes. Com o estabelecimento da dermatite, vários agentes podem determinar maior irritação do quadro, como sabonete, óleos, talco, pomadas, banho de ervas, entre outros[5]. Resíduos químicos ou detergentes de lavagem presentes nas fraldas, sabões ou mesmo alguma loção que tenha sido aplicada diretamente na pele podem também ser considerados substâncias potencialmente irritantes.

Alguns medicamentos sistêmicos podem afetar a motilidade e a flora intestinal, assim como o controle autônomo da urina e das fezes, e outros podem mesmo ser irritantes quando eliminados pelo organismo.

Substâncias com Capacidade Sensibilizante

A dermatite da área das fraldas é, muitas vezes, confundida com a dermatite de contato alérgica às fraldas. Contudo, esta situação é excepcional nos primeiros anos de vida[20]. São muito mais importantes os efeitos irritativos listados anteriormente do que a dermatite de contato por sensibilização aos componentes das fraldas.

Micro-organismos

A pele, quando tem suas barreiras de defesa lesadas por qualquer mecanismo, está sujeita à infecção secundária. A dermatite da área das fraldas não é exceção, e a associação da dermatite com superinfecção por *Candida albicans* e *Staphylococcus aureus*, micro-organismos da flora cutânea e intestinal, bactérias como *Bacillos faecalis, Proteus, Pseudomona* e *Streptococcus*, é achado rotineiro.

A *Candida albicans* contamina frequentemente crianças com dermatite da área das fraldas com evolução de mais de 3 dias, sendo muito raramente isolada nessa região na ausência de dermatite[21,22]. Pode ser encontrada em um percentual que varia de 8 a 77% dos casos[23,24]. Vários estudos sugerem uma forte associação entre a gravidade da dermatite e o número de colônias presente[3,25]. A maioria dos autores acredita que a *C. albicans* invada apenas secundariamente a pele lesada[26-28]; contudo, outros defendem que ela possa desempenhar um papel primário. Apesar de inúmeras bactérias terem sido implicadas no desenvolvimento desse tipo de dermatite, as evidências mais recentes favorecem a infecção pela *C. albicans*.

QUADRO CLÍNICO/DIAGNÓSTICO/EXAMES COMPLEMENTARES

Dermatite da Área das Fraldas Irritativa Primária

A dermatite da área das fraldas caracteriza-se por apresentar eritema brilhante, confluente, com aspecto "envernizado", que varia de intensidade ao longo do tempo. Por vezes, manifesta-se como pápulas eritematosas associadas a edema e ligeira descamação. Atinge, tipicamente, as áreas de maior contato com a fralda ("dermatite em W"), como superfícies convexas de nádegas, coxas, parte inferior do abdome, púbis, grandes lábios e escroto (Figura 7.1). As pregas são poupadas. Quando há candidose simultânea, ocorre intensificação do eritema com lesões pápulo-pustulosas satélites[29]. Quando o eritema começa a melhorar, a pele torna-se enrugada, com aspecto apergaminhado. Em crianças com menos de 4 meses, a primeira manifestação pode ser um ligeiro eritema perianal.

A intensidade das alterações cutâneas da dermatite da área das fraldas varia de leve a grave. Nos casos mais intensos, a erupção pode atingir regiões não cobertas pela fralda. Se não for tratada, ou quando infectada, pode evoluir para maceração e exsudação, formação de pápulas, vesículas ou bolhas, erosão ou ulceração da pele,

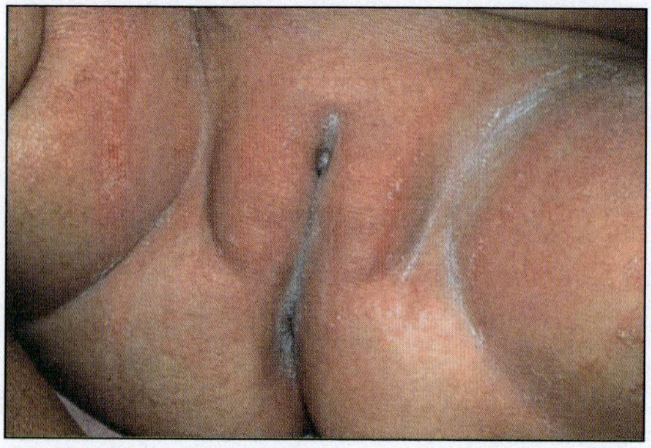

Figura 7.1 Dermatite da área das fraldas irritativa primária. Lesões eritêmato-descamativas, edematosas na região da fralda, poupando pregas.

infecção do pênis, da vulva ou do trato urinário, podendo ocorrer, até mesmo, sinéquias ou cicatrização dos órgãos genitais. A alteração do pH da pele pode desencadear o desenvolvimento de infecções oportunistas de origem bacteriana, fúngica ou viral. Quando associado com síndrome diarreica, o quadro frequentemente tem rápida evolução e é mais intenso[5].

Existem dois subtipos morfológicos menos frequentes de DFIP. Um deles, também conhecido como "dermatite das marés", caracteriza-se por um eritema em faixa, confinado apenas às margens da fralda na área do abdome e das coxas. Esse tipo de dermatite resulta da fricção constante que ocorre na borda da fralda, agravada por ciclos consecutivos de umidade e secagem. O outro subtipo, mais conhecido como dermatite de Jacquet, pseudosifílide de Jacquet ou eritema papuloerosivo sifiloide, é forma clínica incomum e grave da dermatite da área da fralda que se desenvolve pela perpetuação e intensidade do agente agressor, associação de fatores agravantes (irritantes tópicos, fungos) e/ou por manejo inadequado[1,23,30]. É caracterizado por apresentar inicialmente uma fase vésico-erosiva-ulcerativa, seguida por formação de pápulas avermelhadas ou violáceas. As lesões ulceradas têm forma ovalada ou arredondada e com fundo raso (Figura 7.2). Além da área coberta pelas fraldas, pode acometer a região superior das coxas e até as panturrilhas[14,23]. No sexo masculino, pode envolver a glande e o meato urinário, o que pode levar à disúria. Embora seja uma dermatose mais frequente em crianças após os 6 meses de vida, já foi descrita em adultos[31].

O diagnóstico da DFIP é clínico e deve-se realizar exame micológico direto quando o eritema se intensificar, quando houver pústulas satélites ou ocorrer resolução lenta, para se pesquisar contaminação por *Candida*.

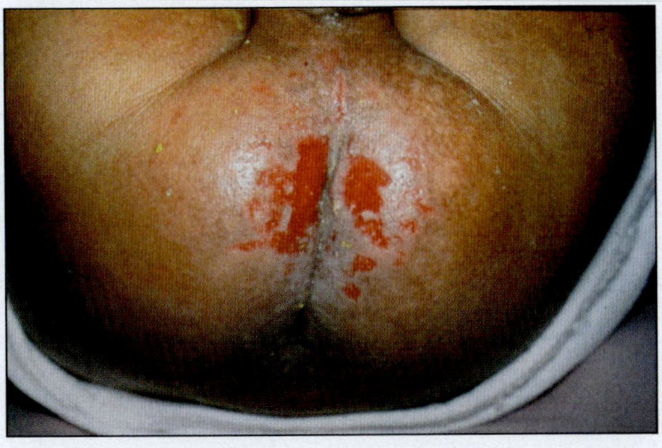

Figura 7.2 Dermatite de Jacquet. Lesões vésico-erosivo-ulcerativas, com ulcerações ovais de fundo raso e de configuração crateriforme, na região das nádegas.

Outras Causas de Dermatite na Área das Fraldas

Outras causas de dermatite da área das fraldas e a caracterização do diagnóstico diferencial com a DFIP estão resumidas no Quadro 7.1.

Quadro 7.1 – Diagnósticos diferenciais de dermatite da área das fraldas

Dermatite	Morfologia	Localização	História
Dermatite irritativa primária	Eritema brilhante, confluente, com aspecto "envernizado" que evolui para pele enrugada, apergaminhada. Por vezes, pápulas eritematosas associadas a edema e ligeira descamação	Superfícies convexas de nádegas, coxas, parte inferior do abdome, púbis, grandes lábios, escroto Poupa as pregas	Evolui por surtos História de diarreia recente Uso de calças plásticas Troca de fraldas pouco frequente
Dermatite de contato alérgica	Eritema, vesículas e exsudação que evoluem para descamação	Superfícies convexas Geralmente complica dermatose irritativa pré-existente Pode haver envolvimento das pregas (principalmente se ocorrer sensibilização a preparações tópicas)	Ausência de resposta clínica aos tratamentos clássicos
Candidose	Eritema vermelho-vivo com descamação periférica ou pústulas satélites Quando envolve os genitais, há eritema confluente em todo o escroto ou nos grandes lábios Muito raramente, presença de reação psoriasiforme cutânea generalizada com pústulas satélites (patogenia desconhecida)	Pregas cutâneas no início e posterior disseminação	Antibioticoterapia prévia Diarreia Pesquisar envolvimento concomitante da cavidade oral
Dermatite seborreica	Placas descamativas, bem delimitadas, tonalidade salmão Presença de escamas graxentas amareladas Pode associar-se à fissuração e à exsudação com formação de crosta	Pregas cutâneas com progressão posterior para as superfícies convexas, envolvimento de couro cabeludo, face, pregas retroauriculares, axilas, pescoço e umbigo	Assintomática; raramente, queixas de prurido Surge após o nascimento (nos primeiros 3 meses – média de 3 a 6 semanas) Geralmente, boa resposta ao tratamento
Dermatite atópica	Semelhante à dermatite irritativa primária Pode associar-se a escoriações, liquenificação e crostas	Lesões de eczema atópico extra-área da fralda (regiões malares, prega antecubital e poplítea)	História familiar de atopia Dermatite crônica Prurido intenso Evolução crônica
Psoríase	Placas eritêmato-descamativas (mais eritematosas do que descamativas) bem delimitadas, de diferentes dimensões A descamação é menos intensa do que em outras áreas do corpo	Superfícies convexas das nádegas e pregas inguinais Quando há acometimento das pregas inguinais, é frequente o envolvimento simultâneo das axilas e do pescoço	Resistência aos tratamentos com corticosteroides de baixa potência História familiar de psoríase ou placas com escama brancoprateada ou envolvimento ungueal

(continua)

Quadro 7.1 – Diagnósticos diferenciais de dermatite da área das fraldas (continuação)

Dermatite	Morfologia	Localização	História
Impetigo bolhoso	Bolhas flácidas, grandes, que surgem em pele aparentemente normal. Após ruptura da bolha, aparecem erosões vermelhas e úmidas com formação posterior de crostas melicéricas. Pode haver disseminação rápida para outros locais do corpo	Múltiplas lesões envolvendo coxas, nádegas e abdome inferior	Início e disseminação agudos
Granuloma glúteo infantil	Nódulos duros, indolores, eritêmato-acastanhados a violáceos com 0,5 a 4 cm O edema duro pode assemelhar-se a linfoma ou sarcoma de Kaposi	Nádegas, face interna das coxas, parte inferior do abdome Também áreas extra-fralda: axilas e pescoço	Evolução de semanas a meses Podem regredir espontaneamente, deixando cicatrizes atróficas
Histiocitose de célula de Langerhans	Pode iniciar com eritema inguinal, semelhante ao da dermatite seborreica. Evolui para formas mais erosivas	Pregas, espaços retroauriculares, couro cabeludo e tronco	Surge nos primeiros anos de vida Resistência aos tratamentos clássicos Pápulas amareladas e eritema descamativo do couro cabeludo e tronco Petéquias e nódulos purpúricos nas palmas e plantas Manifestações sistêmicas: febre, anemia, diarreia, trombocitopenia, hepatoesplenomegalia, linfadenopatia e tumores esqueléticos
Acrodermatite enteropática	Erupção eczematosa vésico-bolhosa ou placas descamativas bem demarcadas: pregas da área da fralda, periocular, perinasal, perioral e extremidades distais. Se houver evolução crônica, poderão surgir liquenificação ou placas psoriasiformes	Periorificial e acral	História familiar, autossômica recessiva Prematuros com alimentação parenteral prolongada Má nutrição Fotofobia, diarreia, alopecia, distrofia ungueal, irritabilidade, apatia
Sífilis congênita	Lesões elevadas, úmidas (condiloma plano), associadas a erosões	Região anogenital	Presente no nascimento ou nos 3 primeiros meses de vida Pode haver erupção eritematosa pápulo-escamosa semelhante à sífilis secundária

Dermatite de contato alérgica

A verdadeira alergia de contato às fraldas pode complicar outro tipo de dermatite pré-existente ou surgir isoladamente. É pouco comum em crianças com menos de 2 anos. Deve-se suspeitar desse diagnóstico quando não se obtém resposta após tratamento adequado. Caracteriza-se por eritema e descamação leves e, eventualmente, vesículas e pápulas. Embora seja pouco habitual, pode ocorrer após contato da pele com determinados alérgenos, tais como parabenos, lanolina, compostos mercuriais e neomicina, ou, ainda, certas substâncias presentes em fraldas descartáveis (p.ex., borrachas), detergentes ou preparações de aplicação tópica. O diagnóstico é clínico e pode ser confirmado por meio de testes de contato.

Candidose

O ambiente úmido e quente produzido pela fralda favorece a proliferação da *C. albicans*. Esta pode penetrar no estrato córneo, ativar a via alternada do complemento e induzir um processo inflamatório[9]. A candidose na área das fraldas tem se tornado cada vez mais comum nas crianças, possivelmente pelo uso mais frequente de antibióticos orais de largo espectro, com subsequente diarreia. O aspecto clínico pode se apresentar como placas eritematosas se estendendo para a genitália, com descamação periférica e pústulas satélites eritematosas ou pequenas pápulas rosadas encimadas por escamas, coalescentes em algumas áreas (Figura 7.3). As regiões perineal anterior, perianal e as dobras geralmente estão envolvidas, o que ajuda a diferenciar a candidose da DFIP. Quando a dermatite se torna crônica ou recorrente, é importante pesquisar infecção por cândida no aparelho

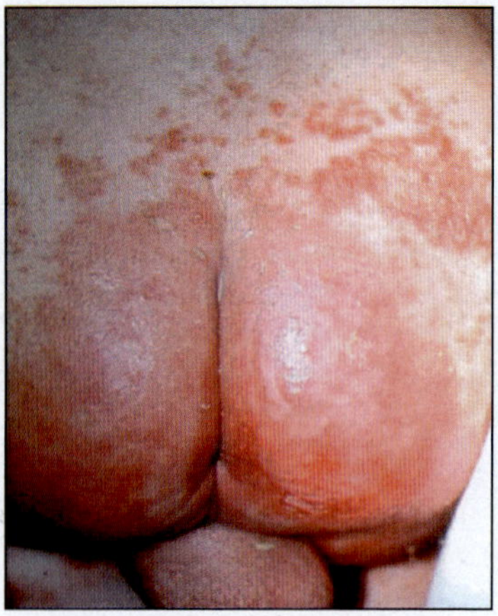

Figura 7.3 Candidose. Placas eritematosas com descamação periférica e pústulas satélites na área da fralda.

digestivo (exame da cavidade oral), vaginite por cândida ou mastite materna. O diagnóstico é clínico e laboratorial por meio do exame micológico direto da lesão, evidenciando pseudo-hifas (colhido na periferia do eritema, na pápula ou na pústula periférica).

Dermatite seborreica

É uma doença inflamatória crônica que acomete frequentemente a área da fralda e se inicia, geralmente, entre 3 e 12 semanas de vida, e raramente ocorre após os 6 meses de idade. Caracteriza-se, clinicamente, por placas eritematosas com escamas graxentas nas áreas intertriginosas (Figura 7.4). Embora atinja preferencialmente as pregas, não apresenta lesões satélites, ao contrário da candidose. O diagnóstico é clínico. A dermatite seborreica tem bom prognóstico, sendo curada, espontaneamente, por volta dos 3 aos 6 meses de idade.

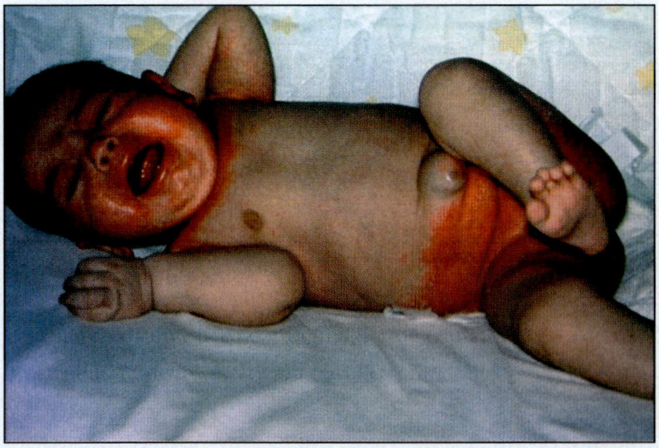

Figura 7.4 Dermatite seborreica. Placas eritematosas com escamas graxentas, principalmente nas áreas intertriginosas.

Dermatite atópica

A dermatite atópica caracteristicamente poupa, na maioria dos casos, a área da fralda, apesar de haver maior suscetibilidade dos atópicos a agentes irritantes. Quando atinge a área da fralda, manifesta-se de forma semelhante à dermatite irritativa primária, mas tende a ser crônica e relativamente refratária ao tratamento. Pode-se observar exsudação e crostas secundárias à infecção por *Staphylococcus aureus*. É frequente encontrar escoriações e liquenificação decorrente de prurido crônico. É importante salientar que os sinais indiretos de prurido, tais como escoriações, não são manifestados antes dos 2 anos. O diagnóstico é clínico.

Psoríase

A psoríase é uma doença rara em crianças. Quando surge no 1º ano de vida, geralmente se inicia na área da fralda. Esse fato deve-se, provavelmente, ao fenômeno de Köebner, isto é, reprodução da lesão em área traumatizada, secundária ao uso da fralda. Clinicamente, as lesões são bem delimitadas, com escamas espessas e micáceas (Figura 7.5). Em grande parte dos casos, não se restringe à área das fraldas, atingindo caracteristicamente as regiões peri e umbilical. O diagnóstico é clínico. Devem-se pesquisar lesões típicas de psoríase em outras localizações habituais da doença, como cotovelos, joelhos, face e couro cabeludo.

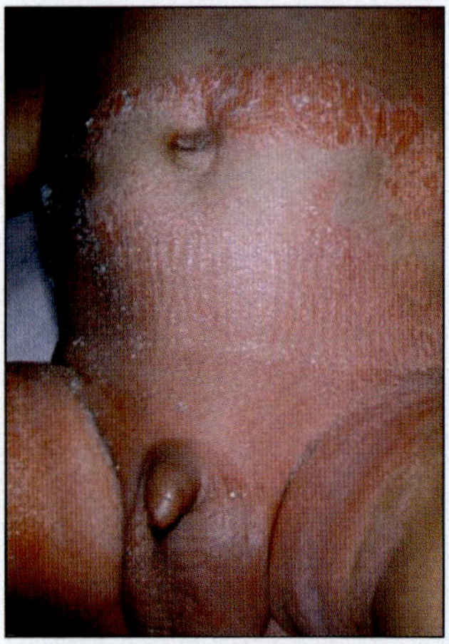

Figura 7.5 Psoríase. Lesões eritêmato-escamosas bem delimitadas, que não se restringem à área das fraldas, atingindo as regiões peri e umbilical.

Sífilis congênita

As lesões na sífilis congênita podem estar presentes ao nascimento ou nos 3 primeiros meses de vida. Na região anogenital pode apresentar máculas, pápulas, bolhas, lesões úmidas semelhantes a verrugas (condiloma plano) e associadas a erosões. Pode, também, ocorrer erupção eritêmato-pápulo-escamosa como as da sífilis secundária. Em muitos casos, há lesões palmoplantares. Dada à incidência crescente da sífilis, sua forma congênita deve ser incluída nos diagnósticos diferenciais da dermatite da área da fralda. O diagnóstico é clínico e laboratorial por meio de exames sorológicos (VDRL/TPHA ou FTAAbs) e, de acordo com o contexto, exames liquóricos e radiológicos.

Acrodermatite enteropática

É doença rara, suspeitada na presença de dermatite persistente e de apresentação atípica na área da fralda. Afecção de herança autossômica recessiva é provocada por deficiência de zinco sérico e caracteriza-se, principalmente, por dermatite de localização acral e periorificial, diarreia e alopecia.

Apresenta-se, clinicamente, como erupção eczematosa vesicobolhosa ou em placas descamativas, bem demarcadas, podendo acometer pregas inguinais, região periocular, perinasal, perioral e extremidades distais (Figura 7.6). Se a evolução for crônica, pode surgir liquenificação ou placas psoriasiformes. Para o diagnóstico, deve-se fazer a dosagem sanguínea de zinco que se mostra sempre baixa. A dosagem diminuída de fosfatase alcalina também auxilia no diagnóstico, pois esta é uma metaloenzima dependente de zinco.

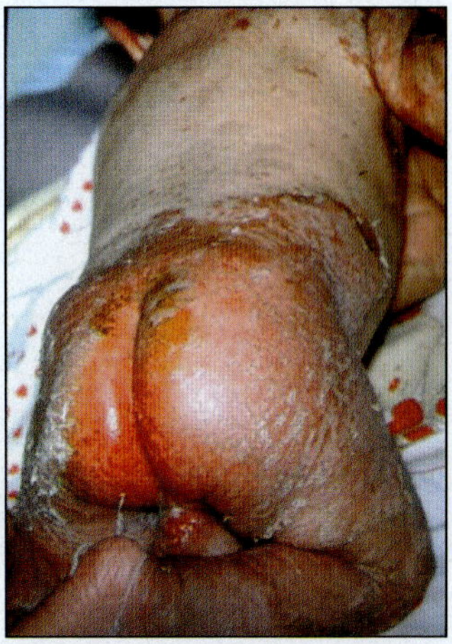

Figura 7.6 Acrodermatite enteropática. Placa eritêmato-descamativa com erosões na região da fralda, estendendo-se para tronco e extremidades distais.

Histiocitose de células de Langerhans (anteriormente denominada doença de Letterer-Siwe)

A histiocitose de células de Langerhans pode se manifestar com acometimento da área da fralda. Embora seja uma doença rara e até fatal, deve ser considerada na presença de uma dermatite de aspecto inicial semelhante ao da dermatite seborreica de difícil tratamento. As lesões caracterizam-se por pápulas eritêmato-acastanhadas ou purpúricas, podendo ter lesões hemorrágicas ou ulceradas (Figura 7.7). Surge geralmente nos primeiros anos de vida, mas também pode se desenvolver em crianças com mais de 3 anos. A biópsia cutânea, com estudo histopatológico e imuno-histoquímico, é fundamental para o diagnóstico.

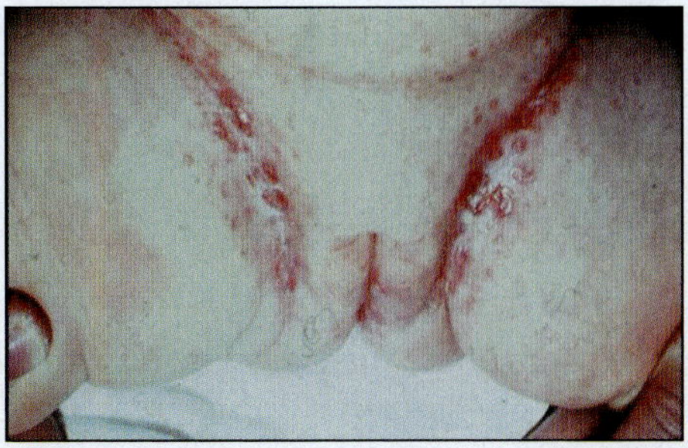

Figura 7.7 Histiocitose de células de Langerhans (Letterer-Siwe). Pápulas eritêmato-purpúricas e lesões ulceradas na região inguinal.

Granuloma glúteo infantil

Dermatose nodular rara que pode ocorrer em uma área de dermatite irritativa primária preexistente ou mesmo após sua resolução. A etiologia é desconhecida, mas pode surgir após tratamento tópico com corticosteroides potentes. Ela pode representar resposta cutânea localizada a processo inflamatório prolongado. Não há evidências da relação entre a gravidade da dermatite da área da fralda e a incidência dessa erupção. Admite-se a participação da *Candida albicans* na patogenia da doença. Caracteriza-se, clinicamente, por um ou vários nódulos ovais, eritêmato-purpúricos nas superfícies convexas da pele, poupando as flexuras (Figura 7.8). O diagnóstico é clínico e histopatológico. Algumas lesões tendem a regredir espontaneamente.

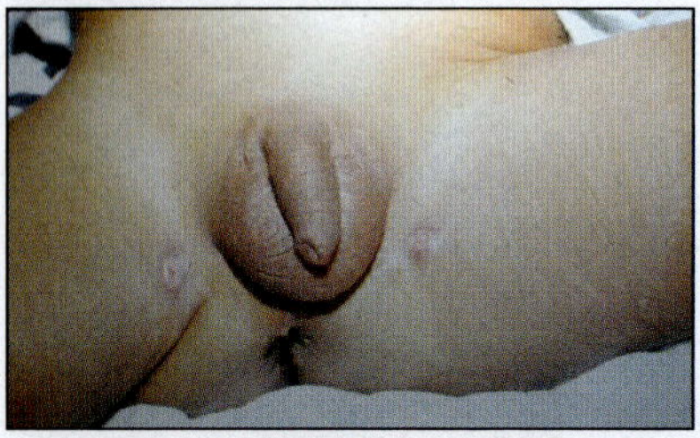

Figura 7.8 Granuloma glúteo infantil. Nódulos ovais, eritêmato-purpúricos nas superfícies convexas, poupando as flexuras.

Impetigo bolhoso

Infecção estafilocócica muito frequente em recém-nascidos. O ambiente úmido e quente da área da fralda constitui um fator predisponente. É causada pelo *Staphylococcus aureus* tipo II, que produz uma toxina epidermolítica responsável pela separação das camadas superiores da epiderme. A lesão inicial é mácula eritematosa e transforma-se em vesicopápula ou mesmo bolha purulenta, geralmente flácida, que se rompe formando erosões. O diagnóstico é, em geral, clínico. Em casos especiais, pode ser feito exame bacterioscópico e de culturas para a identificação do agente causal.

Abuso sexual

Deve-se suspeitar nos casos de condiloma acuminado ou condiloma plano em crianças de qualquer idade. O diagnóstico deve ser firmado com cautela em virtude de suas implicações legais.

PREVENÇÃO E CUIDADOS

Em bebês com DFIP, o mais importante é a prevenção. Para isso, engloba-se um conjunto de medidas que têm como principais objetivos manter essa área seca, limitar a mistura e a dispersão da urina e das fezes, reduzindo o contato delas com a pele, evitar irritação e maceração, preservar a função de barreira cutânea e manter, sempre que possível, um pH ácido[32-34].

A remoção da oclusão ainda é a melhor e mais antiga arma na prevenção e no tratamento. As medidas preventivas incluem eliminação ou minimização de todos os fatores implicados na etiopatogenia dessa entidade. Assim, existem cinco aspectos fundamentais na prevenção da dermatite da área das fraldas: frequência da troca de fraldas; capacidade de absorção das fraldas; controle de infecções; fraldas descartáveis *versus* fraldas de pano; e higiene diária e preparações que devem ser evitadas.

Frequência da Troca de Fraldas

A fralda deve ser trocada, sempre que possível, após a criança defecar ou urinar. Em recém-nascidos, a troca deve ser feita de hora em hora, enquanto nas outras crianças, com 3 a 4 horas de intervalo[7].

Capacidade de Absorção das Fraldas

Hoje em dia, a maioria das fraldas comercializadas contém um material acrílico em gel superabsorvente, eficaz em manter a área da fralda seca e em meio ácido. Algumas fraldas mais modernas são compostas de substâncias capazes de sequestrar líquido em até 80 vezes seu peso molecular, como é o caso do poliacrilato de sódio, que se transforma em gel (geleificação)[35,36]. Contudo, não se deve estimular os pais a manterem a mesma fralda por períodos mais longos. Apesar dessas qualidades, a fralda descartável determina um efeito oclusivo maior do que as fraldas de pano, não conseguindo eliminar o contato pele/fezes[31].

Controle de Infecções

A *C. albicans* contamina, frequentemente, a dermatite da área da fralda. A infecção por essa levedura deve ser considerada e tratada em dermatites com mais de 3 dias de evolução.

Fraldas Descartáveis *versus* Fraldas de Pano

As fraldas descartáveis superabsorventes são as que têm maior capacidade de manter a área da fralda seca[37]. Em três estudos, em que foram comparadas fraldas descartáveis superabsorventes com fraldas de pano, foi demonstrado que as primeiras produzem significativamente menos eritema[38-40] e apresentam menor grau de dermatite. Não foram descritas ainda reações alérgicas ao material absorvente contido nas fraldas descartáveis[37]. Apesar disso, alguns autores dão preferência às fraldas de pano pela menor oclusão que estas provocam[36]. Para diminuir o calor local, as fraldas utilizadas devem ser menores e mais anatômicas.

Higiene Diária e Preparações que Devem ser Evitadas

A higiene da área da fralda com água morna e algodão, sem recorrer a sabonetes, é suficiente na limpeza diária da urina. Para as fezes, sabonetes brandos são recomendados. O uso rotineiro de preparações tópicas para prevenir dermatite da área das fraldas não é necessário para crianças com pele normal. Os aditivos dessas preparações têm o potencial de causar sensibilização de contato, irritação e/ou toxicidade percutânea.

Para evitar a umidade excessiva da zona das fraldas, utilizam-se cremes de barreira ou pastas mais espessas e aderentes, à base de óxido de zinco, dióxido de titânio e amido, ou cremes com dexpantenol que possam minimizar as perdas transepidérmicas de água e diminuir a permeabilidade da pele dessa zona. É importante salientar que os produtos que ficam aderentes não devem ser removidos a cada muda de fralda para não irritarem a pele. Também se aconselha, nos casos mais graves, a colocar vaselina em cima dos cremes de barreira ou das pastas para aumentar os seus efeitos.

Não se sabe se os aditivos presentes em alguns desses cremes de barreira (p. ex., vitaminas) melhoram sua qualidade. Além disso, certos aditivos, conservantes e aromatizantes presentes nos cremes protetores podem ter um efeito de oclusão, levando, indesejavelmente, à dermatite da área das fraldas.

Preparações que devem ser evitadas são as que contêm ácido bórico pelos riscos de toxicidade, além de causar diarreia e eritrodermia, produtos com corantes de anilina que podem levar ao envenenamento e à meta-hemoglobinemia, tratamentos caseiros, com clara de ovo e leite, por seu poder alergênico, e desinfetantes e amaciantes, principalmente os que contenham hexaclorofeno ou pentaclorofenol pelo risco de encefalopatia vacuolar e taquicardia com acidose metabólica, respectivamente.

TRATAMENTO

O tratamento médico da DFIP consiste em medidas simples, ajustadas de acordo com a gravidade e o tipo de dermatite (Quadro 7.2).

A dermatite de grau leve tende a melhorar com trocas muito frequentes de fraldas, limpeza com agentes brandos e água morna e cremes de barreira. Uma pos-

Quadro 7.2 – Resumo do tratamento de dermatite da área da fralda

Grau da dermatite	Tratamento
▪ Dermatite leve	– Trocas muito frequentes de fraldas – Limpeza com agentes brandos e água morna – Cremes de barreira
▪ Dermatite com eritema intenso	– Corticosteroide tópico de baixa potência (creme de hidrocortisona 1% por 2 a 3 dias)
▪ Dermatite com eritema intenso + pústulas	– Suspeitar de infecção por cândida – Creme antifúngico, como nistatina ou miconazol 1%, 2 vezes/dia por 7 a 10 dias
▪ Dermatite com eritema intenso + pústulas + evidência de infecção secundária	– Antibioticoterapia tópica, como neomicina, gentamicina ou mupirocina a 2%
▪ Dermatites graves e prolongadas	– Alcatrões em pomada (controverso)
▪ Piora da dermatite prévia	– Pesquisar os diagnósticos diferenciais, como dermatite atópica, dermatite seborreica, psoríase da área das fraldas e dermatite de contato

sibilidade é o uso de compressas frias com solução de Burow 1:30, até 3 vezes/dia, que confere efeito calmante, antisséptico e secativo[31].

Se o eritema persistir, pode-se associar corticoide tópico de baixa potência, como creme de hidrocortisona a 1%, no máximo 2 vezes/dia por 2 a 3 dias. Corticosteroides fluorados, de potência mais elevada, estão contraindicados pelo risco de atrofia e de estrias. Além disso, o efeito oclusivo da fralda aumenta a potência do corticosteroide aplicado. Deve-se ficar atento também aos efeitos colaterais sistêmicos dessa substância, tendo sido relatadas síndrome de Cushing e hipertensão intracraniana mesmo com os de baixa potência, pois, além da oclusão, a superfície corporal dessa área é significativa[26].

Se a dermatite não melhorar, mantendo eritema intenso e pústulas, deve-se suspeitar de infecção por cândida e, nesse caso, adicionar creme com ação antifúngica, como nistatina a 100.000 U/g ou nitrato de miconazol 1% tópico, 2 vezes/dia por 7 a 10 dias, que se mostram eficazes e seguros[26,29,31].

Em dermatites graves e prolongadas, podem ser utilizados alcatrões em pomada. Em alguns países, como o Brasil, o seu uso é controverso e está contraindicado pelos riscos de carcinogênese.

Antifúngicos orais com ação anticândida (nistatina oral) podem ser necessários em casos especiais, com dermatites de difícil controle, tendo como objetivo principal tratar a colonização intestinal por esse fungo.

Na evidência de infecção secundária, deve ser usada antibioticoterapia tópica, como neomicina, gentamicina ou mupirocina a 2%. Esta, entretanto, não deve ser utilizada em mais de 20% da superfície corporal pelo risco de nefrotoxicidade. Os antibióticos orais podem agravar o quadro por afetar a flora intestinal[31].

Se, apesar do tratamento correto, ocorrer piora da dermatite prévia, devem-se pesquisar os diagnósticos diferenciais já citados, como dermatite atópica, dermatite seborreica, psoríase da área das fraldas e dermatite de contato. O acompanhamento das crianças com dermatite da área das fraldas deve ser regular, além de ser indispensável atenção especial nos períodos diarreicos ou de uso de antibiótico sistêmico.

CONCLUSÕES

A DFIP é a dermatite da área da fralda mais prevalente e, provavelmente a afecção cutânea mais frequente na primeira infância. O uso da fralda ocasiona aumento da temperatura e da umidade locais. A pele se torna mais suscetível à irritação, ocasionada pelo contato prolongado da urina e das fezes. As infecções secundárias por *Candida* ou por bactérias são frequentes. O uso de pós, óleos, sabões e pomadas irritantes agrava o quadro clínico.

A melhor conduta é a prevenção que tem como principal objetivo manter a superfície seca, reduzindo o contato de urina e fezes com a pele. Desse modo, preserva-se a barreira cutânea. O tratamento médico deve compreender medidas simples, ajustadas de acordo com a gravidade e o tipo de dermatite. É importante lembrar os diagnósticos diferenciais, como dermatite atópica, dermatite seborreica, psoríase da área das fraldas e dermatite de contato. O acompanhamento das crianças com dermatite da área das fraldas deve ser regular, e uma atenção especial deve ser dada nos períodos diarreicos ou de uso de antibiótico sistêmico.

REFERÊNCIAS BIBLIOGRÁFICAS

1. Janssen M, Cerqueira AMM, Oliveira JC, Azulay RD. Dermatite das fraldas. An bras Dermatol. 1993;68(2):85-6.
2. Jacquet L. Traité des maladies de l'enfance. In: Grancher J, Comby J, Marfan AB (eds.). Traité des maladies de l'enfance. Paris: Masson, 1904. p.714.
3. Jordan WE, Lawson KD, Berg RW, Franxman JJ, Marrer AM. Diaper dermatitis: frequency and severety among a general infant population. Pediatr Dermatol. 1986;3(3):198-207.
4. Grant WW, Street L, Fearnow RG. Diaper rashes in infancy. Clin Pediatr. 1973;12(12):714-6.
5. Cohen BA. Dermatologia neonatal. Dermatologia pediátrica. São Paulo: Manole; 2000. p.28-9.
6. Jordan WE, Blaney TL. Factors influencing infant diaper dermatitis. In: Maibach HI, Boisits EK (eds.). Neonatal skin: Structure and function. New York: Dekker; 1982. p.205-22.
7. Wolf R, Wolf D, Tuzun B, Tuzun Y. Diaper dermatitis. Clin Dermatol. 2000;18(6):657-60.
8. Zimmerer R, Lawson KD, Calvert CJ. The effects of wearing diapers on skin. Pediatr Dermatol. 1986;3(2):95-101.
9. Leyden JJ. Diaper dermatitis. Dermatol Clin. 1986;4(1):23-8.
10. Nelson WE. Tratado de pediatria. 11ª ed. Rio de Janeiro: Interamericana; 1983.
11. Zahorsky J. The ammoniacal diaper in infants and young children. Am J Dis Child. 1915;10:436-40.

12. Leyden JL, Katz S, Stewart R, Kligman AM. Urinary ammonia and ammonia-producing microorganism in infants with and without diaper dermatitis. Arch Dermatol. 1977;113(12):1678-80.
13. Berg RW, Buckingham KW, Stewart RL. Etiologic factors in diaper dermatitis: the role of urine. Pediatr Dermatol. 1986;3(2):102-6.
14. Atherton DJ, Gennery AR, Cant AJ. The neonate. In: Burns T, Breathnach S, Cox N, Griffiths C. Rook's Textbook of dermatology. 7th ed. London: Blackwell Science; 2004. p. 1-86.
15. Suskind RR. The effects of wetting on cutaneous vulnerability. Arch Environ Health. 1965;11(4): 529-37.
16. Orange AP, de Waard-Van der Spek FB. Comparison of cloth and superabsorvent paper diapers for preventing diaper dermatitis. Eur J Pediatr Dermatol. 1991;1:225-32.
17. Bonifazi E. Napkin dermatitis: causative factors. In: Harper J, Orange A, Prose N (ed.). Textbook of pediatric dermatology. Oxford: Blackwell Sciences; 2000. p.140.
18. Buckingham KW, Bergan RW. Etiologic factors in diaper dermatitis: the role of feces. Pediatr Dermatol. 1986;3(2):107-12.
19. Larrégue M, Gallet P, Rat JP, Bressiuex JM. W-shaped napkin rash in infants. Dermatologica. 1975;151(2):104-12.
20. Noble WC. Microbiology of human skin. In: Rook A (ed.). Major problems in dermatology. 2nd ed. London: Lloyd-Luke Medical Books; 1981. p.330-1.
21. Gokalp A, Aldirmaz C, Oguz A, Gultekin A, Bakici MZ. Relation between the intestinal flora and diaper dermatitis in infancy. Trop Geogr Med. 1990;42(3):238-40.
22. Lopez Martinez R, Ruiz-Maldonado R. Candidiasis in children with diaper rash. Study of 140 cases. Med Cutan Ibero Lat Am. 1982;10(4):225-30.
23. Rodriguez-Poblador J, Gonzalez-Castro U, Herranz-Martinez S, Luelmo-Aguilar J. Jacquet erosive diaper dermatitis after surgery for Hirschsprung disease. Pediatr Dermatol. 1998;15(1):46-7.
24. Rabello FE. Nomenclatura dermatológica. Rio de Janeiro: Glaxo do Brasil S.A.; 1980. p.64.
25. Rebora A, Leyden J. Napkin dermatitis and gastrointestinal carriage of Candida albicans. Br J Dermatol. 1981;105(5):551-5.
26. Casamitjana M, Lopez-Martinez R, Ruiz-Maldonado R, Sanchez Nieto D, Garcia E. Bacteriological and mycological study of diaper dermatitis. Rev Latinoam Microbiol. 1982;24:211-4.
27. Dixon PN, Warin RP, English MP. Role of Candida albicans infection in napkin rashes. Br Med J. 1969;2(5648):23-7.
28. Caputo RV. Fungal infections in children. Dermatol Clin. 1986;4:137-49.
29. Concannon P, Gisoldi E, Phillips S, Grossman R. Diaper dermatitis: a therapeutic dilemma. Results of a double-blind placebo controlled trail of miconazole nitrate 0,25%. Pediatr Dermatol. 2001;18(2):149-55.
30. Thiboutot DM, Beckford A, Mart CR, Sexton M, Maloney ME. Cytomegalovirus diaper dermatitis. Arch Dermatol. 1991;127(3):396-8.
31. Virgili A, Corazza M, Califano A. Diaper dermatitis in an adult. A case of erythema papuloerosive of Sevestre and Jacquet. J Reprod Med. 1998; 43(11):949-51.
32. Gimier P, Juez P. Ciencia cosmética bases fisiológicas y critérios prácticos. Consejo General de Colegios Oficiales Farmacéuticos; 1995.
33. Eichenfield LF, Hardaway CA. Neonatal dermatology. Curr Opin Pediatr. 1999;11(5):471-4.
34. Rocha N, Horta M, Selores M. Terapêutica tópica em dermatologia pediátrica. Nascer e Crescer. 2004;13:215-25.
35. Zeeuw R, Van Praag MCG, Oranje AP. Granuloma gluteale infantum: a case report. Pediatr Dermatol. 2000;17(2):141-3.
36. Wong DL. Diapering choices: A critical review of the issues. Pediatr Nurs. 1992;18(1):41-54.
37. Orange AP. Management of napkin dermatitis. In: Harper J, Orange A, Prose N (eds.). Textbook of Pediatric dermatology. Oxford: Blackwell Sciences; 2000. p.153.

38. Campbell RI, Seymour JL, Stone LC, Milligan MC. Clinical studies with disposable diapers containing absorvent gelling materials: evaluation of effects on infant skin condition. J Am Acad Dermatol. 1987;17(6):978-87.
39. Seymour JL, Keswick BJ, Hanifin JM, Jordan WP, Milligan MC. Clinical effects of diaper types on the skin of normal infants and infants with atopic dermatitis. J Am Acad Dermatol. 1987;17(6):988-97.
40. Wilson PA, Dallas MJ. Diaper performance: maintenance of healthy skin. Pediatr Dermatol. 1990;7(3):179-84.

Miliária 8

Maria Carolina de Abreu Sampaio Miguelez
Zilda Najjar Prado de Oliveira

Após ler este capítulo, você estará apto a:

1. Diagnosticar os tipos de miliária.
2. Identificar os fatores desencadeantes das miliárias.
3. Tratar a miliária.

INTRODUÇÃO

A miliária é uma síndrome de retenção do suor causada pela oclusão transitória do ducto da glândula écrina em diferentes níveis, com a ruptura deste e o extravasamento do suor na pele. É uma afecção benigna muito comum na infância.

EPIDEMIOLOGIA

A miliária acomete principalmente crianças, sendo mais comum em neonatos, embora possa ocorrer em qualquer faixa etária. As lesões geralmente aparecem quando o ambiente está quente e úmido e há repetidos episódios de sudorese.

ETIOLOGIA

A patogênese da miliária ainda não está bem estabelecida. Ela ocorre por obstrução do acrossiríngio com ruptura do ducto e extravasamento do suor na pele ao redor dele. Ainda não está claro o que leva a essa obstrução, mas existem algumas teorias para tentar explicá-la: reação idiossincrática à solução salina hipertônica, disfunção pituitária ou adrenal, ação bacteriana no ducto sudoríparo, edema do estrato córneo e/ou das células epidérmicas do ducto em virtude do excesso de água, depleção lipoide no anel de queratina ao redor do ducto sudoríparo écrino, hiperqueratinização da epiderme que ocorre em algumas doenças ou por medicações e injúrias inespecíficas[1].

A miliária no bebê parece ocorrer por imaturidade das estruturas écrinas, fechamento parcial do ducto écrino e retenção de suor[2].

QUADRO CLÍNICO

A miliária é classificada em quatro tipos, baseada no quadro clínico e histológico: miliária cristalina, miliária rubra, miliária pustulosa e miliária profunda. A morfologia das lesões depende do nível de obstrução do ducto da glândula écrina (Quadro 8.1).

Na miliária cristalina, as lesões localizam-se no estrato córneo e são assintomáticas. Apresentam-se como vesículas superficiais de 1 a 2 mm, translúcidas, que lembram uma gota de água, agrupadas, sobre a pele normal (Figura 8.1). As vesículas rompem-se em poucos dias, deixando uma descamação fina. Aparecem geralmente no 1º mês de vida, principalmente no 6º e 7º dias de vida, sendo raras antes do 4º dia de vida e ao nascimento[3,4]. As lesões localizam-se, preferencialmente, na face, no couro cabeludo, na região cervical e nas axilas[1,5]. A miliária cristalina é

Quadro 8.1 – Resumo das características das diferentes formas de miliária

	Nível de obstrução da glândula écrina	Características das lesões	Localização
Miliária cristalina	Estrato córneo	Vesículas que lembram uma gota de água sobre pele normal	Face, couro cabeludo, região cervical e axilas
Miliária rubra	Epiderme	Pápulas eritematosas ou papulovesículas sobre pele eritematosa	Áreas de atrito e fricção: região cervical, porção superior do tronco e áreas flexurais
Miliária pustulosa	Epiderme	Pústulas	Áreas de atrito e fricção: região cervical, porção superior do tronco e áreas flexurais
Miliária profunda	Junção dermo-epidérmica	Pápulas normocrômicas	Tronco e extremidades

comum nos meses de verão, quando o clima é quente e úmido. Pode ocorrer em bebês colocados em incubadoras após queimadura solar e doença febril.

Na miliária rubra (brotoeja), há obstrução do ducto na epiderme. As lesões são pequenas pápulas eritematosas ou papulovesículas, isoladas e pruriginosas, sobre pele eritematosa (Figura 8.2). Pode haver também a sensação de pinicar ou queimar. Localizam-se principalmente nas áreas de atrito e fricção, como região cervical, porção superior do tronco e áreas flexurais[1,5]. Nos casos mais graves, pode haver hipertermia e quadro de insolação-símile. Ela é comum em bebês e seu pico de acometimento está entre o 11º e o 15º dia de vida[3].

A miliária pustulosa é uma variante da miliária rubra, com lesões pustulosas, superficiais e discretas, que se rompem facilmente (Figura 8.3). Ocorrem nas mesmas localizações típicas da miliária. As pústulas não representam infecção bacteriana, mas podem infectar-se secundariamente.

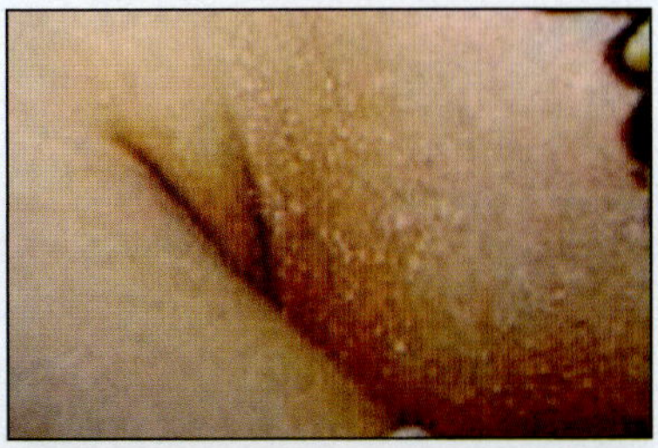

Figura 8.1 Miliária cristalina (cortesia do Dr. Marcello Menta S. Nico).

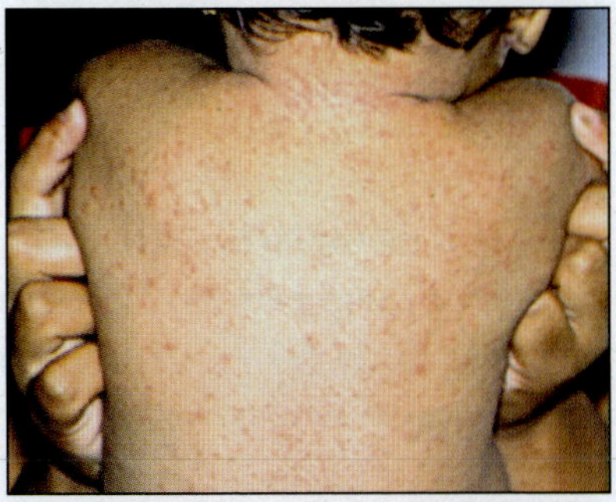

Figura 8.2 Miliária rubra.

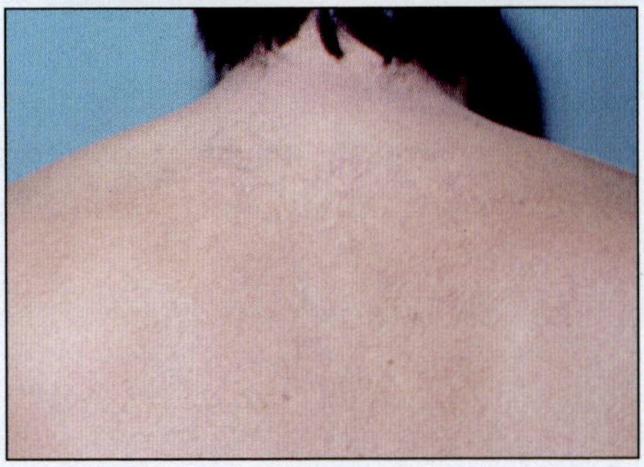

Figura 8.3 Miliária pustulosa.

A miliária profunda geralmente ocorre após episódios recorrentes de miliária rubra. A obstrução do ducto ocorre na junção dermoepidérmica ou abaixo. São pápulas normocrômicas, de 1 a 3 cm, assintomáticas, localizadas principalmente no tronco e também em extremidades, que persistem por algumas semanas. As pápulas aumentam quando há estímulo para sudorese e pode haver hipoidrose ou anidrose local. Lesões disseminadas podem causar hipertermia e hiperidrose compensatória na face e nas axilas. A miliária profunda grave em crianças, em local com clima quente por muitos meses, pode levar à astenia anidrótica tropical, que apresenta sintomas como fraqueza, tontura, náusea, dispneia, taquicardia e aumento da temperatura corporal. A miliária profunda é pouco frequente em recém-nascidos.

DIAGNÓSTICO

O diagnóstico é baseado no quadro clínico e não há necessidade de exames complementares.

TRATAMENTO

Deve-se, basicamente, evitar locais quentes e úmidos. A criança deve tomar banhos mornos ou frios, usar roupas leves, de preferência de algodão, e o ambiente deve ser resfriado. Alguns agentes tópicos podem ser usados, como compressa de solução de Burrow diluída em 1:15 ou 1:30 ou permanganato de potássio em 1:40.000, água boricada (em áreas restritas), loções com mentol, retinoides, costicosteroides, lanolina anidra, entre outros[1,6,7]. Alguns autores sugerem que se evite o uso de agentes irritantes como os queratolíticos[1]. Os costicosteroides tópicos são utilizados na miliária rubra quando há prurido intenso[7]; no entanto, deve-se utilizá-los por curto período pelos riscos de seus efeitos colaterais e para que não acentuem a oclusão pré-existente. Os talcos devem ser evitados pelo risco de aspiração. Romper as vesículas no banho, suavemente, muitas vezes é a única terapêutica necessária.

CONCLUSÕES

A miliária é uma afecção transitória, benigna, causada pela obstrução do ducto das glândulas sudoríparas écrinas. É frequente em crianças, principalmente na sua forma rubra, também conhecida popularmente como brotoeja. O tratamento baseia-se, principalmente, no controle de fatores ambientais.

REFERÊNCIAS BIBLIOGRÁFICAS

1. Feng E, Janniger CK. Miliaria. Cutis. 1995;55:213-6.
2. Straka BF, Cooper PH, Greer KE. Congenital miliaria crystallina. Cutis. 1991;47:103-6.
3. Hidano A, Purwoko R, Jitsukawa K. Statistical survey of skin changes in Japanese neonates. Pediatr Dermatol. 1986;3:140-4.
4. Haas N, Henz BM, Weigel H. Congenital miliaria crystallina. J Am Acad Dermatol. 2002;47:S270-2.
5. Taïeb A, Boralevi F. Common transient neonatal dermatoses. In: Harper J, Orange A, Prose N. Textbook of pediatric dermatology. 2nd ed. Oxford: Blackwell publishing; 2006. p.63-5.
6. Kirk JF, Wilson B, Chun W, Cooper P. Miliaria profunda. J Am Acad Dermatol. 1996;35:854-6.
7. Sampaio SAP, Rivitti EA. Dermatologia. 3ª ed. São Paulo: Artes Médicas; 2007. p.403-18.

Seção IV

Dermatoses eritêmato-escamosas

Dermatite seborreica 9

Ana Cristina Fortes Alves

Após ler este capítulo, você estará apto a:

1. Reconhecer as diversas manifestações clínicas da dermatite seborreica que variam de acordo com a faixa etária.
2. Descrever as doenças que podem estar associadas.
3. Realizar os principais diagnósticos diferenciais dermatológicos.
4. Indicar os diversos tratamentos.

INTRODUÇÃO

A dermatite seborreica (DS) foi descrita por Unna em 1887[1]. É uma doença de etiologia desconhecida que apresenta manifestações clínicas distintas nos lactentes e que, inicialmente, afeta o couro cabeludo e as áreas intertriginosas. A doença acomete igualmente ambos os sexos e é mais comum entre 4 e 6 semanas de vida, mas pode ocorrer até 1 ano de idade. A forma eritrodérmica é geralmente vista primeiro pelos pediatras e depois pelos dermatologistas. Esses pacientes são internados com distúrbios hidroeletrolíticos ou septicemia.

Em crianças maiores e nos adolescentes, a doença não é tão frequente, mas clinicamente assemelha-se à doença do adulto, acometendo a região da glabela, o sulco nasogeniano, a região retroauricular, o couro cabeludo (caspa), os olhos (blefarite), o conduto auditivo externo, o tórax e as regiões de dobras.

ETIOLOGIA E PATOGÊNESE

A etiologia e a patogênese são desconhecidas. Teorias que apontam que a etiologia da DS seria em razão do aumento da atividade das glândulas sebáceas como resultado dos hormônios maternos[2] ou fatores nutricionais, como deficiência de biotina e de ácidos graxos, não foram comprovadas em estudo duplo-cego[3].

Estudos têm relacionado o *Pityrosporum ovale* (*Malassezia furfur*) na possível etiologia da DS infantil[4,5]. O fungo foi detectado na maioria das crianças com dermatite seborreica, mas em apenas alguns dos controles[6]. Estudo recente de 2008 mostrou que a *M. furfur* está relacionada com a dermatite seborreica e considerou que a patogenicidade está associada à produção de indóis. O autor demonstrou que a produção de indóis de *M. furfur* é diferente em pessoas com e sem DS[7].

Como não há diferença clara quanto à quantidade de fungos entre pacientes com DS e controles sadios, é provável que a predisposição para essa doença envolva um tipo de reação imune ou inflamatória. A função de células T pode estar deprimida em pacientes com DS e pode haver aumento no número de células *natural killer* (NK), ou no nível de anticorpos imunoglobulina A e G (IgA e IgG) séricos[8]. Dois estudos mostraram que pacientes com DS não obtiveram aumento dos títulos de anticorpo IgG contra fungos[8,9]. Os autores sugeriram que a DS seja causada por uma reação anormal da pele aos fungos. Há evidência de que existe uma resposta inflamatória envolvida na DS, incluindo um aumento de células NK1+ e CD16+, ativação do complemento e um aumento na produção de interleucinas na pele afetada, comparada à pele normal do paciente e do controle sadio[10].

A DS está associada a imunodeficiências, sendo a mais conhecida a do paciente HIV-positivo ou com aids. Nesses pacientes, a DS acomete entre 34 e 85% dos casos, mais frequentemente que na população geral (de 2 a 4%)[11-14]. A DS nesses pacientes é mais intensa e o acometimento das extremidades é comum[12,13,15-17]. A doença ocorre com qualquer contagem de CD4; entretanto, quanto menor essa contagem, maior será a intensidade e pior a resposta terapêutica[16,18-20]. A melhora da DS com o tratamento retroviral sugere a importância do vírus na etiologia da doença[21].

Outras enfermidades associadas à DS são tensão emocional, quadros neurológicos como siringomielia, poliomielite, lesões do trigêmio[22]. Na doença de Parkinson, especula-se que o aumento da quantidade de sebo na face poderia favorecer o crescimento da *Malassezia furfur*[23,24]. A DS também é frequente em pacientes com distúrbio do humor. Entretanto, não está claro se está associado a um problema neurológico ou se o estilo de vida associado à má higiene é mais importante. Deve-se lembrar que, cada vez mais, observam-se crianças com distúrbios do humor que são acompanhadas por psiquiatra.

QUADRO CLÍNICO

As lesões características da DS são eritêmato-descamativas. O couro cabeludo é a primeira área em que a DS é observada desde os primeiros dias de vida. Manifesta-se como escamas graxentas, amareladas, no vértex, e é denominada "crosta láctea" (Figura 9.1). Perda de cabelo é incomum e o eritema é variável. As pregas retroauriculares são comumente afetadas (Figura 9.2). Na face, o acometimento ocorre principalmente na região central da fronte, na glabela, nas sobrancelhas, na eminência malar, na prega nasolabial e no ouvido externo. A área das fraldas também pode ser afetada com placas eritematosas bem demarcadas e variável grau de descamação. Após alguns dias, *Candida albicans* pode invadir as áreas afetadas, causando maceração e crostas[2].

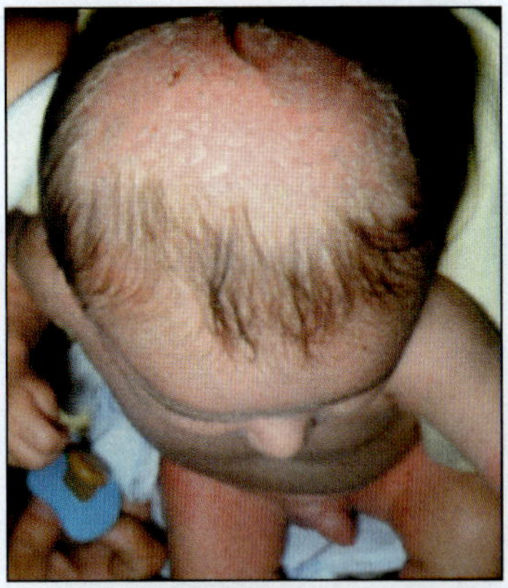

Figura 9.1 Crosta láctea da dermatite seborreica. Placa eritêmato-descamativa com alopecia em couro cabeludo.

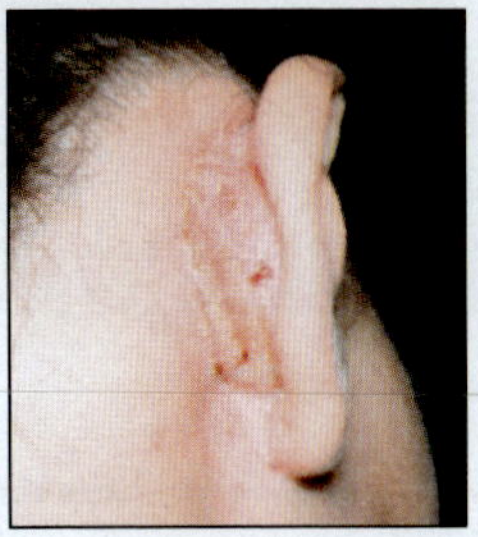

Figura 9.2 Dermatite seborreica. Lesões eritêmato-descamativas retroauriculares.

Outras dobras, como axilar e cervical, podem estar acometidas (Figuras 9.3 e 9.4). As áreas pré-esternal e interescapular podem apresentar placas eritêmato-descamativas. Quando há descamação difusa do couro cabeludo, ela é denominada, popularmente, caspa. Quando ocorre nos cílios, trata-se da blefarite. A forma disseminada, eritrodérmica, é particularmente exclusiva do recém-nascido até os 3 meses de vida (Figura 9.5)[2].

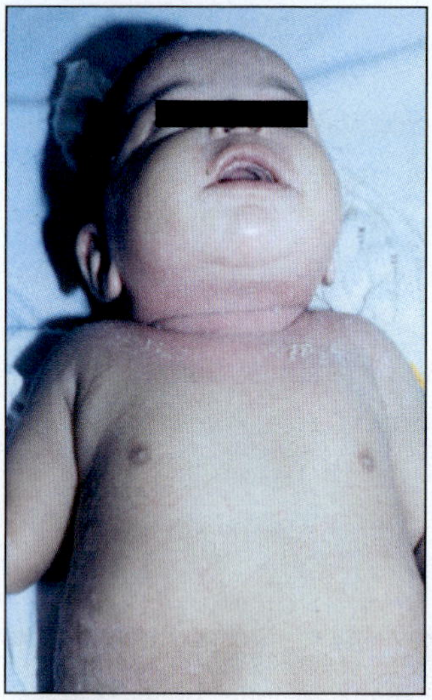

Figura 9.3 Dermatite seborreica. Lesões eritêmato-descamativas disseminadas, mais acentuadas em prega cervical.

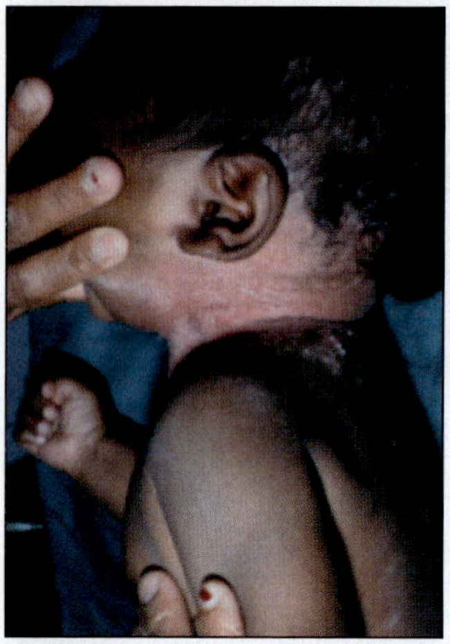

Figura 9.4 Dermatite seborreica. Lesões eritêmato-descamativas em região cervical lateral e posterior.

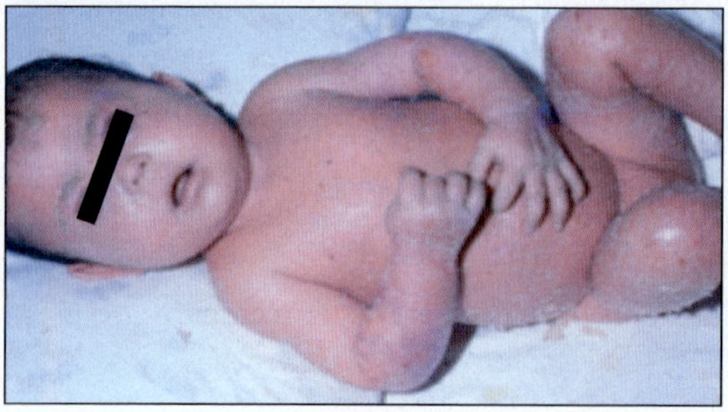

Figura 9.5 Dermatite seborreica generalizada. Lesões eritêmato-descamativas disseminadas pelo corpo.

Apesar de a infecção bacteriana secundária ser rara, quando se manifesta, aparecem pústulas e secreção. Hipopigmentação pós-inflamatória é comum em indivíduos de pele escura. Há melhora em semanas após o controle da DS[2].

EVOLUÇÃO

A DS infantil ou do lactente é geralmente autolimitada, durando de semanas a meses. Em estudo prospectivo, no qual crianças com DS foram re-examinadas 10 anos depois do diagnóstico inicial, o resultado foi que 85% não tinham mais a doença, 8% mantinham a doença e 6% tiveram o diagnóstico modificado para dermatite atópica (DA), provavelmente em virtude da dificuldade de se diferenciar as duas entidades precocemente[25]. Na adolescência, tende a se manifestar novamente, na maioria dos casos, no couro cabeludo.

DIAGNÓSTICO

O diagnóstico geralmente é clínico. A histologia das lesões não é típica e consiste em uma dermatite psoriasiforme com discreta espongiose. Não há marcador laboratorial para essa doença[2].

DIAGNÓSTICO DIFERENCIAL

A DS pode ser confundida com diversas doenças que serão discutidas a seguir.

Dermatite Atópica

A DA é o diagnóstico diferencial que deve ser feito de acordo com características clínicas das lesões e sua evolução (Figura 9.6). No Quadro 9.1, estão listadas as diferenças entre essas duas afecções[2,26,27].

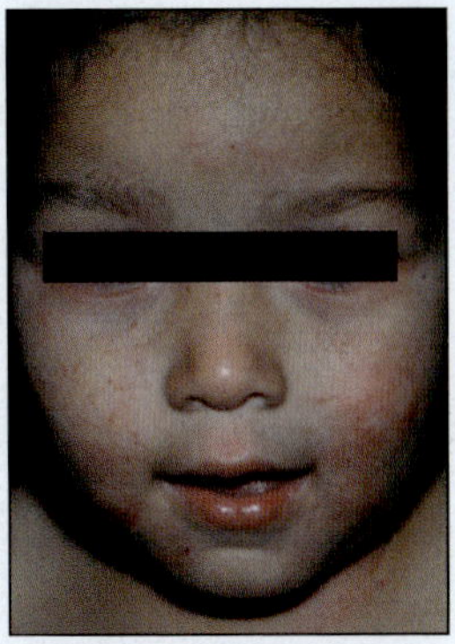

Figura 9.6 Dermatite atópica. Lesões eczematosas em regiões malares e fronte que poupam o centro da face.

Quadro 9.1 – Diferenciação clínica entre dermatite seborreica e dermatite atópica[2]

Clínica	Dermatite seborreica	Dermatite atópica
■ Idade do aparecimento	Geralmente, no 1º mês de vida	Após o 3º mês de vida
■ Evolução	Autolimitada, responde ao tratamento	Responde ao tratamento, mas geralmente recidiva
■ Distribuição	Couro cabeludo (crosta láctea, graxenta), região centrofacial, orelhas, retroauricular, pescoço, axilas, área das fraldas (dobras)	Couro cabeludo (crosta seca), região malar, tronco, extremidades, área das fraldas
■ Prurido	Incomum	Sempre presente
■ Hidratação da pele	Normal	Seca (xerose), podendo associar-se à ictiose vulgar

Dermatite da Área das Fraldas

A dermatite da área das fraldas é um termo usado para se referir a erupções causadas diretamente pelo uso das fraldas. A incidência e a morfologia das lesões mudam de acordo com o tipo de fralda. As fraldas de pano não têm o poder de absorção das fraldas descartáveis, que atualmente são muito utilizadas. A parte externa é formada por polietileno à prova d'água. A parte interna contém um gel absorvente que absorve 80 vezes o seu peso em líquido, diminuindo, portanto, a umidade da pele. Mesmo assim, se não houver troca frequente da fralda, eritema e descamação podem ocorrer nessa área. O tratamento consiste primordialmente no aumento do número de trocas de fralda. Utilizam-se corticosteroide não fluorado de baixa potência e cremes de barreira[2].

Candidose

A candidose é uma doença fúngica causada pela *Candida albicans* que costuma ocorrer em ambiente úmido. Na área das fraldas, caracteriza-se pela presença de lesões eritematosas cobertas por secreção branca, associadas a lesões satélites (ao redor). O uso de antibiótico sistêmico e outras doenças da área como DS e dermatite das fraldas podem favorecer o crescimento do fungo nessa área. O tratamento consiste em uso de antifúngicos tópicos, tais como nistatina, clotrimazol, cetoconazol e isoconazol, de 2 a 3 vezes por dia. O uso da nistatina tópica, juntamente com a oral, não traz maior benefício do que apenas o seu uso tópico. A utilização concomitante de hidrocortisona creme a 1% por curto período, como agente anti-inflamatório, pode ajudar na cicatrização mais rápida[28-30].

Dermatofitose

A dermatofitose (ou tinha) pode ser confundida clinicamente com a DS quando esta assume aparência figurada. O exame micológico direto com hidróxido de potássio (KOH) a 10% com a identificação de fungos dermatófitos confirma o diagnóstico de tinha. O tratamento é com antifúngico tópico.

Psoríase

A psoríase pode ser o diagnóstico diferencial mais difícil. Geralmente, inicia-se na área das fraldas como uma placa eritematosa recoberta por escama, bem delimitada e persistente. As lesões podem se disseminar pelo corpo sendo que as da área da fralda, por sofrer efeito do fenômeno de Köebner (trauma constante que reproduz a lesão da doença), costumam melhorar apenas com a retirada da fralda[2] (Figura 9.7).

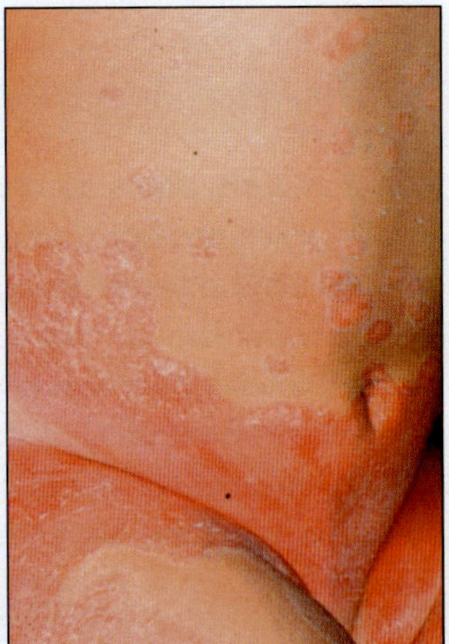

Figura 9.7 Psoríase. Lesões eritêmato-descamativas com bordas bem delimitadas, mais acentuadas na área das fraldas.

Histiocitose de Células de Langerhans

A histiocitose de células de Langerhans (ou doença de Letterer-Siwe) apresenta lesões localizadas em áreas seborreicas, como couro cabeludo, retroauricular e área das fraldas. No entanto, as lesões ulcerativas, hemorrágicas com petéquias, atróficas e persistentes são características que as diferenciam da DS. O acometimento ungueal, com presença de onicólise, hiperqueratose subungueal com hemorragias nos dedos das mãos e dos pés, deve ser valorizado como um sinal precoce da doença[31]. Podem ocorrer lesões na orofaringe, com acometimento da gengiva, do palato e da região periodontal.

A biópsia de pele, para o exame anatomopatológico e microscopia eletrônica, contribui para o diagnóstico diferencial. Confirmado o diagnóstico de histiocitose de células de Langerhans cutânea, deve ser feita a investigação do envolvimento sistêmico. O mais frequente são lesões ósseas, exoftalmo e diabete insípido. O acometimento linfonodal é visto em uma porcentagem alta nesses pacientes. Invasão do fígado, do baço e do sistema nervoso central (SNC) pode ocorrer, levando à falência do órgão[32,33].

Doença de Leiner

A doença de Leiner é uma doença rara que tem lesões semelhantes às da DS eritrodérmica, associada à diarreia, à perda de peso e ao retardo no desenvolvimento. Essa doença ocorre em virtude de imunodeficiência, podendo haver deficiência de complemento[2].

Acrodermatite Enteropática

A acrodermatite enteropática (AE) é uma doença rara, hereditária, causada pela deficiência na absorção do zinco do trato gastrointestinal. É caracterizada por dermatite acral e periorificial, alopecia e diarreia (Figuras 9.8 e 9.9). Os sintomas geralmente iniciam-se após a interrupção do aleitamento materno e a introdução do leite artificial. As lesões periorificiais podem ser semelhantes às da DS quando ocorre na área das fraldas. A dosagem do zinco sérico, estando baixa, faz o diagnóstico da doença. O tratamento consiste na reposição oral de zinco[34]. Deficiência de riboflavina, biotina e piridoxina tem sido relatada com erupções dermatite seborreica-*like*[35].

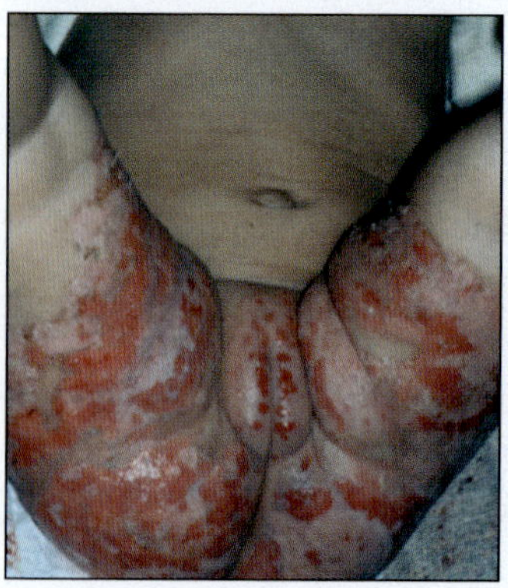

Figura 9.8 Acrodermatite enteropática. Lesões eritêmato-descamativas e exulceradas predominantes na área das fraldas.

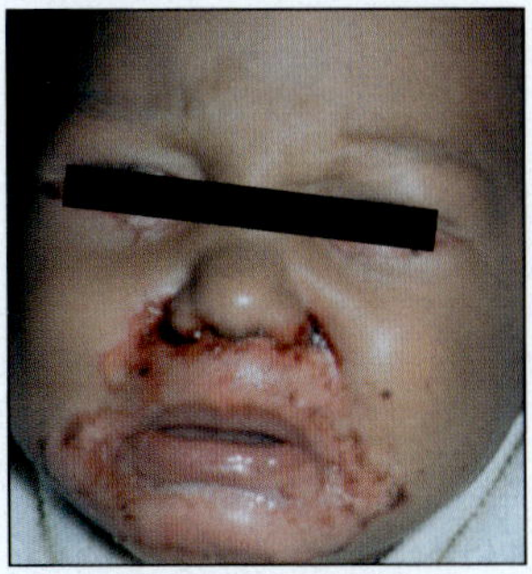

Figura 9.9 Acrodermatite enteropática. Lesões eritêmato-descamativas exulceradas periorificiais.

TRATAMENTO

Em virtude da evolução benigna da DS infantil, um tratamento gradual e cauteloso deve ser instituído, seguindo as opções listadas no Quadro 9.2[36-39].

Quadro 9.2 – Opções terapêuticas para a dermatite seborreica infantil[36-39]

Medicação	Modo de usar	Notas
■ Vaselina/óleo mineral/ óleo de amêndoa	Aplicar diariamente	Amolece as escamas, facilitando a remoção com escova macia
■ Xampu contendo *Liquor carbonis* 5 a 20%	Usar várias vezes na semana	Usar quando o xampu infantil não funcionar Seguro, mas potencialmente irritante
■ Cetoconazol 2% creme ou xampu	Creme: aplicar no couro cabeludo 3 vezes por semana Xampu: aplicar, deixar agir por 3 minutos e enxaguar Usar 3 vezes por semana	Pequeno estudo[39] mostrou que não ocorre absorção sistêmica da droga nem alteração hepática após 1 mês de uso
■ Hidrocortisona 1% creme	Aplicar em dias alternados ou diariamente por 3 a 5 dias	A área de aplicação deve ser limitada para que não ocorram absorção sistêmica e supressão adrenal

Inibidores tópicos da calcineurina (tacrolimo pomada – Protopic® ou pimecrolimo creme – Elidel®), aplicados 1 vez ao dia, têm atividade anti-inflamatória, sem risco de atrofia cutânea, que ocorre com os corticosteroides tópicos. São boas opções quando há acometimento de face e orelhas. Entretanto, o efeito terapêutico não é rápido, necessitando de 1 semana de tratamento. Podem ser uma opção terapêutica para crianças com mais de 6 meses (pimecrolimo) e entre 2 e 12 anos (tacrolimo 0,03%) e com mais de 12 anos (tacrolimo 0,1%)[40-44].

CONCLUSÕES

A dermatite seborreica é uma dermatose muito frequente, de etiologia ainda desconhecida. O quadro clínico é muito característico, correlacionando-se com a idade da criança. O curso é geralmente crônico. Existem várias modalidades terapêuticas eficazes para o controle da doença.

REFERÊNCIAS BIBLIOGRÁFICAS

1. Unna PG. Seborrhoeae eczema. J Cutan Dis. 1887;5:499.
2. Krafchik BR. Eczematous disorders in textbook of neonatal dermatology. 1st ed. New York. W.B. Saunders Company; 2001. p. 241-58.
3. Erlichman M, Goldstein R, Levi E, Greenberg A, Freier S. Infantile flexural seborroeic dermatitis. Neither biotin nor essential fatty acid deficiency. Arch Dis Child. 1981;56(7):560-2.
4. Ruiz-Maldonado R, Lopez-Matinez R, Perez Chaveriea EL, Rocio Castañón L, Tomayo L. Pityrosporum ovale in infantile seborrheic dermatitis. Pediatr Dermatol. 1989;6(1):16-20.
5. Tollesson A, Frithz A, Stenlund K. Malassezia furfur in infantile seborrheic dermatitis. J Am Acad Dermatol. 1993;28(6):957-61.
6. Broberg A, Faergemann J. Infantile seborrheic dermatitis and Pityrosporum ovale. Br J Dermatol. 1989;120(3):359-62.
7. Gaitanis G. AhR ligands, malassezin, and indole[3,2-b]carbazole are selectively produced by Malassezia furfur strains isolated from seborrheic dermatitis. J Invest Dermatol. 2008;128(7):1620-5.
8. Bergbrant IM, Johansson S, Robbins D, Scheynius A, Faergemann J, Soderstrom T. An immunological study in patients with seborrhoeic dermatitis. Clin Exp Dermatol. 1991;16(5):331-8.
9. Parry ME, Sharpe GR. Seborrheic dermatitis is not caused by an altered immune response to Malassezia yeast. Br J Dermatol. 1998;139(2):254-63.
10. Faergemann J, Bergbrant IM, Dohse M. Seborrheic dermatitis and Pityrosporum (Malassezia) folliculitis: characterization of inflammatory cells and mediators in the skin by immunohistochemistry. Br J Dermatol. 2001;144(3):549-56.
11. Berger S, Stoner MF, Hobbs ER, Hayes TJ, Boswell RN. Cutaneous manifestations of early human immunodeficiency virus exposure. J Am Acad Dermatol. 1988;19(2Pt1):298-303
12. Garman ME, Ruring SK. The cutaneous manifestations of HIV infection. Dermatol Clin. 2002;20(2):193-208.
13. Marino CT, McDonald E, Romano JF. Seborrheic dermatitis in acquired immunodeficiency syndrome. Cutis 1991;48(3):217-8.
14. Matis WL, Triana A, Shapiro R, Eldred L, Polk BF, Hood AF. Dermatologic findings associated with human immunodeficiency virus infection. J Am Acad Dermatol. 1987;17(5Pt1):46-51.
15. Eisenstat BA, Wormser GP. Seborrheic dermatitis and butterfly rash in AIDS [letter]. N Engl J Med 1984;311(3):189.
16. Mathes BM, Douglass MC. Seborrheic dermatitis in patients with acquired immunodeficiency syndrome. J Am Acad Dermatol. 1985;13(6):947-51.
17. Soeprono FF, Schinella RA, Cockerell CJ, Comite SL. Seborrheic-like dermatitis of acquired immunodeficiency syndrome: a clinicopathologic study. J Am Acad Dermatol. 1986;14(2Pt1):242-8.
18. Alessi E, Cusini M, Zerboni R. Mucocutaneous manifestations in patients infected with human immunodeficiency virus. J Am Acad Dermatol. 1988;19(2Pt1):290-7.
19. Morar N, Dlova N, Gupta AK, et al. Erythroderma: a comparison between HIV positive and negative patients. Int J Dermatol. 1999;38(12):895-900.
20. Wiwanitkit V. Prevalence of dermatological disorders in Thai HIV-infected patients correlated with different CD4 lymphocyte count statuses: a note on 120 cases. Int J Dermatol. 2004;43(4):265-8.
21. Dunic I, Vesic S, Jevtovic DJ. Oral candidiasis and seborrheic dermatitis in HIV-infected patients on highly active antiretroviral therapy. HIV Med. 2004;5(1):50-4.

22. Sampaio SAP, Rivitti EA. Erupções eritêmato-escamosas in Dermatologia. 3ª ed. São Paulo. Ed. Artes Médicas; 2007. p. 227-46.
23. Cowley NC, Farr RM, Shuster S. The permissive effect of sebum in seborrhoeic dermatitis: an explanation of the rash in neurological disorders. Br J Dermatol. 1990;122(1):71-6.
24. Burton JL, Cartlidge M, Cartlidge NEF, Shuster S. Sebum excretion in Parkinsonism. Br J Dermatol. 1973;88(3):263-6.
25. Mimouni K, Mukamel M, Zeharia A, Mimouni M. Prognosis of infantile seborrheic dermatitis. J Pediatr. 1995;127(5):744-6.
26. O'Connor NR, McLaughlin MR, Ham P. Newborn Skin: Part I. Common Rashes. Am Family Physician. 2008;77(1):47-52.
27. Williams ML. Differential diagnosis of seborrheic dermatitis. Pediatr Rev. 1986;7(7):204-11.
28. Beare JM, Cheeseman EA, Mackenzie DW. The association between Candida albicans and lesions of seborrhoeic eczema. Br J Dermatol. 1968;80(10):675-81.
29. Hoppe JE. Treatment of orofaryngeal candidiasis and candidal diaper dermatitis in neonatal and infants: review and reappraisal. Pediatr Infect Dis J. 1997;16(9):885-94.
30. Munz D, Powell KR, Pia CH. Treatment of candidal diaper dermatitis: a double-blind placebo-controlled comparison of topical nystatin plus oral nystatin. J Pediatr. 1982;101(6):1022-5.
31. Mataix J .Nail changes in Langerhans cell histiocytosis: a possible marker of multisystem disease. Pediatr Dermatol. 2008;25(2):247-51.
32. Esterly NB, Maurer HS, Gonzalez-Crussi F. Histiocytosis X: a seven-year experience at chidren's hospital. J Am Acad Dermatol. 1985;13(3):481-96.
33. Munn S, Chu AC. Langerhans cell histiocytosis of skin. Hematol Oncol Clin North Am. 1998;12(2):269-86.
34. Perafan-Riveros C, França LF, Alves ACF, Sanches JA Jr. Acrodermatitis enteropathica: case report and review of the literature. Pediatr Dermatol. 2002;19(5):426-31.
35. Brenner S, Horwitz C. Possible nutrient mediators in psoriasis and seborrheic dermatitis. II. Nutrient mediators: essential fatty acids; vitamins A, E and D; vitamins B1, B2, B6, niacin and biotin; vitamin C selenium; zinc; iron. World Rev Nutr Diet. 1988;55:165-82.
36. Janniger CK. Infantile seborrheic dermatitis: an approach to cradle cap. Cutis. 1993;51(4):233-5.
37. Taieb A, Legrain V, Palmier C, Lejean S, Six M, Maleville J. Topical ketoconazole for infantile seborrhoeic dermatitis. Dermatologica. 1990;181(1):26-32.
38. Cohen S. Should we treat infantile seborrhoeic dermatitis with topical antifungals or topical steroids? Arch Dis Child. 2004;89(3):288-9.
39. Brodell RT, Patel S, Venglarcik JS, Moses D, Gemmel D. The safety of ketoconazole shampoo for infantile seborrheic dermatitis. Pediatr Dermatol. 1998;15(5):406-7.
40. Meshkinpour A, Sun J, Weinstein G. An open pilot study using tacrolimus ointment in the treatment of seborrheic dermatitis. J Am Acad Dermatol. 2003;49(1):145-7.
41. Nakagawa H, Etoh T, Yokota Y, Ikeda F, Hatano K, Teratani N, et al. Tacrolimus has antifungal activities against Malassezia furfur isolated from healthy adults and patients with atopic dermatitis. Clin Drug Investig. 1996;12:244-50.
42. Warshaw EM, Wohlhuter RJ, Liu A, Zeller SA, Wenner RA, Bowers S, et al.Results of a randomized, double-blind, vehicle-controlled efficacy trial of pimecrolimus cream 1% for the treatment of moderate to severe facial seborrheic dermatitis. J Am Acad Dermatol. 2007;57(2):257-64.
43. Paller AS. Use of nonsteroidal topical immunomodulators for the treatment of atopic dermatitis in the pediatric population. J Pediatr. 2001;138(2):163-8.
44. Rigopoulos D, Ioannides D, Kalogeromitros D, Gregoriou S, Katsambas A. Pimecrolimus cream 1% vs. beta-methasone 17-valerate 0.1% cream in the treatment of seborrheic dermatitis. A randomized open-label clinical trial. Br J Dermatol. 2004;151(5):1071-5.

10 Psoríase

Luciana Maragno
Marcelo Arnone
Ricardo Romiti
Maria Denise Fonseca Takahashi

Após ler este capítulo, você estará apto a:

1. Compreender os mecanismos fisiopatológicos envolvidos na psoríase.
2. Identificar as principais formas clínicas da psoríase na infância.
3. Avaliar o paciente com psoríase quanto à possibilidade de comprometimento do couro cabeludo, das unhas e do sistema ósteo-articular.
4. Escolher o melhor tratamento a ser empregado na psoríase da infância, de acordo com a gravidade do quadro e a forma clínica apresentada.

INTRODUÇÃO

A psoríase é uma doença inflamatória, imunologicamente mediada, recorrente e de caráter universal. Caracteriza-se pela presença de lesões eritêmato-descamativas na pele, podendo ser acompanhada de comprometimento articular. Corresponde a 4% de todas as dermatoses observadas em doentes com menos de 16 anos[1].

EPIDEMIOLOGIA

Embora a psoríase seja uma dermatose frequente entre as crianças, a verdadeira prevalência nessa faixa etária é desconhecida[2]. Estima-se que entre 25 e 45% dos casos de psoríase possam iniciar seu curso antes dos 16 anos e, destes, em cerca de 2% dos casos antes dos 2 anos[3]. Estudos atuais indicam que ambos os gêneros são afetados igualmente[4,5].

A história familiar na psoríase, em especial na faixa etária pediátrica, assume grande importância. Entre os pacientes que desenvolvem psoríase na infância, 49% apresentam familiares de 1º grau afetados pela doença[6].

PATOGÊNESE

Apesar dos avanços na última década, a causa da psoríase permanece desconhecida. Trata-se de uma doença inflamatória crônica de pele e articulações, imunomediada e com predisposição poligênica. Na patogenia, há uma aceleração do ciclo germinativo da epiderme, com aumento das células em proliferação e encurtamento no tempo de renovação celular. Também há, além de anormalidades bioquímicas, imunológicas e vasculares, uma relação não compreendida com o sistema nervoso.

No passado, considerava-se o distúrbio dos queratinócitos como a base etiopatogênica da psoríase; entretanto, atualmente, sabe-se tratar uma alteração inicialmente imunológica, mediada preferencialmente pela resposta Th1[4,6-9]. Acredita-se que a hiperproliferação dos queratinócitos se deva a um aumento da quantidade de fator de crescimento epidérmico (EGF), de fator de crescimento e de transformação alfa (TGF-alfa) e da participação de citoquinas pró-inflamatórias, como a interleucina 1 (IL-1), interleucina 6 (IL-6) e o interferon gama (IFN-gama), que atuariam como mitógenos para essas células. Outro mecanismo implicado seria a falha na resposta dos queratinócitos a citoquinas inibitórias, como o IFN-gama, o fator de necrose tumoral alfa (TNF-alfa) e o fator de crescimento e transformação beta (TGF-beta), produzidas por linfócitos CD8[10].

O componente genético envolvido na etiologia da psoríase pode ser evidenciado através de estudos sobre incidência familiar, incidência de casos na prole, grau de concordância entre gêmeos e identidade de antígenos de histocompatibilidade (HLA). Múltiplos HLA têm sido associados à psoríase, especialmente, HLA-Cw6, HLA-B13, HLA-B17, HLA-B37, HLA-DR7, HLA-B46, HLA-B57, HLA-Cw1 e HLA-DQ9. Estudos recentes revelam *loci* de suscetibilidade denominados *psors*, localizados nos cromossomos 6p, 17q, 4q, e 1q[4,5,11,12].

Fatores ambientais participam no desencadeamento e/ou agravamento da psoríase; dentre eles trauma cutâneo, infecções (estreptococo B-hemolítico, HIV), drogas (lítio, betabloqueadores, inibidores da enzima de conversão da angiotensina, antimaláricos, anti-inflamatórios não hormonais), vacinação, fatores psicogênicos/emocionais, distúrbios endócrinos e metabólicos, tabagismo, abuso de álcool e variações climáticas[10,13].

MANIFESTAÇÕES CLÍNICAS

As lesões caracterizam-se por pápulas e placas eritematosas, bem delimitadas, de tamanhos variados e com descamação prateada, dispostas, frequentemente, de maneira simétrica (Figura 10.1). Na infância, a psoríase pode apresentar características atípicas, cursando com placas eritematosas únicas ou pouco numerosas, ligeiramente descamativas, que acometem áreas insólitas, tais como as regiões periorbitária, perioral ou genital, dificultando o diagnóstico[14-16] (Figuras 10.2, 10.3, 10.4, 10.5, 10.6 e 10.7).

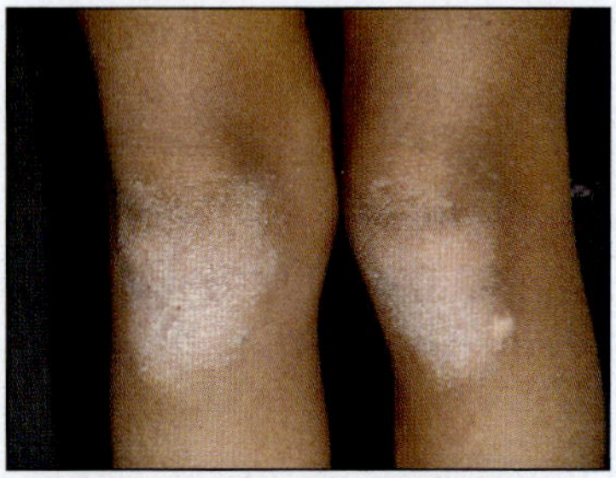

Figura 10.1 Lesões simétricas nas faces extensoras dos joelhos.

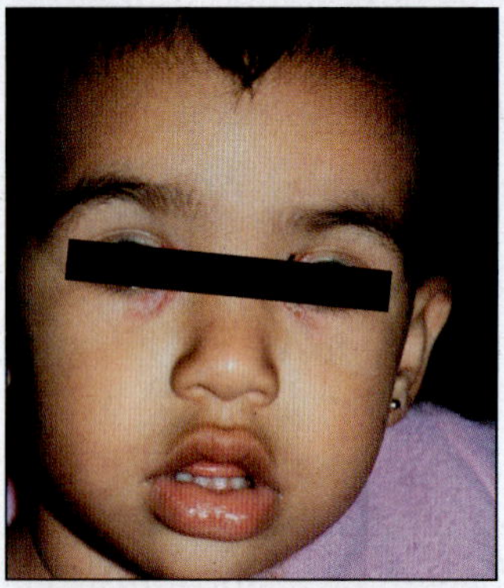

Figura 10.2 Lesões nas regiões periorbitárias.

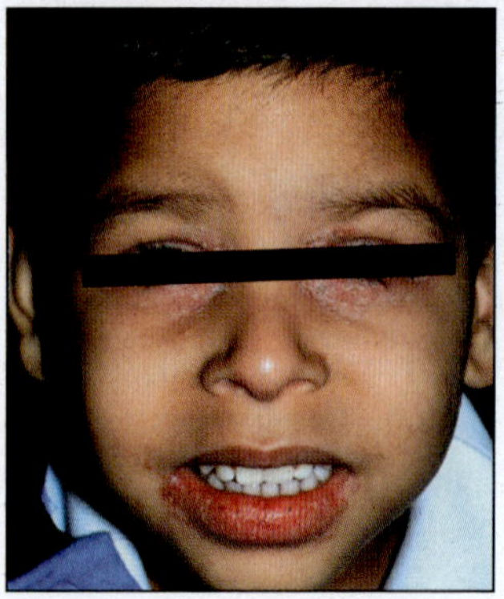

Figura 10.3 Lesões na face, nas regiões periorificiais.

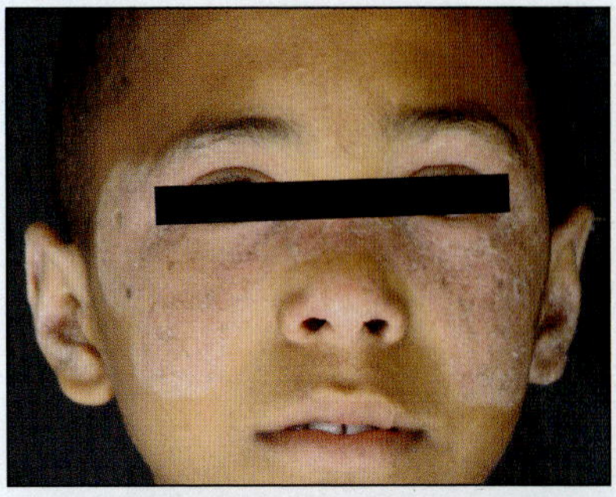

Figura 10.4 Lesões nas regiões periorbitárias.

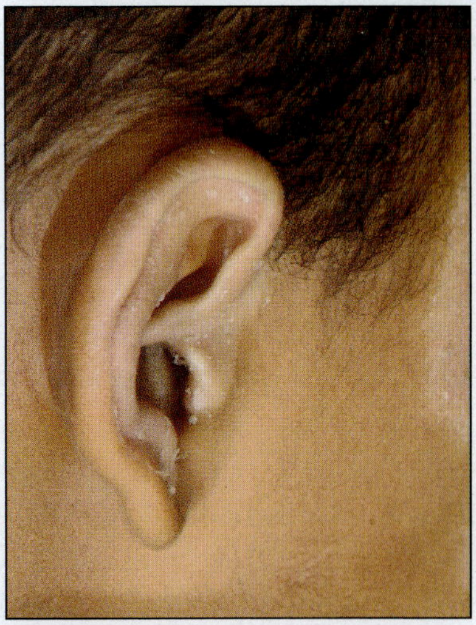

Figura 10.5 Lesões na face, nas regiões periorificiais.

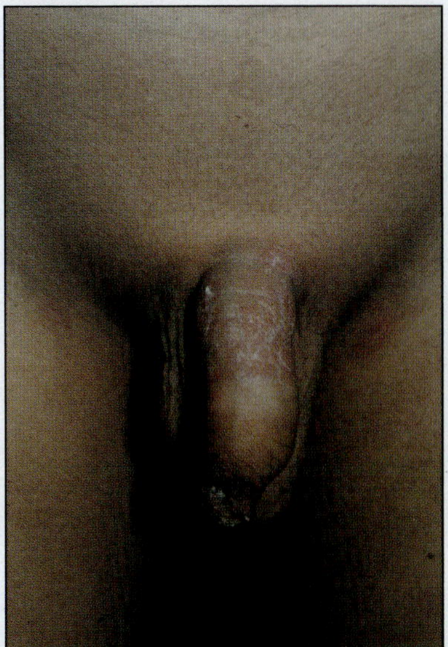

Figura 10.6 Lesões na região genital.

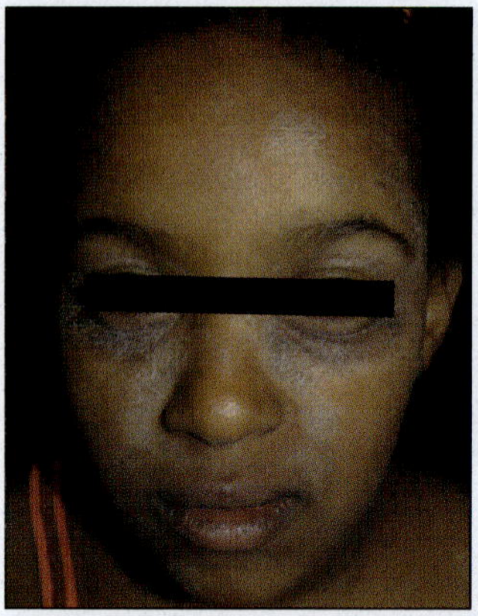

Figura 10.7 Lesões nas regiões periorbitárias.

As lesões acometem, frequentemente, o couro cabeludo, seguido da superfície extensora das extremidades e do tronco. O acometimento da face, das mãos, dos pés, da genitália e das áreas flexurais, inclusive a periumbilical, também é mais comum em crianças[6,17] (Figura 10.8).

O acometimento do couro cabeludo com escamas brancas, aderentes, espessas, ao redor dos folículos pilosos e com leve eritema (pseudotinha amiantácea) pode levar à queda temporária dos cabelos e à alopecia psoriática. Pode manifestar-se como lesão única em placa ou como lesões mal delimitadas e descamativas, clinicamente indistinguíveis da dermatite seborreica, também designada "seboríase"[17,18].

A psoríase em placas é a forma clínica mais frequente (34 a 84%)[5]. Uma variante clínica particular em crianças é o acometimento da área das fraldas, que ocorre em crianças de até 2 anos. Diferentemente da dermatite da área das fraldas (dermatite de contato), as lesões apresentam eritema mais claro e mais brilhante, bordas bem delimitadas, com envolvimento das dobras inguinais[17] (Figura 10.9).

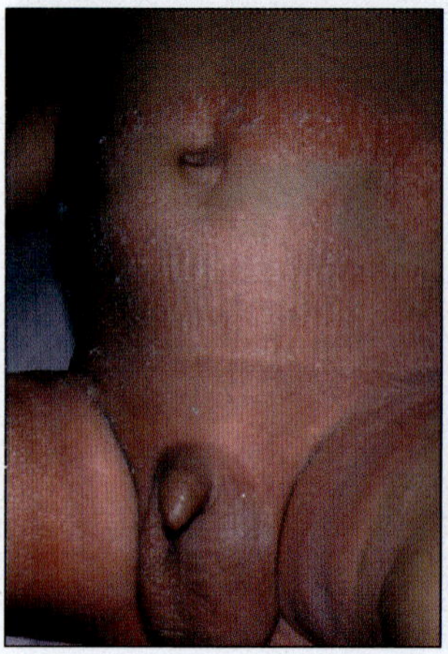

Figura 10.8 Lesões nas regiões flexurais e na área da fralda.

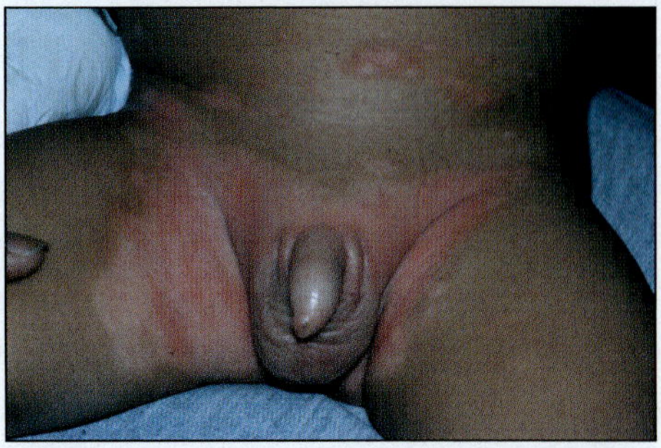

Figura 10.9 Lesões na área da fralda.

A psoríase gotada, ou em gotas, é uma variante clínica da psoríase que acomete pacientes pediátricos em uma frequência que varia de 6,4 a 44%[6] (Figura 10.5). O quadro cutâneo aparece de forma abrupta, geralmente precedido por uma infecção estreptocócica (56 a 85% dos casos)[5], comumente de vias aéreas superiores. Evidenciam-se lesões papulosas, de até 1 cm de diâmetro, dispostas simetricamente em toda a superfície corpórea, predominando no tronco, na raiz dos membros, na face e no couro cabeludo[19] (Figura 10.10).

A psoríase pustulosa é rara em crianças. Caracteriza-se por múltiplas pústulas, estéreis, sobre base eritematosa e pode ser generalizada ou localizada. A generalizada pode ser desencadeada em um paciente com psoríase vulgar por interrupção do corticosteroide sistêmico, hipocalcemia, infecção ou irritantes locais. Geralmente, há comprometimento do estado geral, febre alta e leucocitose. A erupção é súbita e generalizada, porém, comumente, persiste por poucas semanas, revertendo ao quadro anterior ou se transformando em psoríase eritrodérmica. A forma localizada compreende três subformas: psoríase pustulosa em placas ou anular; acrodermatite contínua de Hallopeau (pústulas ou lagos de pus nos quirodáctilos e, mais raramente, nos pododáctilos de curso crônico, sem tendência à remissão espontânea); e pustulose palmoplantar (caracterizada por surtos de pústulas estéreis que comprometem palmas e/ou plantas, simetricamente, sem manifestações sistêmicas)[19].

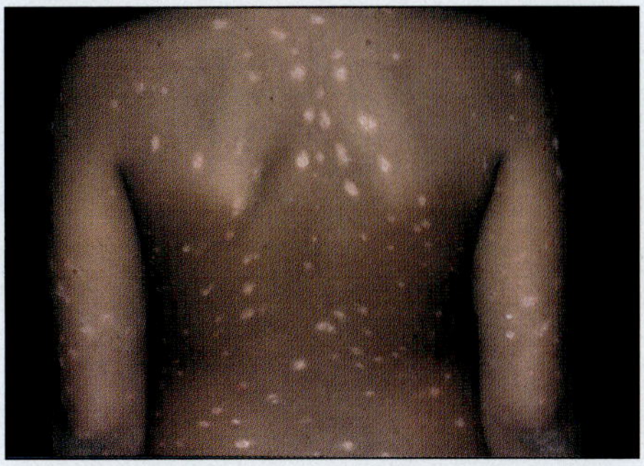

Figura 10.10 Psoríase gotada.

Outras apresentações clínicas menos frequentes nas crianças, quando comparadas aos adultos, são eritrodermia e artrite psoriáticas. Na psoríase eritrodérmica, ocorre eritema intenso, universal e com descamação variável. Pode ocorrer na evolução natural da doença ou, mais frequentemente, após terapias intempestivas, interrupção de corticosteroide sistêmico ou em pacientes com aids[1,20,21].

A artrite psoriática caracteriza uma forma de artrite soronegativa, encontrada em 5 a 42% dos doentes de psoríase[22]. O pico de incidência está entre 9 e 12 anos e o sexo feminino é ligeiramente mais acometido, na proporção de 3 meninas para 2 meninos[1].

Os padrões de acometimento articular na artrite psoriática podem ser assim classificados: acometimento articular periférico assimétrico ou simétrico (articulações interfalangeanas distais, pequenas articulações das mãos e dos pés, grandes articulações) e doença axial (espondiloartrite, sacroileíte). A artrite pode preceder (19%) o quadro cutâneo, aparecer concomitantemente (16%) ou surgir depois do início da psoríase na pele (65%), em média, 10 anos depois[22-24].

Alterações ungueais são observadas em até 40% das crianças com psoríase, podendo preceder o aparecimento das lesões cutâneas e ser, durante anos, a única manifestação da afecção. O aspecto mais frequente é de depressões cupuliformes, também designados "pits" ungueais ou unhas em dedal. Onicólise, hiperqueratose subungueal, "manchas de óleo" e distrofia ungueal são outras alterações evidenciadas[25].

A maioria das crianças com psoríase apresenta forma leve da doença, geralmente, com resposta aos tratamentos tópicos. Embora a resolução do quadro possa ser seguida de remissão prolongada, um curso crônico recorrente é a evolução mais comum. Algumas crianças pioram com a idade, necessitando de tratamentos mais agressivos[6,15,26].

DIAGNÓSTICO/EXAMES COMPLEMENTARES

O diagnóstico da psoríase é eminentemente clínico. Através da curetagem metódica de Brocq, obtêm-se dois achados clínicos bastante sugestivos dessa dermatose: sinal da vela (estratificação das escamas) e sinal do orvalho sangrante ou sinal de Auspitz (pequenos pontos de sangramento quando a escama é removida)[18,19]. A psoríase caracteriza o exemplo clássico do fenômeno de Köebner, ocorrendo em cerca de 1/3 dos doentes com psoríase, correspondendo ao surgimento de lesões de psoríase em áreas de pele sã após trauma local.

O exame histopatológico pode ser decisivo no diagnóstico dos casos em que o quadro clínico não é característico. Na maioria dos casos, no entanto, o exame é apenas sugestivo, demonstrando uma dermatite psoriasiforme[5,27,28].

Os diagnósticos diferenciais clínicos da psoríase infantil variam de acordo com a forma clínica apresentada e estão relacionados no Quadro 10.1.

Quadro 10.1 – Diagnósticos diferenciais clínicos da psoríase infantil

Forma clínica	Diagnósticos diferenciais
■ Psoríase em placas	Eczema numular *Tinea corporis* Dermatite seborreica
■ Psoríase no couro cabeludo	*Tinea capitis* Dermatite atópica Dermatite seborreica
■ Psoríase linear	Nevo epidérmico verrucoso inflamatório linear
■ Psoríase na área da fralda	Acrodermatite enteropática Dermatite de contato Candidíase Eritrasma
■ Psoríase nas flexuras	Candidíase Eritrasma *Tinea corporis* Dermatite de contato
■ Psoríase gotada	Líquen plano Pitiríase rósea Pitiríase rubra pilar Pitiríase liquenoide crônica Sífilis secundária
■ Psoríase pustulosa (generalizada)	Pustulose exantemática generalizada aguda Síndrome da pele escaldada estafilocócica Dermatose pustulosa subcórnea
■ Psoríase pustulosa (localizada)	*Tinea corporis* Eritema anular centrífugo Síndrome de Sweet
■ Psoríase pustulosa (palmoplantar)	*Tinea manum* Disidrose infectada
■ Psoríase ungueal	Onicomicose Onicodistrofia Líquen plano

TRATAMENTO

O tratamento da psoríase tem por objetivo o controle da enfermidade e a melhora da qualidade de vida do doente. Para se determinar o melhor esquema terapêutico, devem-se considerar sexo, idade, quadro clínico, gravidade da doença, sinais e sintomas associados, comorbidades, medicações concomitantes, tratamentos prévios e participação dos pais ou responsáveis. Inicialmente, devem-se esclarecer os doentes e os pais sobre as características da patologia e o seu curso, bem como orientá-los sobre a importância da exposição solar[2,29].

Na maioria dos doentes pediátricos, a psoríase pode ser tratada com medicações tópicas. A fototerapia é uma opção terapêutica para casos mais extensos e refratários. A terapia sistêmica é reservada para casos graves, sem controle, com tratamento tópico e/ou fototerapia[1,6,19]. Sendo assim, as terapêuticas específicas dependem da forma e extensão da doença[28,30-32].

Tratamento Tópico

- Corticosteroides tópicos: é a terapêutica tópica mais utilizada nos casos de psoríase infantil. A eficácia da resposta aos corticosteroides tópicos varia conforme a forma clínica, sendo alta na psoríase invertida, moderada na psoríase do corpo e discreta na psoríase palmoplantar e na psoríase ungueal.
- Coaltar (2 a 4%): tem como veículo a vaselina. Tem ação moderada na psoríase em placas, quando utilizado isoladamente, mas quando associado à fototerapia com ultravioleta B (método de Goeckerman), sua ação é potencializada. Em lesões do couro cabeludo, pode ser usado sob a forma de *líquor carbonis detergens* (coaltar 20%, na forma de loção, creme ou emulsão)[33].
- Antralina (ou ditranol): pode ser usada em baixas concentrações (0,1 a 0,5%) com aplicações de 24 horas ou em altas concentrações (1 a 3%) em aplicações de apenas 15 a 30 minutos. O clareamento costuma ocorrer em 3 a 4 semanas. Substância irritante, devendo ser evitada em áreas intertriginosas, próximo dos olhos e das mucosas.
- Análogos da vitamina D (calcipotriol e calcitriol): seguros para o tratamento das formas leves e moderadas de psoríase. Quando usados em esquemas combinados ou sequenciais com corticoterapia tópica, permitem períodos de remissão mais longos, porém aumenta-se o risco de atrofia cutânea com o uso prolongado. Apresenta potencial de irritação da pele, especialmente da face, onde deve ser evitado. Não está aprovado seu uso na infância.
- Imunomoduladores tópicos: podem ser indicados para formas localizadas na face, nas dobras e nas semimucosas, por provocarem menos efeitos colaterais do que os corticosteroides e análogos da vitamina D e por apresentarem melhor absorção nessas áreas.
- Retinoides tópicos: o tratamento tópico, na forma de monoterapia ou esquema combinado, costuma ser suficiente para controle das lesões na forma leve da psoríase. Nas formas moderadas a graves, o tratamento local, quando associado à fototerapia e/ou à terapêutica sistêmica, propicia maior conforto ao doente e acelera a resposta terapêutica.

Fototerapia e Tratamento Sistêmico

- Fototerapia (UVB banda larga e banda estreita): trata-se de uma opção terapêutica utilizada de modo isolado ou combinado a outras modalidades terapêuticas, tópicas ou sistêmicas. Todos os tipos de psoríase podem ser tratados com esse método, porém a melhor indicação é a psoríase moderada, com predomínio de placas finas.
- Antibióticos: embora não haja evidências de que antibioticoterapia altere a evolução natural da psoríase gotada desencadeada por estreptococcemia, crianças com tal forma da doença e infecção estreptocóccica documentada devem receber penicilina ou eritromicina por 7 a 10 dias[1].
- Metrotrexate (ametopterina): empregado em casos extensos e resistentes, especialmente em psoríase artropática, eritrodérmica e pustulosa generalizada. A dose utilizada para doentes pediátricos é de 0,3 a 0,5 mg/kg, até dose total semanal de 15 a 20 mg, administrado juntamente de ácido fólico (1 a 5 mg/dia). Devem ser feitos controles hematológicos, renais e provas de função hepática periódicos. Não costuma induzir remissão completa, além de apresentar múltiplas interações medicamentosas[34-36].
- Acitretina: empregada na dose 0,5 a 1,0 mg/kg/dia. Especialmente indicada na psoríase pustulosa generalizada, também sendo utilizada em placas generalizadas e na psoríase eritrodérmica. Os efeitos colaterais incluem: queilite leve (dose-dependente), epistaxe, conjuntivite, paroníquia, alopecia, prurido, dislipidemia e teratogenicidade. Deve ser salientado que a acitretina persiste no organismo por até 30 meses após sua suspensão, sendo, portanto, contraindicada para mulheres em idade fértil.
- Ciclosporina A: embora tenha sido muito estudada em doentes com dermatite atópica, não há estudos de segurança e eficácia suficientes para psoríase em crianças. Sendo assim, deve ser indicada em casos muito graves e sem resposta a outros métodos terapêuticos. Apresenta múltiplas interações medicamentosas, porém é um dos poucos tratamentos para psoríase que podem ser utilizados em grávidas.
- Imunobiológicos: são drogas que agem de maneira específica e pontual com o sistema imune, bloqueando ou estimulando uma ou mais vias da resposta imunológica. Podem ser utilizados como monoterapia ou em associação com outras modalidades de tratamento tópico ou sistêmico[2]. Até o momento, o etanercepte é o único biológico melhor estudado em crianças com psoríase. Sua ação ocorre pelo bloqueio competitivo do TNF-alfa. Em recente estudo da literatura, crianças entre 4 e 17 anos com psoríase moderada a severa responderam de forma favorável à medicação na dose de 0,8 mg/kg/semana (máximo de 50 mg), administrada por via subcutânea em um total de 48 semanas, com quatro even-

tos adversos sérios (incluindo três infecções) que se resolveram sem sequelas[37]. A medicação aguarda aprovação na Europa, nos Estados Unidos e no Brasil para o uso em crianças com psoríase moderada a grave.

CONCLUSÕES

A psoríase é uma doença inflamatória, de caráter universal, que se caracteriza pela presença de lesões eritêmato-descamativas na pele, podendo ser acompanhada de comprometimento articular.

A maioria das crianças com psoríase apresenta forma leve da doença, geralmente com resposta aos tratamentos tópicos. Embora a resolução do quadro possa ser seguida de remissão prolongada, um curso crônico recorrente é a evolução mais comum. Algumas crianças pioram com a idade, necessitando de tratamentos mais agressivos[6,15,26].

A terapêutica da psoríase tem por objetivo o controle da enfermidade e a melhora da qualidade de vida do doente. Na maioria dos doentes pediátricos, a psoríase pode ser tratada com medicamentos tópicos, dentre eles corticosteroides tópicos, coaltar, antranol, análogos da vitamina D, retinoides e imunomoduladores. A fototerapia é uma opção terapêutica para casos mais extensos e refratários. A terapia sistêmica é reservada para casos graves, sem controle com tratamento tópico e/ou fototerapia[1,6,19].

REFERÊNCIAS BIBLIOGRÁFICAS

1. Hogan A. Papulosquamous disease. In: Schachner LA, Hansen RC. Pediatric dermatology. 3rd ed. New York: Mosby; 2003. p. 643-56.
2. Consenso Brasileiro de Psoríase e guias de tratamento. Sociedade Brasileira de dermatologia: 2005-2006.
3. Watson W, Cann HM, Farber EM, Nall ML. The genetics of psoriasis. Arch Dermatol. 1972;105(2):197-207.
4. Burden AD. Management of psoriasis in childhood. Clin Exp Dermatol. 1999;24(5):341-5.
5. Carneiro SCS. Psoríase: mecanismos de doença e implicações terapêuticas. (Tese). São Paulo: Faculdade de Medicina da Universidade de São Paulo; 2007.
6. Benoit S, Hamm H. Childhood psoriasis. Clin Dermatol. 2007;25(6):555-62.
7. Ghoreschi K, Weigert C, Röcken M. Immunopathogenesis and role of T cells in psoriasis. Clin Dermatol. 2007;25(6):574-80.
8. Sabat R, Philipp S, Höflich C, Kreutzer S, Wallace E, Asadullah K, et al. Immunopathogenesis of psoriasis. Exp Dermatol. 2007;16(10):779-98.
9. Büchau AS, Gallo RL. Innate immunity and antimicrobial defense systems in psoriasis. Clin Dermatol. 2007;25(6):616-24.
10. Fry L, Baker BS. Triggering psoriasis: the role of infections and medications. Clin Dermatol. 2007;25(6):606-15.
11. Cassia FF, Carneiro SC, Marques MTQ, Pontes LF, Filgueira AL, Porto LCS. Psoriasis vulgaris and human leukocyte antigens. J Eur Acad Dermatol Venereol. 2007;21(3):303-10.

12. Valdimarsson H. The genetic basis of psoriasis. Clin Dermatol. 2007;25(6):563-7.
13. Ockenfels HM. Triggermechanismen der Psoriasis. Hautarzt. 2003;54:215-23.
14. MacDonald A, Burden AD. Psoriasis: advances in pathophysiology and management. Postgrad Med J. 2007;83(985):690-7.
15. Gudjonsson JE, Elder JT. Psoriasis: epidemiology. Clin Dermatology. 2007;25(6):535-46.
16. Christophers E, Mrowietz U. Psoriasis. In: Wolff K, Goldsmith LA, Katz SI, Gilchrest BA, Paller AS, Leffell DJ. Fitzpatrick's – Dermatology in general medicine. 6th ed. New York: McGraw Hill; 2003. p. 407-27.
17. Griffiths CEM, Camp RDR, Barker JNWN. Psoriasis. In: Burns T, Breathnach S, Cox N, Griffiths C. Rook's – Textbook of dermatology. 7th ed. Malden: Blackwell Science; 2004. p. 35.1-69.
18. Janniger CK, Schwartz RA, Musumeci ML, Tedeschi A, Mirona B, Micali G. Infantile psoriasis. Cútis. 2005;76(3):173-7.
19. Sampaio SAP, Rivitti EA. Dermatologia. 3ª ed. São Paulo: Artes Médicas; 2007. p. 231-41. Erupções eritêmato-escamosas.
20. Van der Kerkhof P, Schalkwijk J. Psoriasis. In: Bolognia JL, Jorizzo JL, Rapini RP. Dermatology. 2nd ed. St Louis: Mosby Elsevier; 2008.
21. Marcoux D, Prost Y. Pediatric psoriasis revisited. J Cutan Med Surg. 2002;6(3 suppl):22-8.
22. Lewkowicz D, Gottlieb AB. Pediatric psoriasis and psoriatic arthritis. Dermatol Ther. 2004;17(5):364-75.
23. Gladman DD, Brockbank J. Psoriatic arthritis. Expert Opin Investig Drugs. 2000;9(7):1511-22.
24. Kleinert S, Feuchtenberger M, Kneitz C, Tony HP. Psoriatic arthritis: clinical spectrum and diagnostic procedures. Clin Dermatol. 2007;25(6):519-23.
25. Mease P. Psoriatic arthritis update. Bull NYU Hosp Jt Dis. 2006;64(1-2):25-31.
26. Jiaravuthisan MM, Sasseville D, Vender RB, Murphy F, Muhn CY. Psoriasis of the nail: anatomy, pathology, clinical presentation, and a review of the literature on the therapy. J Am Acad dermatol. 2007;57(1):1-27.
27. Naldi L, Gambini D. The clinical spectrum of psoriasis. Clin Dermatology. 2007;25(6):510-8.
28. Griffi CEM, Barker JNWN. Pathogenesis and clinical features of psoriasis. Lancet. 2007;370(9583):263-71.
29. Menter A, Gottlieb A, Feldman SR, Van Voorhees AS, Leonardi CL, Gordon KB, et al. Guidelines of care for the management of psoriasis and psoriatic arthritis: Section 1. Overview of psoriasis and guidelines of care for the treatment of psoriasis with biologics. J Am Acad Dermatol. 2008;58(5):826-50.
30. Murphy M, Kerr P, Grant-Kels JM. The histopathologic spectrum of psoriasis. Clin Dermatol. 2007;25(6):524-8.
31. Lowes MA, Bowcock AM, Krueger JG. Pathogenesis and therapy of psoriasis. Nature. 2007;445(22):866-73.
32. Menter A, Griffi CEM. Current and future management of psoriasis. Lancet. 2007;370(9583):273-84.
33. Ceovic R, Pasic A, Lipozencic J, Murat-Susic S, Skerlev M, Husar K, et al. Treatment of childhood psoriasis. Acta Dermatovenerol Croat. 2006;14(4):261-4.
34. Pion IA, Koenig KL, Lim HW. Is dermatologic usage of coal tar carcinogenic? A review of the literature. Dermatol Surg. 1995;21(3):227-31.
35. Gladman DD, Mease PJ, Krueger G, Van der Heidje DM, Antoni C, Helliwell PS, et al. Outcome measures in psoriatic arthritis. J Rheumatol. 2005;32(11):2262-9.
36. Gottlieb A, Korman NJ, Gordon KB, Feldman SR, Lebwohl M, Koo JY, et al. Guidelines of care for the management of psoriasis and psoriatic arthritis: Section 2. Psoriatic arthritis: overview and guidelines of care for treatment with an emphasis on the biologics. J Am Acad Dermatol. 2008;58(5):851-64.
37. Paller AS, Siegfried EC, Langley RG, Gottlieb AB, Pariser D, Landells I, et al. Etanercept treatment for children and adolescents with plaque psoriasis. N Engl J Med. 2008;358(3):41-251.

11 Pitiríase rósea

Zilda Najjar Prado de Oliveira
Juliana Nakano de Melo

Após ler este capítulo, você estará apto a:

1. Caracterizar as lesões típicas de pitiríase rósea.
2. Diferenciar a pitiríase rósea de outras doenças eritêmato-descamativas.
3. Orientar o paciente quanto à benignidade e ao caráter autolimitado da doença.

INTRODUÇÃO

A pitiríase rósea (PR) é uma doença inflamatória cutânea autolimitada que afeta principalmente crianças saudáveis e adolescentes. Caracteriza-se por um quadro eruptivo cutâneo geralmente típico, acompanhado ou não de sintomas sistêmicos mínimos. Classicamente, o quadro dermatológico inicia-se com a presença de placa, na maioria das vezes solitária, oval e descamativa, com crescimento progressivo, que pode alcançar vários centímetros de diâmetro, também conhecida por medalhão inicial, placa mestra ou *herald patch*. Geralmente, após 7 a 10 dias, lesões secundárias aparecem em surtos, por aproximadamente 10 a 21 dias, e persistem por até 8 a 12 semanas. Essas lesões são máculo-pápulas arredondadas ou ovais, de centro descamativo e ligeiramente elevado, localizadas principalmente no tronco e nas extremidades, às vezes distribuídas em um padrão conhecido como "árvore de Natal", seguindo as linhas de clivagem da pele[1].

EPIDEMIOLOGIA

É doença comum em praticamente todo o mundo. Um estudo realizado em Minnesota, entre 1969 e 1978, em que se acompanharam 249 casos de doentes com PR, mostrou uma maior prevalência no sexo feminino, com uma proporção de 1,5:1, enquanto outros estudos demonstraram acometimento igual entre os sexos[2,3]. A prevalência da PR é maior entre crianças e adultos jovens, embora haja relatos de acometimento em bebês e idosos[4].

A doença não tem dados de prevalência bem estabelecidos. Atualmente, diagnosticam-se mais casos de PR, o que leva à impressão errônea de aumento do número de casos. Há evidência epidemiológica, mesmo que fraca, de surtos em grupos de pessoas, assim como variação sazonal, sendo mais frequente no inverno, em países de clima temperado. Há flutuações anuais nos índices de prevalência de PR[5]. Os dermatologistas observam número estatisticamente significante maior de casos de PR, quando comparado a outras especialidades médicas[6].

ETIOLOGIA

A etiologia da PR ainda é desconhecida e muito discutida. Algumas características epidemiológicas, como a variação sazonal da incidência da doença e o aparecimento em alguns grupos inter-relacionados sugerem provável etiologia infecciosa. Além disso, não é frequente o surgimento de um novo surto em um indivíduo que já apresentou a doença anteriormente, o que mostra um paralelismo em relação a muitas doenças de causa comprovadamente infecciosa. No entanto, apesar de, até o momento, nenhum agente etiológico ter sido identificado, muitos foram correlacionados como possíveis agentes causais, entre eles o herpesvírus humano tipos 6 e 7 (HHV-6 e HHV-7), citomegalovírus, vírus Epstein-Barr, parvovírus B19 e espécies de Clamídia, Legionella e Micoplasma[7,8]. Na literatura, ainda não há consenso sobre o papel desses agentes infecciosos[9,10]. Alguns autores consideram que há evidência significativa da reativação dos herpesvírus 6 e 7 associada ao surgimento de PR e correlacionam achados clínicos sistêmicos como fadiga, mal-estar e febre baixa com níveis maiores de viremia por HHV-7[11].

Existem também relatos de PR induzida por drogas, tais como metronidazol, captopril e cetotifeno[12-14]. Não há evidência significativa da relação causa-efeito entre o uso de uma dessas drogas e o surgimento da PR, podendo se tratar de simples coincidência ou de reações liquenoides PR-símile.

QUADRO CLÍNICO

O quadro clínico da PR segue a forma clássica na grande maioria dos casos. Pode ser precedido por sintomas prodrômicos vagos, tais como cefaleia leve e mal-estar. Geralmente, a primeira manifestação da PR é o surgimento do medalhão inicial, mais comumente na coxa, no membro superior, no tronco ou na região cervical. Mais raramente, ocorre na região da face. O medalhão caracteriza-se por placa eritêmato-descamativa bem delimitada, maior do que as outras lesões que surgem posteriormente. Rapidamente, essa placa atinge 2 a 5 cm de diâmetro na maioria dos casos, podendo, mais raramente, ter maior tamanho. Pode haver, em menor frequência, o aparecimento de mais de um medalhão inicial. Após um intervalo que varia usualmente entre 5 e 15 dias, aparecem novas lesões em pequenos surtos, a cada 2 a 3 dias, por aproximadamente 10 dias. Essas lesões são pápulas e placas eritêmato-descamativas, róseas, com tendência à cura central com colarete descamativo na porção interna da borda ou no centro. Ocasionalmente, pode haver o surgimento de vesículas em algumas lesões. Classicamente, o eixo maior de distribuição das placas é de forma paralela às linhas de clivagem da pele, particularmente no tronco, assumindo o aspecto de "árvore de Natal" (Figura 11.1). O quadro geralmente é assintomático, mas pode haver prurido de graus variáveis, de leve a intenso (Quadro 11.1).

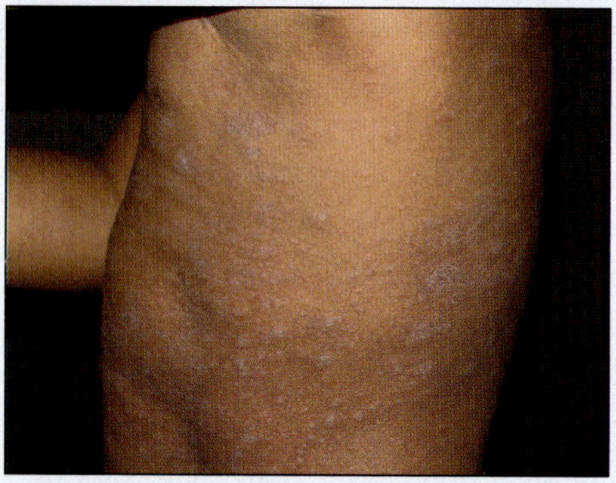

Figura 11.1 Pápulas e placas eritêmato-descamativas no dorso.

Quadro 11.1 – Pitiríase rósea: evolução clínica e tratamento

Faixa etária	Quadro clínico	Tempo de duração	Tratamento
■ Geralmente crianças e adolescentes	Placa inicial eritêmato-descamativa ("medalhão inicial"), seguida de lesões secundárias em surtos, muitas vezes seguindo as linhas de clivagem da pele	Autolimitada, em média 6 a 8 semanas de duração	A maioria dos casos não requer tratamento específico Alguns casos são tratados com corticoterapia tópica e anti-histamínicos sistêmicos

As lesões distribuem-se principalmente no tronco e nas regiões cervical e proximal dos membros. Em crianças, no entanto, o envolvimento da face e do couro cabeludo não é raro. Pode acometer, com menor frequencia, palmas, plantas, mucosas oral e genital. Alguns autores têm visto maior incidência de lesões no segmento cefálico, muitas vezes evoluindo com discromias, principalmente hipocromia, em crianças da raça negra (Figura 11.2). Além disso, relacionam à raça negra quadros de PR com maior número de lesões (em torno de 200) e maior sensação de prurido[15].

Estudos sobre a qualidade de vida de crianças afetadas por PR foram realizados, comparando-se escores de qualidade de vida de crianças sem doenças cutâneas com PR ou dermatite atópica (DA). Os resultados mostraram que a qualidade de vida das crianças com PR foi ligeiramente inferior em relação às saudáveis e muito superior às com DA, o que pôde ser explicado em parte pela sensação subjetiva do prurido, causado diretamente pela doença ou secundário ao uso intempestivo de medicações tópicas[16].

O quadro geralmente involui após 3 a 6 semanas, podendo desaparecer mais rapidamente ou durar mais de 2 meses. Há chance de hipo ou hiperpigmentação temporárias, com total desaparecimento das máculas após período variável.

A PR pode se manifestar de maneira atípica em pequena parcela dos casos. Em crianças, podem-se observar formas agudas com lesões urticariformes. Nesses casos atípicos, pode não haver medalhão inicial, ter distribuição incomum das lesões secundárias, agrupadas em apenas uma região do corpo, além de lesões purpúricas. Existem também relatos de casos de PR que simulam quadros de eritema polimorfo e líquen plano[17]. Pode haver eczematização secundária após uso intempestivo de medicações tópicas, o que dificulta o diagnóstico clínico (Figura 11.3).

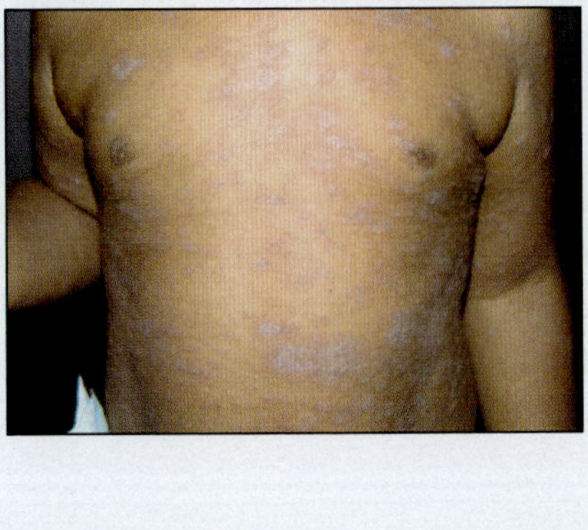

Figura 11.2 Pápulas eritêmato-descamativas distribuídas no tronco.

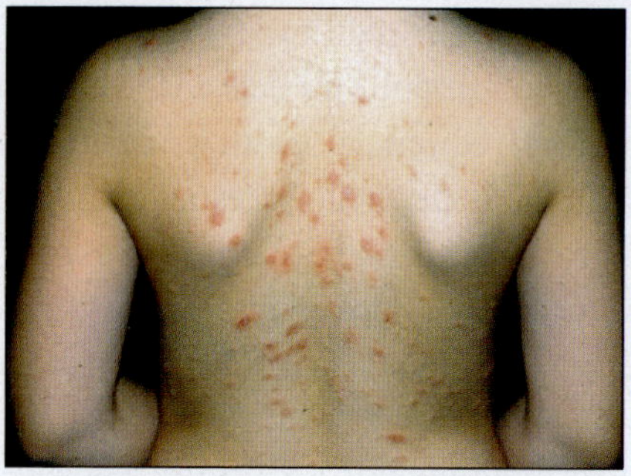

Figura 11.3 Pápulas e placas eritematosas descamativas, disseminadas pelo tronco, que seguem as linhas de clivagem da pele.

DIAGNÓSTICO E DIAGNÓSTICOS DIFERENCIAIS

O diagnóstico de PR é clínico, com base nos achados de anamnese e semiologia das lesões cutâneas. Por vezes, quadros atípicos de PR obrigam a excluir outras dermatoses, como sífilis secundária, erupções liquenoides desencadeadas por drogas, dermatite seborreica, psoríase gotada e pitiríase liquenoide. A sífilis secundária deve ser diferenciada em alguns casos de PR, principalmente nos adolescentes, sendo sempre recomendável examinar mucosas oral e genital para se evidenciarem as placas mucosas características da lues. Nessa afecção, as lesões são máculo-pápulas e podem acometer palmas e plantas. A linfoadenopatia típica da sífilis não é geralmente observada na PR. Se a dúvida diagnóstica persistir, é necessário solicitar reações sorológicas para lues. O medalhão inicial também deve ser diferenciado de dermatofitoses. Em situações de dúvida diagnóstica, é interessante solicitar o exame micológico direto. Os quadros eczematizados devem ser diferenciados de outros tipos de eczema.

TRATAMENTO

A maioria dos casos de PR é assintomática e não requer tratamento específico, apenas orientação ao paciente e aos familiares sobre a benignidade da doença e seu curso autolimitado, com duração média de 3 a 6 semanas. Existe relato de casos tratados com eritromicina oral, em que, comparados ao grupo controle, houve diminuição da duração da doença[18]. Um outro estudo com azitromicina revelou a ineficácia desse antibiótico[19]. Corticosteroides tópicos podem ser utilizados em casos exuberantes. Anti-histamínicos podem ser benéficos se o prurido for intenso. Os cremes emolientes, usados após o banho, muitas vezes diminuem a sensação de coceira. A exposição à ultravioleta (sol) parece reduzir a duração da doença. Quando há eczematização secundária, indicam-se cremes de corticosteroide diluídos em emolientes, aplicados após o banho (ver Quadro 11.1).

CONCLUSÕES

A PR é uma dermatose comum, com lesões eritêmato-descamativas que usualmente seguem distribuição e topografia características. Acomete principalmente crianças e adultos jovens. Tem curso autolimitado e pode ter sintomatologia variável, desde ausência de sintomas até prurido intenso, especialmente quando as lesões sofrem eczematização secundária a tratamentos tópicos intempestivos. Não há consenso sobre a etiologia da PR, agentes infecciosos, como alguns herpesvírus, têm sido associados à doença por certos autores. Na maioria dos casos, não é necessário tratamento específico, com cura total das lesões em um período que varia geralmente de 6 a 8 semanas.

REFERÊNCIAS BIBLIOGRÁFICAS

1. Paller AS, Mancini AJ. Hurwitz Clinical Pediatric Dermatology: A Textbook of Skin Disorders of Childhood and Adolescence. 3rd ed. Philadelphia: Elsevier Saunders; 2006.
2. Chuang T-Y, Ilstrup DM, Perry Ho et al. Pytiriasis rosea in Rochester, Minessota, 1969 to 1978. J Am Acad Dermatol. 1982;7(1):80-9.
3. Björnberg A, Hellgren L. Pytiriasis rosea. A statistical, clinical and laboratory investigation of 826 patients and matched healthy controls. Acta Derm Venereol Suppl (Stockh). 1962;42(Suppl 50):1-68.
4. Hyatt HW Sr. Pytiriasis rosea in a three-month old infant. Arch Pediatr. 1960;77:364-8.
5. Marshall J. Pytiriasis rosea: review of its clinical aspects and discussion. S Afr Med J. 1956;30:210-8.
6. Mc Pherson A, Mc Pherson K, Ryan T. Is pytiriasis rosea an infectious disease? Lancet. 1980;ii:1077.
7. Chuh AAT, Chan HHL. Prospective case-control study of chlamydia, legionella and mycoplasma infections in patients with pityriasis rosea. Eur J Dermatol. 2002;12(2):170-3.
8. Chuh AAT. The association of pytiriasis rosea with cytomegalovirus, Epstein-Barr virus and parvovirus B19 infections: a prospective case-control studt by polymerase chain reaction and serology. Eur J Dermatol. 2003;13(1):25-8.
9. Chuh AA, Peiris JS. Lack of evidence of active human herpesvirus 7 (HHV-7) infection in three cases of pytiriasis rosea in children. Pediatr Dermatol. 2001;18(5):381-3.
10. Chuh AA, Chiu SS, Peiris JS. Human herpesvirus 6 and 7 DNA in peripheral blood leucocytes and plasma in patients with pytiriasis rosea by polymerase chain reaction: a prospective case control study. Acta Derm Venereol. 2001;81(4):289-90.
11. Broccolo F, Drago F, Careddu AM, Foglieni C, Turbino L, Cocuzza CE, et al. Additional evidence that pytiriasis rosea is associated with reactivation of human herpesvirus-6 and-7. J Invest Dermatol. 2005;124(6):1234-40.
12. Maize JC, Tomecki KJ. Pytiriasis rosea-like drug eruption secondary to metronidazole. Arch Dermatol. 1977;113(10):1457-8.
13. Wilkin JK, Kirkendall WM. Pytiriasis rosea-like rash from captopril. Arch Dermatol. 1982;118(3):186-7.
14. Wolf R, Wolf D, Livni E. Pytiriasis rósea and ketotifen. Dermatologica. 1985;171:355-6.
15. Amer A, Fischer H, Li X. The Natural History of Pytiriasis Rosea in Black American Children. Arch Pediatr Adolesc Med. 2007;161(5):503-6.

16. Chuh A. Quality of Life in Children with Pytiriasis Rosea: A Prospective Case Control Study. Pediatric Dermatology. 2003;20(6):474-8.
17. Friedman SJ. Pytiriasis rosea with erythema multiforme-like lesions. J Am Acad Dermatol. 1987;17(1):135-6.
18. Sharma PK, Yadav TP, Gautam RK, Taneja N, Satyanarayana L. Erytromycin in pytiriasis rosea: a double-blind, placebo-controlled clinical trial. J Am Acad Dermatol. 2000;42(2Pt1):241-7.
19. Amer A, Fischer H. Azithromycin does not cure pityriasis rosea. Pediatrics. 2006;117(5):1702-5.

Seção V

Dermatoses pápulo-pruriginosas

Estrófulo 12

Maria Cecília Rivitti Machado

Após ler este capítulo, você estará apto a:

1. Identificar as lesões típicas de estrófulo.
2. Orientar para a prevenção da doença.
3. Tratar a doença.

INTRODUÇÃO

O estrófulo é uma doença crônica causada por reação de hipersensibilidade a picadas de insetos. Manifesta-se como pápulas urticadas encimadas por vesículas pruriginosas. É mais frequente na infância, evoluindo por surtos e com tendência a desaparecer após alguns anos, podendo deixar cicatrizes.

ETIOPATOGENIA

Embora o estrófulo seja dermatose comum, de distribuição mundial, poucas publicações abordam o tema. O reconhecimento de que a doença se trata de manifestação de hipersensibilidade à picada de insetos sugadores de sangue, como pulgas, mosquitos, pernilongos, borrachudos, mutucas, percevejos, piolhos de animais, é ancestral[1-3]. Há evidência desse mecanismo nos seguintes achados: a relação entre a topografia da erupção e os hábitos dos insetos picadores; a sazonalidade, com maior prevalência nos períodos em que os insetos estão mais ativos; a maior frequência de positividade aos testes alérgicos a antígenos de insetos nos doentes; o aspecto histológico, semelhante ao das picadas de insetos[1].

Estudos recentes demonstram que as lesões são mediadas por resposta imune complexa, envolvendo tanto a imunidade humoral como a celular. A histologia e a imunohistoquímica sugerem que reação de hipersensibilidade do tipo I tenha papel fundamental na patogênese[4]. Reconhecimento de proteínas de pulgas por IgG e IgM extraídas do soro de doentes foi demonstrado, decrescendo com a progressão da doença[5]. Depósitos de imunoglobulina (IgM) e complemento (C1q, C3) foram descritos em lesões incipientes, o que leva a crer que a inflamação de vasos cutâneos possa ter papel no desenvolvimento das lesões[5,6]. O infiltrado inflamatório é composto por eosinófilos e linfócitos CD4+, sugerindo resposta TH2[5,7]. Disfunção de células dendríticas da epiderme, com diminuição da produção de interleucinas regulatórias (IL-6 e IL-10), foi demonstrada[7]. A maior parte dos doentes é atópica[7].

EPIDEMIOLOGIA

Ocorre em crianças de 1 a 6 anos de idade, de ambos os sexos e qualquer etnia, sendo incomum após os 10 anos[2]. Quanto à sazonalidade, relaciona-se à época de maior ocorrência de pernilongos, variando de uma região geográfica a outra. Quando da história individual, estar atento para viagens a locais infestados, que podem inclusive ser o ambiente interno da hospedagem (no caso de pulgas e percevejos), como o contato, ainda que esporádico, com animais portadores de pulgas (p.ex., cães e gatos), e com o ambiente externo (no caso de pernilongos, mutucas e outros).

QUADRO CLÍNICO

A lesão típica consiste em pápulas eritematosas, edematosas, encimadas por vesícula, chamadas de seropápulas (Figura 12.1), muito pruriginosas, distribuídas preferencialmente nos membros e na região da cintura pélvica (Figura 12.2), não acompanhadas por adenopatia[1]. Algumas vezes, pode-se encontrar agrupamento de lesões ou distribuição linear, indicando a sequência de picadas, mas também notam-se lesões à distância, devido ao fenômeno de hipersensibilidade. O edema é transitório, deixando pápulas vesiculosas ou pápulas crostosas; se não manipuladas, involuem em poucos dias. A evolução ocorre por surtos de intensidade variável e com frequência irregular, e lesões em diferentes estágios podem ser encontradas (Figura 12.2). Como consequência da escoriação, crostas hemáticas podem ser observadas, bem como lesões pustulosas, indicando infecção secundária por bactérias piogênicas. Nesse caso, a resolução pode se dar com lesões hipocrômicas

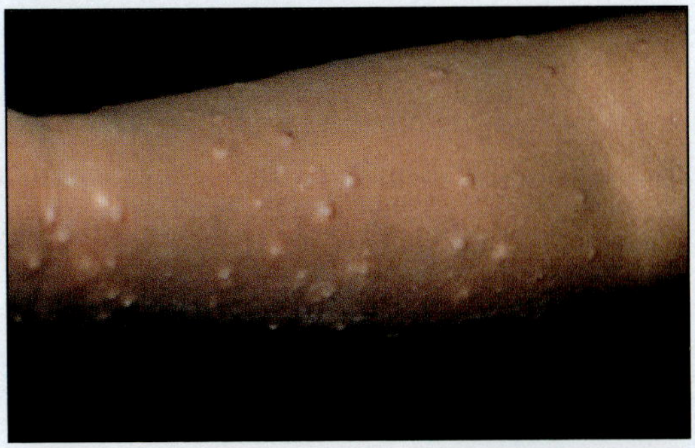

Figura 12.1 Lesões típicas, pápula encimada por vesícula.

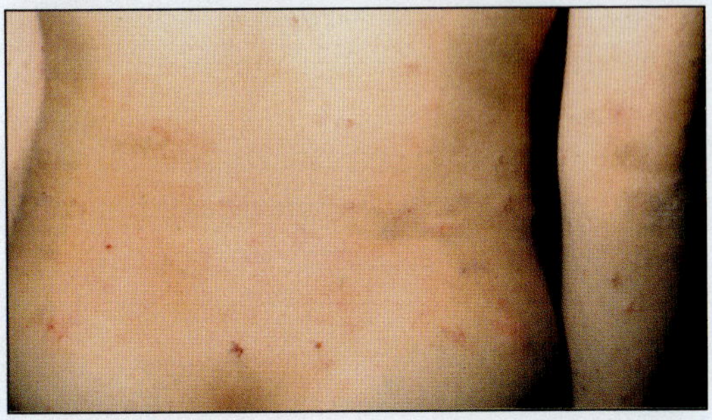

Figura 12.2 Distribuição típica na região da cintura, com lesões pápulo-vesiculosas ao lado de pápulas escoriadas.

transitórias, desaparecendo em alguns meses. A coçadura crônica pode levar à liquenificação, com lesões assumindo aspecto prurigoide. Hipercromia residual é comum, relacionada tanto à cor da pele como à intensidade das escoriações e da infecção secundária. Tende a desaparecer em anos, porém pode ser permanente. Alguns doentes apresentam quadro predominantemente bolhoso (Quadro 12.1).

Quadro 12.1 – Quadro clínico

- Lesão típica: seropápulas – pápulas eritematosas encimadas por vesículas
- Outras lesões: pápulas com crostas hemáticas
  cicatrizes hipercrômicas
- Sintoma: prurido
- Localização: região abdominal, cintura e membros

EXAMES COMPLEMENTARES

O diagnóstico do estrófulo é feito pelo quadro clínico, não necessitando de auxílio laboratorial. Ao exame histopatológico, não empregado na rotina, observa-se edema da derme papilar com infiltrado linfocitário e eosinofílico, disposto predominantemente ao redor dos vasos da derme papilar. Linfócitos podem ser encontrados na epiderme (exocitose)[1,4].

DIAGNÓSTICO DIFERENCIAL

O diagnóstico diferencial se faz com as doenças pruriginosas crônicas da infância e, ocasionalmente, com as doenças vésico-bolhosas. Dentre as doenças pruriginosas devem-se considerar a escabiose, os eczemas, em particular a dermatite atópica e a urticária pigmentosa (mastocitose cutânea). Entre as doenças vésico-bolhosas da infância devem ser lembrados o impetigo, a varicela, algumas formas brandas de epidermólise bolhosa (como a simples) e doenças bolhosas autoimunes (como a dermatose por IgA linear e a dermatite de Duhring-Brocq).

TRATAMENTO

O tratamento consiste em prevenir as picadas e, uma vez que elas ocorram, aliviar a sintomatologia a fim de evitar a coçadura, que pode levar a infecções e cicatrizes (Quadro 12.2).

Quadro 12.2 – Tratamento

- Conscientizar pais ou cuidadores: as lesões resultam de picadas de insetos
- Prevenir picadas
  - Afastar criança dos ambientes com muitos insetos
  - Cuidados com o ambiente: telas nas janelas e portas, desinsetização, mosquiteiros
  - Cuidados pessoais: roupas, repelentes
    - DEET: até 10% de 2 a 12 anos
até 30% para maiores de 12 anos
- Aliviar o prurido
  - Anti-histamínicos H1 sistêmicos:
    - Hidroxizina 2 mg/kg/dia, em dose única ao deitar ou dividido em até 4 doses diárias
    - Clorfeniramina 2 a 6 anos: 0,5 mg/3 vezes/dia
6 a 12 anos: 1 mg/3 vezes/dia
    - Desloratadina 2 a 5 anos: 2,5 mL/dia
6 a 11 anos: 5 mL/dia
    - Fexofenadina em > 12 anos: 120 a 180 mg/dia
    - Corticosteroides tópicos: mometasona, desonida, betametasona, prednicarbato por até 7 dias
- Tratar infecções associadas
  - Antibióticos tópicos se as lesões forem escassas: ácido fusídico, mupirocina, associação neomicina/bacitracina
  - Antibioticoterapia sistêmica se as lesões forem disseminadas
    - Eritromicina: 30 a 50 mg/kg/dia durante 5 a 7 dias
    - Cefalexina: 30 a 50 mg/kg/dia durante 5 a 7 dias

A prevenção das picadas deve ser feita levando-se em consideração os hábitos do inseto, como locais e horários preferenciais, evitando a exposição da pele. Aparelhos eletrônicos para repelir insetos têm eficácia variável; inseticidas aplicados no ambiente são úteis, observando-se as medidas de segurança. Desinsetização doméstica ou de animais de estimação pode ser necessária para controle de pulgas ou percevejos[8].

O repelente de insetos para aplicação tópica mais eficaz é o DEET (N, N-dietil-meta-toluamida), em uso há mais de 40 anos e considerado seguro, desde que respeitadas as normas de utilização. A DEET é aplicada nas áreas expostas, podendo ser reaplicada até 3 vezes ao dia. É indicada para crianças com mais de 2 anos, sendo absolutamente contraindicada em menores de 6 meses de idade. Não deve ser utilizada em áreas sob oclusão, nem na pele lesada; também não deve ser aplicada na face e nas mãos de crianças. Os adultos devem aplicar o produto nas crianças e lavar as mãos em seguida. Concentrações de até 10% podem ser indicadas em crianças de 2 a 12 anos. Concentrações de até 30% podem ser utilizadas em maiores de 12 anos[9]. Complexo B por via oral em doses altas é ineficaz. Repelentes à base de citronela ou andiroba têm eficácia inferior à DEET.

Para alívio do prurido são empregados anti-histamínicos sistêmicos. Os antihistamínicos tópicos devem ser evitados pelo risco de sensibilização ou fotossensibilidade, particularmente frequente com a prometazina tópica.

Corticosteroides tópicos de potência intermediária ou alta, como a mometasona, a triancinolona ou a betametasona, podem ser usados por 5 a 7 dias para lesões individualizadas, isoladamente ou com antibióticos tópicos caso haja infecção secundária localizada. Nos casos extensos, corticosteroides sistêmicos (p.ex., prednisona, na dose de 0,5 mg/kg/dia ou prednisolona em dose equivalente) podem ser necessários por períodos de 5 a 10 dias.

A imunoterapia para dessensibilização é padronizada para a alergia à picada de *Hymenopteras*, como abelhas e vespas, em que o mecanismo patogênico envolvido é humoral. É indicada nos casos de urticária se houver comprovação da presença no soro do doente de IgE específica, havendo reação sistêmica e não local, e nos doentes com alto risco de re-exposição[10]. Para o estrófulo, a imunoterapia oral e injetável, por vezes disponível comercialmente, ainda permanece sem estudos consistentes para embasar seu emprego. A patogenia do estrófulo envolve tanto a imunidade humoral como a celular, o que, por princípio, limitaria a eficácia dessa abordagem.

Na maior parte dos casos, é difícil para a família admitir que o lar ou ambientes frequentados estejam infestados por insetos; nesse ponto, encontra-se um grande obstáculo para o diagnóstico e para a aderência a medidas de controle das infestações e picadas[8]. O médico deve ser firme em seu diagnóstico e na orientação das medidas preventivas, que algumas vezes poderão implicar mudanças de comportamento e limitação dos momentos de lazer, e não se deixar levar pela exigência por exames e tratamentos vistos como de maior valor agregado, porém ainda sem a comprovação necessária de eficácia e que implicam gastos e morbidade desnecessários.

CONCLUSÕES

O estrófulo é uma afecção quase exclusiva da infância, que tende a ter resolução espontânea. Devem ser excluídos os diagnósticos diferenciais, principalmente a escabiose. O tratamento mais eficaz é evitar o contato com os insetos causadores da erupção.

REFERÊNCIAS BIBLIOGRÁFICAS

1. Sampaio, SAP, Rivitti, EAR. Dermatologia. 3ª ed. São Paulo: Artes Médicas; 2007. p. 277.
2. Azulay RD; Azulay DR. Dermatologia. 2ª ed. Rio de Janeiro: Guanabara-Koogan; 1997. p. 142-7.
3. Jordaan HF, Schneider JW. Papular urticaria: a histopathologic study of 30 patients. Am J Dermatopathol. 1997;19(2):119-26.
4. Stibitch AS, Schwartz RA. Papular urticária. Cútis. 2001;68(2):89-91.
5. Garcia E, Halpert E, Rodriguez A, Halpert E, Gómez A. Immune and histopathologic examination of flea bite-induced papular urticaria. Ann Allergu Asthma Immunol. 2004;92(4):446-52.
6. Heng MC, Kloss SG, Haberfelde GC. Pathogenesis of papular urticaria, J Am Acad Dermatol. 1984;10(6):1030-4.
7. Cuéllar A, Garcia, E, Rodriguez A, Halpert E, Gómez A. Functional dysregulation of dendritic cells in patients with papular urticaria caused by fleabite. Arch Dermatol. 2007;143(11):1415-9.
8. Hernandez RG , Cohen BA. Insect Bite–Induced Hypersensitivity and the SCRATCH Principles: A New Approach to papular urticaria. Pediatrics. 2006;118(1):189-96.
9. Anvisa. Câmara Técnica de Cosméticos - CATEC. : Utilização do DEET em preparações de repelentes para insetos. Parecer Técnico Nº 2, de 11 de dezembro de 2006. Disponível: http://www.anvisa.gov.br/cosmeticos/informa/parecer_deet.htm (Acesso 30 maio 2008).
10. Rank MA, Li JTC. Allergen immunotherapy. Mayo Clin Proc. 2007;82(9):1119-23.

Urticária 13

Zilda Najjar Prado de Oliveira
Evandro Ararigboia Rivitti

Após ler este capítulo, você estará apto a:

1. Identificar a epidemiologia da urticária.
2. Reconhecer os diversos fatores patogênicos da urticária.
3. Reconhecer os vários tipos clínicos de urticária.
4. Afastar os principais diagnósticos diferenciais.
5. Analisar as várias opções de tratamento para cada tipo de urticária.

INTRODUÇÃO

A urticária é caracterizada por pápulas eritêmato-edematosas de duração efêmera, que acometem a pele e/ou as mucosas (Figuras 13.1 e 13.2). Apresenta diversas formas clínicas, desde leves até quadros graves de edema angioneurótico. É uma das dermatoses mais frequentes, sendo que 15 a 20% da população tem, durante a vida, pelo menos um episódio da doença[1].

Existe um grande número de causas e fatores que podem levar à ativação dos mastócitos da pele e desencadear a liberação de mediadores vasoativos, o que resulta no aparecimento das urticas.

A urticária é classificada como aguda quando tem menos de 6 semanas de duração, e crônica, após esse período de tempo. As crianças apresentam principalmente a forma aguda da doença. A etiologia da urticária é mais facilmente identificada na forma aguda, enquanto, na crônica, em apenas 1/3 dos casos.

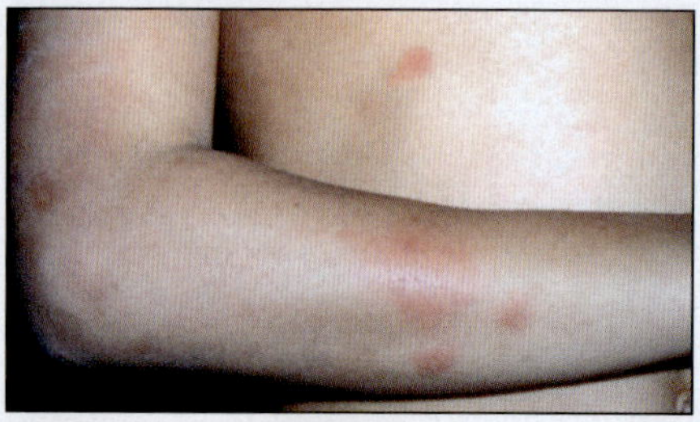

Figura 13.1 Urticária. Pápulas e placas eritêmato-edematosas em membros superiores e tronco.

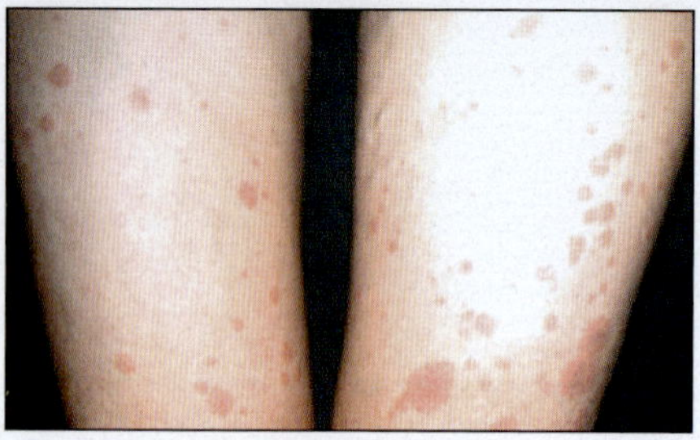

Figura 13.2 Urticária. Pápulas e placas eritêmato-edematosas em membros inferiores.

Geralmente, a urticária responde bem aos tratamentos medicamentosos com anti-histamínicos, havendo diferentes esquemas de utilização dessas drogas, isolada ou associadamente entre si ou com outras medicações.

DEFINIÇÃO

A urticária é uma erupção cutânea caracterizada pelo aparecimento súbito de urticas, que são pápulas e placas eritêmato-edematosas de duração efêmera e extremamente pruriginosas.

A urticária é classificada em aguda e crônica. As urticárias crônicas (quando a duração ultrapassa 6 semanas)[1], por sua vez, podem ser classificadas em urticárias crônicas intermitentes, quando há surtos intermitentes a intervalos de tempo variáveis, e urticárias crônicas contínuas, quando as lesões surgem continuamente. Ainda que esses critérios classificatórios sejam arbitrários, são fundamentados e úteis.

No caso de urticárias crônicas, as possibilidades de encontro do agente etiológico são baixas, cerca de 30%, contrariamente às urticárias agudas, na qual a possibilidade de determinação do agente etiológico é alta[2].

Além disso, as urticárias agudas e as crônicas intermitentes são mais frequentemente determinadas por drogas, alimentos, inalantes e picadas de insetos, enquanto as urticárias crônicas contínuas são geralmente vinculadas não somente a drogas, alimentos, inalantes e picadas de insetos, mas também a fatores endógenos, como alterações gastroentéricas, infecções focais, infestações, alterações endócrinas, doenças internas, autoimunidade e, eventualmente, fatores psicogênicos[3]. Na infância, comparativamente à idade adulta, as urticárias agudas são mais frequentes.

EPIDEMIOLOGIA

As urticárias são doenças comuns, que constituem 1 a 2% das consultas dermatológicas. Ainda que incidam em todas as idades, ocorrem predominantemente em adultos jovens. Cerca de 5 a 6% dos casos ocorrem em crianças, particularmente após os 8 anos, e admite-se que 15 a 20% das crianças tenham pelo menos um episódio de urticária até a adolescência[4]. Diferentes autores relatam diversas porcentagens de evolução de urticária aguda para crônica na infância. Há relatos de 14[5] a 20 ou 30%[6].

Na infância, a urticária ocorre igualmente em ambos os sexos, enquanto, na idade adulta, predomina no sexo feminino.

FISIOPATOLOGIA

As urticas resultam da liberação de mediadores, especialmente histamina, de mastócitos localizados em torno dos vasos dérmicos. Os mastócitos produzem dois tipos de mediadores, os armazenados nos mastócitos (mediadores pré-formados) e os formados no momento da atuação dos mastócitos (mediadores neoformados)[7] (Quadro 13.1).

Mediadores Pré-formados

Histamina

Ativa receptores de superfície específicos: H1, H2, H3 e H4. Tem importância, nas urticárias, para a ativação dos receptores H1, que produzem contração do músculo liso dos brônquios e do intestino e contração das células endoteliais, resultando em espaços entre as células que permitem aumento da permeabilidade vascular, da secreção da mucosa nasal, da quimiocinesia de eosinófilos e polimorfonucleares, e aumento do GMP cíclico, o que favorece a liberação de mediadores e prostaglandinas[7].

Quadro 13.1 – Mediadores liberados pelos mastócitos na urticária

Mediadores pré-formados	Mediadores neoformados
■ Histamina ■ Fatores quimiotáticos de neutrófilos e eosinófilos ■ Heparina ■ Fator de necrose tumoral ■ Enzimas: triptase e quimase	■ Derivados do ácido araquidônico: prostaglandina-2 e leucotrienos ■ Interleucinas 4 e 8 ■ Fator ativador de plaquetas

Fatores quimiotáticos eosinofílico e neutrofílico

Além de favorecerem a quimiotaxia de neutrófilos e eosinófilos, induzem a expressão de receptores C3b na superfície dos eosinófilos[7].

Heparina

Além da ação anticoagulante, liga-se à proteína básica maior dos eosinófilos, aumenta a atividade da elastase neutrofílica, inibe a cascata do complemento e promove a liberação dos fatores ativadores de plaquetas (fosfolipase A e lipase triglicerídica).

Fator de necrose tumoral

Promove ativação da fagocitose e quimiotaxia dos polimorfonucleares, e ativa as células endoteliais. Além disso, produz lise de eosinófilos, inibe a proliferação de queratinócitos, diminui o número de células apresentadoras de antígenos e estimula a produção de outras citocinas, como as interleucinas 4 e 8. Causa, ainda, necrose hemorrágica nos tecidos, febre e choque[7].

Enzimas

Os mastócitos da pele liberam triptase e quimase. A triptase cliva moléculas de alto peso molecular, inativa o fibrinogênio e divide C3 em C3a e C3b. Já a quimase cliva a epiderme ao nível da lâmina lúcida e converte a angiotensina I em angiotensina II. Além da triptase e da quimase, outras proteases são liberadas, levando à ativação do fator Hageman e à degradação de glicoproteínas e proteinoglicanas[7].

Mediadores Neoformados

Derivados do ácido araquidônico

A prostaglandina 2 (PGD2) produz eritema e edema com duração de 2 a 4 horas por meio de vasodilatação e infiltração de polimorfonucleares. Os leucotrienos produzem vasodilatação e quimiotaxia de polimorfonucleares[7].

Fator ativador de plaquetas

Não é liberado pelos mastócitos da pele, ainda que, quando injetado intradermicamente, produza vasodilatação.

Embora o principal mediador envolvido na vasodilatação e na exsudação plasmática (principal substrato anatomopatológico das urticárias) seja a histamina liberada pelos mastócitos, participam também, nesses fenômenos, inúmeros outros mediadores, como bradicinina, serotonina, leucotrienos, prostaglandinas, acetilcolina e anafilatoxinas.

A liberação dos mediadores pelos mastócitos pode ocorrer por mecanismos imunológicos e não imunológicos.

FISIOPATOLOGIA DAS URTICÁRIAS

As urticárias podem ser desencadeadas por mecanismos imunológicos e não imunológicos, que atuarão sobre os mastócitos promovendo a liberação dos mediadores que causarão as urticas.

Fatores Patogênicos Não Imunológicos nas Urticárias

Liberadores químicos de histamina

Existem substâncias capazes de liberar histamina e outros mediadores por ação direta sobre o mastócito, independentemente de qualquer mecanismo imune[2] (Quadro 13.2).

Bases orgânicas

Aminas e derivados amidínicos, como o composto 48/80.

Quadro 13.2 – Fatores patogênicos nas urticárias

Não imunológicos

- Liberadores químicos de histamina
  - Bases orgânicas
  - Drogas de uso clínico
  - Polímeros biológicos
- Efeitos diretos de agentes físicos sobre os mastócitos
  - Frio, pressão, calor, luz, dermografismo

Imunológicos

- Reação tipo I
- Reação tipo II
- Urticária autoimune

Moduladores que favorecem a vasodilatação

- Álcool, calor, febre, exercícios, estresse, fatores hormonais

Genéticos

- Edema angioneurótico hereditário
- Urticária ao calor familiar
- Urticária ao frio familiar
- Angioedema vibratório
- Urticária solar da protoporfiria eritropoiética

Drogas de uso clínico

Morfina, codeína, d-tubocurarina, polimixina, tiamina, quinina, vancomicina, papaverina, aspirina, anti-inflamatórios não hormonais e contrastes radiológicos.

Polímeros biológicos

Produtos de *Ascaris*, celenterados, lagostas, toxinas bacterianas, venenos de cobras, extratos de tecidos de mamíferos, peptonas, dextrans e neurotransmissores, especialmente a substância P liberada pelas fibras amielínicas do tipo C de nervos sensoriais após estímulos retrógrados[7].

O mecanismo pelo qual essas substâncias são capazes de provocar liberação de histamina dos mastócitos é desconhecido, admitindo-se que interfiram diretamente nos níveis celulares de AMP-cíclico. Discute-se a existência de receptores específicos para opiáceos nos mastócitos. Além dessas substâncias anteriormente referidas, também a acetilcolina, derivada das terminações nervosas colinérgicas da pele, é capaz de induzir a liberação de histamina por vias desconhecidas não imunológicas[7].

O conhecimento desses fatos pode ser muito importante não só no diagnóstico etiológico da urticária, como também na conduta terapêutica. Merece menção especial a aspirina, droga de amplo uso que produz exacerbações clínicas em 20 a 40% dos doentes com urticária crônica, inclusive urticária colinérgica e de pressão. A aspirina inibe a síntese de prostaglandinas, reduzindo o teor celular de AMP-cíclico, favorecendo a liberação da histamina dos mastócitos[7].

Efeitos diretos de agentes físicos sobre os mastócitos

Na maioria das vezes, o mecanismo de ação dos agentes físicos é desconhecido; porém, muitas vezes, há mecanismos imunológicos subjacentes demonstrados por resultados positivos de transferência passiva de soro de doente a indivíduos normais posteriormente submetidos ao agente físico desencadeante.

São produzidas por esse mecanismo as urticárias ao frio, ao calor, à luz e a urticária de pressão e também o dermografismo[2].

Fatores Patogênicos Imunológicos nas Urticárias

Estão muito mais comumente envolvidos nas formas agudas de urticária. Obedecem classicamente às reações imunológicas de tipo I, com participação da imunoglobulina E (IgE) ligada aos mastócitos que possuem de 1 a 5 x 10^5 receptores de alta afinidade para essa imunoglobulina (FcεRI) em sua superfície. As IgE ligadas aos mastócitos, reagindo com o antígeno específico, desencadeiam uma série de reações intracelulares com participação de íons cálcio e microtúbulos, resultando na diminuição dos níveis de AMP-cíclico e na liberação de histamina[8].

A duração da ligação IgE antígeno-específica ao mastócito é de cerca de 13 dias e, portanto, o tempo de tratamento das urticárias nunca pode ser inferior a 2 semanas. Outro tipo de reação imunológica que pode estar envolvido na gênese da urticária é o tipo III com participação de IgG e IgM, que resulta em ativação do complemento e liberação das anafilatoxinas C3a e C5a que são capazes de produzir liberação de histamina pelos mastócitos[7]. Pertencem a esse tipo de urticárias as chamadas urticárias por hipocomplementenemia.

A presença de depósitos da proteína básica principal nos eosinófilos da pele de doentes com urticária crônica sugere a possibilidade de essa proteína ser capaz de liberar mediadores dos mastócitos. Também certas linfocinas produzidas por linfócitos, monócitos ativados, neutrófilos e plaquetas são capazes de degranular basófilos e, provavelmente, mastócitos.

Mais recentemente, demonstrou-se existirem urticárias autoimunes em virtude da presença de autoanticorpos antirreceptores de alta afinidade por IgE (FcεRI) e anti-IgE. Os anticorpos anti-FcεRI têm, como epítopo ao qual se ligam, a cadeia alfa-2 dos receptores de alta afinidade por IgE. Os anticorpos que se ligam à cadeia alfa-1 não produzem liberação de mediadores. Os anticorpos anti-FcεRI compreendem principalmente as subclasses IgG1 e IgG3. Anticorpos anti-FcεRI são encontrados não somente em urticárias crônicas, como em doentes de lúpus eritematoso sistêmico, pênfigo vulgar e penfigoide bolhoso, e os anticorpos anti-IgE são encontrados em 5 a 10% dos doentes com dermatite atópica, e mesmo em indivíduos sem qualquer doença. Nessas urticárias autoimunes, os anticorpos causais de tipo anti-FcεRI são cerca de 4 vezes mais frequentes do que os anticorpos anti-IgE. Alguns doentes com urticária crônica apresentam, ainda, outros fatores circulantes liberadores de histamina diferentes desses anticorpos. Segundo muitos autores, as urticárias autoimunes compreendem 25% das urticárias crônicas em geral, e cerca de 60% dos doentes de urticária crônica grave apresentam anticorpos anti-FcεRI ou anticorpos anti-IgE ou outros fatores circulantes liberadores de histamina[2].

A detecção dos anticorpos anti-FcεRI foi feita, inicialmente, por meio de testes *in vitro* que envolvem a liberação de histamina de basófilos de doadores normais. Esses processos são complexos e não pertencem à rotina clínica, sendo mais utilizados em investigação. Posteriormente, introduziu-se o teste cutâneo com soro autólogo que vem sendo padronizado na investigação clínica das urticárias idiopáticas para a discriminação de casos suspeitos de urticária autoimune[9]. O fundamento do teste reside na introdução, pelo soro do próprio paciente, dos autoanticorpos na área injetada, onde promoverão a liberação de mediadores com o consequente aparecimento da lesão urticada no ponto de injeção.

Além dos fatores etiopatogênicos imunológicos e não imunológicos, participam na gênese das urticárias fatores moduladores e fatores genéticos[5].

Fatores moduladores

Compreendem fatores que favorecem vasodilatação: ingestão de álcool, calor, febre, exercícios, estresse emocional e fatores hormonais que explicariam exacerbações pré-menstruais e pós-menopausa, às vezes observados nas urticárias (Quadro 13.2).

Fatores genéticos

São representados pelo edema angioneurótico hereditário, decorrente de anormalidades da fração sérica inibidora da primeira fração ativada do complemento, urticária ao frio familiar, urticária ao calor localizada familiar, angioedema vibratório e urticária solar da protoporfiria eritropoiética (Quadro 13.2).

ETIOLOGIA

Através desses mecanismos imunes e não imunes, vários fatores causais estão envolvidos na produção das urticárias (Quadro 13.3).

Drogas

Drogas são as causas mais comuns de urticária, ainda que, em crianças, alguns autores acreditem que a infecção possa ser a causa mais frequente. As drogas podem atuar por mecanismos imunes, geralmente por reação dos tipos I e III, ou por atuação direta sobre o mastócito. As drogas mais comumente produtoras de urticária são as penicilinas, as sulfas, os sedativos, os analgésicos, os laxativos, os

Quadro 13.3 – Etiologia das urticárias

- Drogas
- Alimentos
- Inalantes
- Parasitoses
- Infecções
- Doenças sistêmicas
- Agentes físicos: luz, calor, pressão, água
- Contactantes
- Fatores psicogênicos
- Anormalidades genéticas

hormônios e os diuréticos. Além destas, são importantes as drogas já referidas anteriormente, capazes de liberar histamina diretamente dos mastócitos e, dentre estas, salienta-se a aspirina[6].

Devem ser consideradas todas as vias de administração – oral, parenteral e tópica (pele e mucosas) –, ainda que a via parenteral seja a mais frequentemente detectada.

Alimentos

Em geral, estão mais envolvidos nas urticárias agudas. São responsáveis não somente as proteínas intrínsecas do alimento, como também aditivos, corantes, aromatizantes e preservativos[10]. Os alimentos mais frequentemente responsáveis por urticárias são ovos, peixes, nozes e frutos do mar. Quanto aos aditivos, os de maior importância na gênese de urticárias são salicilatos, ácido cítrico, azocorantes, especialmente tartrazina, derivados do ácido benzoico e penicilina. Os alimentos e os aditivos podem produzir urticária por mecanismos imunológicos, que envolvem reações tipos I e III, ou por mecanismos não imunológicos, por meio de ação direta sobre os mastócitos[7].

Inalantes

Raramente estão implicados na produção de urticária. Devem ser considerados: inseticidas, poeira, pólens, penas e cosméticos. Geralmente, o mecanismo envolvido é imunológico, com participação de IgE, ocorrendo com mais frequência em atópicos[11].

Parasitoses em Geral

Podem determinar urticária por mecanismos imunológicos ou não imunológicos, pela ação de polímeros biológicos diretamente sobre os mastócitos.

Infecções

Bactérias, fungos e vírus, por meio de antígenos próprios, podem determinar urticária. É o caso da produção de urticária por focos infecciosos dentários, sinusites, otites, focos broncopneumônicos, gastrointestinais e urinários. Leveduroses e dermatofitoses podem produzir urticária, assim como viroses tipo hepatite, coxsackioses e mononucleose.

Doenças Internas

Não é frequente urticária como manifestação de doença interna, ainda que possa ocorrer em afecções como lúpus eritematoso sistêmico, linfomas e leucemias, câncer visceral, hipertireoidismo, febre reumática e artrite reumatoide juvenil.

Agentes Físicos

Luz, calor, frio e pressão podem produzir urticárias de substrato imunológico ou não imunológico.

Urticárias físicas

São produzidas por algum estímulo físico específico, compreendendo 20% das urticárias. As lesões usualmente se formam em minutos após o estímulo, persistindo por até 2 horas, restritas à área de contato. Porém, há casos em que as lesões se generalizam[2] (Quadro 13.4).

Quadro 13.4 – Tipos de urticária física

- Colinérgica
- Urticária de pressão
- Urticária ao frio
- Urticária ao calor
- Urticária aquagênica
- Dermografismo

Urticária colinérgica

É frequentemente incluída nas urticárias físicas e decorre de resposta ao aumento da temperatura corpórea e à sudorese. Responsável por 5% dos casos de urticária, principalmente em adolescentes e jovens. As lesões são caracteristicamente pápulas pequenas, algumas puntiformes, com pouco edema, havendo principalmente eritema. Pode ter sintomatologia sistêmica. Aparece após banhos quentes, febre, exercícios físicos e estresse. Decorre do excesso de liberação de acetilcolina, com consequente liberação de histamina por mecanismo não imunológico. Pode associar-se a outras urticárias físicas[7].

Urticária solar

As lesões distribuem-se nas áreas expostas. Pode, eventualmente, iniciar-se na infância.

Urticária de pressão

Há predomínio nas áreas de pressão de roupas, bolsas e sapatos e as lesões podem aparecer de 30 minutos a 6 horas após o estímulo. É uma das formas mais frequentes de urticária crônica, chegando a 35% em algumas estatísticas[8] (Figura 13.3).

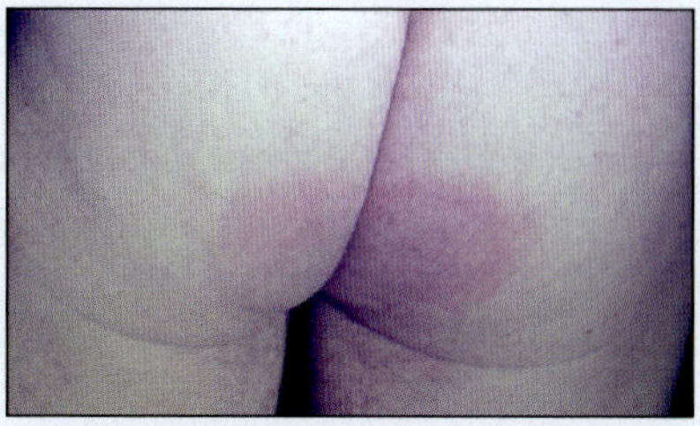

Figura 13.3 Urticária de pressão. Placas urticadas em nádegas.

Urticária ao frio

As lesões podem se localizar na área de contato ou à distância, principalmente por água ou banhos frios.

Urticária ao calor

É forma muito rara, em que se desenvolvem lesões poucos minutos após a exposição ao calor no local. Existe uma forma hereditária de maior duração.

Urticária aquagênica

É forma rara, que ocorre na área de exposição da pele com água em qualquer temperatura (Figura 13.4).

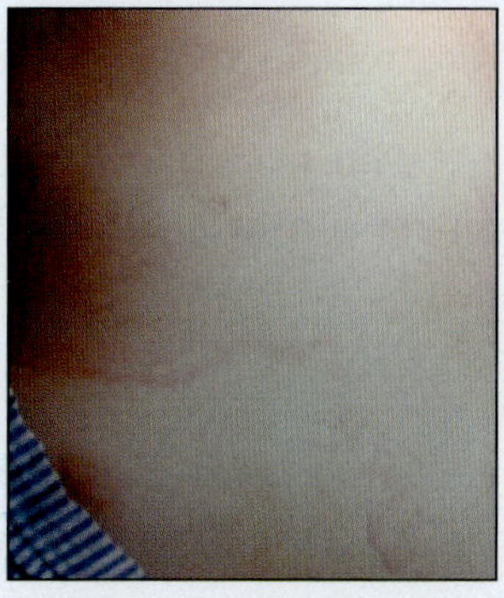

Figura 13.4 Urticária aquagênica. Placas eritêmato-edematosas em abdome.

Dermografismo

Pode tanto ser um achado de exame quanto a queixa do paciente. É evidenciado por fricção linear sobre a pele, seguida do aparecimento de lesão linear, eritêmato-edematosa, decorrente de tríplice reação de Lewis. Assim sendo, primeiramente aparece o eritema, depois o eritema reflexo em 1 a 2 minutos, seguido de edema em até 3 minutos, que desaparece em até 30. É encontrado em 2 a 3% da população geral como achado de exame, e em 20% dos pacientes com urticária. É chamado dermografismo sintomático, quando acompanhado de prurido leve a intenso e que aparece à mínima pressão e com maiores dimensões. É a forma mais comum de urticária física. Também pode acompanhar quadros de urticária, isolado ou associado a doenças, como infecções, diabete, hipertireoidismo e outras. É frequente também associá-lo a situações de estresse emocional. Algumas drogas como penicilina, codeína, sulfonamidas, barbitúricos e outras podem provocar o dermografismo[7].

Contatantes

Raramente, a absorção de substâncias por via cutânea pode determinar urticária. Esse fenômeno pode ocorrer com alimentos, substâncias têxteis, pelos e saliva de animais, artrópodes, vegetais, medicamentos, cosméticos e antígenos em suspensão aérea. Nesses casos, ocorre, em geral, o que se denomina urticária de contato, uma forma especial de dermatite de contato, que raramente se acompanha de urticária generalizada. As urticárias de contato surgem na pele ou em mucosas por mecanismos imunológicos ou não imunológicos, cerca de 30 a 60 minutos após o contato com o agente causal, e desaparecem após cerca de 24 horas[7].

Fatores psicogênicos

São comumente agravantes e só podem ser cogitados como agentes etiológicos primários após exclusão de outros fatores causais.

Anormalidades genéticas

Podem determinar formas especiais de urticária, especificamente o edema angioneurótico hereditário.

MANIFESTAÇÕES CLÍNICAS

Aparecimento de urticas que podem variar de alguns milímetros a muitos centímetros, em tamanho, ou formar placas extensas (Figuras 13.5 e 13.6). As lesões atingem somente algumas regiões ou estendem-se por quase toda a superfície cutânea. Pode ocorrer esmaecimento central, constituindo-se aspectos bizarros com contornos circulares, arcados, policíclicos e serpiginosos (Figuras 13.7 a 13.11). O prurido está sempre presente, com intensidade variável, às vezes insuportável[11].

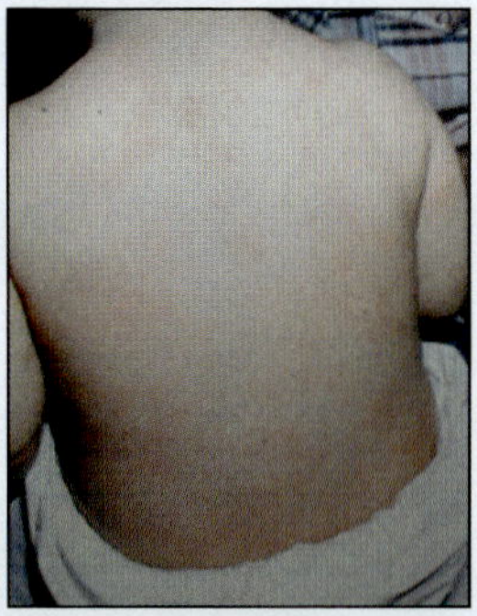

Figura 13.5 Urticária. Pápulas e placas eritêmato-edematosas no dorso.

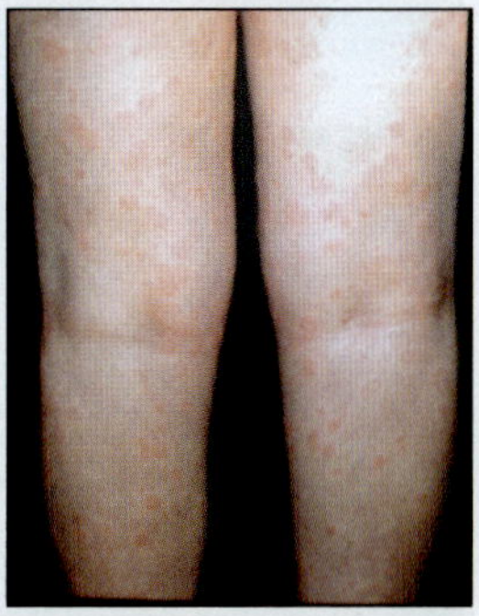

Figura 13.6 Urticária. Pápulas eritêmato-edematosas em membros inferiores.

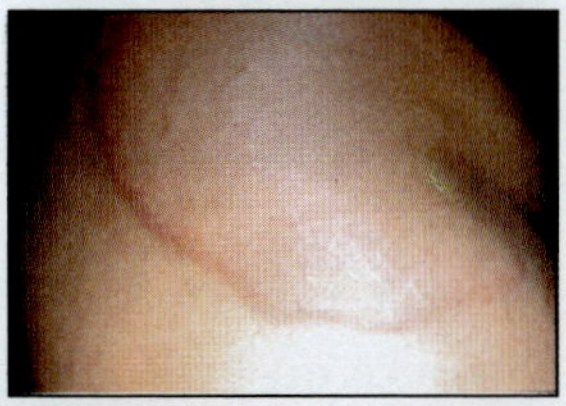

Figura 13.7 Urticária. Grande placa eritêmato-edematosa.

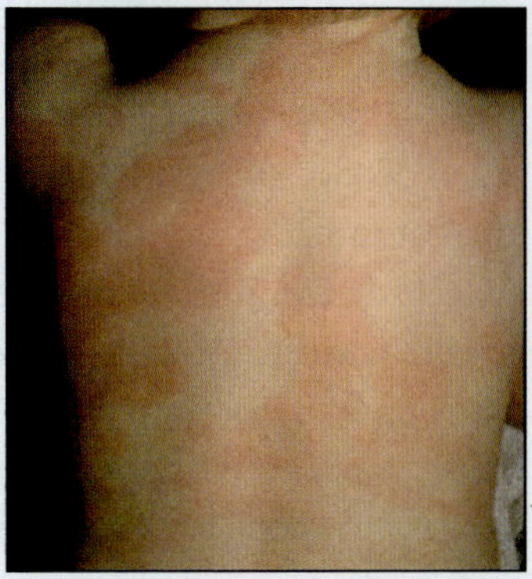

Figura 13.8 Urticária. Placas eritêmato-edematosas disseminadas.

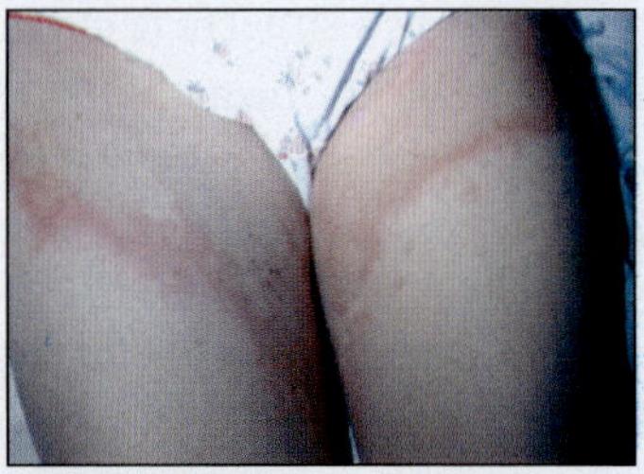

Figura 13.9 Urticária. Grandes placas de contornos serpiginosos.

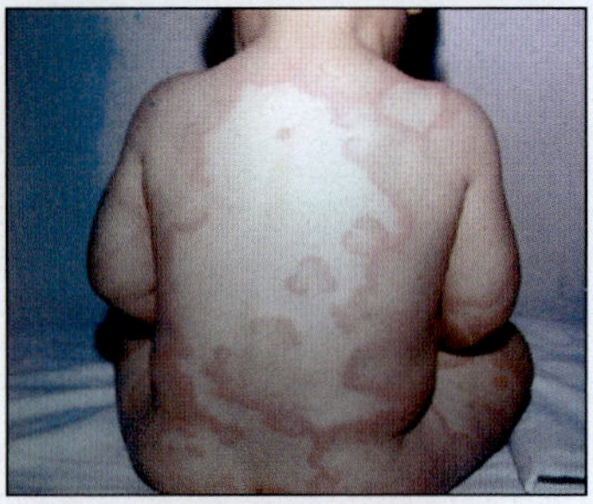

Figura 13.10 Urticária. Grandes placas de contornos serpiginosos.

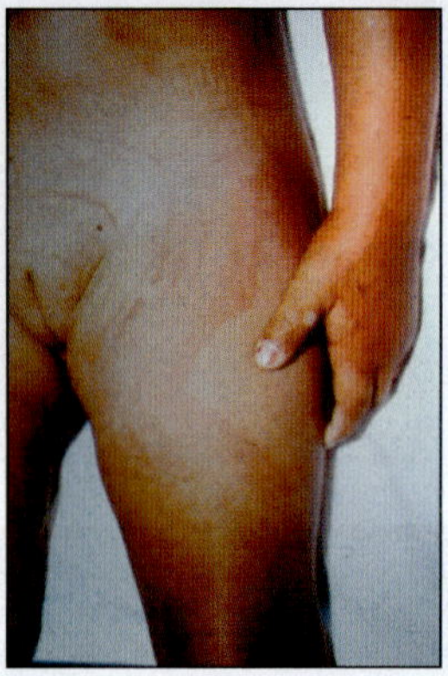

Figura 13.11 Urticária. Grandes placas policíclicas.

Há uma forma especial, denominada edema angioneurótico, edema de Quincke ou urticária gigante, na qual os fenômenos anatomopatológicos localizam-se na derme profunda e no subcutâneo (Figura 13.12). Resulta em edema agudo, intenso e localizado, que atinge com mais frequência extremidades, pálpebras, lábios, língua e laringe, dificultando, inclusive, a respiração e constituindo risco de vida pela asfixia por obstrução mecânica, podendo até ser necessária a traqueostomia.

As lesões individuais de urticária persistem somente por algumas horas, surgindo, em outras áreas, novos elementos. O quadro pode ter caráter agudo, desaparecendo após alguns dias, ou tornar-se crônico. A urticária passa a ser considerada crônica quando sua duração ultrapassa 6 semanas. Nesta, as lesões são menos intensas, menos extensas e mais persistentes[12,13].

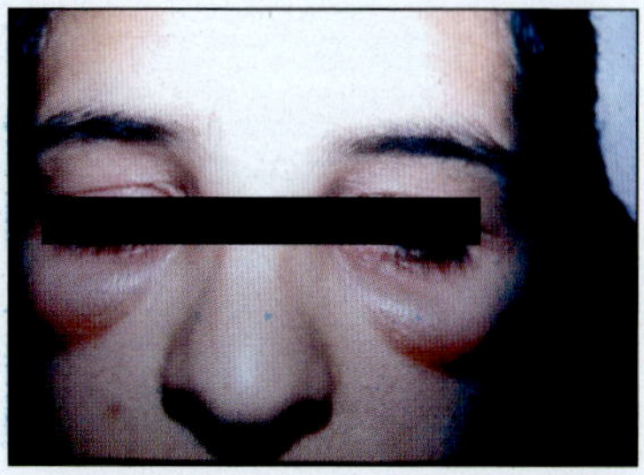

Figura 13.12 Edema angioneurótico. Intenso edema de pálpebras.

O quadro clínico da urticária é bastante característico, porém a descoberta do agente causal pode ser extremamente difícil. Nas formas agudas, é frequentemente possível a elucidação etiológica, mas, nas formas crônicas, em pelo menos 70% das vezes, a causa permanece obscura[1].

A clínica das urticárias é pobre em subsídios ao diagnóstico etiológico. Na urticária colinérgica, há predomínio do eritema sobre o edema, sendo o quadro clínico composto por urticas pequenas, de 1 a 3 mm, circundadas por halo eritematoso intenso (Figura 13.13). Nas urticárias do tipo urticária-vasculite (vasculite urticariforme), nas quais há lesão orgânica vascular e que, às vezes, relaciona-se patogenicamente ao complemento, as lesões são mais duradouras, menos fugazes, apresentam hiperpigmentação e descamação residuais e, em vez de prurido, despertam dor e ardor. Podem ser acompanhadas por artralgias, artrites ou outros fenômenos sistêmicos[7].

Nas urticárias à luz, a topografia das lesões pode ser muito sugestiva, atingindo áreas expostas, e o dermografismo caracteriza-se por lesões lineares (Figura 13.14). Na maioria das vezes, no entanto, a morfologia clínica das lesões não orienta no sentido do diagnóstico etiológico.

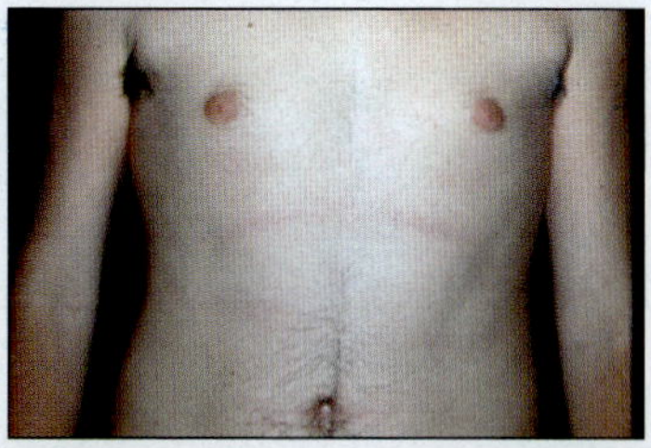

Figura 13.13 Urticária colinérgica. Pápulas eritematosas pequenas e eritema nas dobras do abdome.

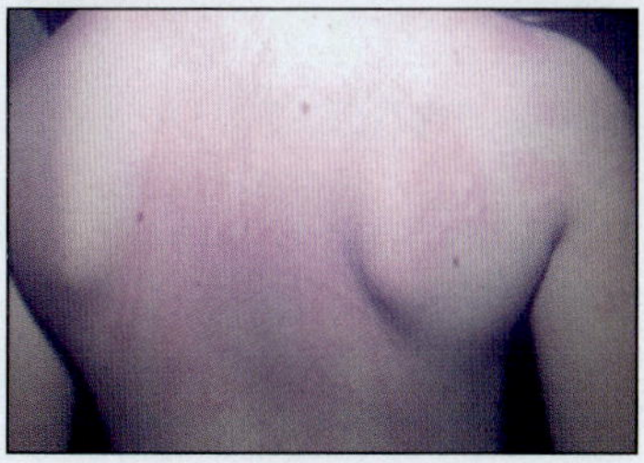

Figura 13.14 Dermografismo. Lesões eritêmato-edematosas lineares no dorso.

DIAGNÓSTICO

O diagnóstico clínico das urticárias é relativamente fácil, não sendo frequente a necessidade de exames complementares. Porém, a diagnose etiológica pode ser extremamente difícil, exigindo, além da anamnese minuciosa, exame físico completo, observação prolongada do doente e investigação laboratorial. Podem ser úteis hemograma, fatores antinucleares, dosagem de complemento e frações, reações sorológicas para sífilis, crioglobulinas, dosagem de hormônios e anticorpos tireoideanos, exames micológicos, exame parasitológico, exame de urina e RX de seios da face e dos dentes, orientados para cada caso individualmente. Não devem ser feitos como rotina, mas apenas quando a anamnese ou o exame físico sugerirem a possibilidade de afecções comprováveis por esses exames. São ainda importantes o teste do gelo (Figura 13.15) nas urticárias ao frio e, eventualmente, exame histopatológico para exclusão de outros diagnósticos[2].

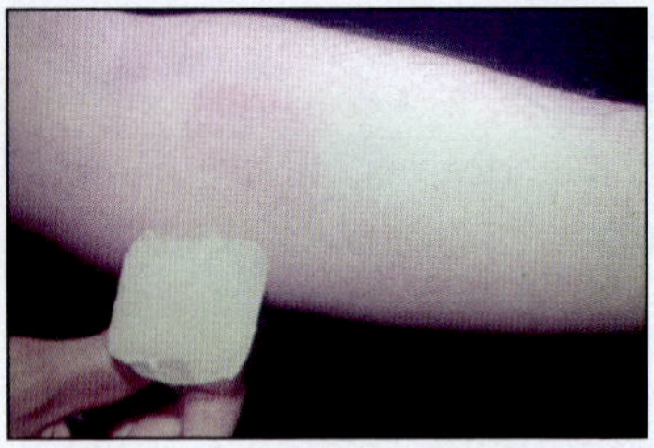

Figura 13.15 Urticária ao frio. Teste do gelo positivo.

Nas urticárias comuns, a alteração histopatológica fundamental é o edema da derme papilar e reticular, enquanto no angioedema, o edema atinge a derme profunda e a hipoderme. Paralelamente, as vênulas mostram-se dilatadas e há infiltrado inflamatório perivascular composto por linfócitos T (CD4 e CD8), neutrófilos e eosinófilos.

Os testes cutâneos de escarificação e o RAST pouco contribuem na investigação causal, porém a exclusão de inalantes e as dietas de eliminação podem ser úteis. Não se deve, porém, especialmente na infância, prescrever dietas rigorosas para não afetar o desenvolvimento e para não se agravarem as condições psicológicas da criança. Excepcionalmente, pode-se retirar o alimento suspeito[7].

DIAGNÓSTICO DIFERENCIAL

Habitualmente, o aspecto pápulo-edematoso, o prurido e a duração fugaz permitem que o diagnóstico de urticária seja realizado facilmente. Excepcionalmente, é necessário o diagnóstico diferencial com algumas formas de eritema polimorfo e mastocitose (Figuras 13.16 e 13.17). Mais comum é a necessidade de diferenciação das urticárias com as lesões urticariformes por picadas de inseto, escabiose, pediculose e com as dermatites de contato urticariformes (Quadro 13.5).

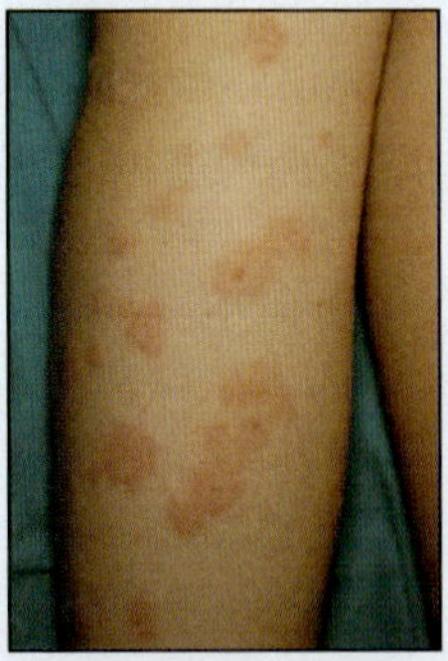

Figura 13.16 Eritema polimorfo. Placas e pápulas eritêmato-edematosas com centro purpúrico.

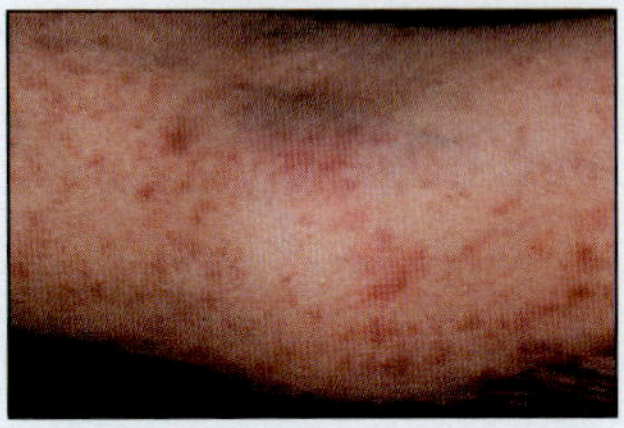

Figura 13.17 Mastocitose. Lesões eritêmato-edematosas e hipercrômicas.

Quadro 13.5 – Diagnóstico diferencial das urticárias

- Eritema polimorfo
- Mastocitose
- Estrófulo
- Picadas de inseto
- Escabiose
- Pediculose
- Dermatite de contato urticariforme

TRATAMENTO

A primeira medida terapêutica na urticária é a descoberta e o afastamento do agente causal por meio de anamnese e exame físico minuciosos. Além dessa medida primária, é possível aliviar os sintomas pelo tratamento medicamentoso que, na maioria das urticárias crônicas, é a medida mais viável, já que o agente causal geralmente não é determinado. Como medidas gerais, deve-se evitar o uso de aspirina e derivados, anti-inflamatórios não hormonais, corantes e conservantes de alimentos e medicamentos.

Assinale-se que, evolutivamente, ainda que não se determine sua causa, as urticárias evoluem para a cura. Em 6 meses, observam-se 50% de cura; em 1 ano, 70%; e, em 5 anos, 90% dos casos observados estão curados[7].

Tratamento da Urticária Aguda

Na urticária aguda, a escolha terapêutica varia de acordo com a gravidade do quadro. Se for leve, usam-se somente anti-histamínicos por via oral. Dá-se preferência àqueles sem corantes, como a clemastina.

Quando o quadro for intenso, associado a edema angioneurótico, com risco de broncoespasmo e edema de laringe, indica-se adrenalina, solução milesimal (1 mg/mL), dose de 0,01 mg/kg por via subcutânea, a cada 10 a 15 minutos, com no máximo três aplicações (a dose média é de 0,2 a 0,4 mL)[14]. Pode-se administrar por via endovenosa. Estão disponíveis também seringas com adrenalina para a autoaplicação, quando já se registraram quadros graves anteriormente. Conforme a intensidade, pode haver necessidade de entubação e oxigenação.

Depois de passada a emergência, trata-se com o mesmo esquema das urticárias agudas disseminadas, qual seja, corticosteroide por via endovenosa ou intramuscular conforme a gravidade, seguido da administração de corticosteroide via oral, prednisona, usualmente 0,5 mg/kg, e raramente chegando a 1,0 mg/kg, que deve ser reduzido lentamente. Utilizar sempre por períodos curtos para minimizar os efeitos colaterais[15,16]. Podem-se associar ou usar posteriormente anti-histamínicos por tempo mais prolongado, mesmo depois que desaparecerem os sintomas.

Tratamento da Urticária Crônica

Na urticária crônica, os anti-histamínicos são as medicações de escolha[17,18] (Tabela 13.1). São rapidamente absorvidos e têm pico de concentração sérica em 2 horas. Todos os anti-histamínicos bloqueadores H1 têm também efeitos alfa-adrenérgicos e anticolinérgicos. Dispõem-se dos sedantes e dos não sedantes, estes com menor efeito anticolinérgico. Inicia-se com uma classe de anti-histamínico e aumenta-se a dose até a máxima permitida, até melhorarem os sintomas. Se isto não ocorrer, muda-se a classe do anti-histamínico e, se mesmo assim não se conseguir alívio, associam-se duas classes de anti-histamínicos, que podem ser um não sedante durante o dia e outro à noite. Raramente não há boa resposta ao tratamento anti-histamínico. Em crianças, observa-se irritabilidade paradoxal, bem mais frequentemente que em adultos. Porém, os efeitos anticolinérgicos são bem tolerados nessa faixa etária. A associação de anti-histamínicos H1 e H2 (cimetidina ou ranetidina) é benéfica em casos raros[19,20]. Com o controle dos sintomas, não se deve interromper abruptamente a medicação, mas lentamente, para não ocorrer nova exacerbação[21].

Os anti-histamínicos bloqueadores H1 sedantes mais utilizados na infância são a dexclorfeniramina, na dose de 0,15 mg/kg/dia, dividida em 3 ou 4 doses, a clemas-

Tabela 13.1 – Anti-histamínicos anti-H1 mais usados na infância

Sedantes

Subclasse	Droga	Dose	Apresentação
Alquilamina	Dextroclorfeniramina	0,15 mg/kg/dia 4 vezes/dia	Xarope com 2 mg/5 mL Comprimido com 2 mg Drágeas com 6 mg
Etanolamina	Clemastina	0,1 mg/kg/dia 2 a 3 vezes/dia	Xarope com 0,25 mg/5 mL Comprimido com 1 mg
Piperazina	Hidroxizina	1 a 2 mg/kg/dia 3 a 4 vezes/dia	Xarope com 2 mg/mL Comprimido com 25 mg
Piperidina	Cipro-heptadina	0,25 mg/kg/dia 3 a 4 vezes/dia	Xarope com 2 mg/5 mL Comprimido com 4 mg

Não sedantes

Droga	Dose	Apresentação
Loratadina Crianças > 2 anos	< 30 kg – 5 mg/dose > 30 kg – 10 mg/dose 1 vez/dia	Xarope com 5 mg/5 mL Comprimido com 10 mg
Cetirizina Crianças > 2 anos	< 30 kg – 5 mg 2 vezes/dia > 30 kg – 10 mg 1 vez/dia	Comprimido com 10 e 25 mg Solução oral com 1 mg/mL
Fexofenadina Crianças > 12 anos	120 a 180 mg/dia 1 vez/dia	Cápsulas com 60 mg Comprimido com 120 e 180 mg
Desloratadina Crianças > 2 anos	2 a 5 anos: 2, 5 mL/dia 6 a 11 anos: 5 mL/dia	Xarope com 0,5 mg/mL Comprimido com 5 mg

tina, 0,1 mg/kg/dia em 2 ou 3 doses, e a cipro-heptadina, 0,25 mg/kg/dia em 3 a 4 doses, principalmente na urticária ao frio. Uma das drogas de maior eficácia é a hidroxizina, usada geralmente em dose de 1 mg/kg/dia, podendo aumentar até 2 mg, conforme o caso, levando-se em conta sempre a sedação, que pode ser muito intensa. A hidroxizina é a droga de eleição na urticária colinérgica e no dermografismo[11].

Quanto aos anti-histamínicos bloqueadores H_1 não sedantes, a loratadina e a desloratadina são os mais utilizados sempre após os 2 anos de idade. A cetirizina, derivada da hidroxizina, tem baixo poder sedante e com menor eficácia. É usada nas doses de 5 a 10 mg/dia[11].

Outras drogas que podem ser utilizadas são os antidepressivos tricíclicos, como a doxepina, que têm ação anti-H1 e anti-H2[22]. Podem ser benéficos, porém há poucos relatos em crianças. Cetotifeno tem resultado favorável em pequeno contingente de doentes. Na literatura, os bloqueadores do canal de cálcio, como a nifedipina, são relatados como eficazes, principalmente em adultos. Porém, sua eficácia é menor do que a dos anti-histamínicos, podendo ser usados como medicação associada, em casos selecionados. Há observações esporádicas sobre o benefício do uso da colchicina e da sulfasalazina. Corticosteroides sistêmicos não devem ser indicados na urticária crônica, devido aos efeitos colaterais indesejáveis inerentes ao uso prolongado[7].

Nas urticárias físicas, devem-se sempre evitar os estímulos que provocam o aparecimento das lesões. Algumas delas respondem a medicações específicas, além das habituais[7]:

- Urticária de pressão: anti-inflamatórios não hormonais, cetirizina, sulfasalazina.
- Urticária ao frio: cipro-heptadina.
- Urticária solar: cloroquina e radiação ultravioleta na tentativa de promover dessensibilização ao sol.
- Urticária colinérgica e dermografismo: hidroxizina associada ou não à ciproheptadina.

Os testes de provocação de alimentos ou drogas devem ser evitados pelo risco de anafilaxia. O edema angioneurótico hereditário não responde aos esquemas habituais propostos, mas a derivados androgênicos como o danazol (50 a 400 mg/dia) e o estanozolol (0,5 a 2 mg/dia). Esses andrógenos, que não têm efeito virilizante, agem mais na prevenção dos ataques de angioedema do que nos surtos agudos. Seu uso em crianças necessita sempre ser analisado com cuidado, sendo geralmente contraindicado, com exceção de cursos curtos de 5 dias antes de cirurgias ou tratamentos dentários. Em casos de surto agudo e grave, a infusão do concentrado do inibidor purificado é o tratamento de escolha[4].

PROGNÓSTICO E CURSO

Geralmente, o prognóstico é muito bom na infância, já que a maioria das urticárias nessa faixa etária é aguda, tendo remissão espontânea em 15 dias. Já as urticárias crônicas têm duração imprevisível de meses ou anos.

CONCLUSÕES

As urticárias podem ser agudas e crônicas. Quando agudas, a etiologia é mais frequentemente determinada. Desse modo, conhecendo-se e afastando-se o agente causal, a resposta à terapêutica é muito eficiente. Já as urticárias crônicas têm sua etiologia determinada em aproximadamente 1/3 dos casos, o que dificulta a manutenção da melhora obtida pelo tratamento adequado, por não se excluir o agente desencadeante. Na infância, a maioria das urticárias é aguda. Assim sendo, o prognóstico dessa enfermidade, na faixa etária pediátrica, é melhor do que na idade adulta.

REFERÊNCIAS BIBLIOGRÁFICAS

1. Bologna JL, Jorizzo JL, Rapini RP. Dermatology. 2nd ed. London: Mosby Elsevier; 2008. p. 261-76.
2. Wolf K, Goldsmith CA, Katz SI, Gillchrist BA, Pauer AS, Leffer DJ. Fitzpatrick's dermatology in general medicine. 7th ed. New York: McGraw Hill; 2008. p.330-43.
3. Burns T, Breathnach S, Cox N, Griffiths C. Rook's textbook of dermatology. 7th ed. United Kingdom: Blackwell Science; 2004. p.47.1-25.
4. Harper J, Orange A, Prose N. Textbook of pediatric dermatology 2nd ed. Oxford: Blackwell Publishing; 2006. p.689-702.
5. Legrain V, Taieb A, Sage T, Maleville J. Urticaria in infants: a study of forty patients. Pediatr Dermatol. 1990;7(2):101-7.
6. Mortureux P, Leauté-Labrèze C, Legrain V, Lamireau T, Sarlangue J, Taieb A. Acute urticaria in infancy and early childhood: a prospective study. Arch Dermatol. 1998;134(3):319-23.
7. Sampaio SAP, Rivitti EA. Dermatologia. 3ª ed. São Paulo: Artes Médicas; 2007. p.261-75.
8. Oliveira ZNP. Urticária. In: Grumach AS. Alergia e Imunologia na infância e adolescência. 1ª ed. São Paulo: Atheneu; 2001. p.171-83.
9. Zuberbier T, Greaves MW, Juhlin L, Kobza-Black A, Maurer D, Stingl G, et al. Definition, classification, and routine diagnosis of urticaria: a consensus report. J Investig Dermatol Symp Proced. 2001;6(2):123-7.
10. Asero R. Multiple intolerance to food additives. J Allergy Clin Immunol. 2002;110(6):531-2.
11. Oliveira ZNP, Rivitti EA. Urticária. In: Sucupira ACSL, Bricks LF, Kobinger MEBA, Saito MI, Zuccolotto SMC. Pediatria em consultório. 4ª ed. São Paulo: Sarvier; 2000. p.648.
12. Schachner LA, Hansen RC. Pediatric dermatology 3rd ed. London: Mosby; 1998. p.915-21.
13. Maldonado RR, Parish LC, Beare JM. Textbook of pediatric dermatology. 1st ed. Philadelphia: Grune & Stratton; 1989. p.600-9.
14. Bochner BS, Lichtenstein LM. Anaphylaxis. N Engl J Med. 1991;324(25):1785-90.
15. Société Française de Dermatologie. Consensus conference management of chronic urticaria. Eur J Dermatol. 2003;13(4):385-92.
16. Zuberbier T, Ifflander J, Semmler C, Czarnetzki BM. Acute urticaria – clinical aspects and therapeutical responsiveness. Acta Dermatol Venereol (Stockh). 1996;76:296-7.
17. Monroe E, Finn A, Patel P, Guerrero R, Ratner P, Bernstein D, et al. Efficacy andsafety of desloratadine 5 mg once daily in the treatment of chronic urticaria: a double-blind, randomized, placebo-controlled trial. J Am Acad Dermatol. 2003;48(4):535-41.
18. Simons FE. H1-antihistamines in children. Clin Allergy Immunol. 2002; 17:437-64.
19. Zurberbier T, Bindslev-Jensen C, Canonica W, Grattan CEH, Greaves MW, Henz BM, et al. EAACI/GA2LEN/EDF guideline: management of urticaria. Allergy. 2006;61(3):321-31.
20. Monroe EW, Cohen SH, Kalbfleisch J. Combined H1 and H2 antihistamine therapy in cronic urticaria. Arch Dermatol. 1981;117(7):404-7.
21. Soter NA. Treatment of urticaria and angioedema: Low sedating H1 type antihistamines. J Am Acad Dermatolo. 1981;24(6):1085-7.
22. Criado PR, Criado RFJ, Maruta CW, Rivitti EA, Martins JEC. Urticária. An bras Dermatol. 2005;80(6):613-32.

Seção VI

Dermatoses infecciosas

Piodermites 14

Marcelo Arnone
Ricardo Romiti

Após ler este capítulo, você estará apto a:

1. Reconhecer os principais agentes etiológicos das piodermites.
2. Fazer o diagnóstico clínico de piodermite e identificar seus principais diagnósticos diferenciais.
3. Instituir a terapêutica adequada para cada caso.

INTRODUÇÃO

As infecções cutâneas ou piodermites podem ter como agentes etiológicos as bactérias constituintes da flora residente da pele, bem como bactérias adquiridas do meio ambiente. Os principais agentes causais da piodermites são o *Staphylococcus aureus* e o *Streptococcus pyogenes* (estreptococo beta-hemolítico do grupo A). Nos últimos anos, a infecção cutânea por cepas de *Staphylococcus aureus* meticilino-resistentes (MRSA) vem adquirindo caráter emergente.

Na infecção estreptocócica, verifica-se a colonização da pele previamente ao quadro cutâneo, cujo aparecimento é favorecido por pequenos traumas locais ou picadas de insetos. Já na infecção estafilocócica, ocorrem inicialmente colonização da mucosa nasal e, a partir desta, contaminação da pele com o consequente surgimento das lesões cutâneas.

As piodermites podem ser classificadas de acordo com o nível de comprometimento das estruturas da pele. As infecções que acometem a epiderme têm como representante o impetigo. Infecções que acometem a epiderme e a derme englobam a erisipela e a celulite. Por fim, a unidade pilossebácea está acometida nas foliculites e furunculoses. Neste capítulo, serão abordadas as piodermites com maior relevância clínica na faixa etária pediátrica.

IMPETIGO

O impetigo é a forma clínica de piodermite mais frequente em crianças[1,2]. A infecção é devida ao estreptococo beta-hemolítico do grupo A, *Staphylococcus aureus*, ou a uma infecção mista[3]. São conhecidas duas formas de apresentação clínica: o impetigo bolhoso e o não bolhoso.

O impetigo acomete crianças em idade pré-escolar e escolar. Sua ocorrência é favorecida por condições de vida em aglomeração, má higiene e pequenos traumatismos mal cuidados, podendo ocorrer também como complicação local de outras dermatoses, como eczema e escabiose (nesses casos, é denominada impetiginização) (Figuras 14.1 e 14.2). O quadro geralmente é assintomático, mas pode estar acompanhado de febre e linfadenopatia regional. Deve ser dada especial atenção ao risco de desenvolvimento da glomerulonefrite pós-estreptocócica, complicação que ocorre 18 a 21 dias após o início do quadro cutâneo, relacionada à infecção por cepas nefritogênicas de estreptococos nefritogênicos[4].

A forma clínica predominante é o impetigo não-bolhoso, que se caracteriza por apresentar inicialmente lesões vesículosas ou pustulosas, que rapidamente evoluem para placas eritematosas recobertas por crostas melicéricas, sendo frequente o aspecto circinado (Figura 14.3). As localizações preferenciais são a face, com destaque para regiões perinasal, e também para as extremidades (Figura 14.4).

O impetigo bolhoso caracteriza-se por apresentar lesões vésico-bolhosas, erosões e lesões eritêmato-crostosas, com crostas melicéricas (Figura 14.5). As lesões tendem a apresentar cura central e atividade nas bordas, adquirindo configuração circinada (Figuras 14.6 e 14.7).

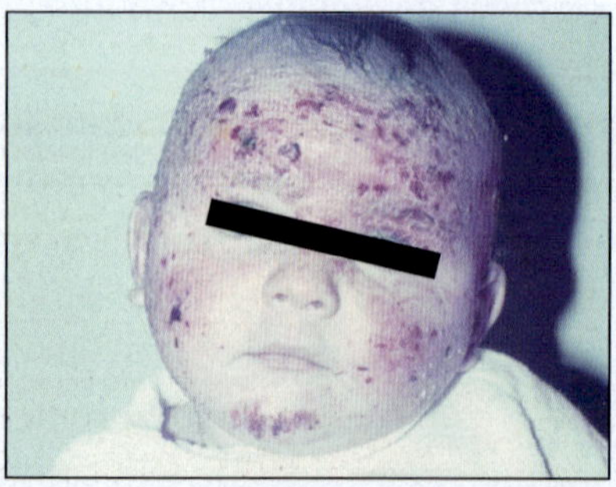

Figura 14.1 Dermatite atópica impetiginizada.

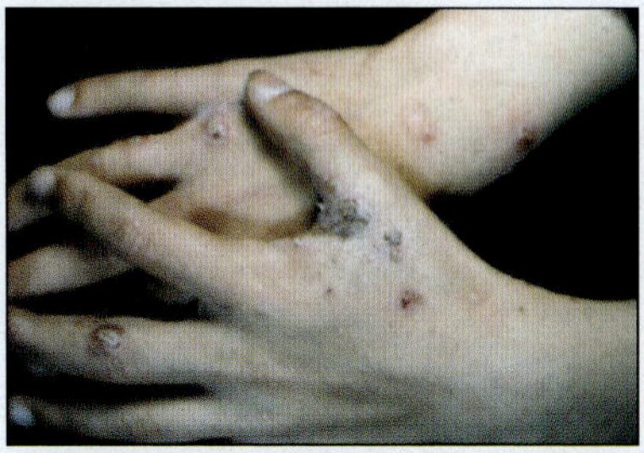

Figura 14.2 Escabiose impetiginizada.

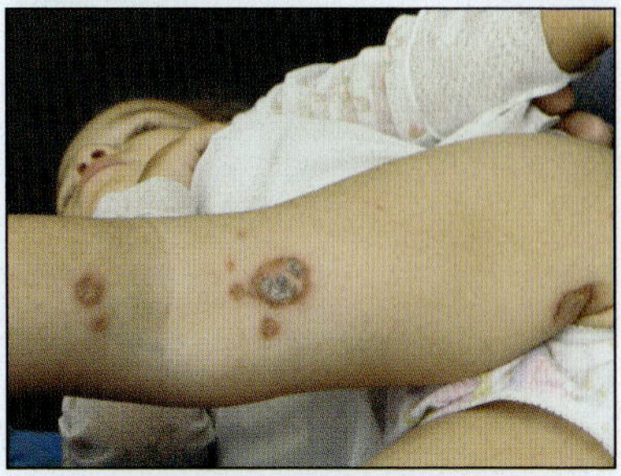

Figura 14.3 Impetigo. Lesões eritematosas recobertas por crostas melicéricas.

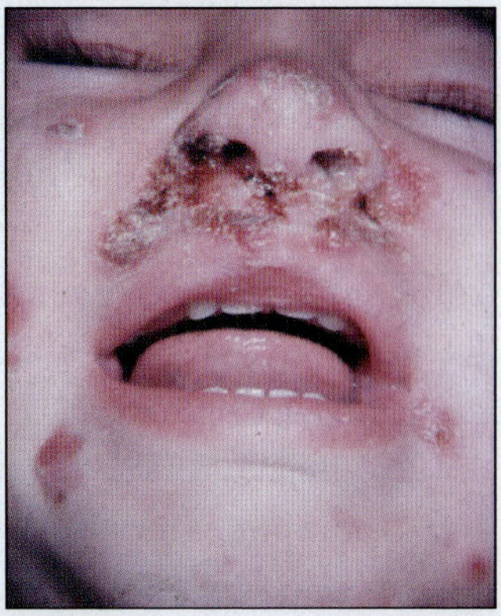

Figura 14.4 Impetigo. Lesões periorificiais.

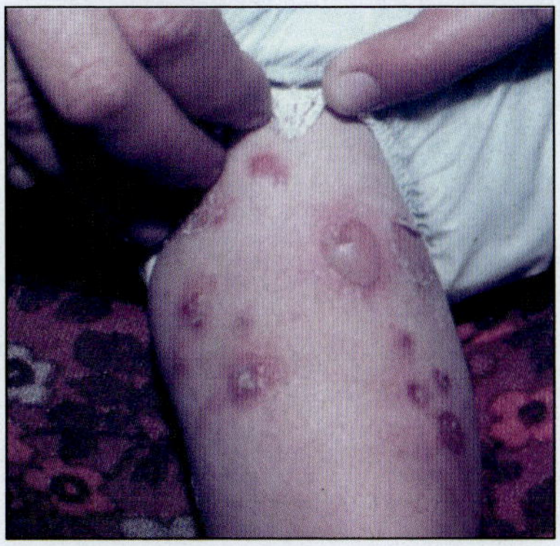

Figura 14.5 Impetigo. Lesões bolhosas.

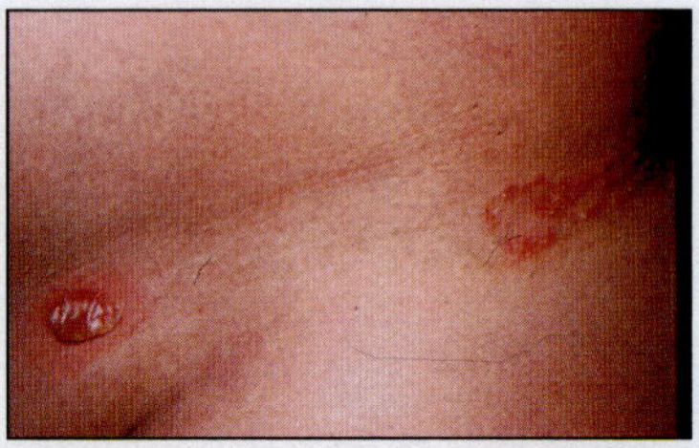

Figura 14.6 Impetigo. Lesão bolhosa e lesão circinada.

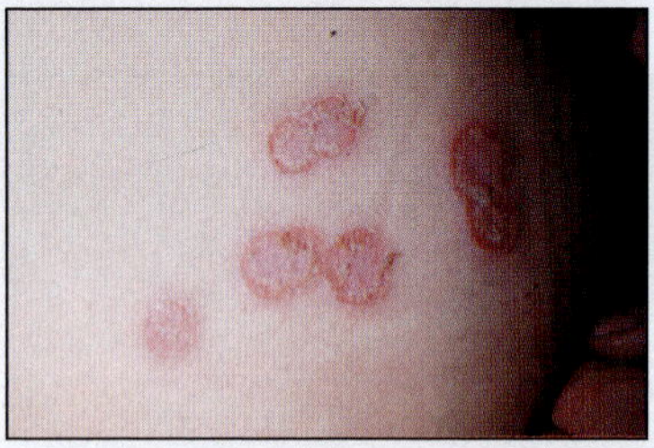

Figura 14.7 Impetigo. Lesões circinadas.

O diagnóstico diferencial da forma não bolhosa é feito com dermatite seborreica, dermatite atópica, *tinea capitis*, herpes zoster, varicela, escabiose e pediculose. O diagnóstico diferencial da forma bolhosa é feito com dermatite venenata, pênfigo vulgar, eritema polimorfo, síndrome da pele escaldada estafilocócica, dermatite herpetiforme, tinha bolhosa e alergia a picada de insetos[5,6].

O tratamento do impetigo é feito com medidas locais, que incluem limpeza com água e sabão para a remoção das crostas e emprego de antibióticos locais como a mupirocina e o ácido fusídico. Nos casos mais extensos, além das medidas locais, indica-se a associação de antibióticos sistêmicos que apresentem boa eficácia contra estreptococos e estafilococos, sendo empregados: amoxicilina associada ao ácido clavulânico (25 mg/kg/dia); cefalexina (40 a 50 mg/kg/dia); cefaclor (20 mg/kg/dia) ou clindamicina (15 mg/kg/dia)[5]. Atualmente, as penicilinas e a eritromicina não são mais consideradas antibióticos de primeira escolha pela possibilidade de infecção por cepas de estafilococos meticilino-resistentes[7].

ECTIMA (IMPETIGO ULCERATIVO)

Ocorre, na maioria das vezes, como evolução de lesões de impetigo malcuidadas. Apresentam curso arrastado e doloroso, localização preferencial nos membros inferiores, e tendência de evolução com cicatrizes. Seus agentes etiológicos principais são o *Streptococcus pyogenes* e o *Staphylococcus aureus*[6].

As lesões clínicas são ulceradas, na sua maioria recobertas por crostas, as bordas podem ser infiltradas e circundadas por eritema (Figura 14.8). O diagnóstico diferencial é feito com leishmaniose cutânea e pioderma gangrenoso.

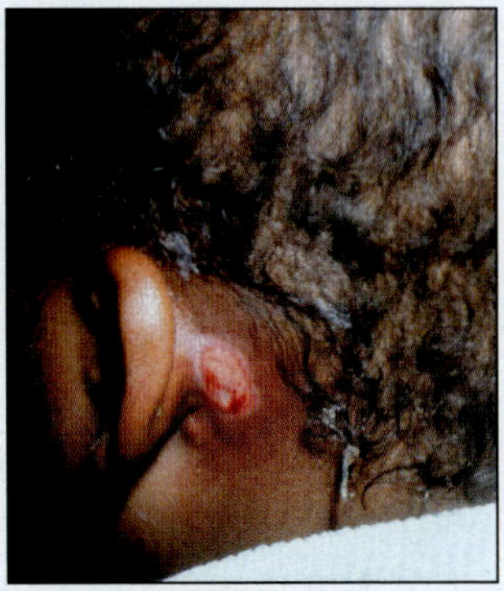

Figura 14.8 Ectima em região retroauricular.

As medidas locais são fundamentais para o sucesso do tratamento. A antibioticoterapia sistêmica está geralmente indicada de modo semelhante ao impetigo bolhoso.

FOLICULITE SUPERFICIAL

A foliculite superficial acomete a porção superficial dos folículos pilosos e tem como principal agente etiológico o *Staphylococcus aureus*. A forma clínica que predomina na infância é também chamada de impetigo folicular de Bockhart, e caracteriza-se pela presença de pústulas nos óstios foliculares, que se rompem facilmente, formando crostas, e evoluem sem cicatrizes. As áreas mais comumente acometidas são o couro cabeludo, o pescoço e as nádegas (Figura 14.9). O quadro é agravado ou desencadeado por condições locais de calor e atrito associado ao uso de roupas quentes e apertadas. O diagnóstico diferencial se faz com miliária pustulosa e *tinea*[1,8].

O tratamento tópico é feito com uso de antibióticos locais como a mupirocina e o ácido fusídico. A antibioticoterapia sistêmica está indicada para os casos extensos e resistentes ao tratamento local.

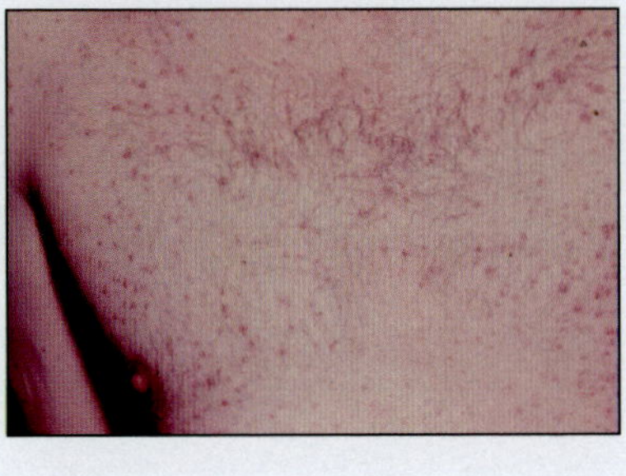

Figura 14.9 Foliculite superficial em tórax.

FURÚNCULO E ANTRAZ

Furúnculo é uma foliculite que acomete as porções profundas do folículo piloso e a glândula sebácea anexa ao folículo. Antraz é um conglomerado de múltiplos furúnculos coalescentes.

Os furúnculos podem ocorrer como lesões solitárias ou múltiplas (furunculose). A lesão inicia-se como nódulo eritematoso quente, que, após alguns dias, amolece e absceda, havendo saída de pus amarelo-esverdeado espesso (Figura 14.10). O processo inflamatório, às vezes, é tão intenso, que leva à necrose do folículo e posterior eliminação do material necrótico (carnegão). A principal complicação é a formação de abscesso local.

Os furúnculos são mais frequentes em adolescentes, crianças atópicas e indivíduos que apresentam colonização de narinas e/ou períneo por estafilococos. Podem ocorrer, com maior frequência, em indivíduos com imunodeficiências que cursam com alteração das funções dos neutrófilos[5]. As lesões são mais frequentemente localizadas em áreas de atrito e de maior sudorese, como pescoço, axilas e nádegas. Alguns pacientes apresentam tendência à recorrência frequente, configurando casos de difícil manejo terapêutico.

O diagnóstico diferencial deve ser feito com miíase furunculoide, cistos infectados e abscesso cutâneo. Quando as lesões se localizam nas axilas e virilhas, o principal diagnóstico diferencial é a hidradenite supurativa.

Os casos de furunculose simples podem ser tratados com antibióticos tópicos, calor local e, eventualmente, incisão e drenagem. A incisão e a drenagem são comumente necessárias, particularmente para o antraz. A antibioticoterapia sistêmica está indicada nos casos de furunculose com celulite circundante e/ou febre.

A dificuldade no tratamento da furunculose recorrente pode estar relacionada com a persistência de estafilococos nas narinas, no períneo e nas pregas corporais, bem como pela presença de comorbidades como o diabete melito ou outras condições que levem à imunossupressão. Ocasionalmente, o controle pode ser obtido com banhos frequentes com sabonetes antissépticos e pomadas antibacterianas

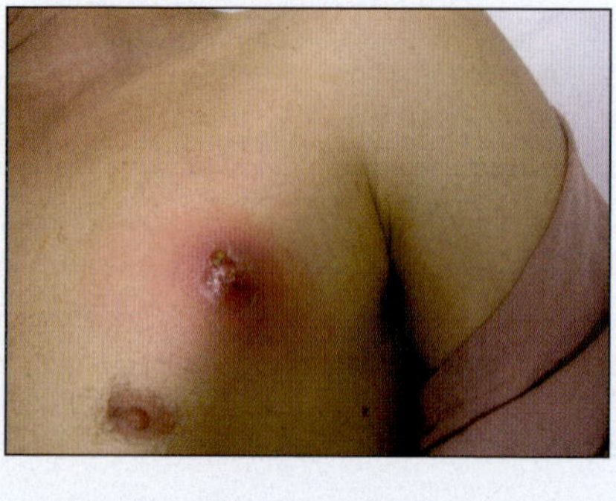

Figura 14.10 Furúnculo. Lesão nodular, abscedada, com saída de pus.

(mupirocina), aplicadas diretamente no interior das narinas, nas regiões flexurais e sob as unhas. A antibioticoterapia adequada é mantida até que todas as lesões tenham regredido e, posteriormente, deve ser administrada sob a forma profilática de uma dose diária, durante vários meses.

CELULITE E ERISIPELA

Existem controvérsias na nomenclatura das infecções que acometem a pele e o tecido celular subcutâneo. Há tendência de autores europeus de se evitar a terminologia celulite[9,10]. No Brasil, é adotada a mesma nomenclatura utilizada nos Estados Unidos, na qual são empregadas as terminologias erisipela e celulite.

A celulite é uma infecção aguda e disseminada da derme e dos tecidos subcutâneos, caracterizada por área edematosa, com calor e rubor locais, que acomete classicamente o local de entrada do agente infeccioso (Figura 14.11). É comum observar-se linfangite associada ao quadro.

A erisipela representa uma forma de celulite superficial que acomete principalmente os membros inferiores e a face (Figura 14.12). Por se tratar de forma clínica de acometimento mais superficial, as lesões tendem a ser mais bem delimitadas que as lesões de celulite, e podem cursar com bolhas.

A celulite e a erisipela na infância têm como principais agentes causais o estreptococo beta-hemolítico do grupo A e o *Staphylococcus aureus*, mas podem também ter como causa o estreptococo beta-hemolítico do grupo B (neonatos)[11,12].

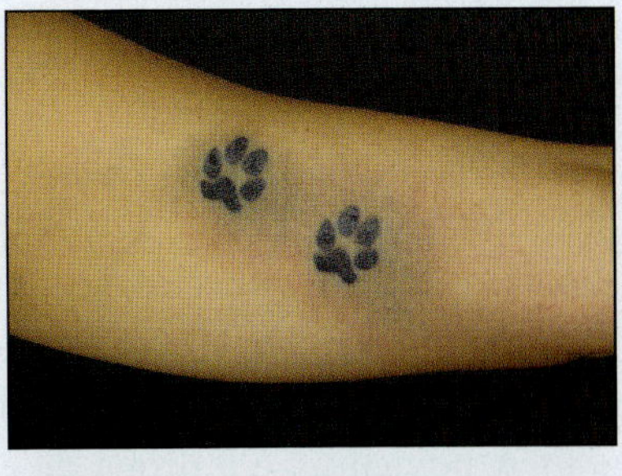

Figura 14.11 Celulite ao redor de tatuagem.

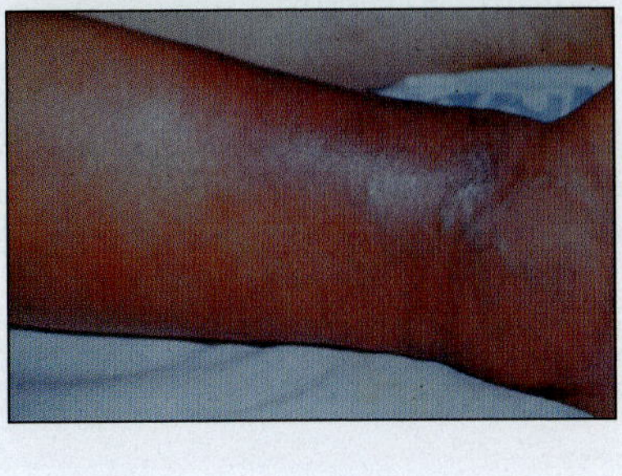

Figura 14.12 Erisipela. Eritema e edema do membro inferior.

Duas formas clínicas de celulite são características da faixa etária pediátrica: a celulite facial/periorbital e a celulite perianal. A celulite facial/periorbital tem como principais agentes etiológicos o *Staphylococcus aureus* e o estreptococo beta-hemolítico do grupo A, podendo também ser causada por *Haemophillus influenzae* em crianças não vacinadas e pela *Neisseria meningitidis*[11,12]. A celulite da região perianal é mais frequentemente causada pelo estreptococo beta-hemolítico do grupo A, podendo também ser causada pelo *Staphylococcus aureus*[11].

A penetração do agente na pele ocorre por solução de continuidade. Traumatismos, úlceras de perna e tinhas interdigitais representam frequentes portas de entrada. No entanto, em muitos casos, estas não são evidenciadas. Em crianças, pode ocorrer penetração através da mucosa nasal ou do ouvido médio. Após a penetração, ocorrem multiplicação bacteriana e consequente processo inflamatório local. O número de micro-organismos tende a ser pequeno quando comparado à intensidade da resposta inflamatória.

A maioria dos quadros de celulite e erisipela tem evolução favorável com a utilização de antibioticoterapia sistêmica. Entretanto, podem ocorrer complicações como necrose e abscessos locais, sendo estas complicações mais frequentes nos casos de celulite[10].

Os principais diagnósticos diferenciais de ambas as doenças são trombose venosa profunda, tromboflebite, dermatite de contato, picada de inseto, celulite eosinofílica (Síndrome de Wells), urticária gigante, herpes zoster, erupção medicamentosa, fasciíte necrotizante e paniculites.

O tratamento da celulite e da erisipela é feito pela associação de medidas locais e antibioticoterapia sistêmica. Os casos de celulite e erisipela na face frequentemente requerem internação para que ocorram melhor monitoração clínica, prevenção e tratamento de eventuais complicações.

Os cuidados locais incluem o uso de cremes e pomadas de antibióticos como a mupirocina e o ácido fusídico, bem como banhos de permanganato de potássio no caso de lesões abertas, secretantes ou bolhosas. Nos casos de celulite e erisipela nos membros inferiores, é fundamental o repouso para a resolução mais rápida e a prevenção de linfedema pós-inflamatório.

A penicilina é a droga de escolha para o tratamento dos casos de erisipela e celulite: penicilina procaína na dose de 400.000 a 800.000 U, 2 vezes/dia, via intramuscular, por 10 a 14 dias; ou penicilina via oral na dose de 250 a 500 mg, a cada 6 horas, durante 14 dias, estão indicadas. Em casos graves, penicilina cristalina 200.000 U/kg/dia, a cada 4 horas, via endovenosa, por 14 dias. Nos casos de celulite em crianças com suspeita de infecção por *Haemophilus influenzae*, deve ser utilizada ampicilina (200 a 250 mg/kg divididos em 6 doses). Nos casos leves, o paciente pode ser tratado ambulatorialmente, e as cefalosporinas por via oral podem ser uma opção prática e eficaz na escolha do antibiótico, sendo frequentemente empregada a cefalexina (40 a 50 mg/kg/dia)[11].

CONCLUSÕES

As piodermites são infecções cutâneas frequentes na faixa pediátrica. Têm apresentações clínicas peculiares. As mais prevalentes são o impetigo, a foliculite, o furúnculo, a erisipela e a celulite. O tratamento deve ser ministrado de acordo com o agente etiológico e o estado imunológico da criança.

REFERÊNCIAS BIBLIOGRÁFICAS

1. Edlich RF, Winters KL, Britt LD, Long WB. Bacterial diseases of the skin. J Long Term Eff Med Implants. 2005;15(5):499-510.
2. Swartz MN, Weinberg AN. General Considerations of Bacterial Diseases. In: Freedberg IM, Eisen AZ, Wolff Klaus, Austen KF, Goldsmith LA, Katz SI. Dermatology in general medicine. 6th ed. New York:McGraw-Hill; 2003. p. 1843-55.
3. Hirschmann JV. Antimicrobial therapy for skin infections. Cutis. 2007;79(6 Suppl):26-36.
4. Darmstadt GL, Lane AT. Impetigo: An Overview. Pediatr Dermatol. 1994;11(4):293-303
5. Lee PK, Zipoli MT, Weinberg AN, Swartz MN, Johnson RA. Pyodermas: Sthaphylococcus aureus, Streptococcus, and Other Gram-Positive Bacteria. In: Freedberg IM, Eisen AZ, Wolff Klaus, Austen KF, Goldsmith LA, Katz SI. Dermatology in general medicine. 6th ed. New York: McGraw-Hill; 2003. p. 1856-78.
6. Sampaio APS, Rivitti EA. Dermatologia. Piodermites e outras dermatoses por bactérias. 3ª ed. São Paulo: Artes Médicas; 2007. p. 435-52.
7. Cohen PR. Community-acquired methicillin-resistant Staphylococcus aureus skin infections: implications for patients and paractitioners. Am J Clin Dermatol. 2007;8(5):259-70.
8. Ramos-e-Silva M, Camilo C, Aquino A. Piodermites na infância. Pediatr Atual. 1998;11(5):27-34.
9. Gabillot-Carré M, Roujeau JC. Acute bacterial skin infections and cellulites. Curr Opin Infect Dis. 2007;20(2):118-23.
10. Bernard P. Manegement of commom bacterial infections of the skin. Curr Opin Infect Dis. 2008;21(2):122-8.
11. Weinberg AN, Swartz MN, Tsao H, Johnson RA. Soft-Tissue Infections: Erysipelas, Cellulitis, Gangrenous Cellulitis, and Myonecrosis. In: Freedberg IM, Eisen AZ, Wolff Klaus, Austen KF, Goldsmith LA, Katz SI. Dermatology in general medicine. 6th ed. New York: McGraw-Hill; 2003. p. 1883-95.
12. Swartz MN. Clinical practice: cellulitis. N Engl J Med. 2004;350(9):904-12.

15 Hanseníase em menores de 15 anos

Maria Ângela Bianconcini Trindade
Ana Karina Alves Moura

Após ler este capítulo, você estará apto a:

1. Compreender os mecanismos etiopatogênicos e imunológicos envolvidos na hanseníase.
2. Reconhecer os principais aspectos clínicos.
3. Conhecer os principais métodos de diagnóstico complementar e sua interpretação.
4. Administrar o tratamento adequado e monitorar os principais efeitos adversos.
5. Conhecer os principais métodos de controle da doença.

INTRODUÇÃO

A hanseníase é uma doença infectocontagiosa crônica que atinge nervos e pele e causa incapacidades se não tratada na fase inicial. O agente etiológico é o *Mycobacterium leprae*, um bacilo álcool-ácido resistente (BAAR), parasita intracelular obrigatório, de multiplicação lenta, em cerca de 14 dias, e não cultivado em meio artificial. Foi identificado em 1874 por Gerhard Henrik Armauer Hansen[1,2].

A hanseníase é relatada desde a Antiguidade, mas com a melhora das condições de vida após a Revolução Industrial foi controlada em muitos países e, em outros, após a implantação de uma terapêutica eficaz. No entanto, persiste endêmica em algumas regiões em desenvolvimento. As deformidades e as alterações funcionais podem causar estigmatização e levar ao isolamento psicossocial das pessoas atingidas[3,4].

Predomina em adultos e a taxa de detecção em menores de 15 anos indica transmissão recente por fontes ativas, sendo um indicador de fontes de contágio não detectadas[3-5]. O quadro clínico característico em menores de 10 anos é de mácula ou nódulo assintomático. É denominada forma nodular da infância. Nos maiores de 10 anos, em geral, as lesões são mais polimorfas. O tratamento precoce previne as incapacidades e as formas transmissíveis[1,2,6,7].

EPIDEMIOLOGIA

Após a disposição, pela Organização Mundial da Saúde (OMS), de poliquimioterapia eficaz há aproximadamente três décadas, o número de casos reduziu de 5 milhões para cerca de 220 mil registrados em 2007, estando cerca de 160 mil desses casos na Índia e 40 mil no Brasil[3].

Embora a hanseníase seja considerada doença do adulto e do adulto-jovem, em países endêmicos, a população com menos de 15 anos entra precocemente em contato com doentes bacilíferos. O número de casos registrados nessa faixa etária está em estreita relação com o nível endêmico da região, variável segundo as condições socioeconômicas e culturais, e com movimentos migratórios facilitadores da difusão da doença, sendo, portanto, um indicador do nível de transmissão da hanseníase[8-13].

Entre 2001 e 2006, foram registrados no Brasil 24 mil casos novos em crianças com menos de 15 anos, que correspondem a 8,3% dos casos brasileiros, estando quase 50% na Amazônia Legal e com cerca de 15% apresentando algum grau de incapacidade no momento do diagnóstico[5].

PATOGÊNESE

Os estudos sorológicos mostram alta taxa de infecção subclínica pelo *M. leprae* em áreas endêmicas, provavelmente com infecção transitória das vias aéreas superiores, mas, como a maior parte da população é resistente, não desenvolve doença clínica. Por isso, a hanseníase é considerada uma doença de alta infectividade, baixa patogenicidade e alta virulência (alta chance de causar incapacidades)[4].

A patogênese parece ser a mesma em todas as idades: após período de incubação de 3 a 5 anos, o indivíduo infectado pode permanecer sem doença, ter cura espontânea ou evoluir para hanseníase indeterminada (HI), caracterizada por discretas lesões cutâneas e/ou áreas com distúrbios de sensibilidade. Após 3 a 5 anos nessa fase inicial sem tratamento, se a imunidade celular ao *M. leprae* for competente, revelada pela reação de Mitsuda positiva, a doença pode evoluir para a hanseníase tuberculoide (HT), caracterizada por lesões cutâneas bem delimitadas, anestésicas e/ou com tronco nervoso comprometido, e granulomas tuberculoides no exame histológico. Se a imunidade celular for deficiente, a doença pode evoluir para a hanseníase virchowiana (HV), com múltiplas lesões cutâneas e de nervos periféricos, manifestações sistêmicas e macrófagos repletos de bacilos no exame histológico. Se apresentar imunidade celular parcial, pode evoluir para hanseníase dimorfa (HD) com características de HT e/ou HV[1,2,14-16] (Quadro 15.1 e Figura 15.1).

A imunossupressão pelo HIV ou por drogas imunossupressoras parece não alterar a evolução da hanseníase[16,17].

Quadro 15.1 – Correlação clínica e exames complementares nas diferentes formas de hanseníase

	Indeterminada	Tuberculoide	Virchowiana	Dimorfa ou *Borderline*
Quadro clínico dermatológico	Mácula(s) hipopigmentada(s) ou eritêmato-hipocrômica(s), alopecia e/ou xerose Evolução: regressão espontânea ou com tratamento, ou, dependendo da resistência do indivíduo, evolução para as formas incapacitantes e/ou transmissíveis	Mácula(s) hipopigmentada(s) bem delimitada(s) ou placa(s) eritematosa(s) de borda(s) elevada(s), com tendência à regressão central	Mácula(s) ligeiramente hipocrômica(s), eritematosa(s), mal delimitada(s) e simétrica(s) Evolução sem tratamento: infiltração generalizada, nódulos cutâneos, madarose, "fácies leonina" e aspecto ictiosiforme nas pernas Episódios de eritema nodoso hansênico (ENH)	Espectro intermediário, instável entre as formas tuberculoide e virchowiana DT: semelhante à TT com mais lesões DV: semelhante à VV com lesões mais definidas, assimétricas e áreas de pele sã DD: placas de bordas pouco elevadas e centro com aparência de pele sã (lesões foveolares)
Quadro clínico neurológico	Sensibilidade nas lesões cutâneas: hipoestesia	Sensibilidade nas lesões cutâneas, em geral anestesia. Pode comprometer tronco nervoso e/ou ramo cutâneo com distúrbios sensitivos e/ou motores na zona inervada	O comprometimento neural é tardio e múltiplo, e pode apresentar nervo espessado, noduloso e/ou doloroso	Alterações das formas T e V
Baciloscopia	Negativa	Negativa	Positiva	Em geral, positiva
Mitsuda	Positivo ou negativo	Positivo	Negativo	Em geral, positivo fraco
Histologia	Infiltrado Inflamatório Inespecífico	Granulomas tuberculoides	Células vacuoladas	Granulomas mal formados

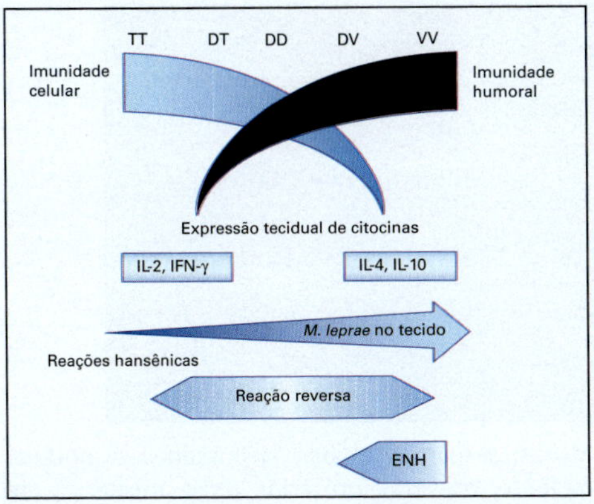

Figura 15.1 Espectro imunopatológico da hanseníase. Fonte: adaptado de Britton & Lockwood[14]. TT: tuberculoide; DT: dimorfa tuberculoide; DD: dimorfa; DV: dimorfa virchowiana; VV: virchowiana; IL-2: interleucina-2; IFN-γ: interferon-gama; IL-4: interleucina-4; IL-10: interleucina-10; ENH: eritema nodoso hansênico.

Para aumentar a chance de diagnóstico e tratamento, a OMS e o Programa Nacional de Controle da Hanseníase recomendam uma classificação operacional que divide as pessoas com hanseníase em dois grupos[7]:

- Paucibacilar (PB) – casos com até 5 lesões de pele.
- Multibacilar (MB) – casos com mais de 5 lesões de pele.

MANIFESTAÇÕES CLÍNICAS

As principais localizações das manifestações clínicas em geral são face, nádegas, braços e abdome[10,13].

Os sinais e os sintomas clínicos da hanseníase são polimorfos, muitas vezes discretos e, por esse motivo, entram no diagnóstico diferencial da maioria das doenças dermatológicas crônicas.

Na fase inicial, as lesões podem ser únicas ou múltiplas, ocorrendo, com maior frequência, mácula hipopigmentada ou eritematosa, hipoestética. Muitas vezes, manifestam-se como áreas da pele com alterações da sensibilidade, da sudorese, e/ou do crescimento de pelos e sem outras lesões cutâneas ou espessamento neural, dificultando ainda mais o diagnóstico. Essa fase é não transmissível e não incapacitante e denominada indeterminada (HI).

As formas tuberculoides (HT) geralmente se apresentam como pápulas ou placas hipocrômicas ou discretamente eritematosas. Muitas vezes, manifestam-se como forma nodular da infância com poucas lesões em áreas de contato como face, membros e/ou abdome. Nas fases avançadas multibacilares, podem ocorrer máculas, pápulas, nódulos e infiltração difusa que, na face, pode provocar madarose de sobrancelhas e cílios (rarefação dos pelos). Nos olhos, pode haver alterações leves ou graves como amaurose. Na orofaringe, podem ocorrer desde sinais obstrutivos leves a sangramento, desabamento nasal e/ou alteração da voz (Figuras 15.2 a 15.5).

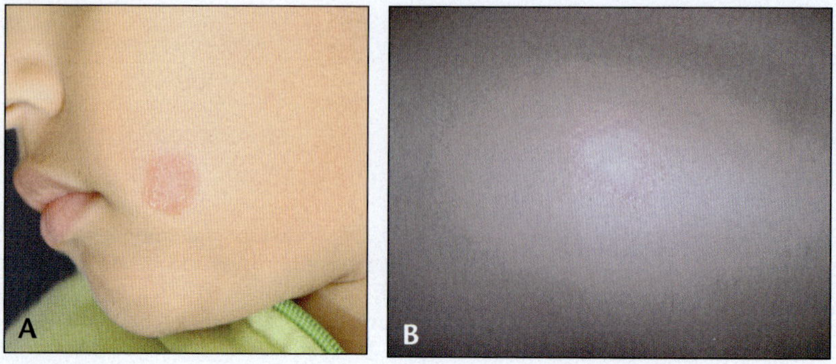

Figura 15.2 Hanseníase tuberculoide – placas eritematosas, descamativas bem delimitadas. A: nodular da infância, na face de menina de 4 anos; B: tuberculoide, no tórax posterior, lesão anestésica em menino de 9 anos.

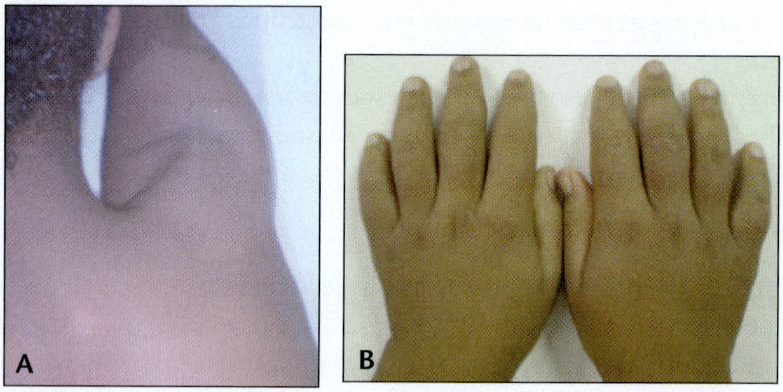

Figura 15.3 A: hanseníase dimorfa tuberculoide – placas e máculas eritêmato-hipocrômicas, anestésicas na região deltoide e tórax de menino de 11 anos; B: hanseníase virchowiana – mãos infiltradas em menino de 12 anos.

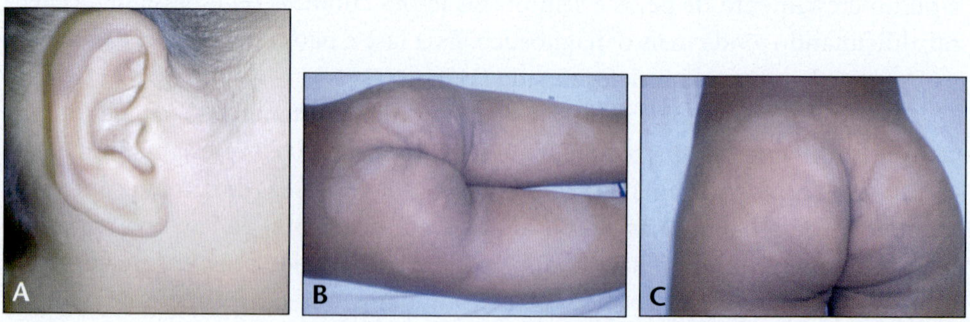

Figura 15.4 Hanseníase dimorfa em menina de 10 anos. A: placas eritêmato-acastanhadas no pavilhão auricular; B e C: placas eritêmato-hipocrômicas descamativas, hipo ou anestésicas nas nádegas e coxas.

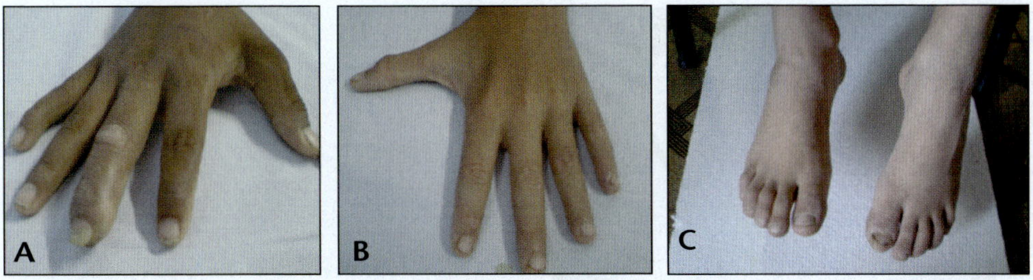

Figura 15.5 Hanseníase dimorfa em menino de 8 anos. A: placa com borda eritematosa, no dorso da mão e osteomielite no 3º quirodáctilo, por traumas em área anestésica; B: amiotrofia de interósseos; C: pé caído, xerose e ulcerações em hálux anestésico.

Episódios reacionais podem aparecer em qualquer forma da doença, exceto na HI. Embora possam ocorrer antes do tratamento ou após alta, são mais frequentes em torno dos 6 meses de tratamento. São agrupados em tipo 1 e 2. O tipo 1, ou reação reversa, é uma reação de exacerbação da imunidade celular. As lesões apresentam-se edemaciadas, eritematosas e ocorrem nas formas HT e HD. O diagnóstico diferencial se faz com dermatoses agudas da faixa pediátrica. O tipo 2, ou eritema nodoso hansênico, é uma reação de hipersensibilidade humoral. As lesões nodulares podem ulcerar e ocorrer em qualquer parte do corpo, com mal-estar geral, febre, adenites, artrites, irites, osteítes, orquiepidedimite, glomerulonefrite. Ocorrem nas formas HV e HD. Edema de mãos e pés e neurites também podem ser um episódio reacional hansênico. O Fenômeno de Lúcio é raro e caracteriza-se por máculas dolorosas purpúricas com bordas irregulares e baciloscopia altamente positiva nos vasos superficiais da derme que evoluem com ulcerações e cicatrizes, em geral, não arredondadas. As formas bacilíferas e as reações hansênicas não são muito frequentes em menores de 15 anos, em especial pelo longo tempo de incubação[1,2,14-16].

DIAGNÓSTICO/EXAMES COMPLEMENTARES

O diagnóstico da hanseníase é predominantemente clínico. O exame dermatológico de toda a pele deve ser realizado à procura de lesões cutâneas e também de alteração neural pela palpação dos nervos periféricos, sendo os mais acometidos o ulnar, o tibial e o fibular. Mãos, pés e olhos devem ser examinados para se detectarem alterações sensitivas ou motoras. A prova de sensibilidade térmica, dolorosa e tátil (TDT) apresenta difícil aplicabilidade na maioria dos casos dessa faixa etária, mas uma história de parestesia é bastante sugestiva. Outros métodos que podem auxiliar no diagnóstico são[7,15,16,18-20]:

- Prova da histamina (Figura 15.6): revela lesão de ramúsculo nervoso periférico pela ausência do eritema secundário da tríplice reação de Lewis (eritema, pápu-

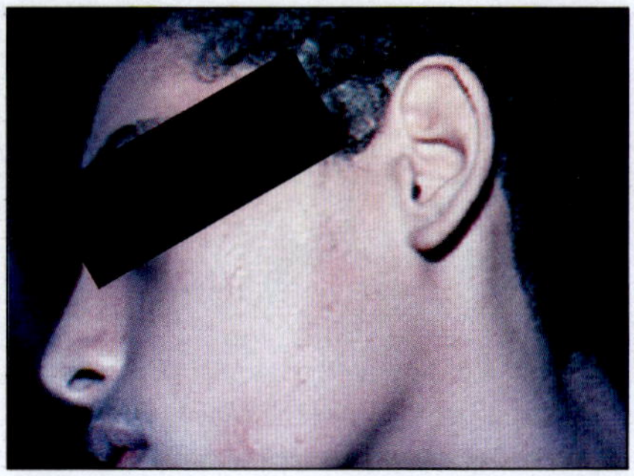

Figura 15.6 Prova da histamina incompleta, ausência do eritema reflexo na área lesada. Hanseníase indeterminada.

la e eritema reflexo). É fundamental em lesões hipocrômicas ou eritêmato-hipocrômicas e quando não há colaboração para a realização da prova da sensibilidade TDT.

- Baciloscopia: é diagnóstica se positiva. Consiste na pesquisa de BAAR em esfregaço de linfa coletada de áreas suspeitas e/ou em exame histopatológico. Em geral é positivo na HV e na HD.
- Histopatologia (Figura 15.7): é fundamental na exclusão de outras doenças e auxilia na classificação da forma da hanseníase.
- Reação de Mitsuda: avalia a resposta imune celular ao *M. leprae*. É uma intradermorreação que é feita com uma solução de bacilos inviáveis. Apresenta-se negativa na forma virchowiana e positiva na tuberculoide. Na forma dimorfa, pode ser fracamente positiva se a doença estiver mais próxima do polo tuberculoide, ou negativa se estiver mais próxima do polo virchowiano.
- Reação sorológica: é espécie-específica. Detecta o anticorpo glicolipídeo fenólico 1 (PGL-1), constituinte da membrana do *M. leprae* e pode auxiliar no diagnóstico da HV e da HD.
- Reação em cadeia de polimerase (PCR): pode identificar a doença subclínica.
- Eletroneuromiografia: pode colaborar no diagnóstico.
- Exames de imagens: ultrassonografia e ressonância magnética podem evidenciar lesões neurais.

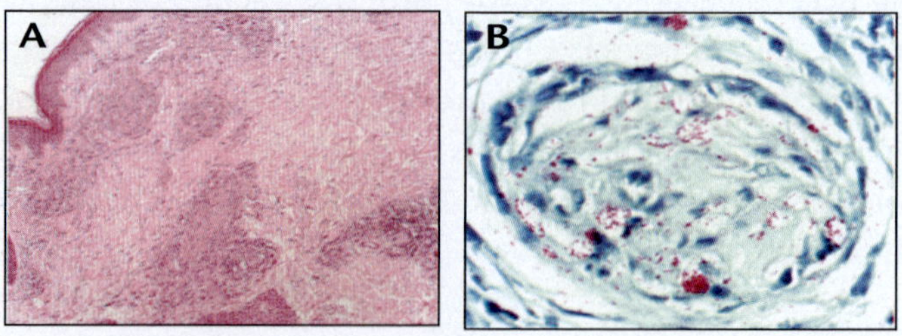

Figura 15.7 Exame histopatológico. A: hanseníase tuberculoide. Coloração HE: reação granulomatosa; B: hanseníase virchowiana. Coloração Fite-Faraco: filete nervoso intensamente parasitado com bacilos isolados e formando globias.

TRATAMENTO

Poliquimioterapia

A poliquimioterapia (PQT) é o tratamento indicado, por prevenir a resistência medicamentosa, diminuir rapidamente a carga bacilar, interrompendo a transmissão, com poucos efeitos colaterais e baixa taxa de recidiva (cerca de 1%). O tempo de tratamento com a PQT varia de 6 meses a 1 ano. O tratamento é ambulatorial e as internações ocorrem em alguns casos de episódios reacionais ou de reações adversas aos medicamentos.

A rifampicina é altamente bactericida, pois uma dose mensal elimina quase todos os bacilos. A dapsona e a clofazimina são pouco bactericidas isoladamente, mas associadas eliminam quase todos os bacilos em 3 meses. A ofloxacina, a minociclina e a claritromicina são bem menos bactericidas que a rifampicina[1,2,7,16].

Os esquemas de tratamento são os estabelecidos pela OMS conforme a classificação operacional em PB e MB, e recomendados pelo Programa Nacional de Controle da Hanseníase[7] (Tabela 15.1).

Tabela 15.1 – Esquema de tratamento para hanseníase recomendado pela Organização Mundial da Saúde

Classificação	Paucibacilar/6 meses	Multibacilar/12 meses
▪ Dapsona	50 mg/dia ou 1,5 mg/kg < 30 kg	50 mg/dia ou 1,5 mg/kg < 30 kg
▪ Rifampicina	450 mg/mês ou 10 a 20 mg/kg < 30 kg	450 mg/mês ou 10 a 20 mg/kg < 30 kg
▪ Clofazimina	— —	150 mg/mês e 50 mg/dia ou 5 mg/kg/mês e 1 mg/kg/dia < 30 kg

O tempo de tratamento dos MB é de 12 meses e dos PB, de 6 meses. A dose mensal deve ser supervisionada. Na impossibilidade de utilização desses esquemas, são recomendados esquemas alternativos que devem ser realizados em centros de referência. Exames laboratoriais gerais devem ser realizados, se possível, no mínimo no início do tratamento: hemograma, urina tipo I, parasitológico de fezes, glicemia, avaliação bioquímica renal e hepática.

Tratamento dos Estados Reacionais da Hanseníase

Reação tipo 1 ou reação reversa

Prednisona: 0,5 a 1 mg/kg de peso/dia até a melhora clínica, com redução gradual em 6 meses. Tratamento preventivo para estrongiloidíase e/ou exame de fezes periódicos devem ser realizados.

Reação tipo 2 ou eritema nodoso

Analgésicos e anti-inflamatórios não hormonais são indicados. Talidomida de 1 a 3 mg/kg/dia pode ser utilizada na vigência de lesões, exceto no sexo feminino, em idade fértil, quando se usa corticoterapia.

A medicação específica só deverá ser suspensa quando indicada pelo estado geral.

Avaliar sempre, além de toda a pele, os nervos, o nariz e os olhos.

Reações podem ocorrer mesmo após a alta medicamentosa. Se persistentes, pesquisar recidiva e/ou fatores desencadeantes.

Efeitos Adversos ao Tratamento da Hanseníase

Rifampicina

- Hepatoxidade podendo se manifestar por icterícia assintomática, anorexia, náuseas e aumento de enzimas hepáticas em 2 a 3 vezes.
- Cutâneos: rubor, prurido e *rash*.
- Coloração vermelho-alaranjada das secreções.
- Gastrointestinais: náuseas, vômitos e diarreia.
- Trombocitopenia e anemia hemolítica.
- Síndrome pseudogripal (hipersensibilidade por dose intermitente) é rara: febre, calafrios, mialgias, cefaleia, dores ósseas, eosinofilia, falência renal aguda, trombocitopenia, anemia hemolítica e choque.

Clofazimina

- Cutâneos: fotossensibilidade, ictiose, coloração vermelho-acobreada ou acinzentada dependendo da dose e do grau de infiltração, que regride em meses após o tratamento.
- Gastrointestinais: vômitos, náuseas, diarreia e dor abdominal que sugere obstrução intestinal.

Dapsona

- Cutâneos: *rash*, eritrodermia, síndrome de Stevens-Jonhson.
- Hepáticos: icterícia colestática ou hepatite tóxica.
- Síndrome nefrótica.
- Neurológicos: psicoses, neuropatia motora periférica.
- Anemia hemolítica, em especial, em indivíduos com deficiência da enzima glicose-6-fosfato-desidrogenase (G-6-PD).
- Meta-hemoglobinemia: cianose, dispneia, taquicardia, cefaleia, fadiga.
- Síndrome da sulfona: dermatite esfoliativa, ou *rash* cutâneo, linfadenopatia, hepatoesplenomegalia e febre.

Talidomida

- Teratogenicidade: 35 a 50 dias de atraso menstrual.
- Neuropatia periférica (sensitiva e motora periférica proximal).

Corticosteroides

- Retenção de sódio e depleção de potássio, aumento da glicemia, agravamento de infecções, gastrite, úlcera péptica, osteoporose, acne, psicose, glaucoma, síndrome de Cushing.

Prevenção de Incapacidades

As pessoas com hanseníase e seus responsáveis devem ser orientados no cuidado com áreas anestésicas, em especial extremidades, sinais e sintomas em orofaringe e olhos, e conhecer os sinais e sintomas dos surtos reacionais para evitar instalação e/ou agravamento das incapacidades[7].

Profilaxia

No diagnóstico de hanseníase em menores de 15 anos, devem ser realizados o exame clínico dermato-neurológico dos contatos familiares e dos agregados e peridomicilares, quando o foco familiar não for detectado, e a vacinação de BCG. Todos devem receber orientação sobre os sinais e os sintomas da doença e sobre a procura por diagnóstico e tratamento gratuito nas Unidades Básicas de Saúde[7].

A erradicação da hanseníase depende da detecção e do tratamento precoces e da melhora das condições de vida nas áreas endêmicas.

AGRADECIMENTOS

À dra. Marisa Barone Gobel e à dra. Marli Isabel Penteado Manini.

CONCLUSÕES

A hanseníase em menores de 15 anos é indicativa de foco de transmissão ativo, por isso a suspeita deve ser registrada, sendo o diagnóstico de notificação compulsória. Os diagnósticos diferenciais de dermatites comuns na faixa etária pediátrica devem ser afastados, em especial pitiríases, eczemas, dermatofitoses e vitiligo. O diagnóstico e o tratamento precoces, a vigilância dos contatos, a divulgação para a população de sinais e sintomas da doença para a procura de um serviço de saúde são medidas importantes para o controle.

Quando não diagnosticada e não tratada nas manifestações iniciais, a hanseníase em menores de 15 anos pode ser transmissível e gerar incapacidades físicas, provocando distúrbios psicossociais e dificultando ainda mais a inserção no mercado de trabalho.

REFERÊNCIAS BIBLIOGRÁFICAS

1. Opromolla DVA. História. In: Opromolla DVA. Noções de hansenologia. Bauru: Centro de Estudos Dr. Reynaldo Quagliato, Hospital Lauro de Souza Lima; 2000. Disponível em: http://www.ilsl.br.
2. Hasting CR. Leprosy. 2nd ed. London: Churchill Livingstone; 1994.
3. WHO. Global leprosy situation, beginning of 2008. Weekly epidemiological record. 2008;83, 293-300.
4. Lombardi C. Hanseníase: epidemiologia e controle. São Paulo: Imprensa Oficial do Estado: Arquivo do Estado, 1990. CDD-614.546-616.99805 NLM-WC 335.
5. Brasil. Ministério da Saúde. Considerações sobre casos de hanseníase em menores de 15 anos no Brasil, 2001-6. Disponível em: http://www.saude.gov.br (acesso jun 2008).
6. Trindade MAB, Nemes MIB. Incapacidades físicas em Hanseníase no momento do diagnóstico: características epidemiológicas dos casos registrados de 1983 a 1988 no Estado de São Paulo. Hansen Int. 1992;17:8-14.
7. Ministério da Saúde. Secretaria de Atenção Básica. 2ª ed. Brasília: Ministério da Saúde, 2008. 200p. (Cadernos de Atenção Básica, n.21). Disponível em: http://www.saude.gov.br/dab.
8. Saha K, Rao KN, Chattopadhya D, Lakshmi V, Gadi S, et al. A study on nutrition, growth and development of a high-risk group of children of urban leprosy patients. Eur J Clin Nutri. 1990;44:471-9.
9. Dayal R, Agarwal PK, Kalra K, Bharadwaj VP, Katoch VM. Diagnostic value of gene probes and its correlation with clinical profile of leprosy in children. Indian Pediatr. 1994;31:1521-7.
10. Ferreira IN, Alvarez RRA. Hanseníase em menores de quinze anos no município de Paracatu, MG (1994 a 2001). Rev Bras Epidemiol. 2005;8:41-9.
11. Lana FCF, Amaral EP, Lanza FM, Lima PL, et al. Hanseníase em menores de 15 anos no Vale do Jequitinhonha, Minas Gerais, Brasil. Rev Bras Enferm. 2007;60:696-700.
12. Concha M, Cossio L, Salazar I, Fich F, et al. Enfermedad de Hansen: Revisión a propósito de un caso. Rev Chil Infect. 2008;25:64-9.
13. Villarreal ME, Bustillos J, Rios L, Iquize C, et al. Situación epidemiológica de la lepra en menores de 15 años en el Departamento de Pando. Rev Boliviana de Dermatologia. 2008;5:49-53.
14. Britton WJ, Lockwood DN. Leprosy. Lancet. 2004;363:1209-19.
15. Souza CS. Hanseníase: Formas clínicas e diagnósticas diferencial. Medicina (Ribeirão Preto). 1997;30:325-34.
16. Walker SL, Lockwood DNJ. Leprosy. Clin Dermatol. 2007;25:165-72.
17. Trindade MAB, Manini MIP, Masetti JH, Leite MA, Takahashi MD, Naafs B. Leprosy and HIV co-infection in five patients. Lepr Rev. 2005;76:162-6.
18. Kakhouri R, Sotto MN, Manini MPI, Margarido LC. Nodular leprosy of childhood and tuberculoid leprosy: a comparative, morphologic, immunopathologic and quantitative study of skin tissue reaction. Int J Lep Other Mycobacter Dis. 2003;71:218-26.
19. Tomimori-Yamashita J, Maeda S, Jabur R, Rotta O. Hanseníase: novos métodos diagnósticos. An Bras Dermatol. 1996;71(4):343-9.
20. Nery JAC, Garcia CC, Wanzeller SHO, Sales AM, Gallo MEN, Vieira LMM. Características clínico-histopatológicas dos estados reacionais na hanseníase em pacientes submetidos à Poliquimioterapia. An Bras Dermatol. 1999;74(1):27-33.

Micoses superficiais 16

Paulo Ricardo Criado
Emmanuella Rosyane Duarte Moure
Hebert Roberto Clivati Brandt

Após ler este capítulo, você estará apto a:

1. Reconhecer os tipos e os subtipos de micoses superficiais.
2. Identificar as manifestações clínicas das micoses superficiais.
3. Reconhecer os métodos diagnósticos disponíveis e os diagnósticos diferenciais da doença.
4. Reconhecer as opções terapêuticas e qual a melhor indicação de acordo com a apresentação clínica.
5. Identificar as situações clínicas de difícil tratamento, de cronicidade e refratariedade, a associação com outras doenças, bem como o manuseio respectivo de cada uma delas.

INTRODUÇÃO

As infecções causadas por fungos na população pediátrica podem ser responsáveis por mais de 15% das visitas médicas. As micoses superficiais são as mais frequentes, em especial a tinha do couro cabeludo[1,2]. Além dos fungos dermatófitos (fungos filamentosos), as leveduras como a *Malassezia* sp e a *Candida* sp também são responsáveis por micoses superficiais em crianças.

As apresentações clínicas das infecções por fungos variam com a faixa etária; a infecção por *Candida* sp é comum nos lactentes, enquanto a infecção por dermatófitos no couro cabeludo é mais comum nos escolares. Já a tinha do pé e as onicomicoses são mais comuns entre adolescentes, bem como as infecções por leveduras, como a pitiríase versicolor.

Além das micoses superficiais, os fungos podem penetrar na pele, invadindo o tecido celular subcutâneo, os vasos e outros órgãos, causando infecções subcutâneas, profundas ou sistêmicas, especialmente em imunossuprimidos.

O diagnóstico das micoses é feito por meio de anamnese e exame físico adequados, além do exame micológico direto. Podem ser utilizados ainda o exame com a lâmpada de Wood, a cultura para fungos ou o exame histológico, quando necessários.

O tratamento de grande parte das micoses superficiais pode ser feito com tópicos, utilizando tratamento oral para a tinha do couro cabeludo (*tinea capitis*), a tinha do pé (*tinea pedis*) grave e a tinha ungueal (*tinea unguium*) e outras onicomicoses. A terapia tópica com antifúngicos do tipo alilaminas pode apresentar taxas de cura um pouco mais elevadas e cursos mais curtos do que com o tratamento fungistático por agentes azólicos. Embora a griseofulvina oral tenha sido o padrão de tratamento para a tinha do couro cabeludo, novos agentes antifúngicos orais, como a terbinafina, o itraconazol e o fluconazol, são eficazes, seguros e possibilitam tempo de tratamento reduzido.

DERMATOFITOSES

As dermatofitoses ou "tinhas" (*tinea* em latim, que significa traça ou verme) são um grupo de micoses superficiais causadas por fungos dermatófitos (fungos filamentosos septados), que utilizam a queratina como fonte de nutrientes, sendo capazes de colonizar os tecidos queratinizados como a camada córnea da epiderme, as unhas e os pelos[3]. As dermatofitoses também são nomeadas de acordo com a região do corpo envolvida.

Os dermatófitos, de acordo com a taxonomia, pertencem a três gêneros: *Trichophyton*, *Microsporum* e *Epidermophyton*, e, embora muito prevalentes, a maioria das inoculações cutâneas por dermatófitos apresenta resolução espontânea, sem produzir manifestações clínicas sintomáticas ou duradouras. Somente a minoria das exposições produz manifestações clínicas. As dermatofitoses também são distribuídas de acordo com a faixa etária, sendo as infecções do couro cabeludo as mais frequentes na infância. Já as infecções das mãos, dos pés e das unhas, embora possam desenvolver-se na puberdade, são mais comuns na adolescência e na vida adulta[4].

Uma das características da infecção dermatofítica é um padrão inflamatório na borda da lesão cutânea, eritema (vermelhidão) e escamação ou, ocasionalmente, formação de vesículas.

EPIDEMIOLOGIA

A transmissão dos dermatófitos pode ocorrer de forma inter-humana (fungos antropofílicos) ou por meio de espécies de animais domésticos ou selvagens (fungos zoofílicos), que são patogênicas para estes, podendo ser transmitidos aos seres humanos. Os fungos geofílicos, presentes apenas no solo, podem infectar animais e, esporadicamente, o ser humano e, quando o fazem, a doença resultante é inflamatória.

A epidemiologia das dermatofitoses difere quanto à idade, às condições climáticas e geográficas, e aos hábitos de determinadas populações, como o uso de sapatos e roupas fechadas em climas quentes e úmidos[5]. Em relação ao sexo, a tinha do couro cabeludo é mais comum no sexo feminino, enquanto as tinhas do pé e do corpo e as onicomicoses são predominantes no masculino[6]. As espécies que mais acometem os humanos são *T. rubrum*, *T. tonsurans*, *T. mentagrophites*, *M. canis* e *E. flocosum*.

ETIOLOGIA E PATOGÊNESE

Pequenos traumas ou abrasões e uma pele macerada são necessários para que o dermatófito penetre em indivíduos imunocompetentes. Em circunstâncias ideais de umidade e aumento da tensão do dióxido de carbono, os esporos fúngicos (artroconídios) penetram na pele, germinam e penetram no estrato córneo, o que é facilitado pela produção da queratinase pelos fungos. Uma vez estabelecida a infecção, a taxa de crescimento do micro-organismo e de renovação epidérmica são fatores determinantes para o tamanho e a duração da lesão, devendo a primeira ser maior que a segunda para que o organismo não seja eliminado[7].

Alguns fatores produzidos pelo homem são importantes na defesa contra a infecção fúngica, como fatores de inibição séricos, transferrina e ácidos graxos saturados da secreção sebácea, que diminuem o crescimento fúngico e têm sua produção aumentada na adolescência. Já em relação aos fatores imunológicos, a resposta humoral é menos importante e a resposta celular é representada por hipersensibilidade tardia do tipo IV[8-15].

As denominadas "ides" são erupções de hipersensibilidade cutânea, geralmente à distância do foco infeccioso fúngico, que ocorrem em pacientes com dermatofitoses. Apresentam-se sob aspecto de lesões cutâneas diversas, como pápulas foliculares no tronco, reações eczematosas, reações liquenoides, psoriasiformes, tipo urticária ou vesículas, as quais podem estar presentes nas palmas e nas plantas, especialmente em pacientes na primeira década de vida[4]. Para se considerar uma lesão como dermatofítide, é necessário demonstrar a presença de um foco primário, teste intradérmico da tricofitina positivo, exame micológico direto das lesões de dermatofítides negativo e resolução das lesões com medicação específica para o foco primário. As dermatofítides devem-se provavelmente a um processo de autossensibilização, que pode ocorrer durante a infecção ou após a introdução da terapia antifúngica sistêmica.

DIAGNÓSTICO DAS DERMATOFITOSES

A hipótese clínica pode ser confirmada por alguns exames subsidiários:

- Exame micológico direto com clarificação das escamas pelo hidróxido de potássio (KOH): o exame é realizado a partir da coleta de escamas da borda ativa, pelos das áreas afetadas ou detritos subungueais, conforme a localização da doença (Figura 16.1). O material coletado deve ser transferido para uma lâmina de vidro (sendo adicionadas algumas gotas de KOH 10 a 20%), examinado sob um microscópio óptico de luz, para visualização de hifas septadas (artroconídios). Na tinha do couro cabeludo, o cabelo pode estar uniformemente revestido (ectotrix) com esporos ou invadido (endotrix) por eles.

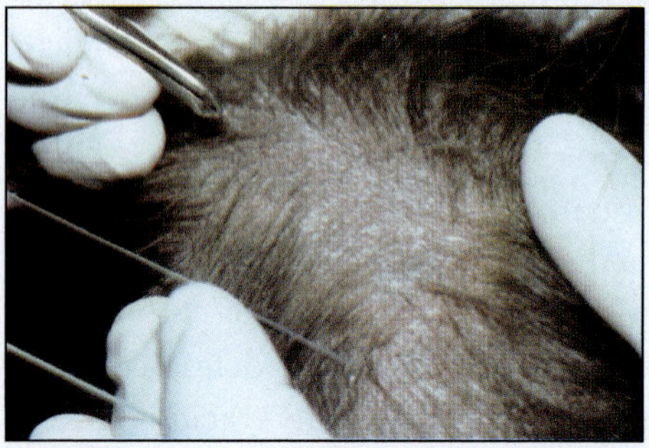

Figura 16.1 Coleta de material do couro cabeludo para análise e cultura.

- Exame com lâmpada de Wood (luz ultravioleta): auxilia no diagnóstico diferencial de algumas lesões como o eritrasma, causado pela bactéria *Corynebacterium minutissimum* (que fica com fluorescência vermelho-coral brilhante), como a pitiríase versicolor (amarelo-pálido) e a tinha *capitis* microspórica (azul-esverdeada).
- Cultura fúngica: útil para confirmação diagnóstica. Escamas da pele, material de raspado das unhas ou fios de cabelos devem ser inoculados em ágar dextrose Sabouraud em laboratório clínico qualificado.
- Biópsia da pele ou das unhas: pode orientar decisões de tratamento quando o diagnóstico for difícil. Esse exame é indicado excepcionalmente.

FORMAS CLÍNICAS

Tinha do Couro Cabeludo

A tinha do couro cabeludo é a dermatofitose do couro cabeludo e dos pelos, causada por espécies do gênero *Microsporum* e *Trichophyton*, que acomete preferencialmente crianças. A maioria dos casos ocorre dos 4 aos 7 anos, relacionando-se, também, com os hábitos de higiene do cabelo. É mais rara nos adultos, provavelmente em virtude das características do sebo. Hoje, cerca de 90 a 95% das infecções do couro cabeludo por dermatófitos, em adultos e crianças, são causadas por *Trichophyton tonsurans*[16-18].

Manifestações clínicas

O quadro clínico varia de acordo com a localização dos artroconídios fora ou dentro do pelo, podendo ser classificados em ectotrix ou endotrix, respectivamente. Clinicamente, a tinha do couro cabeludo pode ser do tipo inflamatório ou não inflamatório.

Os quadros do tipo não inflamatório podem apresentar-se como "pontos pretos" e descamação. São frequentemente causados pelo tipo endotrix e podem ser notados em áreas de alopecia ou passarem despercebidos ou diagnosticados como dermatite seborreica ou psoríase[4]. O tipo não inflamatório deve-se à colonização externa do couro cabeludo por artroconídios e é causado pelo gênero *Microsporum*. Os cabelos frequentemente quebram logo acima do couro cabeludo (tonsura) e, em geral, as lesões são únicas (Figura 16.2)[19].

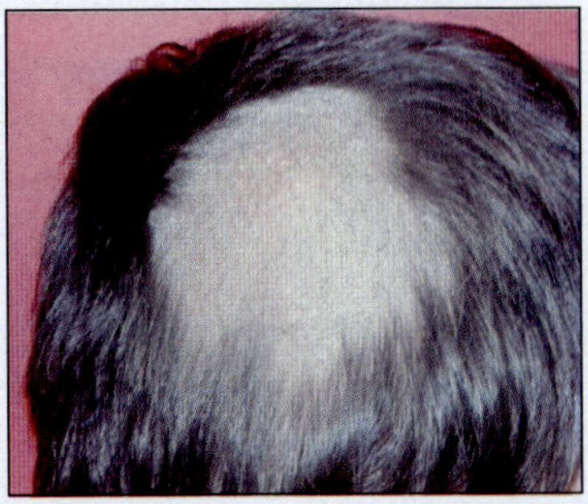

Figura 16.2 Tinha do couro cabeludo. Placa de alopecia com descamação e cabelos tonsurados.

O encontro de adenopatias assintomáticas retroauriculares ou occipitais em pacientes com placas alopécicas ou descamação, mesmo na ausência de processo inflamatório no couro cabeludo, é sinal preditivo da tinha do couro cabeludo[20]. O encontro de outras lesões descamativas na face ou no tronco, associadas a placas de alopecia no couro cabeludo, também é sugestivo (Figura 16.3).

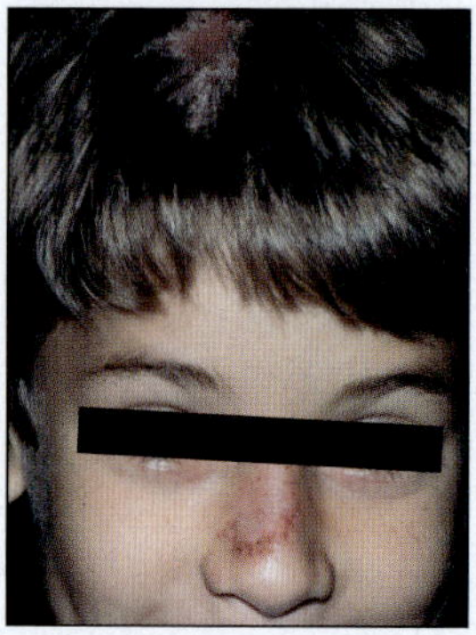

Figura 16.3 Tinha do couro cabeludo. Placa eritêmato-descamativa com borda bem definida na face, e placa de alopecia com descamação no couro cabeludo.

O quadro inflamatório é mais comumente causado por fungos zoofílicos, apresentando-se como placas formadas por pápulas, pústulas e eritema que podem se expandir ou coalescer, associadas à perda do cabelo e a cicatrizes permanentes. A forma mais grave é conhecida como querion (*kerion celsi*), placa com perda capilar significativa na qual pode ocorrer formação de fístulas e que pode ser confundida com abscesso bacteriano, pelo caráter supurativo.

A tinha favosa é uma micose crônica causada pelo *T. schoenleinii*, com invasão do pelo tipo endotrix. É caracterizada por áreas únicas ou múltiplas de crostas amareladas nos folículos pilosos, denominadas escútulas fávicas. Pode resultar em alopecia cicatricial. Esse processo acompanha-se, muitas vezes, de odor de "pelo molhado do rato". Além do comprometimento do couro cabeludo, o favo pode comprometer a pele glabra (sem pelos) e as unhas[4].

Exames laboratoriais e diagnósticos

Qualquer criança com descamação do couro cabeludo, eritema ou perda de cabelos pode ter infecção por dermatófitos, e o exame micológico direto com a cultura para fungos é o exame diagnóstico padrão de referência (Figura 16.1)[21,22]. A luz de Wood à inspeção do couro cabeludo pode ser útil para diagnosticar o *Microsporum* (verde brilhante) e *T. schoenleinii* (verde-palha)[19].

Diagnóstico diferencial

A alopecia areata e a tricotilomania apresentam-se com perda do cabelo, mas a descamação é ausente. Alopecia por tração usualmente localiza-se nas bordas periféricas, e pápulas foliculares e pústulas podem ser evidentes. Psoríase e dermatite seborreica podem ser confundidas com tinha do couro cabeludo, mas, nessas condições, a adenopatia raramente está presente. Foliculite bacteriana ou por leveduras e abscessos devem ser lembrados nos processos inflamatórios. Causas de perda de cabelo e alopecias cicatriciais como líquen plano e lúpus também devem ser consideradas[4] (Quadro 16.1).

Quadro 16.1 – Diagnósticos diferenciais das micoses superficiais

Patologia	Diagnósticos diferenciais
■ Tinha do couro cabeludo	Alopecia areata Tricotilomania Psoríase Dermatite seborreica Foliculite bacteriana Foliculite por leveduras Líquen plano Lúpus eritematoso
■ Tinha do corpo	Eczema numular Impetigo não secretante Eritema anular centrífugo Candidose Psoríase Pitiríase rósea Lúpus eritematoso cutâneo subagudo
■ Tinha da face	Dermatite seborreica Eczema numular Psoríase Eritema anular centrífugo
■ Tinha crural	Eritrasma (*Corynebacterium minutissimum*) Candidose Psoríase Dermatite seborreica Dermatite de contato Doença de Darier Pênfigo benigno familiar (doença de Hayley-Hayley)
■ Tinha do pé e tinha da mão	Eritrasma Eczema de contato Eczema atópico Eczema disidrótico Psoríase pustulosa Pustulose palmoplantar Piodermites bacterianas Dermatose plantar juvenil
■ Onicomicose	Psoríase Líquen plano Trauma Distrofia das vinte unhas
■ Pitiríase versicolor	Pitiríase alba Vitiligo Pitiríase rósea Dermatite seborreica Dermatofitoses superficiais
■ Foliculite pitirospórica	Acne vulgar Foliculites bacterianas Foliculite por *Candida*

Tratamento

Terapêutica específica deve ser instituída de imediato após a coleta de material para a cultura nos casos típicos. Tratamento tópico não é eficaz para tinha do couro cabeludo. Antifúngicos sistêmicos são necessários para penetrar nos folículos pilosos. A griseofulvina é a primeira linha de tratamento para a tinha do couro cabeludo. O tempo total de tratamento varia de 6 a 8 semanas, por no mínimo 2 semanas após a cura clínica[4].

A terbinafina, o itraconazol e o fluconazol são alternativas terapêuticas para a tinha do couro cabeludo (Quadro 16.2)[23-28].

Quadro 16.2 – Medicamentos sistêmicos utilizados para o tratamento de micoses superficiais

Medicamento	Dose	Indicações
Griseofulvina	10 a 20 mg/kg/dia [> 2 anos, 14 a 23 kg] dose: 125 a 250 mg/dia [> 2 anos, > 23 kg] dose: 250 a 500 mg/dia	Tinha do couro cabeludo
Terbinafina	[> 2 anos, < 20 kg] dose: 62,5 mg/dia [> 2 anos, 20 a 40 kg] dose: 125 mg/dia [> 40 kg] dose: 250 mg/dia	Tinha do couro cabeludo Tinhas do pé e da mão Tinha crural Tinha da face Tinha do corpo Onicomicose
Itraconazol	Dose: 5 mg/kg/dia Dose máxima: 10 mg/kg/dia ou 600 mg/dia Doses > 200 mg/dia devem ser divididas em 2 tomadas Administrar com alimentos > 12 anos	Tinha do couro cabeludo Tinhas do pé e da mão Tinha crural Tinha da face Tinha do corpo Foliculite pitirospórica Pitiríase versicolor Onicomicose
Fluconazol	Dose: 3,3 a 10 mg/kg/dia Dose máxima: 400 mg/dia Administrar com alimentos/bebidas ácidas > 12 anos	Tinha do couro cabeludo Tinhas do pé e da mão Tinha crural Tinha da face Tinha do corpo Foliculite pitirospórica Pitiríase versicolor Onicomicose
Cetoconazol	[> 2 anos, 3,3 a 10 mg/kg/dia] Dose máxima: 400 mg/dia	Tinha do pé e tinha da mão Tinha crural Tinha da face Tinha do corpo Foliculite pitirospórica Pitiríase versicolor

Tinha do Corpo (*Tinea corporis*)

Tinha do corpo é a infecção por dermatófitos na superfície corpórea, mais prevalente nos climas quentes e úmidos. Qualquer espécie de dermatófito que coloniza o homem pode causar *Tinea corporis*, os mais comuns são o *T. rubrum*, o *M. canis* e o *T. mentagrophytes*. A maioria dos casos predomina em adultos, principalmente em mulheres jovens. O *M. canis* é uma causa comum de acometimento em crianças que tiveram contato com cachorros ou gatos[4,29].

Manifestações clínicas

A tinha do corpo tem apresentação clínica diversa, podendo manifestar-se como pápulas eritêmato-descamativas, que podem ser foliculares ou confluir em placas, cujo centro tende a clarear, produzindo configuração anular (circinada) ou em anéis concêntricos (Figuras 16.4 e 16.5). Vesículas, edema, pústulas e lesões psoriasiformes ou policíclicas podem eventualmente ocorrer. O prurido é comum.

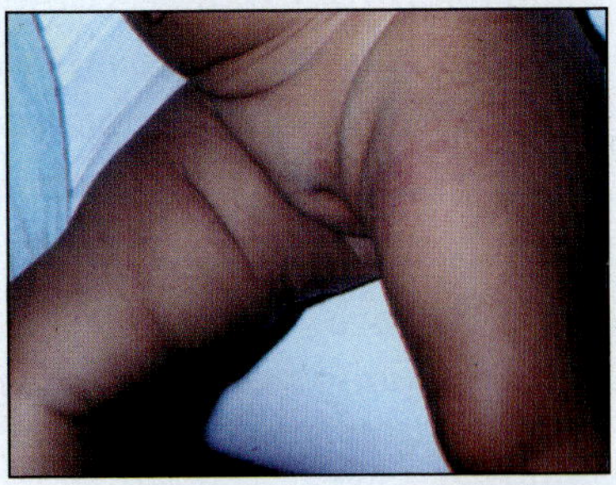

Figura 16.4 Tinha do corpo. Pápulas e placas eritêmato-descamativas na região genital e na raiz da coxa.

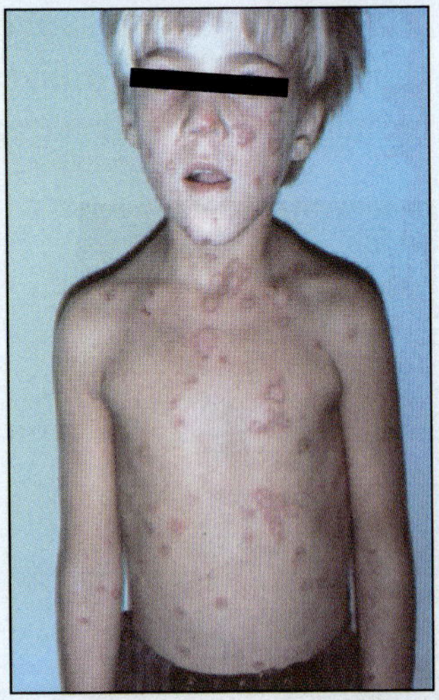

Figura 16.5 Tinhas da face e do corpo. Múltiplas placas eritematosas com borda descamativa e centro mais claro na face, no tronco e nos membros superiores.

Exames complementares

O exame micológico direto deve ser sempre realizado. Recorre-se à cultura para fungos quando, em alguns casos, o exame direto pode ter sido negativo. Histologicamente, os micro-organismos podem raramente ser vistos pela hematoxilina-eosina, sendo identificados com colorações como o ácido periódico de Schiff (PAS) e a prata metenamina (Gomori)[30].

Diagnóstico diferencial

É feito com o eczema numular, o impetigo não secretante e, eventualmente, o eritema anular centrífugo, que são frequentemente confundidos com tinhas do corpo. Outros diagnósticos diferenciais são candidose, psoríase, pitiríase rósea e lúpus eritematoso cutâneo subagudo.

Tratamento

Crianças em tratamento para tinha do corpo não precisam ser afastadas da escola se a área acometida permanecer coberta. Quando localizada, pode ser feito tratamento com tópicos como a ciclopirox olamina, a terbinafina, a butenafina, além dos agentes azólicos (isoconazol, cetoconazol e outros). Nos casos de tinhas do corpo extensas, a terapia sistêmica com terbinafina ou derivados azólicos tem sido indicada, por 4 a 6 semanas.

Tinha da Face *(Tinea faciei)*

Os organismos causadores e as manifestações clínicas da tinha que acometem a face são similares aos da tinha do corpo, embora a tinha da face tenha apresentação mais aguda, com eritema importante (Figura 16.6). Exame micológico direto e cultura confirmam o diagnóstico. O tratamento tópico com ciclopirox olamina, terbinafina, butenafina e agentes azólicos é suficiente.

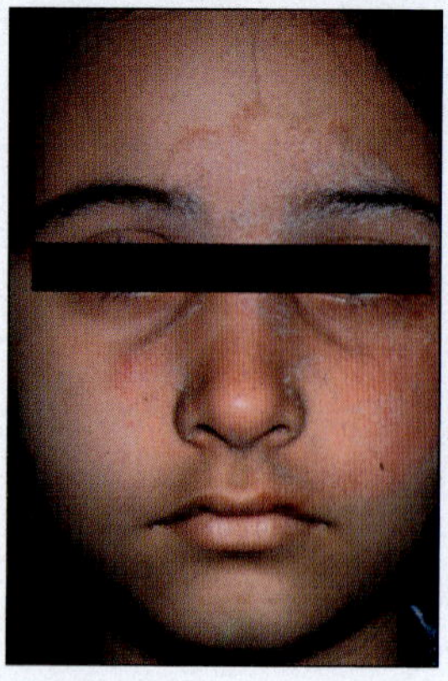

Figura 16.6 Tinha da face. Placa eritematosa e descamativa na face, com bordas nítidas e atividade na periferia.

Tinha Crural *(Tinea cruris)*

A tinha crural é mais comum em homens e após a puberdade[31]. A infecção é causada por fômites e por contato direto interpessoal. O doente com tinha crural também pode apresentar acometimento dos pés pelos mesmos agentes, sendo os mais comuns o *T. rubrum*, o *E. floccosum* e o *T. tonsurans*.

Manifestações clínicas

A região inguinal é acometida, podendo apresentar edema, eritema, pápulas ou placas descamativas, hipercrômicas ou cor da pele, que podem estar associadas a vesículas e pústulas. A borda da lesão permanece bem definida, com crescimento em extensão e tendência a coalescer.

Diagnóstico diferencial

Os diagnósticos diferenciais são: eritrasma (*Corynebacterium minutissimum*), candidose, psoríase, dermatite seborreica e de contato, doença de Darier e pênfigo benigno familiar (doença de Hayley-Hayley).

Tinha do Pé *(Tinea pedis)* e Tinha da Mão *(Tinea mannum)*

Infecções por dermatófitos nas mãos (tinha da mão) e nos pés (tinha dos pés). Têm apresentações similares e são causadas, na maioria das vezes, por *T. mentagrophytes*, *T. rubrum* e *E. floccosum*. São menos frequentes na infância do que na adolescência.

Manifestações clínicas

A tinha do pé possui três formas de apresentação: forma interdigital, padrão tipo mocassim e forma vésico-bolhosa. A tinha da mão apresenta-se de forma localizada, podendo ser difusa ou formar anéis, e raramente apresentar eritema discreto, vesículas e bolhas. Dermatofítides podem aparecer nas mãos ou nos pés, com vesículas semelhantes ao eczema disidrótico, ou como eczema subagudo com eritema, crostas, edema, descamação e prurido nas mãos, nos braços e nas pernas.

Diagnóstico diferencial

O eritrasma pode mimetizar a tinha do pé, diferenciando-se pela coloração vermelho-coral na luz de Wood, para o *C. minutissimum*. Outras doenças cutâneas como eczema de contato e eczema atópico devem ser consideradas quando houver descamação. Eczema disidrótico pode simular tinha do pé. Quando houver vesículas e pústulas, devem-se considerar psoríase pustulosa, pustulose palmoplantar e piodermites bacterianas. Dermatose plantar juvenil deve ser considerada principalmente em indivíduos mais jovens. Esse quadro caracteriza-se por eritema e descamação difusa nas plantas dos pés e é geralmente associado à dermatite atópica.

Tratamento

Antifúngicos tópicos em geral são efetivos. Os pés devem ser mantidos secos, com pouca umidade. Devem ser usados calçados abertos e os pés ventilados sempre que possível. As meias devem ser de algodão e trocadas frequentemente. Antiperspirantes, como cloridrato de alumínio, são úteis quando há hiper-hidrose. A tinha interdigital com maceração é mais bem tratada com combinação de agentes antifúngicos e antibióticos, tópicos ou sistêmicos. Talcos antifúngicos são indicados para meias e calçados, diariamente.

Tinha da unha *(Tinea unguium)* e onicomicose

Enquanto a tinha da unha é definida como infecção do aparato ungueal por dermatófitos, a onicomicose é o termo que se refere a qualquer infecção fúngica da unha. A tinha da unha não é comum antes da puberdade, e sua incidência aumenta com a idade, associando-se, em geral, com a tinha do pé. As unhas dos pés são mais afetadas que as das mãos.

Manifestações clínicas

Existem quatro variantes de onicomicoses de acordo com a apresentação clínica: subungueal distal, subungueal proximal, branca superficial e total. A forma subungueal distal é a mais comum. É caracterizada por invasão do leito ungueal inferior e da lâmina ungueal, com pouca inflamação, resultando em queratose subungueal, onicólise e espessamento subungueal (Figura 16.7). A lâmina ungueal pode se apresentar com aparência amarelada, castanha ou marrom[32]. A forma subungueal proximal geralmente é causada por *T. rubrum*, embora *T. mentagrophytes*, *T. tonsurans* e *E. floccosum* também sejam descritos[33,34]. A forma subungueal proximal é relativamente incomum, e ocorre quando há invasão da prega ungueal proximal através da cutícula. A apresentação clínica inclui queratose subungueal, onicólise proximal, leuconíquia, podendo evoluir para destruição da lâmina ungueal (total). Embora a forma subungueal proximal seja a menos comum na população geral, é considerada marcador clínico precoce da infecção por HIV[35,36]. A forma branca superficial ocorre quando há invasão fúngica nas camadas superficiais da lâmina ungueal, com pequenas áreas puntiformes brancas e opacas sobre a lâmina ungueal externa. A inflamação geralmente é mínima[32] e ocorre principalmente nas unhas dos pés[37].

das com descamação furfurácea e formato ovoide, podendo apresentar diversas tonalidades, como eritematosa até acastanhada ou marrom (Figura 16.9). As lesões são concentradas nas áreas de maior produção sebácea. Pápulas e placas anulares também podem ser observadas.

Diagnóstico diferencial

As lesões hipopigmentadas podem ser confundidas com vitiligo. No vitiligo, as lesões geralmente são simétricas ou segmentares e envolvem a superfície acral e não apresentam descamação. Lesões de pitiríase alba geralmente são mais extensas, com borda mal delimitada e o exame micológico direto é negativo. Outras doenças a serem consideradas são: pitiríase rósea, dermatite seborreica e dermatofitoses superficiais. A foliculite pitirospórica deve ser diferenciada da acne vulgar e das foliculites por outros agentes como *Staphylococcus aureus*, *Pseudomonas aeruginosa* e *Candida* sp.

Tratamento

O tratamento pode ser realizado com tópicos como o cetoconazol, o sulfeto de selênio, o hipossulfito de sódio ou a terbinafina. O tratamento sistêmico é indicado nas formas extensas, utilizando, por via oral, cetoconazol por 10 dias, itraconazol por 5 dias ou fluconazol em doses semanais, durante 2 a 4 semanas. A terbinafina sistêmica não é útil para o tratamento da pitiríase versicolor[4,55].

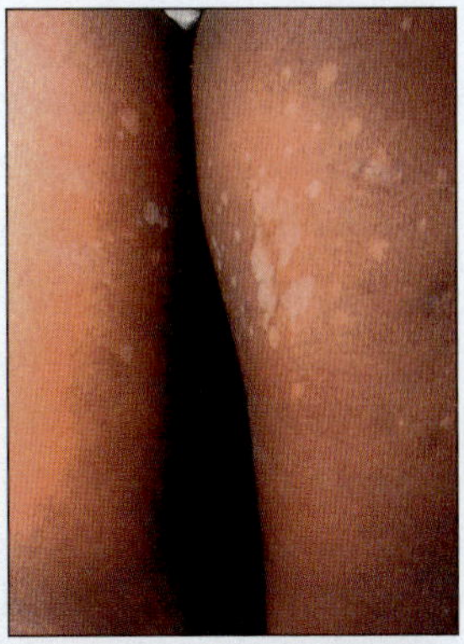

Figura 16.8 Pitiríase versicolor. Placas hipocrômicas e descamativas nos membros inferiores.

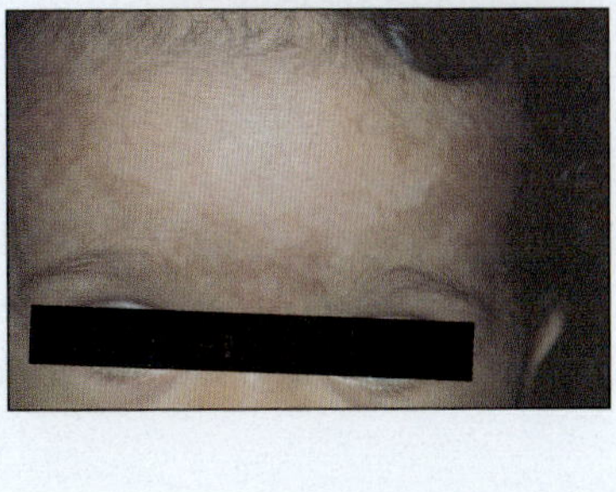

Figura 16.9 Pitiríase versicolor. Placas hipocrômicas com contornos bem definidos na face.

Candida sp

A *Candida albicans* faz parte da flora normal cutâneo-mucosa e do trato gastrointestinal, sendo transmitida por contato interpessoal. A *Candida* é originalmente um organismo não invasivo que acomete a pele e as membranas mucosas quando há comprometimento do mecanismo de barreira[56,57].

Fatores de risco que influenciam a colonização e a consequente infecção por *Candida* são: idade, doenças endócrinas, má nutrição, trauma, prematuridade, uso de antibióticos e outros procedimentos médicos. As principais espécies patogênicas de *Candida* são: *C. albicans, C. glabrata, C. tropicalis, C. lusitaniae* e *C. parapsilis*. Além dessas, mais de vinte espécies menos virulentas de *Candida* têm sido descritas.

Epidemiologia

C. albicans está presente na cavidade oral da maioria dos recém-nascidos, até o final da segunda semana de vida. Se houver proliferação de leveduras, ocorre a candidose pseudomembranosa aguda, que acomete aproximadamente 0,5 a 20% das crianças. Mais de 50% dos indivíduos infectados pelo HIV têm candidose em algum momento da doença, e sua persistência em indivíduos sem outros fatores de risco sugere infecção pelo HIV[58].

Etiologia e patogênese

Neonatos de mães com sintomas de candidose vaginal têm risco aumentado para desenvolver candidose pseudomembranosa. Recém-natos que necessitam de tratamento em unidade de terapia intensiva neonatal apresentam rápida colonização por *Candida*[59]. Nascidos de mães soropositivas para HIV têm risco aumentado de desenvolver candidose oral[60]. Pacientes imunossuprimidos ou mudanças da microbiota normal da orofaringe, decorrentes do uso de corticosteroide inalatório, antibioticoterapia ou intervenções odontológicas, podem levar à candidose oral recorrente.

A presença de maceração ou inflamação cutânea é fator que predispõe à colonização por *Candida*. A presença de um sistema imune competente é importante na prevenção das infecções, e pacientes com deficiência na secreção de IgA ou outras imunoglobulinas, assim como outras imunodeficiências, apresentam risco aumentado de recorrência ou infecções graves.

Manifestações clínicas

Candidose oral

São placas isoladas ou confluentes aderentes ou pseudomembranas que são removidas facilmente por espátula, expondo base eritematosa (Figura 16.10). A

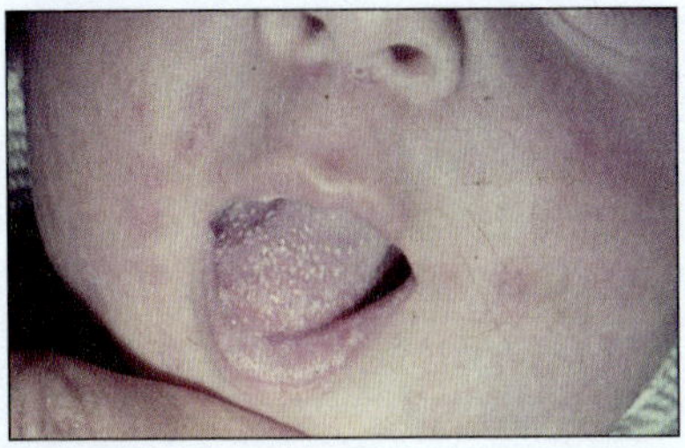

Figura 16.10 Candidose oral. Lesões puntiformes aderidas e esbranquiçadas na cavidade oral. As placas são facilmente removíveis com uma espátula.

candidose oral pode apresentar-se sob forma atrófica, comumente associada à administração de antibióticos ou corticosteroide em qualquer via de administração; sob forma de queilite angular ou *pelèche* (infecção do ângulo da boca); e sob forma hiperplásica, caracterizada por áreas elevadas, firmes, aderentes, na mucosa oral ou na língua. A glossite romboidal mediana pode ser uma forma crônica de candidose oral[61,62].

Paroníquia

Inflamação crônica periungueal. Há eritema, edema e retração da cutícula em direção à dobra ungueal proximal, geralmente dolorosa. Secreção purulenta, distrofia ungueal e coloração esverdeada ao longo das bordas laterais, por contaminação bacteriana secundária, são algumas das complicações. Indivíduos que lavam as mãos com frequência são mais suscetíveis.

Candidose cutânea

As áreas flexurais, como região inguinocrural, axilar, glútea, interdigital e inframamária, são colonizadas por *Candida*. São observadas pápulas que confluem em placas, pústulas e lesões satélites. As pústulas rompidas apresentam base eritêmato-maculosa, geralmente com colarete característico. A *Candida* é facilmente identificada nas regiões glútea e genital de crianças, e a presença de pústulas, lesões com borda irregular e lesões satélites é sugestiva do diagnóstico.

Candidose neonatal

É adquirida durante a passagem do feto pelo canal uterino, sendo mais comum em prematuros. A maioria dos recém-nascidos com *C. albicans* adquire a doença de forma vertical. *C. parapsilis* está associada à infecção nosocomial[65]. A doença ocorre após a primeira semana de vida, com acometimento orofaríngeo, eritema perianal, pústulas e lesões satélites. A área genital é frequentemente envolvida.

Outras afecções causadas pela *Candida* são vulvovaginite, esofagite, candidose cutânea congênita, granuloma glúteo infantil, laringite, candidemia, candidúria, foliculite e candidose intertriginosa, que se encontram fora do escopo dessa revisão[63,64].

Diagnóstico

O exame micológico direto de material coletado na pele ou nas unhas revela leveduras de base alargada, em geral acompanhadas de hifas ou pseudo-hifas. O isolamento da *C. albicans* também pode ser realizado em cultura[66].

Tratamento

Cuidados gerais, como ter higiene adequada da cavidade oral e manter sem umidade as áreas afetadas, são medidas importantes que devem ser realizadas logo no início do tratamento. Na maioria dos casos, tratamento tópico é suficiente. Os imidazólicos, como clotrimazol, isoconazol e miconazol, são utilizados topicamente com pouca evidência de resistência. No tratamento sistêmico, são utilizados fluconazol via oral ou parenteral e itraconazol via oral.

Nos casos de candidose oral, são indicadas as suspensões de nistatina, anfotericina ou miconazol, administrados várias vezes ao dia durante 10 a 14 dias. Em casos resistentes à terapêutica tópica, pode ser utilizada a via sistêmica. A paroníquia por *Candida* requer tratamento tópico prolongado, utilizando frequentes aplicações de agentes antifúngicos tópicos ou solução de timol. Cuidados locais, como manter as mãos secas, são muito importantes para o sucesso do tratamento. Na candidose congênita, o uso de agentes tópicos isolados geralmente é suficiente. Nos casos de envolvimento sistêmico, a anfotericina B ou o fluconazol via parenteral devem ser considerados.

Em doentes imunocomprometidos, com candidose orofaríngea e esofágica, doentes com aids e indivíduos neutropênicos, tratamento sistêmico deve ser instituído. Antibióticos poliênicos, como a anfotericina B e a nistatina, são eficientes contra *Candida*, com raros relatos de resistência. Anfotericina B lipossomal ou coloidal são formas que apresentam menor risco de nefrotoxicidade.

CONCLUSÕES

As micoses superficiais, com seus tipos e subtipos, estão entre as doenças dermatológicas comuns da infância. Suas apresentações clínicas heterogêneas, cursos e respostas terapêuticas apresentam grandes variedades individuais, sendo a suspeita clínica fundamental para o diagnóstico e para o tratamento preciso.

A utilização de métodos diagnósticos adequados é de extrema importância, permitindo um diagnóstico de certeza, com tratamento específico e diferenciado para as lesões. A visualização do fungo no exame direto fornece o diagnóstico de certeza que, muitas vezes, pode ser difícil por causa da grande quantidade de diagnósticos diferenciais.

Apesar da grande prevalência, não existem muitos estudos acerca do tratamento e da resposta terapêutica, sendo de muita valia a experiência do especialista no manejo adequado de casos mais difíceis e refratários.

REFERÊNCIAS BIBLIOGRÁFICAS

1. Tunnessen WW Jr. A survey of skin disorders seen in pediatric general and dermatology clinics. Clinic Pediatr Dermatol. 1984;1(3):219-22.
2. Schachner L, Lling NS, Press S. A statistical analysis of pediatric dermatology clinic. Pediatr Dermatol. 1983;1(2):157-64.
3. Wagner DK, Sohnle PG. Cutaneous defenses against dermatophytes and yeasts. Clin Microbiol Rev. 1995;8(3):317-35.
4. Schachner LA, Hansen RC, et al. Pediatric dermatology. 3rd ed. London: Mosby; 2003. p. 93-113.
5. Weitzman I, Summerbell RC. The dermatophytes. Clin Microbiol Rev. 1995;8(2):240-59.
6. Aly R. Ecology and epidemiology of dermatophyte infections. J Am Acad Dermatol. 1994;31(3Pt2):S21-5.
7. Odom R. Pathophysiology of dermatophyte infection. J Am Acad Dermatol. 1993;28(5Pt1):S2-7.
8. Dahl MV. Dermatophytosis and the immune response. J Am Acad Dermatol. 1994;31(3Pt2):S34-41.
9. Jones HE. Immune response and host resistance of humans to dermatophyte infection. J Am Acad Dermatol. 1993;28(5Pt1):S12-18.
10. Ahmed AR. Immunology of human dermatophyte infections. Arch Dermatol. 1982;118(7):521-5.
11. Connole MD, Yamaguchi H, Elad D, Hasegawa A, Segal E, Torres-Rodriguez JM. Natural pathogens of laboratory animals and their effects on research. Med Mycol. 2000;38(Suppl 1):59-65.
12. Hunziker N, Brun R. Lack of delayed reaction in presence of cell-mediated immunity in trichophytin hypersensitivity. Arch Dermatol. 1980;116(11):1266-8.
13. Hay RJ. Chronic dermatophyte infections. I. Clinical and mycological features. Br J Dermatol. 1982;106(2):1-7.
14. Hay RJ, Shennan G. Chronic dermatophyte infections II. Antibody and cell-mediated immune responses. Br J Dermatol. 1982;106(2):191-8.
15. Wilson BB, Deuell B, Mills TA. Atopic dermatitis associated with dermatophyte infection and Trichophyton hypersensitivity Cutis. 1993;51(3):191-2.
16. Abdel-Rahman SM, Nahata MC. Treatment of tinea capitis. Ann Pharmacother. 1997;31(3):338-48.
17. Aly R. Ecology, epidemiology and diagnosis of tinea capitis. Pediatr Infect Dis J. 1999;18(2):180-5.
18. Pomeranz AJ, Sabins SS, McGrath GJ, Esterly NB. Asyntomatic dermatophyte carriers in the households of children with tinea capitis. Arch Pediatri Adolesc Med. 1999;153(5):483-6.
19. Freedberg IM, Eisen AZ, Wolff K, Austen KF, Goldsmith LA, Katz SI. In: Fitzpatrick's Dermatology In General Medicine. 6th ed. New York: McGraw-Hill; 2003. p. 2235-7.
20. Hubbard TW. The predictive value of symptoms in diagnosing childhood tinea. Arch Pediatr Adolesc Med. 1999;153(11):1150-3.
21. Haldane DJM, Robart E. A comparison of calcofluor white, potassium hydroxide and culture for the laboratory diagnosis of superficial fungal infection. Diagn Microbiol Infect Dis. 1990;13(4):337-9.
22. Miller MA, Hodgson Y. Sensitivity and specificity of potassium hydroxide smears of skin scrapings for the diagnosis of tinea pedis. Arch Dermatol. 1993;129(4):510-1.
23. Allen H, Honing PJ, Leyden JJ, McGinley KJ. Selenium sulfide adjunctive therapy for tinea captis. Pediatrics. 1982;69(1):81-3.
24. McGinley KJ, Leyden JJ. Antifungal activity of dermatological shampoos. Arch Dermatol Res. 1982;272(3-4):339-42.

25. Reynolds RD, Boiko S, Lucky AW. Exacerbation of tinea corporis during treatment with 1% clotrimazole/0.05% betamethasone diproprionate (Lotrisone). Am J Dis Child. 1991;145(11):1224-5.
26. Gupta AK, Hofstader SL, Adam P, Summerbell RC. Tinea capitis: an overview with emphasis on management. Pediatr Dermatol. 1999;16(3):171-89.
27. Gupta AK, Nolting S, De Prost Y, Delescluse J, Degreef H, Theissen U, et all. The use of itraconazole to treat cutaneous fungal infections in children. Dermatology. 1999;199(3):248-52.
28. Gupta AK, Adam P, Dlova N, Lynde CW, Hofstader S, Morar N, et al. Therapeutic options for the treatment of tinea capitis caused by Trichophyton species: griseofulvin versus the new oral antifungal agents, terbinafine, itraconazole, and fluconazole. Pediatr Dermatol. 2001;18(5):433-8.
29. Hay RJ, Reid S, Talwat E, Macnamara K. Immune responses of patients with tinea imbricate. Br J Dermatol. 1983;108(5):581-6.
30. Elder, David, et al. In: Histopatologia da pele de Lever: manual e atlas. Barueri: Manole; 2001. p. 7.
31. Rippon JW. Dermatophytosis and dermatomycosis. In: Medical Mycology: The pathogenic Fungi and Pathogenic Actinomycetes. 3rd ed. Philadelphia: Saunders; 1988. p. 169.
32. Cohen JL, Scher RK, Pappert AS. The nail and fungus infections. In: Elewski B. Cutaneous fungal infections. New York: Igaku-Shoin; 1992. p. 106-22.
33. Elewski BE. Large scale epidemiological study of the causal agents of onychomycosis: mycological findings from the multicenter onychomycosis study of terbinafine. Arch Dermatol. 1997;133(10):1317-8.
34. Summerbell RC, Kane J, Krajden S. Onychomycosis, tinea pedis, and tinea manuum caused by non-dermatophytic filamentous fungi. Mycoses. 1989;32(12):609-19.
35. Aly R, Berger T. Common superficial fungal infections in patients with AIDS. Clin Infect Dis. 1996;(2 Suppl 2):S128-32.
36. Dompmartin D, Dompmartin A, Deluol AM, Grosshans E, Coulaud JP. Onychomycosis and AIDS: clinical and laboratory findings in 62 patients. Int J Dermatol. 1990;29(5):337-9.
37. Zaias N, Glick B, Rebell G. Diagnosing and treating onychomycosis. J Fam Pract. 1996;42(5):513-8.
38. Elewski BE. Clinical pearl: diagnosis of onychomycosis. J Am Acad Dermatol. 1995;32(3):500-1.
39. Elewski BE, Rinaldi MG, Weitzman I. Diagnosis and treatment of onychomycosis. A clinician's handbook. Califon: Gardiner-Caldwell SynerMed; 1995. 5, 7, p. 13-24.
40. Del Rosso JQ. Advances in the treatment of superficial fungal infections: focus on onychomycosis and dry tinea pedis. J Am Osteopath Assoc. 1997;97(6):339-45.
41. Roseeuw D, De Doncker P. New approaches to the treatment of onychomycosis. J Am Acad Dermatol. 1993;29(1):S45-S50.
42. Arenas R, Dominguez-Cherit J, Fernandez LM. Open randomized comparison of itraconazole versus terbinafine in onychomycosis. Int J Dermatol. 1995;34(2):138-43.
43. Powell DA, Aungst J, Snedden S, Hansen N, Brady M. Broviac catheter-related Malassezia furfur sepsis in five infants receiving intravenous fat emulsions. J Pediatr. 1984;105(6):987-90.
44. Hamilton D, Tavafogui V, Shafer JC, Hambrick GW Jr. Confluent and reticulated papilomatosis of Gougerot and carteaud. Its relation to other papilomatosis. J Am Acad Dermatol. 1980;2(5):401-10.
45. Wallace M, Bagnall H, Glen D, Averill S. Immune reactions to Pityrosporum ovale in adult patients with atopic dermatitis. J Am Acad Dermatol. 1979;22:739-42.
46. Crozier WJ, Wise KA. Onycomicosis due to pytirosporum. Australas J Dermatol. 1993;34(3):109-12.
47. Niamba P, Weill FX, Sarlangue J, Labrèze C, Couprie B, Taïeh A. Is common neonatal cephalic pustulosis triggered by Malassezia sympodialis? Arch Dermatol. 1998;134(8):995-8.
48. Faergemann J. Pityrosporoum species as a cause of allergy and infection. Allergy. 1999;54:413-9.
49. Conill C, Azon-Masoliver A, Verger E, Lecha V. Pityriasis versicolor confined to the radiation terapy field. Acta Oncol. 1999;29(7):949-50.
50. Powell DA, Hayes J, Durrell DE, Miller M, Marcon MJ. Malassezia furfur skin colonization of infants hospitalized in intensive care units. J Pediatr. 1987;111(2):217-20.

51. Leeming JP, Sutton TM, Fleming PJ. Neonatal skin as reservoir of Malassezia species. Pediatr Inf Dis J. 1995;14(8):719-21.
52. Faergeman J, Johansson S, Back O, Scheynius A. An immunologic and cultural study of pityrosporum folliculitis. J Am Acad Dermatol. 1986;14(3):429-33.
53. Taieb A, Legrain V, Palmier C, Lejean S, Six M, Maleville J. Topical ketoconazole for infantile seborrhoeic dermatitis. Dermatologica. 1990;181(1):26-32.
54. Kröger S, Neuber K, Gruseck E, Ring J, Abeck D. Pityrosporum ovale extracts increase interleukin-4, interleukin-10 and IgE syntesis in patiets with atopic eczema. Acta Derm Venereal 1995;75(5):357-60.
55. Yamamoto A, Okubo Y, Oshima H, Oh-i T, Koga M. Two cases of confluent and reticulate papillomatosis: successful treatments of one case with cefdinir and another with minocycline. J Dermatol. 2000;27(9):598-603.
56. McCarthy GM. Host factors associeted with HIV-related oral candidiasis. Oral Surg Oral Med Oral Pathol. 1992;73(2):181-6.
57. Carpenter CC, Mayer KH, Stein MD, Leibman BD, Fisher A, Fiore TC. Human immunodeficiency virus infection in North American women: experience with 200 cases and a review of the literature. Medicine (Baltimore). 1991;70(5):307-25.
58. Isaacs F, Reiss-Levy E. Tinea nigra plantaris: A case report. Australas J Dermatol. 1980;21(1):13-5.
59. Jennison RF. Trush in infancy. Arch Dis Child. 1977;52(10):747-9.
60. Samaranayake LP, Holmstrup P. Oral candidiasis and human immunodeficiency virus infection. J Oral Pathol Med. 1989:18(10):554-64.
61. Cooke BE. Median rhomboid glossitis: candidiasis and not a development anomaly. Br J Dermatol. 1975;93(4):399-405.
62. Zegarelli DJ. Fungal infections of the oral cavity. Otolaryngol Clin North Am. 1993;26(6):1069-89.
63. Darmstadt GL, Dinulus JG, Miller Z. Congenital cutaneous candidiasis: clinical presentation, pathogenesis, and management guidelines. Pediatrics. 2000;105(2):438-44.
64. Pradeepkuma VK, Rajaurai VS, Tan KW. Congenital candidiasis: varied presentations. J Perinatol. 1998;18(4):311-6.
65. Melville C, Kempley S, Grahan J Berry CL. Early onset systemic Candida Infection in extremely preterm neonates. Eur J Pediatr. 1996;155(10):904-6.
66. Rook's Textbook of dermatology. 7th ed. United Kingdom: Blackwell Science; 2004. p. 31.19-55.

17 Dermatoviroses na infância

Marcello Menta S. Nico

Após ler este capítulo, você estará apto a:

1. Reconhecer as características clínicas das viroses cutâneas mais importantes.
2. Reconhecer as diferenças entre a apresentação clínica em indivíduos sadios e em imunocomprometidos.
3. Relacionar a apresentação clínica ao *status* imunológico do doente, estabelecendo, assim, a prognose.
4. Escolher o método laboratorial mais adequado para a confirmação diagnóstica de cada apresentação clínica.
5. Indicar o método terapêutico mais satisfatório segundo a apresentação clínica.

INTRODUÇÃO

As viroses cutâneas são bastante comuns na prática dermatológica. Embora, em sua maioria, pouco ameacem a saúde geral do doente, representam um transtorno para o portador e, muitas vezes, um desafio terapêutico para o médico. Nas últimas décadas, a evolução da Medicina e do conhecimento veio agregar importância a essas doenças: a realização de transplantes de órgãos, a utilização de quimioterápicos e imunossupressores, além do aparecimento da aids, fizeram surgir casos mais graves, mais extensos e, muitas vezes, não responsivos aos tratamentos. Além disso, foi feita a extraordinária descoberta de que alguns vírus estão relacionados ao aparecimento de neoplasias malignas. Simultaneamente, o aparecimento de novas técnicas laboratoriais (reação da polimerase em cadeia, reações de hibridização *in situ*, técnicas imuno-histoquímicas, etc.) abriu novas fronteiras para a pesquisa e fez com que se aumentasse enormemente o conhecimento sobre as dermatoviroses, traduzido pela grande quantidade de publicações científicas sobre o assunto.

Neste capítulo, serão abordadas as viroses cutâneas mais prevalentes, com ênfase às suas manifestações pediátricas.

VERRUGAS VIRAIS

Introdução

As verrugas virais são proliferações epiteliais na pele e nas mucosas causadas pelos papilomavírus humanos (HPV) que são DNA vírus do grupo Papovavírus, com grande incidência em crianças. São vírus com tropismo por epitélio escamoso estratificado, induzindo divisão celular, daí serem crescimentos epiteliais as lesões por eles provocadas[1]. São descritos mais de 100 subtipos de HPV segundo modificações na sequência do DNA, havendo certo paralelismo entre o subtipo e as lesões clínicas por eles causadas, por exemplo: HPV 1 – verruga plantar; HPV 2 – verruga vulgar; HPV 6, 11, 16, 18 – verruga genital; HPV 3, 10, 28 – verruga plana[1,2]. Sabe-se também que alguns subtipos de HPV são oncogênicos, estando relacionados ao aparecimento de certos tumores epiteliais malignos, causando as chamadas "lesões de alto risco" (HPV 16, 18, 31, 33, 35, entre outros).

A transmissão do papilomavírus ocorre, principalmente, por contato direto. A imunidade celular é o mecanismo mais envolvido na suscetibilidade e nas defesas contra os HPV. Em crianças saudáveis, a ocorrência de verrugas é, em geral, autolimitada a meses ou a poucos anos. Indivíduos atópicos têm maior propensão à recorrência e à persistência. Indivíduos imunocomprometidos (portadores de aids e transplantados) apresentam quadros protraídos e resistentes aos tratamentos.

Manifestações Clínicas/Diagnose

Verruga vulgar

São as mais frequentes nas crianças. As lesões são papulosas, queratósicas, com superfície áspera e coloração amarelada. Frequentemente, apresentam delicado pontilhado escuro na superfície, mais visível após curetagem superficial, que representa a presença de capilares trombosados. Isoladas ou coalescentes, as lesões podem variar de milímetros a centímetros de diâmetro. As áreas mais atingidas são as mãos, os cotovelos e os joelhos. São muito frequentes as verrugas periungueais. Quando no lábio ou na face, manifestam-se como verrugas filiformes, de aspecto francamente papilomatoso e pouco queratinizadas (Figura 17.1). Em crianças, é comum a autoinoculação, principalmente por meio do contato direto com lesões localizadas nas mãos ou pela onicofagia. Assim sendo, lesões na mucosa oral não são raras (Figura 17.2), bem como ao redor das unhas roídas. Podem aparecer, também, no trajeto de traumatismos ou escoriações.

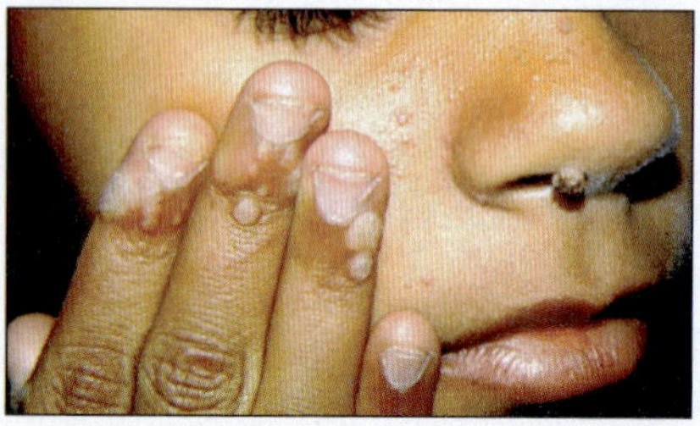

Figura 17.1 Verruga vulgar, periungueal e filiforme. O aspecto depende da localização. Notar os sinais de onicofagia.

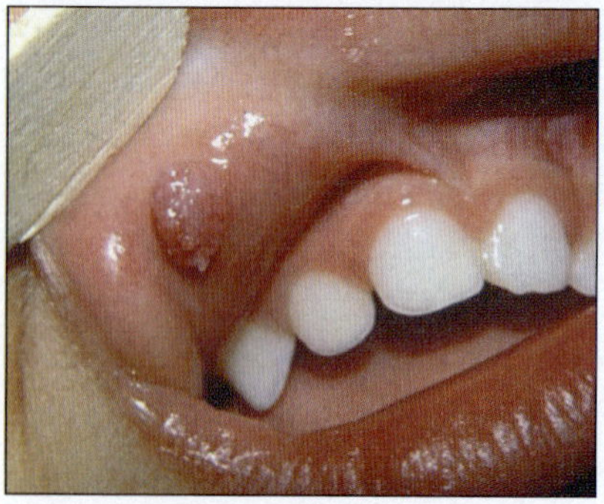

Figura 17.2 Verruga na mucosa. A lesão é pouco queratósica.

Verruga plana

São mais frequentes em adolescentes. As lesões são pequenas, ligeiramente salientes, da cor da pele ou rosadas, e em grande número. As regiões mais atingidas são a face e os membros. É comum observarem-se lesões perfiladas linearmente, demonstrando a importância da autoinoculação seguida a traumatismos. Em indivíduos imunocomprometidos (portadores de aids), podem ocorrer milhares de lesões; um quadro que se assemelha ao da epidermodisplasia verruciforme (Figuras 17.3A e 17.3B).

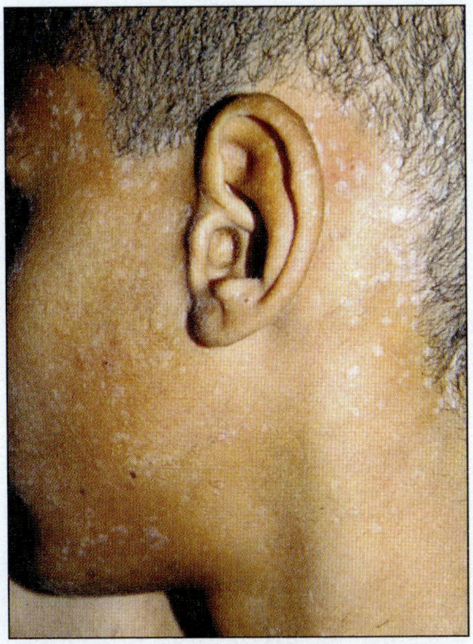

Figura 17.3A Verruga plana em criança com aids. Inúmeras lesões, assemelhando-se à epidermodisplasia verruciforme.

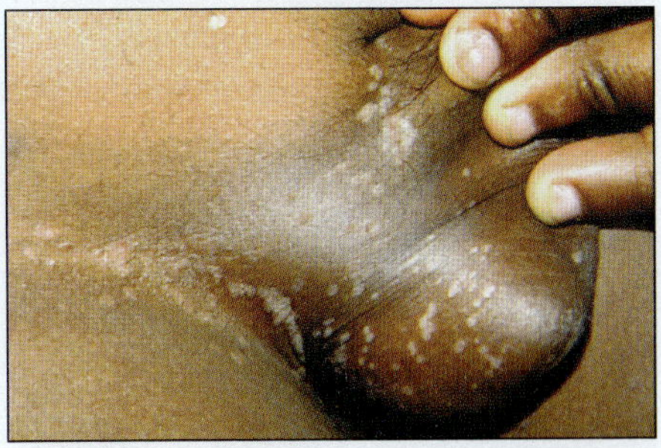

Figura 17.3B Verruga plana em criança com aids. Autoinoculação.

Verruga plantar

Localizadas mais comumente nas plantas, apresentam crescimento endofítico, sendo confundidas, muitas vezes, com calosidades. Porém, ao contrário destas, as verrugas plantares mostram uma superfície irregular com presença de pequenos pontos acastanhados, mais visíveis com a curetagem, representando os capilares dilatados e trombosados. Esse aspecto clínico confere a essas lesões o seu nome popular: "olho-de-peixe". Em geral, são dolorosas e, muitas vezes, atrapalham o caminhar. Há dois tipos clínicos: a "mirmécia" (lesão de crescimento em profundidade) e a "verruga em mosaico" (confluência de lesões superficiais) (Figura 17.4).

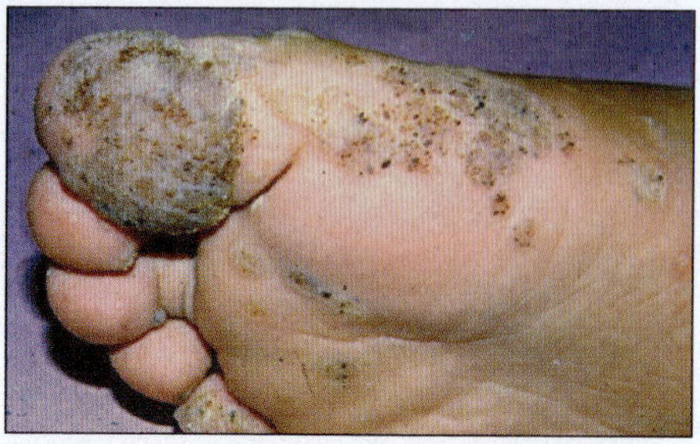

Figura 17.4 Verruga plantar em mosaico. Notar o pontilhado enegrecido na superfície das lesões.

Condiloma acuminado

A ocorrência de verrugas anogenitais na infância não é rara, sendo antigamente considerada patognomônica de abuso sexual. Esse conceito tem perdido valor, creditando-se atualmente o aparecimento das lesões à transmissão vertical e à inoculação acidental, principalmente em crianças menores. Deve-se suspeitar de abuso se houver achados adicionais como hemorragia local, ruptura himenal, lacerações e alterações comportamentais, além da presença de outras doenças sexualmente transmissíveis (DST)[3-6]. O condiloma acuminado é caracterizado por lesões papulosas ou papilomatosas não queratósicas, mais comumente na mucosa anal, e que, ao confluírem, podem assumir o aspecto típico em "couve-flor" (Figura 17.5).

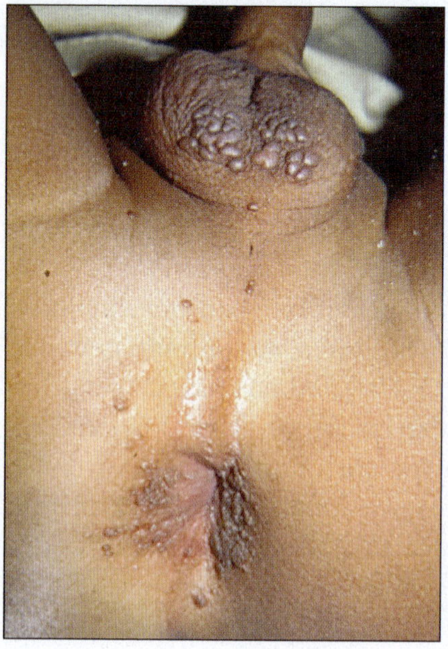

Figura 17.5 Condiloma acuminado em lactente. Apesar da possibilidade de abuso sexual, outras formas de contágio são mais prováveis.

Epidermodisplasia verruciforme

Trata-se de distúrbio de herança autossômica recessiva no qual ocorre imunodeficiência específica para alguns HPV. As lesões são do tipo verruga plana, disseminadas, sendo mais comuns nas áreas de exposição solar. É comum o aparecimento de carcinoma epidermoide em lesões extensas.

Síndrome de Cowden

Condição de herança autossômica dominante, causada por mutação de um gene supressor tumoral, que determina o aparecimento de lesões papulosas e papilomatosas múltiplas na pele da face, nas extremidades e nas mucosas labial, gengival e lingual (Figura 17.6), com início, em geral, na adolescência. São, na verdade, verrugas virais em diferentes estágios de evolução e involução, daí a variedade de diagnósticos histopatológicos que recebem (triquilemomas, queratose folicular invertida, acantomas, papilomas, etc.), sendo recente o conhecimento de que todas essas proliferações são induzidas pelos HPV[7]. É de importância o reconhecimento da doença, pois o portador tem grande probabilidade de desenvolver, durante a vida, tumores na tireoide, nas mamas e no cólon, inclusive adenocarcinomas.

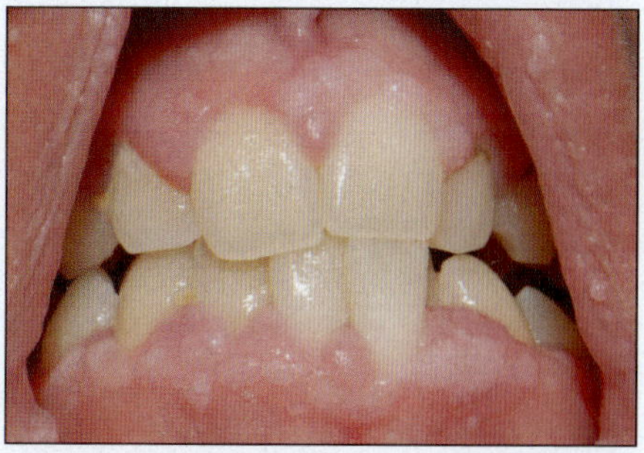

Figura 17.6 Síndrome de Cowden. Papilomatose oral.

Diagnose Laboratorial

A diagnose das verrugas é clínica, mas pode ser confirmada pelo estudo histopatológico, que mostra arquitetura característica, com hiperqueratose, papilomatose e acantose; coilocitose pode ser observada nas camadas superficiais da epiderme em lesões recentes, mas não mais em lesões antigas.

A diagnose etiológica da infecção pelo HPV é feita pela identificação da presença do DNA viral por meio de testes de hibridização molecular (hibridização *in situ*, reação em cadeia de polimerase – PCR – e captura híbrida). Testes de biologia molecular identificam os vários tipos de HPV, mas não têm valor no seguimento dos doentes, devendo ser solicitados apenas em situações especiais (Quadro 17.1).

Quadro 17.1 – Quadro clínico e tipos mais comuns de papilomavírus

- Verruga plantar/palmar (mirmécia): HPV 1
- Verruga vulgar, verruga plantar em mosaico: HPV 2 e 4
- Verruga plana: HPV 3, 10, 28 e 49
- Verruga anogenital, papilomatose laríngea: HPV 6 e 11 (baixo risco); 16 e 18 (alto risco)
- Epidermodisplasia verruciforme: 3, 5, 8 e 9

Vacina contra o HPV

As mulheres têm acesso à vacina que previne o câncer de colo do útero HPV induzido, doença responsável por cerca de 4 mil mortes/ano no país. No homem, ainda estão sendo realizados estudos para verificação da eficácia, apesar de alguns profissionais já a indicarem. A vacina protege contra os vírus HPV (Papilomavírus) dos tipos 6, 11, 16 e 18, responsáveis por 70% dos casos da doença e 90% dos casos de verrugas genitais, contra os quais demonstrou até 100% de eficácia em estudos clínicos. Ela deve ser administrada em três doses e é indicada para meninas e mulheres de 9 a 26 anos. Após a injeção inicial, a 2ª e a 3ª doses são administradas no 2º e 6º meses, respectivamente. Foram mais de 15 anos de pesquisas clínicas, com a participação de mais de 20 mil mulheres, em 33 países, inclusive no Brasil. Essa vacina não está disponível na Rede Pública de Saúde, sendo encontrada somente em centros de imunizações particulares[6].

Tratamento

Existem catalogadas centenas de métodos terapêuticos contra as verrugas. O tratamento não deve visar à erradicação viral, mas sim ao controle clínico das lesões, pois o vírus permanece em latência nas células epiteliais. Não há modalidade terapêutica eficaz em todos os casos, e há casos que não respondem a nenhum tratamento. Devem ser levadas em consideração mudanças na imunidade específica e geral do doente, daí ser frequente o desaparecimento das lesões espontaneamente ou após tratamentos leigos. O desaparecimento das verrugas, na vigência ou não de tratamento, é às vezes precedido de inflamação, dor ou prurido, indicando reação imunológica local ("síndrome de autoinvolução das verrugas").

Os seguintes métodos são os mais utilizados pelo dermatologista:

- Queratolíticos: ácidos salicílico e lático (para verrugas vulgar e plantar), tretinoína (para verruga plana).

- Cáusticos: ácido nítrico fumegante (para verrugas plantar e periungueal), ácido tricloroacético (para verruga anogenital).
- Antimitóticos: podofilina (para verruga genital), bleomicina intralesional (para verrugas recalcitrantes).
- Métodos físicos: eletrocoagulação (para verruga vulgar e em mucosas), crioterapia (para verrugas vulgar e genital), laser (casos selecionados).
- Imunomoduladores: imiquimod (para verruga anogenital).

A indicação do método levará em conta o tipo, a extensão e a localização das lesões, o *status* imunológico do doente e a experiência do dermatologista, além da possibilidade de involução espontânea em indivíduos saudáveis. É importante salientar a contraindicação da cirurgia excisional, pela possibilidade de inoculação viral durante o procedimento (Figura 17.7).

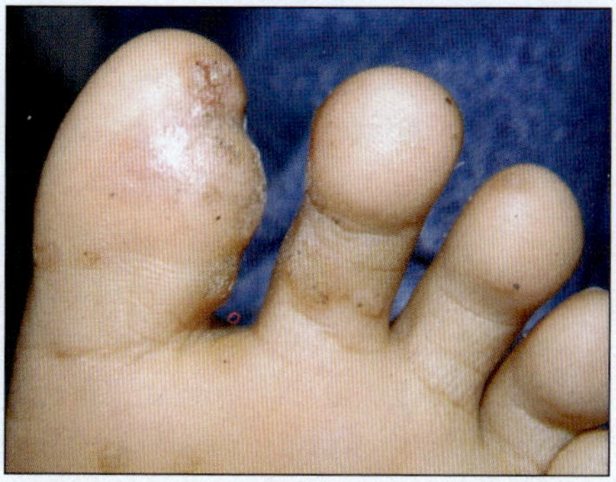

Figura 17.7 Verrugas plantares tratadas por cirurgia excisional. Notar a cicatriz disfuncional no halux, além de inúmeras lesões novas, o que demonstra o fracasso do procedimento.

HERPES SIMPLES

Introdução

O herpes simples é uma moléstia infectocontagiosa recorrente que tem como agente etiológico duas cepas diferentes do vírus herpes simples (HSV). O HSV é um DNA-vírus pertencente à subfamília *Alphaherpesvirinae*, que congrega mais de setenta espécies, embora apenas seis tenham interesse humano: HSV I e II, varicela zoster (HSV III), vírus Epstein Barr (HSV IV), citomegalovírus (HSV V) e HSV VI.

Característica importante da doença é a capacidade de o vírus permanecer no portador por toda a vida, alternando períodos de latência com reativação, quando gera doença clínica ou subclínica. O HSV determina quadros variáveis benignos ou graves com distintas manifestações clínicas relacionadas ao *status* imunológico do hospedeiro. O HSV I é responsável pela maioria das infecções na face e no tronco, enquanto o HSV II está relacionado às infecções anogenitais, sendo de transmissão geralmente sexual. Entretanto, ambos os vírus podem infectar qualquer área da pele ou das mucosas.

Epidemiologia e Patogênese

Denomina-se "hospedeiro suscetível" aquele que ainda não teve contato com o vírus. A contaminação ocorre por contato com indivíduo que pode ou não apresentar lesões visíveis no momento do contágio, sendo essa última situação provavelmente a mais comum (emissão viral assintomática – *assymptomatic shedding*). Após a contaminação, ocorrem a apresentação antigênica do vírus e a ativação do sistema imunológico, conjunto de fenômenos biológicos denominado primoinfecção herpética, que em 99% dos casos é assintomática. Quando sintomática (primoinfecção clínica), a primoinfecção herpética caracteriza-se por ser quadro exuberante, frequentemente incapacitante, e de involução espontânea. Após a primoinfecção, clínica ou assintomática, todos os indivíduos tornam-se portadores indefinidamente. O vírus é neurotrópico, indo, a partir da pele, pelo axônio aferente (sensitivo) até a primeira estação sináptica (gânglio espinhal ou craniano), permanecendo aí em latência e em equilíbrio com a resposta imune celular. Em situações de queda temporária da imunidade, o vírus se reativa, indo no sentido inverso à condução neural, ao tegumento, onde surgirá o quadro de herpes recidivante, muito mais comum e menos intenso que a primoinfecção clínica. Desencadeantes comuns são exposição solar, episódios diarreicos, febris ou menstruais e períodos de tensão emocional. O número de recidivas varia muito de um indivíduo para o outro, indo de nenhuma a incontáveis no decorrer da vida. A contaminação de um outro indivíduo ocorre nas recidivas, porém, como já dito, importante fenômeno na cadeia da transmissão são as recidivas assintomáticas. As principais localizações são as mucosas labial, ocular, genital e anal. O HSV é rapidamente inativado em temperatura ambiente e após secagem; logo, a disseminação por aerossóis ou fômites é rara. O período de transmissibilidade varia de 4 a 12 dias após o aparecimento dos primeiros sintomas. O HSV II tem como via predominante de contágio a relação sexual ou o canal do parto, nas gestantes infectadas. O período de incubação é em torno de 8 dias[8,9].

Manifestações Clínicas

As manifestações clínicas do herpes simples estão resumidas no Quadro 17.2.

Quadro 17.2 – Significado das diversas apresentações do herpes simples de acordo com a resposta imune

- Primoinfecção herpética e herpes neonatal: imunidade celular específica ainda não adquirida
- Herpes recidivante: diminuição transitória da imunidade celular
- Erupção variceliforme: diminuição da imunidade celular cutânea
- Herpes do imunocomprometido: diminuição grave e prolongada da imunidade celular

Primoinfecção herpética

Na infância, manifesta-se mais comumente como gengivoestomatite herpética. É mais comumente observada em crianças na faixa de 1 a 5 anos, mas também pode estar presente em adolescentes e adultos jovens. Após pródromo de febre e mal estar que podem durar dias, aparecem ulcerações aftoides dolorosas múltiplas na mucosa queratinizada (gengivas e dorso da língua), podendo também haver lesões vesicocrostosas nos lábios e na região perioral, acompanhadas de adenopatias, irritabilidade e comprometimento do estado geral (Figura 17.8A). A criança deixa de alimentar-se por causa da dor, chegando a perder peso. O quadro dura de 2 a 4 semanas e evolui espontaneamente, sem deixar sequelas. A primoinfecção genital é rara na infância (Figura 17.8B), ocorrendo mais frequentemente com o início da atividade sexual. Caracteriza-se pelo surgimento de vesículas e ulcerações intensamente dolorosas na genitália, acompanhadas de febre e sintomas gerais. A primoinfecção pode ocorrer na mucosa ocular, isoladamente ou em associação com comprometimento do sistema nervoso central (SNC), observando-se vesículas e erosões na conjuntiva e na córnea. Ocorrem, geralmente, queratoconjuntivite ou coriorretinite e, menos frequentemente, microftalmia, uveíte ou displasia da retina. Após a regressão, podem surgir as recidivas, que determinam ulcerações profundas, eventualmente causando cegueira.

Herpes recidivante

Muito comuns, as recidivas são precipitadas por diminuição temporária da imunidade e, em sua maioria, pelos desencadeantes citados anteriormente. O qua-

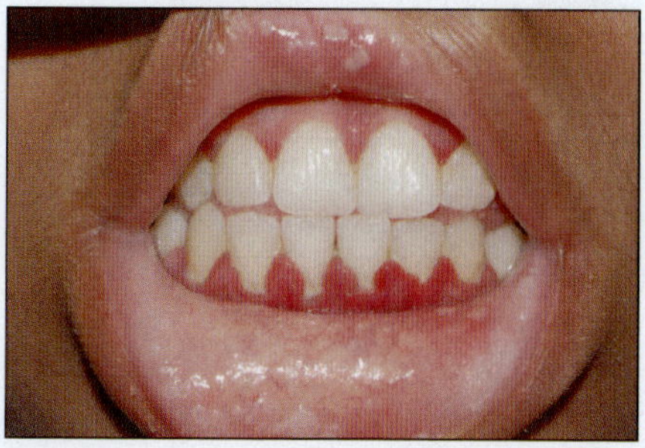

Figura 17.8A Primoinfecção herpética. Além das úlceras mucosas, notar o comprometimento gengival.

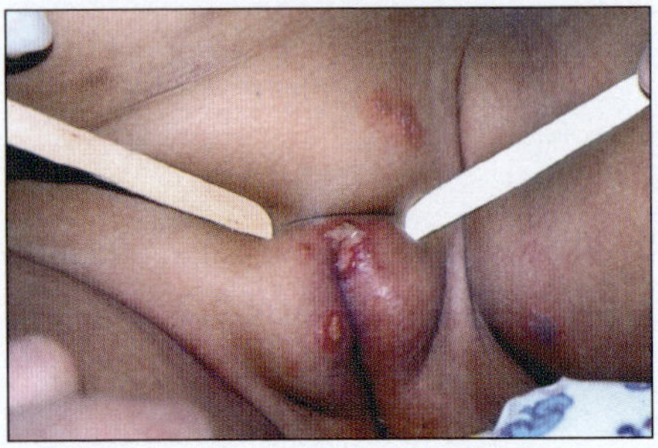

Figura 17.8B Primoinfecção herpética genital. Quadro muito raro na infância.

dro clínico é sempre menos exuberante que o da primoinfecção clínica em virtude da existência de imunidade prévia e ocorrem mais comumente nas regiões labial e genital. Inicia com prurido ou dor local, seguido, após poucas horas, do aparecimento de vesículas tipicamente agrupadas sobre base eritêmato-edematosa. Posteriormente, as lesões dessecam, tornando-se crostosas, e cicatrizam após 7 a 10 dias. Adenomegalia discreta pode ser observada. Recidivas intraorais são mais raras, ocorrendo, em geral, na mucosa aderida, podendo ser desencadeadas por manipulações dentárias.

Herpes simples neonatal

Ocorrem quando a gestante contamina o bebê durante o parto ou após a rotura das membranas. O quadro clínico é constituído por vesículas, e bolhas que sofrem erosão são recobertas por crostas disseminadas. Na maioria dos casos, o herpes simples neonatal é causado pelo HSV II (Figura 17.9). O herpes simples neonatal é grave e, muitas vezes, fatal. Dos sobreviventes, 50% têm sequelas neurológicas ou oculares.

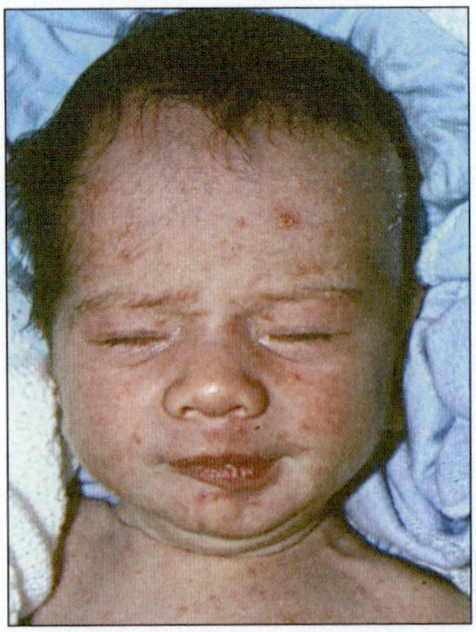

Figura 17.9 Herpes neonatal. Múltiplas lesões em topografia característica. A diagnose diferencial é feita com varicela neonatal.

Eczema herpético

Também conhecido como erupção variceliforme de Kaposi (EVK), é uma superinfecção herpética sobre uma dermatose pré-existente, tendo como agente mais frequente o HSV I. Algumas dermatoses são passíveis de complicar-se com EVK, destacando-se, pela maior ocorrência de casos, a dermatite atópica (Figura 17.10A), o pênfigo foliáceo, a doença de Darier e, mais raramente, outras condições como dermatite seborreica, dermatite da área da fralda, queimaduras extensas e eritrodermias (Figura 17.10B). A doença mostra curso agudo, febril e toxêmico, assestando-se as lesões cutâneas sobre a dermatose pré-existente ou em áreas aparentemente sãs, com início, em geral, pela face. Iniciam-se como vesículas sobre base eritematosa, progredindo para crostas, em grande número. São característicos tanto o polimorfismo da erupção em determinado momento, quanto, principalmente, a lesão vesicopustulosa umbilicada, com crosta central. Há risco, ainda que raro, de viremia, com grave comprometimento de órgãos internos como pulmões, fígado, cérebro, tratos gastrointestinal e adrenais, bem como de infecção bacteriana secundária, septicemia e êxito letal[9,10].

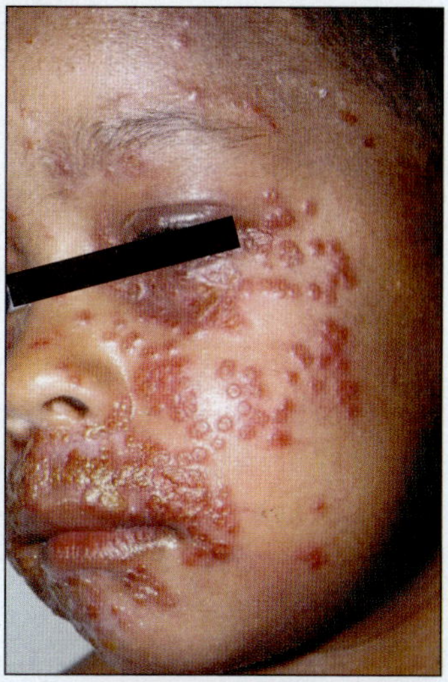

Figura 17.10A Erupção variceliforme em criança com dermatite atópica.

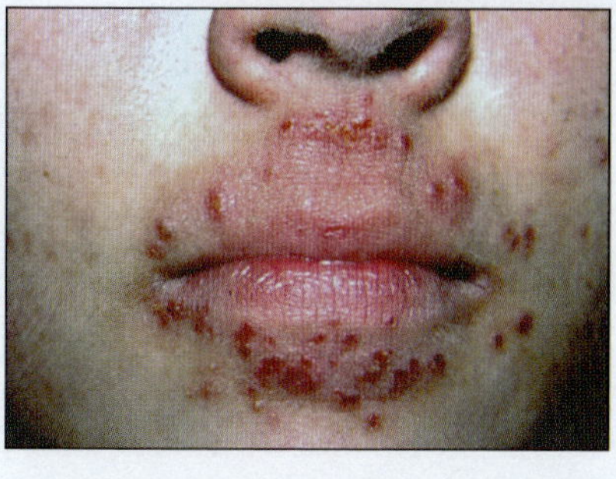

Figura 17.10B Erupção variceliforme sobre lesão irritativa por saliva. Inúmeras vésico-crostas sobre placa eritematosa.

Herpes do imunocomprometido

Em situações de diminuição significativa da imunidade celular, o HSV tende a perder sua característica de benignidade e autolimitação, e a comportar-se de forma agressiva e crônica. Após a rotura das vesículas, formam-se ulcerações fagedênicas que crescem centrifugamente, sem tendência à cicatrização. Caracteristicamente, observam-se vesículas na periferia das úlceras (Figura 17.11 e, mais adiante, Figura 17.15). O quadro não involui sem intervenção médica. É comum em portadores de aids com baixa contagem de células CD4+.

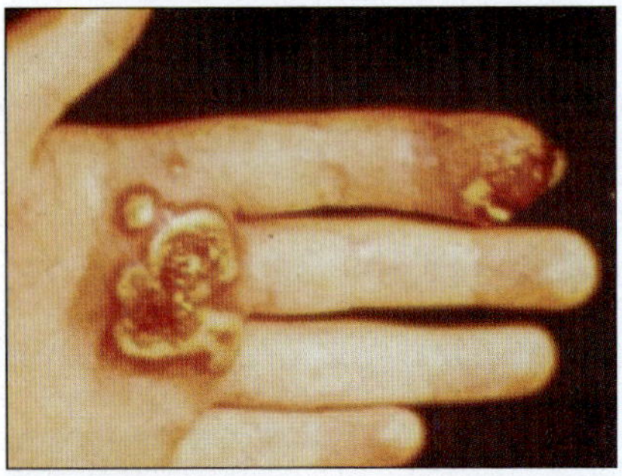

Figura 17.11 Herpes do imunocomprometido. Extensa lesão vésico-ulcerosa na palma e na extremidade digital (panarício herpético).

Eritema polimorfo herpético

Tem-se demonstrado repetidamente que a reativação do HSV está, em alguns casos, relacionada ao aparecimento, na pele e nas mucosas, de reações de hipersensibilidade. Considera-se atualmente o HSV como causa de significante número de casos de eritema polimorfo. Evidências de tal relação de causalidade têm sido observadas na ocorrência de lesões específicas de herpes durante o surto de eritema polimorfo, em uma minoria de casos, na elevação de títulos de anticorpos de fase aguda e na positividade para DNA viral em lesões de eritema polimorfo utilizando-se a reação de polimerase em cadeia.

Diagnose/Exames Complementares

A diagnose é principalmente clínica, sendo os exames laboratoriais solicitados em casos especiais. O exame citológico (Tzanck) é o método de escolha. A análise do esfregaço, corado com Giemsa, Leishman ou hematoxilina eosina (HE), obtido das lesões, revela, em 60 a 70% dos casos, alterações típicas incluindo células gigantes multinucleadas e inclusões intranucleares. Podem ser feitos, também, o estudo histopatológico e o isolamento do vírus em cultura de tecido ou técnica de imunofluorescência, imunoperoxidase ou microscopia eletrônica (pouco disponíveis em nosso meio). Os anticorpos contra HSV podem ser detectados por fixação do complemento, enzima-imuno-ensaio (*enzyme linked immuno sorbent assay* – ELISA) e imunofluorescência. No caso do herpes neonatal, é difícil diferenciar os anticorpos transmitidos passivamente pela placenta dos produzidos pela criança, sendo importante detectar os anticorpos IgM que não são de origem materna, indicando a presença de infecção na criança. Esses anticorpos surgem dentro das primeiras 2 a 3 semanas após o nascimento e persistem por 6 meses a 1 ano.

A diagnose diferencial inclui afta, eczema de contato, eritema polimorfo, estomatite por *Candida*, impetigo perioral, entre outros[12]. A gengivoestomatite herpética deve ser diferenciada da candidose, da afta, de lesões orais do eritema polimorfo e de outros exantemas virais. As ulcerações genitais devem ser distinguidas de sífilis, cancroide, linfogranuloma venéreo, candidose e ulcerações traumáticas. A encefalite herpética, principalmente no portador de aids, deve ser diferenciada de meningite bacteriana, meningoencefalite criptocócica, meningoencefalite tuberculosa e neurotoxoplasmose. O herpes do imunocomprometido deve ser diferenciado de todas as outras dermatoses ulcerosas.

Tratamento

O aciclovir é a droga de escolha no tratamento do HSV[13]. É um análogo acíclico do nucleosídeo 2-deoxiguanosina. Age como inibidor seletivo da replicação do HSV, sendo administrado sob a forma de pró-droga inativa. O aciclovir apresenta interação medicamentosa mínima com outras drogas, facilitando a administração em pacientes hospitalizados e em uso de prescrição múltipla. A biodisponibilidade é de aproximadamente 30%, com meia vida plasmática de 3 horas, sendo excretado na urina. Utiliza-se o aciclovir na dose de 200 mg, 5 vezes ao dia, durante 5 dias, podendo-se estender o uso em até 10 dias nas primoinfecções. Em crianças com menos de 2 anos, utiliza-se metade dessa dose. Em imunocomprometidos, a dose pode ser duplicada. Em casos muito dolorosos, utilizar xilocaína 2%, pomada, 5 minutos antes das refeições. Em formas graves, hospitalização, hidratação adequada e aplicação de aciclovir por via intravenosa podem ser indicadas, utilizando-se a dose de 5 a 10 mg/kg/dose, IV, a cada 8 horas. Nas infecções primárias, o aciclovir, o valaciclovir e o penciclovir diminuem a duração dos sintomas apresentando, esses dois últimos, maior comodidade posológica em relação ao aciclovir. Em pessoas com recorrências frequentes (mais de quatro episódios por ano), a profilaxia pode ser indicada, geralmente com aciclovir, 200 mg, 3 vezes ao dia, durante 6 a 12 meses. A infecção herpética neonatal é grave, exigindo cuidados hospitalares especializados. O tratamento neonatal inclui aciclovir, 5 mg/kg/dia, IV, a cada 8 horas, durante 7 dias.

O uso tópico do aciclovir apresenta poucas vantagens em relação ao placebo. A frequência das recorrências não é, no entanto, estatisticamente modificada pelo uso episódico do aciclovir, sugerindo que o tratamento episódico da recidiva clínica não seja a opção terapêutica ideal. A utilização racional do aciclovir indica que deve ser empregado em todos os casos de primoinfecção herpética e nos casos graves, especialmente o herpes neonatal e a encefalite herpética.

HERPES ZOSTER

Introdução

O herpes zoster (zoster, zona, cobreiro) representa a recidiva da virose cuja primoinfecção é a varicela, virose de ocorrência universal. O agente etiológico é o varicela zoster vírus (VZV), ou HSV III. É uma dermatose comum, sendo mais frequente e mais grave em indivíduos idosos e em imunocomprometidos. Na infância, em geral, é bem menos grave e praticamente sem complicações.

Epidemiologia e Patogênese

A varicela é uma virose de ocorrência universal. O zoster, apesar de comum, é bem menos frequente. A prova definitiva da relação causal entre as duas afecções data da década de 1970.

Após a primoinfecção, o VZV permanece em latência e em equilíbrio com a imunidade, localizando-se no gânglio sensitivo de um nervo espinhal ou craniano. Diminuições temporárias na imunidade celular e fases de replicação viral são comuns, mas, em sua maioria, não o suficiente para desencadear o surto de zoster. A coincidência entre queda da imunidade e replicação viral em magnitudes suficientes disparará o surto. Favorecedores do desencadeamento do zoster são o passar dos anos (daí a maior incidência em idosos quando ocorre diminuição gradual da imunidade celular), condições sistêmicas como doença pelo HIV e aids, linfomas e leucemias, transplantes de órgãos, imunossupressão iatrogênica e quimioterapia. Em crianças e adultos saudáveis, é comum não se identificar nenhum fator desencadeante. O vírus progride de maneira centrífuga pelo nervo cutâneo sensitivo em direção à pele, elicitando inflamação e necrose neural significantes, responsáveis por intensa sintomatologia dolorosa do tipo neurítica. Após alguns dias, surge a erupção cutânea, que dura de 2 a 3 semanas. A liberação de partículas virais na circulação sanguínea estimulará a imunidade celular, o que será responsável pela autolimitação do surto. A imunidade recém-induzida é intensa e duradoura; assim sendo, um segundo surto é excepcionalmente raro. Os fenômenos inflamatórios no nervo sensitivo podem evoluir com sequelas cicatriciais, responsáveis por possível sintomatologia após a cura das lesões clínicas.

Quadro Clínico

O quadro inicia-se com dor intensa do tipo neurítica unilateral, restrita ao território cutâneo inervado pela raiz comprometida (dermátomo). Na infância, a sintomatologia dolorosa é mais leve, podendo até estar ausente. Podem passar-se dias antes do aparecimento da erupção. Esta caracteriza-se pelo aparecimento de vesículas agrupadas sobre base eritêmato-edematosa, de distribuição unilateral e em faixa (dermatômica). Podem ser acometidos quaisquer dermátomos: cranianos, cervicais, torácicos, lombares, sacrais ou coccígeos, sendo que a erupção ocorre conforme a configuração do dermátomo correspondente[11] (Figura 17.12). O aparecimento de algumas vesículas fora do território do dermátomo não é evento raro.

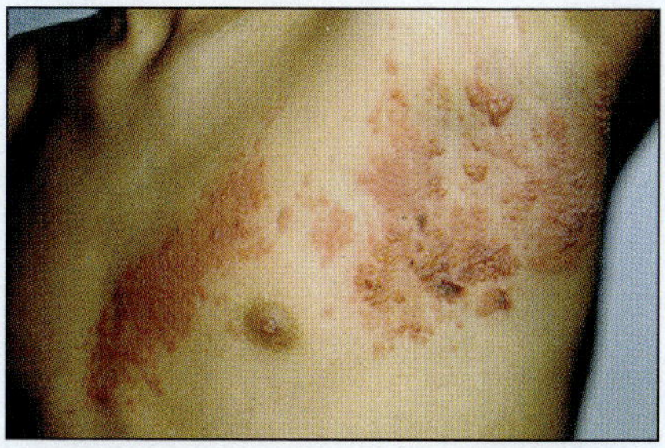

Figura 17.12 Zoster em dermátomo torácico.

O zoster do nervo trigêmeo assume especial interesse, sendo o mais importante aquele que acomete o ramo oftálmico. A erupção caracteristicamente afeta a região anterior do couro cabeludo, a fronte e a pálpebra superior. Há possibilidade também de inflamação meníngea ou de comprometimento do ramo nasociliar, identificável pela presença de lesões que progridem para a extremidade nasal, sendo esse comemorativo indicativo de doença também na mucosa ocular, configurando urgência clínica pela possibilidade de sequelas definitivas.

Indivíduos com comprometimento significativo da imunidade celular (com aids e transplantados) podem apresentar quadros exuberantes ou complicados, tais como zoster disseminado, necrotizante, hemorrágico, recidivado e crônico (Figura 17.13).

Alterações motoras podem ser raramente observadas por comprometimento de fibras motoras em casos intensos (assimetria da musculatura abdominal, paralisia da bexiga, síndrome de Ramsay-Hunt – zoster do gânglio geniculado levando a lesões no pavilhão auricular e no palato –, surdez unilateral e paralisia facial, além de, eventualmente, tonturas e alterações gustatórias).

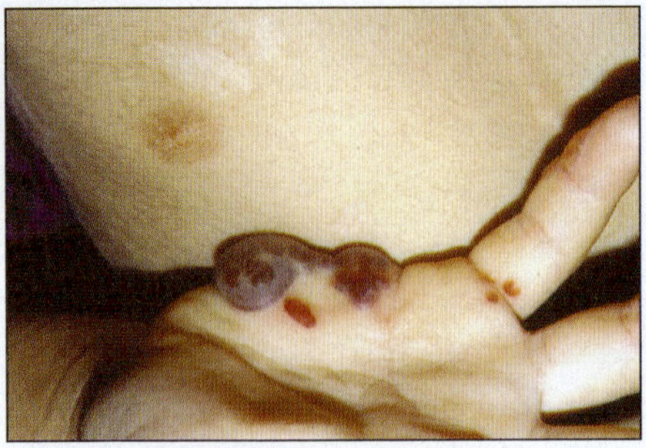

Figura 17.13 Zoster hemorrágico em criança imunocomprometida. Notar a cicatriz de um surto anterior de zoster próximo ao mamilo, além de hipertricose pelo uso de imunossupressores para um transplante cardíaco (cicatriz pré-esternal).

Diagnose Laboratorial

São utilizados os mesmos métodos que do HSV.

Diagnose Diferencial

É importante, principalmente no período prodrômico, quando deve ser diferenciado de outras causas de dor aguda e unilateral, como infarto do miocárdio, litíase renal, hérnia discal e abdome agudo. A nítida unilateralidade, o caráter neurítico e a localização superficial da dor sugerem a diagnose.

Prognose

O zoster é doença autolimitada, e o surto varia de 2 a 3 semanas. A evolução é muito benigna na infância. Porém, pode haver sequelas resultantes da inflamação, da fibrose neuronal e da mucosa ocular, além de disseminação para o SNC em indivíduos imunossuprimidos. A neuralgia pós-herpética é uma complicação frequente nos idosos e muito rara em doentes jovens. Caracteriza-se pela persistência da dor após a cicatrização das lesões por semanas, meses ou até anos, sendo a complicação mais temida da enfermidade, pela incapacidade resultante. Opacidades corneanas podem sobrevir em casos intensos de zoster oftálmico. Cicatrizes inestéticas na pele são comuns.

Com a introdução dos modernos antirretrovirais, associada à disseminação da vacinação contra a varicela, a incidência da zoster aparentemente diminuiu entre os portadores do HIV, melhorando também sua prognose[11,12].

Tratamento

Na infância, a maioria dos casos evolui favoravelmente e com pouca dor. O tratamento com aciclovir, valaciclovir ou fanciclovir pode ser instituído, sendo mais eficaz em reduzir a dor e o curso da doença se iniciado antes das primeiras 72 horas após o surgimento das vesículas. Em crianças imunocomprometidas, usa-se o aciclovir por via endovenosa na dose de 10 mg/kg (500 mg/m^2)[11,12].

MOLUSCO CONTAGIOSO

Introdução

O molusco contagioso é uma infecção cutânea viral benigna, autolimitada, que acomete comumente crianças e é causada por um DNA vírus da família Poxvírus. Atinge, preferencialmente, a pele e, excepcionalmente, as mucosas. Foram identificados quatro subtipos desse vírus, sendo o tipo I o mais comum nessa doença.

Epidemiologia e Patogênese

É uma doença de distribuição universal e pode ocorrer em qualquer idade, acometendo principalmente crianças pequenas, adultos jovens sexualmente ativos e doentes imunocomprometidos. A afecção é transmitida pelo contato direto com a lesão, fômites, autoinoculação e, possivelmente, também por meio do contato com azulejos, boias e água de piscinas e banheiras. A transmissão sexual não é comum em crianças, como acontece em adultos. O período de incubação varia de 3 semanas a 6 meses após a exposição. A patogenia é desconhecida, e o vírus ainda não é cultivável. As lesões de molusco contagioso são comumente observadas em crianças atópicas. Quadros extensos e persistentes ocorrem em doentes imunodeprimidos, em especial nos portadores do HIV. A resposta imune celular tem maior importância que a resposta humoral no controle da doença[13].

Manifestações Clínicas e Diagnose

A lesão característica do molusco é uma pápula semiesférica, séssil, da cor da pele ou levemente rosada, de poucos milímetros, às vezes umbilicada ou com pequena depressão central. É assintomática, exceto se inflamada, quando se torna dolorosa; podendo apresentar também ardor ou prurido quando acompanhada de reação eczematosa na proximidade. As pápulas, geralmente numerosas, apresentam dimensões variáveis de acordo com o seu desenvolvimento. As típicas lesões umbilicadas são aquelas de maior tamanho e de localização folicular. Nas crianças, as lesões localizam-se em qualquer área da pele, sendo mais frequentes na face, no pescoço e no tronco, próximo às dobras axilares e inguinais (Figura 17.14). Em adolescentes e adultos, são mais comumente localizadas nas regiões pubiana e genital.

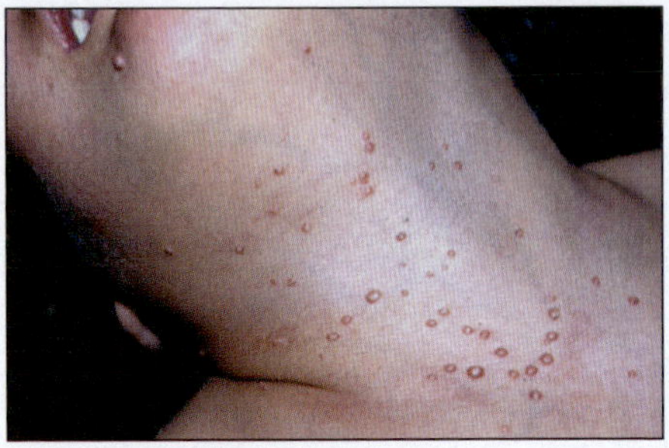

Figura 17.14 Molusco contagioso em apresentação característica.

Nos indivíduos imunocomprometidos (com aids, transplantados), as lesões tendem a ser maiores e em maior número, podendo chegar a ser nodulares e, muitas vezes, confluem em placas ou massas vegetantes, assumindo aspecto desfigurante (Figura 17.15).

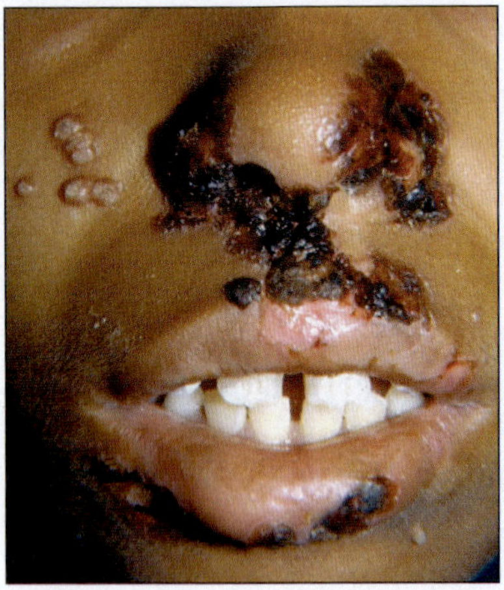

Figura 17.15 Molusco contagioso em criança com aids. Grandes pápulas umbilicadas. Presença também de extensa lesão úlcero-crostosa de herpes simples.

A lesão é facilmente removível dando saída a um material esbranquiçado que contém as partículas virais. Exames laboratoriais geralmente são desnecessários para a diagnose, uma vez que o quadro dermatológico é característico. Entretanto, em caso de dúvida, é importante analisar histopatologicamente uma pápula para a confirmação. A diagnose diferencial inclui verruga plana, miliária, condiloma acuminado, picadas de inseto, líquen plano, líquen nítido, líquen espinuloso, criptococose nos imunodeprimidos, entre outros.

Tratamento

Pode-se optar pelo não tratamento, pois, em crianças saudáveis, o quadro é autolimitado e involui sem deixar cicatrizes em um período de 6 meses a 2 anos. O tipo de tratamento deve ser determinado pela idade do paciente, pelo número e distribuição das lesões e pela presença ou não de sinais inflamatórios, além de seu *status* imune. Quando há pequeno número de lesões, é indicada a curetagem, com posterior aplicação de tintura de iodo. Em crianças, recomenda-se o uso de anestesia tópica com a mistura eutética lidocaína-prilocaína, aplicada com antecedência de 1 a 2 horas. Quando há um grande número de lesões, pode-se fazer o tratamento com substâncias químicas, como podofilina a 20%, ácido tricloroacético (ATA a 30%) ou hidróxido de potássio a 5 ou 10% , sendo os dois primeiros aplicados pelo médico e o terceiro, de aplicação caseira com os devidos cuidados[12,13]. Outra opção inclui a crioterapia, que pode ser bem tolerada pelo doente. Havendo aparecimento de novas lesões, repete-se o tratamento mensalmente até que o quadro se resolva espontaneamente[14,15].

Nos doentes imunocomprometidos, o molusco contagioso não involui espontaneamente e responde pobremente às terapias convencionais. Devem-se evitar tratamentos cruentos como a curetagem, tentando-se métodos como aplicação de hidróxido de potássio, crioterapia com nitrogênio líquido e, em casos recalcitrantes, imunomuduladores, como o imiquimod ou antivirais tópicos, como o cidofovir (não disponível no Brasil).

DOENÇA MÃO-PÉ-BOCA

Introdução

É doença aguda, causada mais comumente pelo coxsackievirus A16, que é um RNA vírus da família dos não-polioenterovírus. Surtos tendem mais frequentemente a ocorrer em grupos de crianças de classes menos favorecidas, não havendo maior incidência sazonal no Brasil. A transmissão se dá via oral e inalatória.

Quadro Clínico

Após curto período prodrômico de febre e mal-estar, surgem as lesões cutâneo-mucosas. Vesículas isoladas, muitas vezes de formato oblongo e de base eritematosa, localizadas preferencialmente nas palmas, nas plantas, no dorso das mãos e dos pés, além das regiões sacrais e glúteas, compõem o quadro. As lesões orais são idênticas, porém aparecem erodidas ao exame (Figura 17.16).

Diagnose Diferencial

Herpes simples, afta, outros exantemas virais e eritema polimorfo.

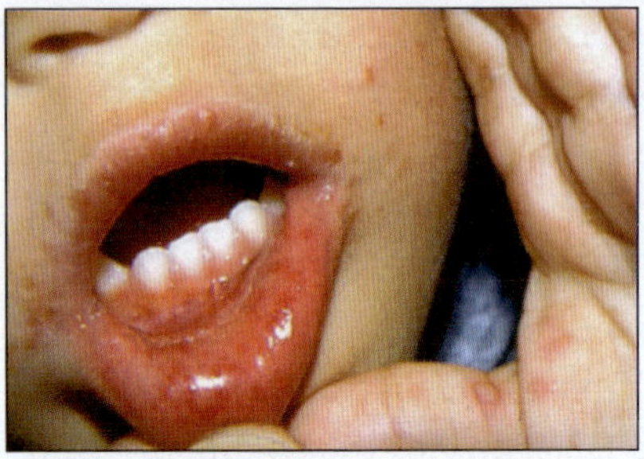

Figura 17.16 Doença mão-pé-boca.

Curso e Prognose

O curso é benigno e autolimitado, durando poucos dias. Porém, surtos mais graves com complicações neurológicas e pulmonares têm sido descritos, sugerindo uma possível mudança no comportamento da doença.

ACRODERMATITE PAPULOSA DA INFÂNCIA (SÍNDROME DE GIANOTTI-CROSTI)

Introdução

Trata-se de um quadro dermatológico agudo, característico, de causa muitas vezes não determinada, porém frequentemente relacionado a distintas infecções virais, mais comumente hepatite B e vírus de Epstein Barr. Mais raramente, outras viroses, infecções bacterianas e vacinações têm sido implicadas. Acomete principalmente crianças com idades que variam de 6 meses a 14 anos[16].

Quadro Clínico

O quadro pode ser precedido de um período prodrômico com sintomas constitucionais leves. O quadro dermatológico caracteriza-se pelo aparecimento de inúmeras lesões papulosas edêmato-infiltradas, eritematosas, de aspecto monomorfo, simetricamente localizadas nas faces extensoras dos membros, regiões glúteas e na face (Figura 17.17). Lesões pápulo-vesiculosas podem predominar. Podem estar presentes prurido e adenomegalia. Sinais clínicos de hepatite, em geral, não são observados.

Diagnose Laboratorial e Diferencial

A morfologia e a topografia sugerem a diagnose. Pesquisa de infecções virais pode ser solicitada.

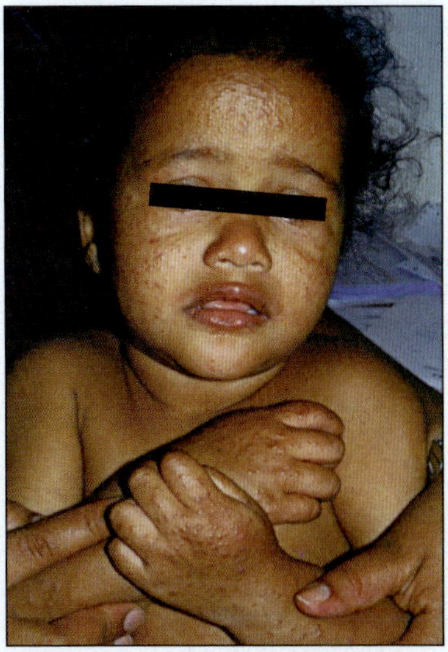

Figura 17.17 Acrodermatite papulosa. Notar o aspecto monomorfo das lesões.

Tratamento

O quadro tende a regredir espontaneamente em 1 a 2 meses. Deve-se instituir tratamento de suporte ou para a virose correspondente, se indicado.

CONCLUSÕES

As viroses cutâneas são muito frequentes e, na grande maioria dos casos, têm um curso benigno na infância. Porém, em situações especiais, como nas alterações da imunidade celular, o quadro clínico pode ser muito grave ou, o que é mais comum, ser resistente às diversas modalidades terapêuticas, configurando verdadeiro desafio. A identificação do estado imunológico do doente é fundamental na indicação do tratamento quanto à sua modalidade, via e tempo de administração, e, principalmente, no estabelecimento da prognose. O dermatologista é o profissional com mais experiência no manejo dos casos difíceis e refratários.

REFERÊNCIAS BIBLIOGRÁFICAS

1. Pfister H. Biology and biochemistry and papillomaviruses. Rev Physiol Biochem Pharmacol. 1983;99:111-81.
2. Loning T, Ikenberg H, Becker J, Gissmann L, Hoepfer I, zur Hausen H. Analysis of oral papillomas, leucoplakias and invasive carcinomas for human papillomavirus-type related DNA. J Invest Dermatol. 1985;84(5):417-20.

3. Syrjanen S, Puranen M. Human papillomavirus infections in children: the potential role of maternal transmission. Crit Rev Oral Biol Med. 2000;11(2):259-74.
4. Watts DH, Koutsky LA, Holmes KK, Goldman D, Kuypers J, Kiviat NB, et al. Low risk of perinatal transmission of human papillomavirus: results of a prospective cohort study. Am J Obstet Gynecol. 1998;178(2):365-73.
5. Wright CA, Taylor L, Cooper K. HPV typing of vulvovaginal condylomata in children. S Afr Med J. 1995;85(10 Suppl):1096-101.
6. Ministério da Saúde. Manual de Controle das Doenças Sexualmente Transmissíveis – DST. 4ª ed. Brasília: Ministério da Saúde; 2006. p. 85-90. (Série Manuais nº 68).
7. Schaller J, Rohwedder A, Burgdorf WH, Itin PH, Lautenschlager S. Identification of human papillomavirus DNA in cutaneous lesions of Cowden syndrome. Dermatology. 2003;207(2):134-40.
8. Whitley RJ, Arvin AM. Herpes simplex virus infections. In: Remington JS, Klein JO. Infectious diseases of the fetus and newborn infant. 4th ed. Philadelphia: WB Saunders; 1995. p. 354.
9. Goodyear HM, Davies JA, McLeish P, Buchan A, Skinner GR, Winther M, et al. Growth of herpes simplex type 1 on skin explants of atopic eczema. Clin Exp Dermatol. 1996;21(3):185-9.
10. Bartralot R, Garcia-Patos V, Rodriguez-Cano L, Castells A. Kaposi's varicelliform eruption in a patient with healing second degree burns. Clin Exp Dermatol. 1996;21(2):127-30.
11. Feder HM Jr, Hoss DM. Herpes zoster in otherwise healthy children. Pediatr Infect Dis J. 2004;23(5):451-7.
12. Wood SM, Shah SS, Steenhoff AP, Rutstein RM. Primary varicella and herpes zoster among HIV-infected children from 1989 to 2006. Pediatrics. 2008;121(1):150-6.
13. Braue A, Ross G, Varigos G, Kelly H. Epidemiology and impact of childhood molluscum contagiosum: a case series and critical review of the literature. Pediatr Dermatol. 2005;22(43):287-94.
14. Romiti R, Ribeiro AP, Romiti N. Evaluation of the effectiveness of 5% potassium hydroxide for the treatment of molluscum contagiosum. Pediatr Dermatol. 2000;17(6):495.
15. Short KA, Fuller C, Higgins EM. Double-blind randomized placebo-controlled trial of the use of topical 10% potassium hydroxide solution in the treatment of molluscum contagiosum. Pediatr Dermatol. 2006;23(3):279-81.
16. Brandt O, Abeck D, Gianotti R, Burgdorf W. Gianotti-Crosti syndrome. J Am Acad Dermatol. 2006;54(1):136-45.

Manifestações dermatológicas na aids

18

Marcello Menta S. Nico
Juliana Dumêt Fernandes

Após ler este capítulo, você estará apto a:

1. Compreender o enorme impacto que a epidemia pelo vírus da imunodeficiência humana – HIV/aids – teve na frequência e na gravidade das doenças do tegumento.
2. Reconhecer aquelas manifestações dermatológicas que, quando diagnosticadas, indicam ser necessária a pesquisa da infecção pelo HIV.
3. Reconhecer as diferenças entre o quadro das dermatoses nos indivíduos HIV negativos e HIV positivos.
4. Reconhecer as dermatoses que incidem em fases de imunocomprometimento moderado e as que incidem somente em imunocomprometimento grave.

INTRODUÇÃO

As doenças dermatológicas estão entre as manifestações mais frequentes da aids. Com efeito, a pele é afetada por diversos quadros em quase todas as pessoas infectadas por essa doença[1,2]. Além disso, determinadas dermatoses podem ser o sinal mais precoce a levantar a suspeita de se estar diante de um caso de doença pelo vírus da imunodeficiência humana (HIV). Por se apresentarem muitas vezes de forma não usual ou com maior gravidade nos imunodeficientes, faz-se necessário conhecer suas características nesses pacientes[1,3]. Ademais, a resposta ao tratamento pode ser menos eficaz do que o esperado.

Dada a relativa facilidade do exame da pele e pelo fato de a diagnose da maioria das doenças dermatológicas ser acessível pela inspeção e pelo exame histopatológico, a avaliação da pele persiste como elemento importante no processo diagnóstico e no acompanhamento dos doentes infectados pelo HIV.

A aids infantil foi relatada pela primeira vez ao Centro de Controle de Doenças (CDC) em 1982, um ano após a descrição inicial da nova doença em adultos. Desde então, a incidência de infecção pelo HIV em crianças vem aumentando em função da disseminação da infecção a mulheres em idade fértil. A maioria das lesões de pele observadas nas crianças com aids é a mesma das crianças não infectadas, porém aumentam em frequência, recorrência e gravidade[4,5]. Existem poucos estudos sobre dermatoses nas crianças infectadas pelo HIV, e a alteração imune presente na aids parece ser fator crucial para a manifestação de dermatoses, visto que elas têm relação negativa com o nível de linfócitos T CD4+[4]. Conhecer a cronologia das dermatoses em relação ao *status* imune do paciente é importante, principalmente na faixa etária pediátrica, quando a reconstituição imunológica é efetiva.

EPIDEMIOLOGIA

As dermatoses foram observadas desde as primeiras descrições da aids. Sua prevalência varia de 60 a 95% e é superior à verificada na população não infectada pelo HIV. Aproximadamente 75 a 80% das crianças portadoras do HIV são infectadas por transmissão vertical (materno-infantil). Os demais 20 a 25% adquirem a infecção por transfusão de sangue ou derivados e, particularmente no caso de crianças maiores e adolescentes, por via sexual ou uso de drogas endovenosas[3,4].

Na transmissão vertical, o concepto adquire o HIV pelo contato com sangue e secreção vaginal contaminados durante a gestação, o trabalho de parto e o parto, e pelo leite materno (pós-parto). Vários estudos têm evidenciado que a maioria dos casos de transmissão vertical do HIV (cerca de 65%) ocorre durante o trabalho de parto e no parto propriamente dito, e que os 35% restantes ocorrem intraútero, principalmente nas últimas semanas de gestação. O aleitamento materno representa risco adicional de transmissão de 7 a 22%[3,4].

PATOGÊNESE

Os agentes etiológicos da aids são o HIV-1 e HIV-2 (ambos retrovírus com genoma RNA), da família *Lentiviridae*. Pertencem ao grupo dos retrovírus citopáticos e não oncogênicos, necessitando, para se multiplicar, de uma enzima denominada transcriptase reversa, responsável pela transcrição do RNA viral para uma cópia DNA, que pode, então, integrar-se ao genoma do hospedeiro. Esses vírus são bastante lábeis no meio externo, sendo inativados por uma variedade de agentes físicos (calor) e químicos (hipoclorito de sódio, glutaraldeído). Em condições experimentais controladas, as partículas virais intracelulares parecem sobreviver no meio externo por até no máximo 1 dia, enquanto partículas virais livres podem sobreviver por 15 dias à temperatura ambiente ou até 11 dias a 37°C.

Na infecção, o HIV ataca as células T CD4+ e requer, para isso, receptores de quimiocinas (CCR5 e CXCR4). Após entrar na célula, o HIV pode se replicar e causar a fusão ou a morte celular. Um estado latente também é estabelecido, com integração do genoma do HIV ao genoma da célula. Com o desenvolvimento da infecção, a tendência é ocorrer uma queda na contagem dessas células que são responsáveis pela defesa imunológica do indivíduo. Em relação à pele, o HIV já foi detectado infectando as células de Langerhans da epiderme[6], que podem, também, estar em menor quantidade nas lesões da pele de pacientes com aids. A desregulação imune provocada pelo HIV causa estimulação anormal do queratinócito[2,5]. No entanto, as prováveis alterações funcionais dessas células ainda não estão estabelecidas.

O período de incubação, isto é, o tempo entre a exposição ao HIV e o aparecimento dos sintomas na fase aguda, é de 5 a 30 dias. O período de latência clínica, após a infecção aguda até o desenvolvimento da imunodeficiência, é longo[6].

A doença pode ou não ter expressão clínica logo após a infecção, sendo importante que o profissional saiba conduzir a investigação laboratorial após a suspeita de risco de infecção pelo HIV. Assim, deve-se atentar para o fato de que, com os testes atualmente disponíveis, o tempo necessário para que a sorologia anti-HIV torne-se positiva é de 6 a 12 semanas após a aquisição do vírus, com período médio de aproximadamente 2 meses. Esse tempo, compreendido entre a aquisição da infecção e a detecção da soroconversão, é chamado de janela imunológica ou biológica. Os testes utilizados apresentam, geralmente, níveis de até 95% de soroconversão nos primeiros 6 meses após a transmissão.

ASPECTOS CLÍNICOS, DIAGNÓSTICOS E TERAPÊUTICOS

As doenças dermatológicas são observadas com frequência em pacientes infectados pelo HIV e, muitas vezes, constituem os primeiros sinais clínicos da doença. As manifestações cutâneo-mucosas podem aparecer mesmo antes da síndrome propriamente dita, com características que sugerem a soropositividade, principalmente quando se acompanham de outros sinais clínicos e de dados epidemiológicos suspeitos. As lesões dermatológicas alertam para o diagnóstico da aids e podem, inclusive, ser usadas para monitorar a progressão da infecção pelo HIV[7-9].

Geralmente, os recém-nascidos são assintomáticos até o 3º ou 4º mês, porém em algumas crianças já se verifica, ao nascimento, baixo peso para a idade gestacional. Já em crianças maiores e nos adolescentes, a apresentação clínica é semelhante à observada nos adultos.

As infecções oportunistas, as reações adversas às drogas e o prurido envolvendo a pele e/ou as mucosas ocorrem, mais frequentemente, à medida que a função imune vai deteriorando. Além disso, à medida que cai a contagem de células CD4, podem ocorrer quadros clínicos atípicos. Certas dermatoses correlacionam-se com baixa contagem de células CD4, incluindo sarcoma de Kaposi, leucoplasia pilosa oral, molusco contagioso facial múltiplo, xerose e candidose orofaríngea[10]. Esses achados mucocutâneos estão entre aqueles que indicam a pesquisa sorológica inicial do HIV. Entretanto, ao contrário dos adultos, as neoplasias associadas ao HIV são muito raras em crianças. Observa-se também que a forte associação do HIV com o início ou exacerbação da psoríase não é notada na população infantil. Serão abordadas, a seguir, as manifestações dermatológicas da aids mais frequentes em crianças.

Infecções Oportunistas

As infecções oportunistas (IO) no doente com aids podem representar supercrescimento da flora normal (como *Candida albicans*), extensão incomum da infecção (dermatofitose), reativação mais grave de focos latentes (herpesvírus), ou ainda transformação de doenças subclínicas em clínicas, inclusive com refratariedade ao tratamento (verrugas virais e molusco contagioso)[10]. A incidência das IO diminuiu muito após o uso das terapias antirretrovirais.

Infecções bacterianas

Embora as infecções bacterianas geralmente se apresentem no doente com HIV como se apresentam na população geral (com abcessos, impetigo, ectima, foliculite e celulite), os indivíduos com HIV têm altas taxas de infecção por *S. aureus*, assim como manifestações atípicas da infecção; isso é atribuído em parte à grande frequência de portadores nasais crônicos e recorrentes[11]. As lesões de pele por infecção estafilocócica incluem todas as manifestações usuais vistas nos imunocompetentes e também algumas lesões mais raras, como piomiosite e botriomicose[11].

O tratamento é feito com antibióticos orais e tópicos. Atentar para os doentes com *Staphylococcus* meticilino-resistente. É controversa a erradicação dos portadores nasais, porém cada caso deve ser avaliado individualmente.

Verrugas virais

Causadas pelo papiloma vírus humano (HPV). Ver Capítulo 17 para saber mais.

Herpes simples

Causada pelo herpes simples vírus. Ver Capítulo 17 para saber mais.

Zoster

Causada pelo varicela zoster vírus. Ver Capítulo 17 para saber mais.

Molusco contagioso

Causada pelo vírus do molusco contagioso. Ver Capítulo 17 para saber mais.

Candidose

Causada pelo *Candida albicans*. A apresentação mais comum da candidose na aids é a orofaríngea, podendo ocorrer também acometimento esofágico e vaginal. A candidose orofaríngea é marcador de progressão da aids. A infecção por cândida na orofaringe pode assumir quatro formas: atrófica ou eritematosa (eritema atrófico sem placas na superfície mucosa); pseudomembranosa (caracterizada por placas brancas facilmente removíveis na língua, na úvula, no palato e na mucosa jugal) (Figura 18.1); queilite angular; e forma hiperplásica (placas elevadas aderentes)[10,11]. Outras manifestações cutâneas de candidose são raras na doença por HIV. O diagnóstico é feito pelo exame micológico direto. A diagnose diferencial das lesões linguais é feita, principalmente, com a leucoplasia pilosa, causada pelo vírus Epstein Barr (EBV), que é rara na infância, além de outras lesões orais brancas. O tratamento da candidose orofaríngea é feito com nistatina tópica; outras opções incluem o itraconazol, o fluconazol ou a anfotericina B.

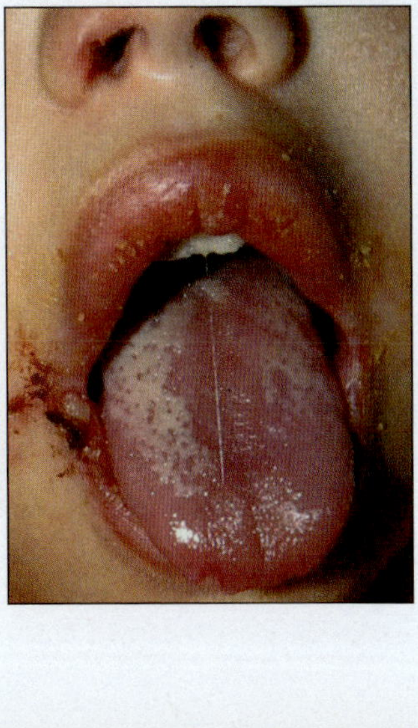

Figura 18.1 Candidose oral – macroglossia, macroqueilia e placas esbranquiçadas.

Dermatofitoses

São muito comuns na população saudável, apresentando-se com maior extensão ou gravidade nas crianças portadoras do HIV. Destacam-se as tinhas do couro cabeludo, que podem ser muito extensas e pouco inflamatórias, decorrentes da imunodeficiência (Figura 18.2), simulando outras causas de alopecia, e também as tinhas das unhas, que frequentemente se apresentam na forma de onicomicose branca subungueal *(Trichophyton rubrum)* (Figura 18.3). A diagnose é confirmada pelo exame micológico direto, fundamental pela necessidade de medicação por via sistêmica.

Dermatoses Inflamatórias não Infecciosas

Em um aparente paradoxo, com a progressão da doença por HIV e conseguinte queda das células CD4+ e diminuição da imunidade, há aumento na frequência de dermatoses inflamatórias. Acredita-se que isso seja em virtude de desequilíbrio da resposta imune, com maior expressão de citocinas, imunoglobulinas e células pertencentes à resposta imune do tipo Th2 (interleucina-4, interleucina-5, IgE, eosinófilos). Consequentemente, nos indivíduos predispostos, ocorre o aparecimento das dermatoses favorecidas por esses fenômenos. Alterações relacionadas à expressão do fator de necrose tumoral (TNF) também são observadas[12].

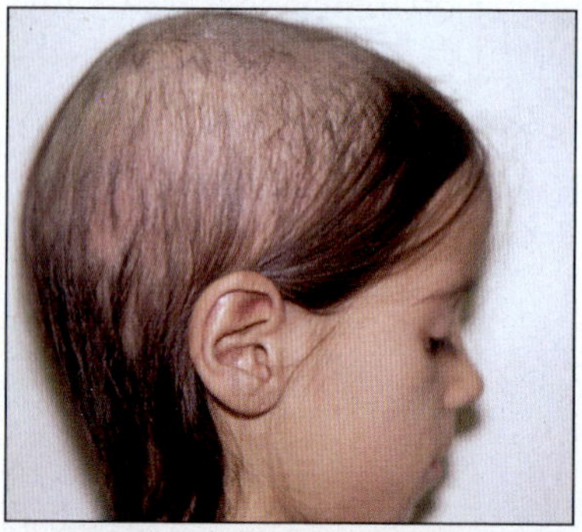

Figura 18.2 Tinha do couro cabeludo. Lesão difusa e não inflamatória. Notar também o aspecto afilado e frágil dos cabelos, característico de imunodepressão avançada.

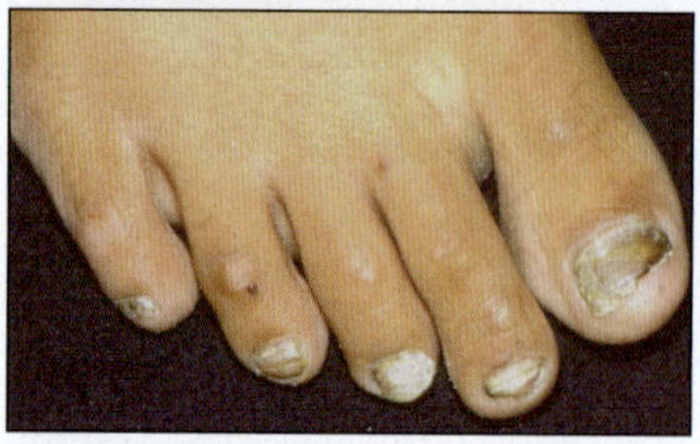

Figura 18.3 Onicomicose em criança imunocomprometida. Todas as unhas estão afetadas.

Dermatite seborreica

Acomete 4% da população geral e 85% da população infectada pelo HIV[13]. Clinicamente, apresenta-se com escamas graxentas branco-amareladas sobre placas eritematosas. Afeta as chamadas áreas seborreicas: couro cabeludo, sulco nasogeniano, fronte, regiões pré-esternal e médio-dorsal e áreas intertriginosas. Embora a distribuição das lesões seja similar à da doença na população geral, em alguns doentes a erupção progride para o tronco e para as extremidades, apresentando-se como eritrodermia.

A dermatite seborreica pode ocorrer com qualquer contagem de células CD4, entretanto a extensão, a gravidade e a resposta ao tratamento tendem a ser piores à medida que a contagem de células CD4 diminui. A diagnose é clínica. As opções terapêuticas incluem xampus antisseborreicos com ácido salicílico, enxofre, alcatrões, compostos com zinco ou imidazólicos, corticosteroides em cremes, além de exposição à luz ultravioleta B para os casos moderados e graves.

Xerose

Acomete 30% dos doentes infectados pelo HIV[13]. A sua exata patogênese na aids é desconhecida. Entretanto, têm sido implicadas má nutrição, imunossupressão e doença crônica.

Clinicamente, caracteriza-se por pele difusamente seca, com escamas hiperpigmentadas e crostas focais. O eczema "craquelé", com fissuras secundárias, pode complicar a xerose, assim como infecção secundária. Opções terapêuticas incluem emolientes, principalmente os que contêm ureia, ácido lático ou ácido salicílico. Entretanto, a alteração pode ser refratária ao tratamento.

Prurido

Geralmente, apresenta-se em doentes com aids avançada e é considerado um marcador cutâneo da progressão da doença[13,14]. Além disso, é um dos sintomas mais comuns e importantes. Ocorre comumente em doentes com contagem de células CD4 menor do que 100 células/mL. Causas de prurido, comumente vistas em doente com HIV, incluem erupção a drogas, erupção fotossensível, psoríase, dermatite seborreica, picada de inseto, foliculites bacterianas, foliculite eosinofílica, prurigo, xerose, dematite atópica, escabiose e, muito raramente, linfomas. O manejo do prurido no doente HIV positivo, além de incluir a identificação e a terapêutica da causa de base, deve focar no alívio de sintomas e na melhora da qualidade de vida. Agentes usados para essa finalidade incluem corticosteroide tópico, emolientes, anti-histamínicos, doxepina, amitriptilina e fototerapia.

Dermatite atópica

É comum a reativação da dermatite atópica em indivíduos HIV positivos, principalmente crianças com contagem baixa de células CD4 e que têm antecedentes de atopia. É caracterizada por placas eritêmato-escamo-crostosas associadas a pápulas, vesículas e intenso prurido. Os doentes com dermatite atópica podem manifestar também asma, rinite alérgica e conjuntivite alérgica. O prurido pode levar a alterações secundárias da pele como liquenificação, escoriações e infecção secundária.

A diagnose é clínica, pelo tipo e pela topografia das lesões. É importante fazer diagnose diferencial com psoríase, linfoma cutâneo de células T e reação a drogas.

Opções terapêuticas incluem emolientes, corticosteroide tópico, anti-histamínico oral e fototerapia. A terapia antirretroviral reduz a prevalência e a gravidade da dermatite atópica relacionada ao HIV.

Prurigo

O prurigo é caracterizado por prurido crônico e lesões papulosas simétricas no tronco e nas extremidades. É a manifestação cutânea mais comum no doente de aids, com prevalência que varia entre 11 e 46%, de acordo com a área geográfica[15,16]. Acomete geralmente doentes com contagem de células CD4 abaixo de 100 céluales/mL. Fatores ambientais, como picadas de inseto e fotossensibilidade, parecem estar envolvidos na sua gênese.

O quadro clínico caracteriza-se por múltiplas pápulo-vesículas urticadas e escoriadas (seropápulas), havendo lesões novas de permeio a lesões residuais hiperpigmentadas. São, tipicamente, simétricas e localizam-se nas extremidades, na face e no tronco, poupando palmas, plantas e mucosas (Figura 18.4). As lesões são modificadas pela coçadura, e aparecem como escoriações, líquen simples crônico e prurigo, podendo ainda ocorrer infecção secundária por *Staphylococcus aureus*. Com o tempo, podem surgir nódulos e cicatrizes.

A foliculite eosinofílica é o quadro característico e intensamente pruriginoso que acomete indivíduos com contagens baixíssimas de células CD4+. É muito rara na infância, e o diagnóstico é histopatológico.

A diagnose diferencial de prurido do doente HIV positivo é apresentada no Quadro 18.1.

As opções terapêuticas devem ser orientadas pela etiopatologia do quadro. Incluem corticosteroides tópicos potentes, emolientes, loções antipruriginosas, anti-histamínicos, antibiótico oral, fototerapia e antirretrovirais.

Reações cutâneas adversas a drogas

A incidência de reações cutâneas a uma variedade de drogas é alta na aids e aumenta com a progressão da doença. Entretanto, essas reações ocorrem nas

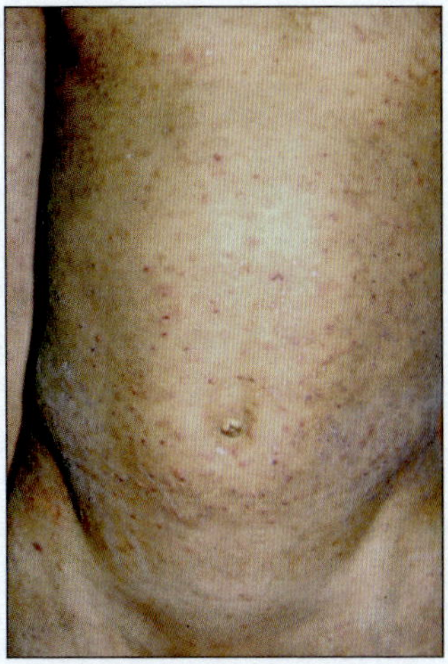

Figura 18.4 Lesões pápulo-vesiculosas recentes e antigas.

Quadro 18.1 – Prurido generalizado no doente HIV positivo

- Lesões foliculares
  - Foliculite bacteriana
  - Foliculite eosinofílica
- Lesões não foliculares
  - Escabiose
  - Picada de inseto
  - Prurigo
  - Dermatite atópica
  - Farmacodermia
  - Fotossensibilidade

crianças com uma frequência muito menor em relação aos adultos. A patogênese exata é desconhecida, mas pode ser que esteja associada à coinfecção por citomegalovírus (CMV) ou EBV, ou à desregulação imunológica, com aumento de atividade de célula B, com hiper IgE e IgA, hiperimunoglobulinemia e hipereosinofilia.

Geralmente, a maioria das reações ocorre entre 6 e 14 dias após a introdução da droga. Trimetoprim-sulfametoxazol (TMP-SMZ) ou outras sulfonamidas e penicilinas são responsáveis por 75% dessas reações[10]. Cerca de 50 a 60% dos doentes com HIV, tratados com TMP-SMZ intravenoso, desenvolvem exantema com febre, 1 a 2 semanas após o início da terapia.

O exantema morbiliforme é o tipo de reação à droga mais comum (95%)[10]. No tratamento, primeiramente, deve-se suspender a droga responsável. Em alguns casos, TMP-SMZ administrado com corticosteroides tem reduzido a incidência de reação adversa. Pode também ser feita a dessensibilização em alguns tipos de reação.

A incidência de farmacodermias graves, como a síndrome de Stevens-Johnson e a necrólise epidérmica tóxica, é significativamente aumentada em doentes com aids avançada em comparação à população sadia, sendo também maior a mortalidade. As medicações mais frequentemente implicadas são as sulfas, os anticonvulsivantes e as medicações antituberculosas.

Efeitos cutâneos adversos aos modernos medicamentos antirretrovirais são cada vez mais descritos.

Afta

A causa da afta é desconhecida, mas sabe-se que condições de desarranjo imunológico, como a aids, favorecem seu aparecimento[17]. A incidência de ulcerações aftosas orais aumenta significantemente com a contagem de células CD4 menor que 100 células/µL. São comuns casos de afta *major*, com ulcerações profundas, intensamente dolorosas, incapacitantes, que têm pouca tendência a cicatrizar espontaneamente se não houver tratamento adequado (Figura 18.5).

A diagnose é clínica, mas devem ser afastadas outras causas de úlceras orais como herpes simples, carcinoma epidermoide, micoses profundas e reações medicamentosas. O tratamento tópico pode ser feito com corticosteroide em pomada ou por infiltração intralesional. Colchicina e dapsona por via oral também são utilizados. O tratamento com talidomida 100 a 300 mg/dia (inibidor de TNF-alfa) é útil para os casos graves ou refratários.

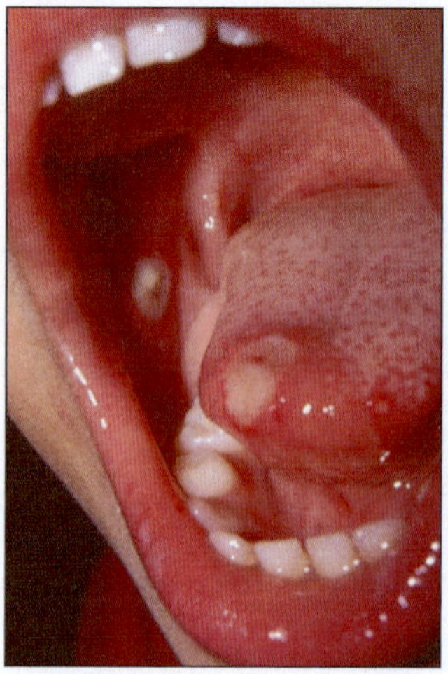

Figura 18.5 Afta exuberante em criança imunocomprometida.

CONCLUSÕES

As manifestações dermatológicas ocorrem com grande frequência no curso da doença pelo HIV/aids. Sua diagnose adequada pode permitir ao médico:

- Reconhecer a presença do HIV em indivíduos ainda não diagnosticados.
- Acompanhar a evolução imunológica do doente, sendo um bom complemento à avaliação imunológica mais sofisticada.
- Intervir terapeuticamente, melhorando a qualidade de vida.

REFERÊNCIAS BIBLIOGRÁFICAS

1. Porras B, Costner M, Friedman-Kien AE, Cockerell CJ. Update on cutaneous manifestations of HIV infection. Med Clin North Am. 1998;82(5):1033-80.
2. Supanaranond W, Desakorn V, Sitakalin C, Naing N, Chirachankul P. Cutaneous manifestations in HIV positive patients. Southeast Asian J Trop Med Public Health. 2001;32(1):171-6.
3. Reynaud-Mendel B, Janier M, Gerbaka J, Hakim C, Rabian C, Chastang C, et al. Dermatologic findings in HIV-1-infected patients: a prospective study with emphasis on CD4+ cell count. Dermatology. 1996;192(4):325-8.
4. Lim W, Sadick N, Gupta A, Kaplan M, Pahwa S. Skin diseases in children with HIV infection and their association with degree of immunosuppression. Int J Dermatol. 1990;29(1):24-30.
5. Dover JS, Johnson RA. Cutaneous manifestations of human immunodeficiency virus infection. Part II. Arch Dermatol. 1991;127(10):1549-58.
6. Zambruno G, Mori L, Marconi A, et al. Detection of HIV-1 in epidermal Langerhans cells of HIV-infected patients the polymerase chain reaction. J Invest Dermatol. 1991;96(6):979-82.
7. Dann FJ, Tabibian P. Cutaneous diseases in human immunodeficiency virus infected patients referred to the UCLA Immunosuppression Skin Clinic: reasons for referral and manegement of select diseases. Cutis. 1995;55(2):85-98.
8. Reynaud-Mendel B, Janier M, Gerbaka J, Hakim C, Rabian C, Chaslang C, et al. Dermatologic findings in HIV-infected patients: a prospective study with emphasis on CD4+ cell count. Dermatology. 1996;192(4):325-8.
9. Tschachler E, Bergstresser PR, Stingl G. HIV-related skin diseases. Lancet. 1996;348(9028):59-63.
10. Johnson RA. Cutaneous manifestations of human immunodeficiency virus disease. In: Fitzpatrick's dermatology in general medicine. 6th ed. New York: McGraw-Hill; 2003. p. 2138-50.
11. Hogan M. Cutaneous infections Associated with HIV/AIDS. Dermatol Clin. 2006;24(4):473-95.
12. Dlova NC, Mosam A, et al. Inflammatory Noninfectious Dermatoses of HIV. Dermatol Clin. 2006;24(4):439-48.
13. Garman ME, Ruring SK. The cutaneous manifestations of HIV infection. Dermatol Clin. 2002;20(2):193-208.
14. Smith KJ, Skelton HG, Yeager J, Lee RB, Wagner KF. Pruritus in HIV-1 disease: therapy with drugs which may modulate the pattern of immune dysregulation. Dermatology. 1997;195(4):353-8.
15. Rosatelli JB, Machado AA, Roselino AMF. Dermatoses among BrazilianHIV-positive patients: correlation with the evolutionary phases of AIDS. Int J Dermatol. 1997;36(10):729-34.
16. Liautaud B, Pape JW, DeHovitz JA, Thomas F, Laroche AC, Verdier RI, et al. Pruritic skin lesions: a commom initial presentation of acquired immunodeficiency syndrome. Arch Dermatol. 1989;125(5):629-32.
17. Nico MM, Brito AE, Martins LE, Boggio P, Lourenço SV. Oral ulcers in an immunosuppressed 5-year-old boy. Clin Exp Dermatol. 2008;33(3):367-8.

19 Dermatoses zooparasitárias

Alice Zoghbi Coelho Lobo
Zilda Najjar Prado de Oliveira

Após ler este capítulo, você estará apto a:

1. Compreender a epidemiologia e a patogênese das principais dermatoses zooparasitárias (escabiose, pediculose, larva migrans cutânea, tungíase e miíase).
2. Reconhecer o quadro clínico de cada uma delas.
3. Identificar os métodos diagnósticos usados na prática clínica.
4. Afastar os principais diagnósticos diferenciais.
5. Analisar as opções de tratamento para cada dermatose zooparasitária.

ESCABIOSE

Introdução

Mais conhecida como "sarna", é uma dermatozoonose encontrada com frequência na prática diária. Em crianças, as manifestações clínicas são variadas e diferem das observadas em adultos em muitos aspectos[1]. No tratamento da escabiose, além da prescrição de um tratamento adequado, a orientação dos pacientes e seus familiares sobre a aplicação do produto é fundamental para evitar falha terapêutica.

Epidemiologia

A escabiose é um problema mundial e mais comum em crianças, acometendo ambos os sexos igualmente[2]. Nos países desenvolvidos, ocorre de forma esporádica, mas também pode provocar epidemias em instituições (como prisões e hospitais). A parasitose é endêmica em países em desenvolvimento[3]. Quanto maior a aglomeração das pessoas, maior é a prevalência de escabiose nessa população[4]. Um estudo realizado no Brasil mostrou que a escabiose era 2 vezes mais frequente em uma favela urbana densamente povoada do que em uma comunidade de pescadores rurais onde as famílias viviam em espaços maiores[5]. Em países com clima temperado, a incidência da parasitose é maior no inverno do que no verão[4].

Patogênese

A escabiose humana é causada pelo ácaro *Sarcoptes scabiei var. hominis*, que é parasita obrigatório e hospedeiro específico (Figura 19.1)[6]. A fêmea escava túneis na camada córnea da epiderme e deposita os ovos após a cópula (Figura 19.2). Novos adultos octópodes surgem em 15 dias. A fêmea adulta mede 0,3 a 0,5 mm, vive durante 4 a 6 semanas e produz 2 a 4 ovos por dia[4]. Os ácaros sobrevivem poucos dias fora do hospedeiro, sendo essa sobrevida prolongada por temperaturas baixas e umidade alta[4]. É variável o número de ácaros que infestam o homem, mas estima-se que um adulto humano com escabiose clássica tenha de 10 a 15 fêmeas do ácaro na superfície corpórea em um determinado momento[7]. A transmissão é por contato pessoal e mais comum entre membros da mesma família. Em adultos, a transmissão sexual é importante[8]. A aquisição por fômites (roupas de uso pessoal, toalhas, lençóis) é pouco frequente, sendo mais valorizada em doentes com muitos parasitas (como na escabiose crostosa). Ocasionalmente, *S. scabiei* de animais podem infestar o homem[9]. Nesses casos, as lesões ocorrem principalmente nas áreas da pele que entraram em contato com o animal e a infestação tende a ser autolimitada[2].

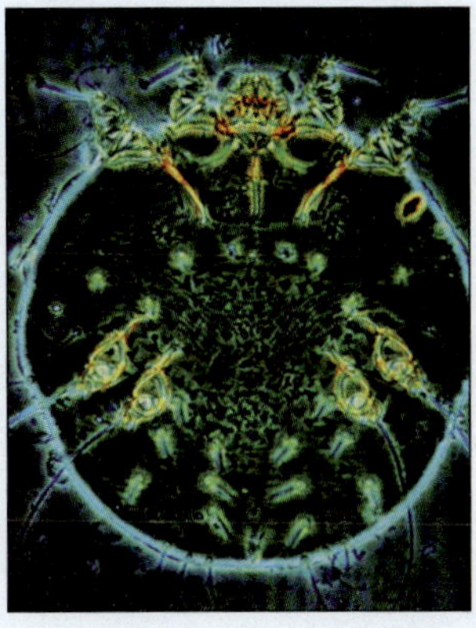

Figura 19.1 *Sarcoptes scabiei* (visto ao microscópio).

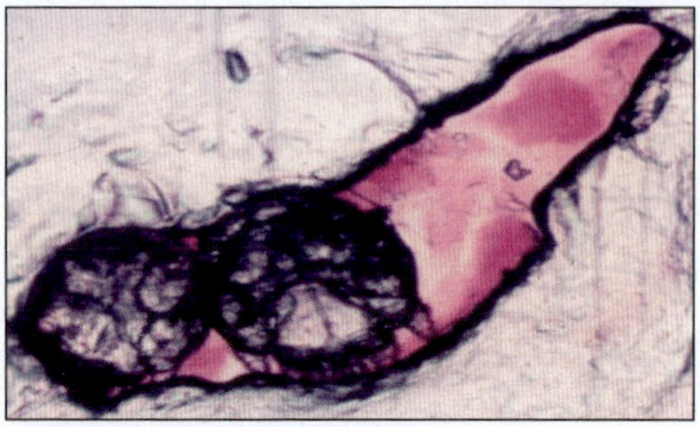

Figura 19.2 Túnel com os ovos na pele (vista ao microscópio).

Manifestações Clínicas

Na primeira infestação, o início dos sintomas ocorre após algumas semanas, quando o indivíduo se sensibiliza ao parasita ou aos seus produtos. Em uma segunda infestação, a sintomatologia tem início em 1 a 2 dias. O prurido resulta de uma reação de hipersensibilidade tardia tipo IV ao ácaro, à sua saliva, aos ovos ou às fezes[2].

As lesões consistem em pápulas eritematosas, geralmente escoriadas (Figura 19.3). A eczematização e a infecção secundária são comuns (Figura 19.4). A lesão mais típica é o sulco, que representa o túnel escavado pela fêmea. É uma saliência linear, de menos de 1 cm, com uma vesícula ou pápula em uma das extremidades. O túnel é um achado inconstante, pelo menos em países tropicais[3]. Além disso, a intensidade da erupção cutânea não se correlaciona com o número de ácaros[2].

A distribuição das lesões é característica, comprometendo pregas axilares, interdígitos, cintura, nádegas, mamas, genitália masculina e punho. Um estudo realizado em uma comunidade rural em Alagoas mostrou que a localização mais frequente das lesões é o abdome, seguido pela região inguinal/parte interna das coxas, independentemente da idade[3]. Em crianças, principalmente lactentes, as lesões também podem se localizar no couro cabeludo, na face, na área das fraldas, nas palmas e nas plantas (Figura 19.5). Além disso, vesículas, pústulas e nódulos são muito frequentes nessa faixa etária (Quadro 19.1).

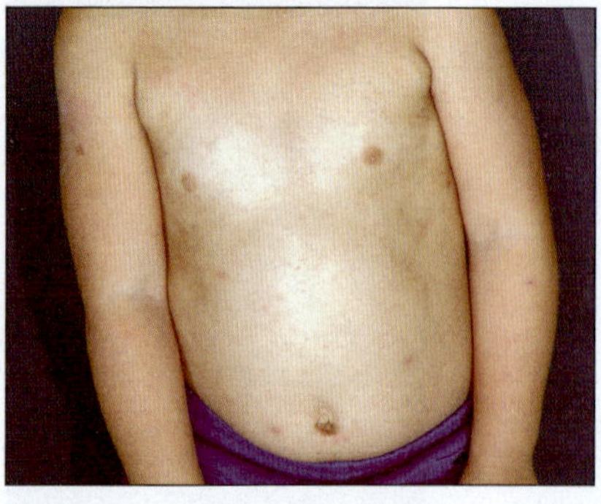

Figura 19.3 Escabiose. Criança com pápulas eritematosas, algumas escoriadas. Notar as lesões periumbilicais.

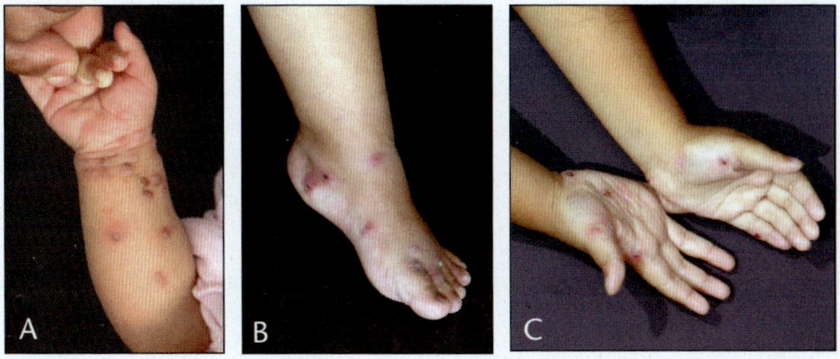

Figura 19.4 A, B e C: escabiose na criança. Lesões escoriadas e com sinais de infecção bacteriana secundária.

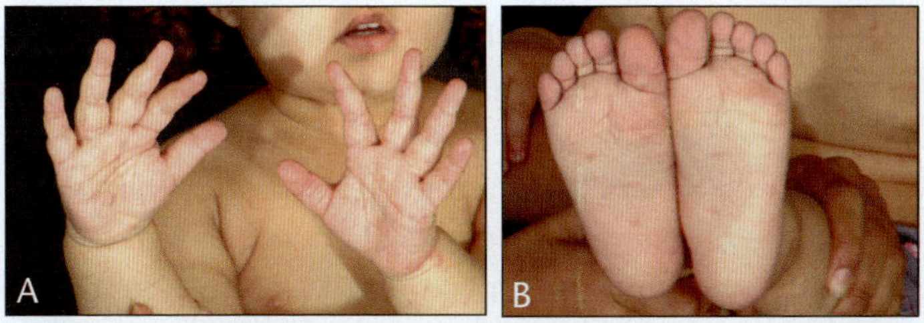

Figuras 19.5 Escabiose na criança. A: lesões nas palmas; e B: nas plantas, localização frequente nessa faixa etária.

Quadro 19.1 – Manifestações clínicas da escabiose

- Prurido (mais intenso à noite)
- Pápulas escoriadas com localização característica
- A lesão típica é o sulco (túnel escavado pela fêmea)
- Em crianças: vesículas, pústulas e nódulos são frequentes
- História de contactantes com prurido
- Eczematização e infecção bacteriana secundária são comuns

Em pessoas com alto grau de higiene, o pequeno número de lesões pode dificultar o diagnóstico. Por outro lado, as lesões costumam ser mais disseminadas em imunossuprimidos ou em usuários de corticosteroides.

Na escabiose, também podem surgir nódulos firmes, eritêmato-acastanhados e pruriginosos (Figura 19.6). Essas lesões geralmente se localizam no pênis, na bolsa escrotal, nos glúteos, na prega axilar anterior e nos cotovelos. É a chamada escabiose nodular, que não necessariamente indica infestação ativa. Essas lesões podem permanecer por semanas após o tratamento em razão da sensibilização do hospedeiro ao parasita.

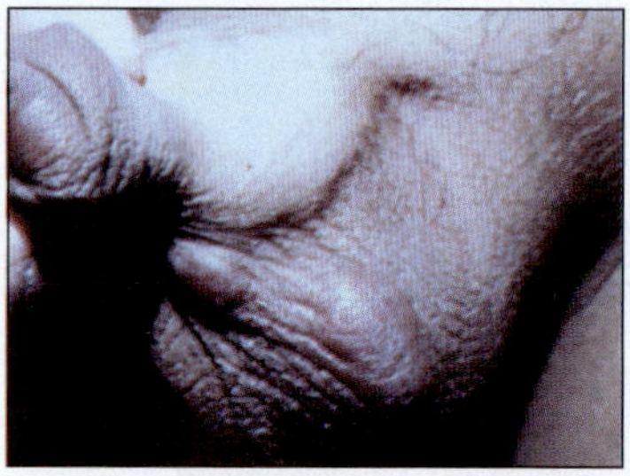

Figura 19.6 Escabiose nodular.

A escabiose crostosa (ou sarna crostosa, ou sarna norueguesa) é uma forma de escabiose na qual o número de parasitas na pele do hospedeiro pode chegar a milhões, sendo muito contagiosa[10]. Os indivíduos que entram em contato com doentes que apresentam escabiose crostosa desenvolvem a escabiose comum, mostrando que o aparecimento da forma crostosa é decorrente de uma deficiência do hospedeiro[9].

Os fatores de risco para a escabiose crostosa incluem: HIV/aids, infecção pelo HTLV-1, uso de corticosteroides tópicos ou sistêmicos, tratamento com imunossupressores, retardo mental (como trissomia do 21) e indivíduos fisicamente incapacitados[2,7,11]. Cerca de 40% dos doentes não têm fator de risco identificável, o que leva a pensar em predisposição genética[2].

Clinicamente, as lesões da escabiose crostosa são eritêmato-descamativas, de aspecto psoriasiforme, com distribuição acral (Figura 19.7)[2]. A escabiose crostosa pode ser confundida com quadros de eczema, psoríase ou eritrodermia. Geralmente, acomete a região subungueal com hiperqueratose intensa, levando à distrofia e ao espessamento ungueal. A ocorrência do prurido é muito variável, sendo referida em cerca de 50% dos doentes[2]. Eosinofilia sanguínea, aumento de IgE sérico e linfadenopatia generalizada podem ocorrer[4,11]. Os pacientes podem apresentar bacteremias, inclusive fatais, como consequência de infecção secundária da pele[12].

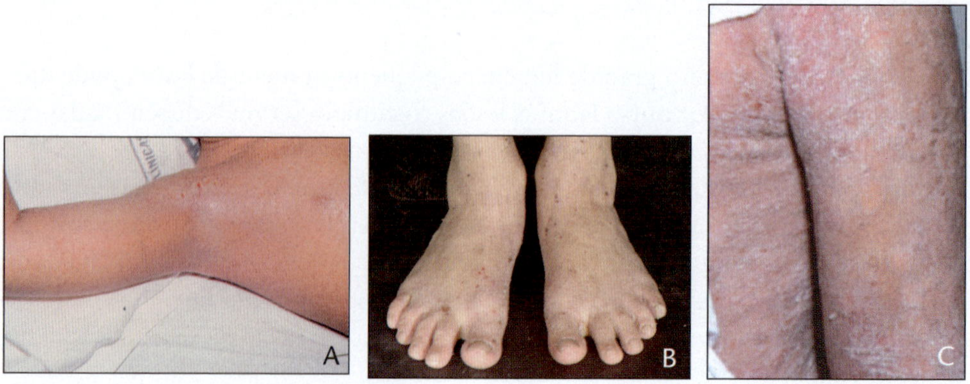

Figuras 19.7 A, B e C: escabiose crostosa.

Nos países em desenvolvimento, onde é maior a incidência de infecção bacteriana secundária, a glomerulonefrite pós-estreptocócica é mais comum, e a escabiose é considerada uma causa importante de doença renal induzida por estreptococo do grupo A[3].

Diagnóstico

Geralmente, a combinação de prurido, distribuição das lesões e epidemiologia positiva é suficiente para estabelecer o diagnóstico de escabiose. No entanto, pode-se realizar raspagem (escarificação) de várias lesões, de preferência da pápula ou vesícula de uma das extremidades do túnel. O material obtido é colocado em lâmina com óleo mineral e examinado ao microscópio para confirmar a presença de ácaros, ovos ou fezes. O exame negativo não invalida o diagnóstico e deve ser repetido principalmente nos casos atípicos.

A biópsia com exame histopatológico não é usada na prática, já que só confirma o diagnóstico quando se encontra o ácaro no local examinado.

O diagnóstico diferencial inclui dermatoses que cursam com prurido e lesões disseminadas, eczematizadas ou com infecção secundária. Entram no diagnóstico diferencial: dermatite atópica, estrófulo, dermatite asteatósica, dermatite de contato, piodermites, tinha do corpo, picadas (de mosquitos, pulgas, piolhos ou percevejos), urticária papulosa, prurigo nodular, escabiose animal, dermatite herpetiforme, herpes gestacional, acropustulose infantil, pitiríase rósea, pápulas e placas urticariformes pruriginosas da gravidez (PUPP).

Em alguns doentes, pode ser indicada a prova terapêutica.

Tratamento

Geralmente, o tratamento é tópico. Os produtos devem ser aplicados em todo o corpo (do pescoço para baixo) à noite e retirados com o banho na manhã seguinte, por 2 noites consecutivas. Após 7 dias de intervalo, deve-se repetir a aplicação por mais 2 noites, pois os medicamentos não atingem os ovos. Nas crianças pequenas, a aplicação deve incluir face e couro cabeludo.

Deve-se sempre evitar tratamento excessivo, pois provoca irritação da pele. Todos os contactantes precisam ser tratados concomitantemente, mesmo que não apresentem prurido. Roupas e lençóis devem ser lavados.

Medicamentos utilizados

- Permetrina loção a 5% – É menos irritante e tem odor menos desagradável[13]. Pode ser utilizada em crianças a partir de 3 meses de idade, adultos e também em gestantes (classe B). É classificada como provavelmente segura em mulheres que estão amamentando.

- Lindano 0,3 a 1% – Apesar da sua eficácia e do custo relativamente baixo, hoje é muito pouco usado pelo risco de efeitos tóxicos graves. Essas complicações são mais comuns quando a medicação é ingerida, quando se aplica sobre pele muito escoriada ou quando o produto é usado com maior frequência do que a recomendada[4]. A ingestão oral acidental pode levar à lesão do sistema nervoso central e à morte[4]. Deve ser aplicado e retirado após 6 horas. Repetir a aplicação após 1 semana de intervalo[6].
- Monossulfiram solução a 25% – Usado diluído em água (2 partes de água em adultos e 3 partes em crianças). A solução deve ser preparada no momento do uso. Orientar o paciente a evitar ingestão de bebidas alcoólicas em virtude do efeito antabuse[14].
- Benzoato de benzila 10 ou 25% – É muito usado nos países em desenvolvimento por ter baixo custo[4]. Porém, provoca sensação de ardência forte (por irritação local), que é frequente com o uso da loção mais concentrada (25%)[2].
- Enxofre precipitado (formulado a 5 a 6% em vaselina) – É eficaz e pouco irritante, porém tem odor desagradável, mancha as roupas, tem absorção variável com efeitos colaterais renais possíveis[2,10]. Só é usado atualmente na América do Sul e na África[2]. Deve ser aplicado por 3 noites consecutivas e, além disso, deve-se repetir a aplicação por mais 3 noites após um intervalo de 5 dias. Pode ser usado em crianças com menos de 2 meses, grávidas e nutrizes[12].
- Ivermectina – É o único tratamento sistêmico eficaz disponível e extremamente útil em situações em que o tratamento tópico é difícil ou inviável. É usada no tratamento de pacientes imunocomprometidos ou com a pele muito escoriada e quando muitos contactantes necessitam ser tratados. A dose é de 200 a 400 µg/kg/peso, repetindo-a após uma semana. A repetição da dose de ivermectina é necessária, pois a droga só é eficaz contra as formas adultas do parasita (os ovos não são atingidos)[13]. Não é utilizada em crianças com menos de 5 anos ou com menos de 15 kg, em mulheres no período da gestação ou amamentação, nem em indivíduos com afecções do sistema nervoso central (Quadro 19.2)[2,8].

A escabiose nodular deve ser tratada com anti-histamínico sistêmico e corticosteroide tópico (após o tratamento dos ácaros). Se necessário, infiltrações de triamcinolona também são muito eficazes. Existem relatos de tratamento bem-sucedido da escabiose nodular com tacrolimo ou pimecrolimo tópicos[15].

O tratamento da escabiose crostosa é o mesmo da escabiose clássica, mas usa-se um número maior de aplicações do produto tópico e associa-se ivermectina sis-

Quadro 19.2 – Tratamento da escabiose na infância, na gravidez e na lactação

Fase	Permetrina tópica	Benzoato de benzila tópico	Lindano tópico	Enxofre tópico	Ivermectina sistêmica
Bebês	Permitida para maiores de 3 meses	Não deve ser usado	Não deve ser usado	Permitido	Não deve ser usada
Crianças	Permitida para maiores de 3 meses	Não deve ser usado	Não usar em menores de 5 anos	Permitido	Usar apenas em maiores de 5 anos e com mais de 15 kg
Gestação	Permitida	Não deve ser usado	Não deve ser usado	Permitido	Não deve ser usada
Amamentação	Permitida	Não deve ser usado	Não deve ser usado	Permitido	Não deve ser usada

têmica. O lindano deve ser evitado pelo risco de efeitos tóxicos no sistema nervoso central[11]. Agentes queratolíticos tópicos auxiliam no tratamento (p.ex., pomadas com ácido salicílico) e as unhas devem ser bem cortadas. Precauções para evitar a transmissão da doença devem ser tomadas. O tratamento das roupas pessoais e dos lençóis de cama é mais importante na escabiose crostosa do que na escabiose clássica, pois a transmissão por fômites é mais comum[4].

Já houve casos de resistência de ácaros à permetrina, ao lindano[2] e à ivermectina oral, provavelmente induzida por tratamento repetitivo[4].

No tratamento da escabiose, a adesão do doente e da sua família ao tratamento é fundamental. Caso o prurido continue após o uso de medicação adequada, deve-se pensar em irritação cutânea, eczematização, dermatite de contato, falha terapêutica (pouca adesão ao tratamento ou resistência do ácaro), recidiva da escabiose, delírio de parasitose e outras causas de prurido.

PEDICULOSE DO COURO CABELUDO

Introdução

Trata-se de infestação, pruriginosa, por piolho, comum em crianças, que é encontrada no mundo todo.

Epidemiologia

A pediculose do couro cabeludo pode ocorrer em qualquer idade, sexo, raça ou classe social. Porém, é mais frequente na faixa etária de 3 a 11 anos e em meninas[8]. Taxas de prevalência da pediculose do couro cabeludo podem chegar a 40% em comunidades carentes no Brasil, sendo que crianças apresentam taxas mais altas[13].

Patogênese

A pediculose do couro cabeludo é causada pelo *Pediculus capitis*, um parasita hospedeiro-específico que mede de 2 a 3 mm. Eles se alimentam exclusivamente do sangue do hospedeiro. A fêmea vive durante 30 dias e coloca de 5 a 10 ovos por dia. Os ovos ficam aderidos aos fios de cabelo por uma matriz proteinácea[8]. O piolho não sobrevive mais de 24 horas longe do hospedeiro, mas os ovos podem sobreviver por 10 dias (em ambientes quentes e úmidos).

A principal forma de transmissão da pediculose do couro cabeludo é pelo contato com indivíduos infestados. A transmissão indireta por chapéus, roupas, escovas e fronhas também pode ocorrer[16]. As fêmeas depositam os ovos, principalmente, na região da nuca e eles ficam firmemente aderidos à haste do cabelo. Algumas vezes, aderem também a cílios, supercílios e outros pelos do corpo.

Manifestações Clínicas

Suspeita-se de pediculose quando há prurido no couro cabeludo, principalmente na nuca e atrás das orelhas. Confirma-se com o encontro de ovos (lêndeas), aderidos à haste do cabelo, de difícil remoção (Figuras 19.8 e 19.9). O encontro do parasita adulto é mais difícil. Geralmente, também são observadas escoriações, sinais de infecção bacteriana secundária e até linfadenopatia cervical (Quadro 19.3)[6]. O prurido ocorre apenas em uma proporção das crianças infestadas com pediculose do couro cabeludo, como referido em apenas 19% das crianças de escolas em Jerusalém (Israel) e em 15% de Bordeaux (França)[11]. Na primeira infestação, o prurido pode demorar de 2 a 6 semanas para se tornar evidente. Da segunda infestação em diante, surge em 24 a 72 horas, pois já há resposta imunológica do hospedeiro ao piolho e a seus produtos.

A infecção bacteriana secundária é uma complicação comum da pediculose do couro cabeludo e uma das principais causas de impetigo em países em desenvolvimento[13]. As crianças infestadas podem apresentar baixo desempenho escolar por dificuldade de concentração como consequência do prurido contínuo e dos distúrbios do sono[16].

Diagnóstico

O diagnóstico é clínico. A presença de lêndeas não necessariamente indica infecção ativa. Portanto, quando apenas lêndeas são visualizadas, elas devem ser examinadas ao microscópio para ver se são viáveis[6].

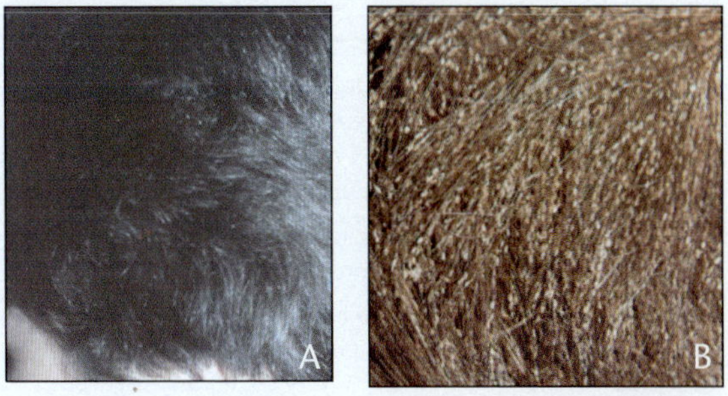

Figura 19.8 A e B: pediculose do couro cabeludo. Notar as lêndeas.

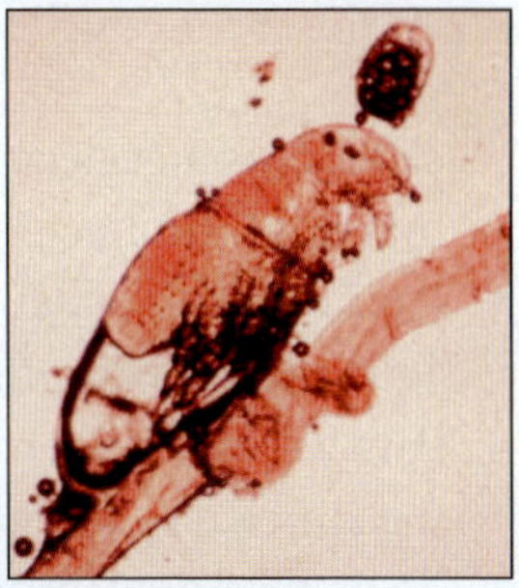

Figura 19.9 Lêndea aderida à haste do cabelo (vista ao microscópio).

Quadro 19.3 – Manifestações clínicas da pediculose do couro cabeludo

- A manifestação típica é o prurido no couro cabeludo
- Ao exame físico, podem ser vistas pápulas eritematosas e escoriações na região occipital
- A eczematização, a infecção bacteriana secundária e o aumento dos linfonodos cervicais são comuns
- O diagnóstico é confirmado pela visualização de lêndeas (ovos) ou piolhos nos cabelos

O diagnóstico diferencial faz-se com outras causas de prurido no couro cabeludo. A dermatite seborreica e a psoríase podem provocar prurido, mas as escamas são facilmente removíveis da haste do cabelo.

Tratamento

Tratamento tópico

O tratamento tópico da pediculose do couro cabeludo está descrito no Quadro 19.4.

Tratamento sistêmico

- Ivermectina: é eficaz, com as mesmas orientações já referidas para a escabiose.
- Sulfametoxazol-trimetoprim, via oral, já foi usado para o tratamento da pediculose do couro cabeludo. Porém, nem sempre funciona e frequentemente provo-

Quadro 19.4 – Tratamento tópico da pediculose do couro cabeludo

■ Permetrina (xampu a 1% ou loção a 5%)	Aplicar no couro cabeludo e nos cabelos e deixar por 10 minutos. Enxaguar em seguida. A eficácia é regular. Quando se utiliza a loção a 5%, deixando por 8 a 12 horas, a eficácia é maior e é atualmente considerado o tratamento de primeira linha. O procedimento deve ser repetido após 7 a 10 dias de intervalo
■ Lindano xampu a 1%	Pouco usado atualmente devido ao risco de neurotoxicidade e de resistência ao tratamento
■ Monossulfiram 25% loção	Utilizado nas mesmas diluições referidas para a escabiose. Deixar em contato com o couro cabeludo durante 8 a 12 horas

ca reações alérgicas[6]. Esse antibiótico não é tóxico para o piolho e tem efeito por matar a flora bacteriana essencial no trato gastrointestinal do inseto[6].

- Para remover as lêndeas, aplicar nos cabelos uma solução a 50% de vinagre em água morna e pentear com pente fino.
- Para cílios e supercílios, utilizam-se vaselina ou óleos, com posterior retirada mecânica das lêndeas.
- As roupas de uso pessoal, as toalhas e as roupas de cama devem ser lavadas. O tratamento concomitante dos contatos próximos pode evitar a reinfestação.
- Alguns autores defendem que os tratamentos tópicos são mais eficazes quando aplicados nos cabelos secos[6]. Além disso, recomendam evitar o uso de xampus, pois o tempo de contato é curto, a concentração da droga é baixa e a penetração do inseticida fica diminuída quando o piolho está imerso na água. Dessa forma, o uso do xampu poderia favorecer o surgimento de resistência[11]. Já houve relatos de resistência dos piolhos à permetrina e ao lindano[10,12].

PEDICULOSE DO CORPO

Introdução

A pediculose do corpo acomete exclusivamente indivíduos com higiene pessoal precária e que ficam muitos dias sem trocar de roupa.

Esses insetos são vetores de diversas doenças causadas por riquétsias e espiroquetas.

Epidemiologia

O piolho do corpo existe no mundo todo, sem restrições de sexo, idade ou raça. Essa infestação só ocorre quando as roupas não são trocadas ou lavadas regularmente. É vista em pessoas desabrigadas, com higiene precária, que vivem aglomeradas e em vítimas de guerra ou desastres naturais. Foi relatada somente em casos isolados no município de São Paulo, e não representa um problema da saúde pública no Brasil[13].

Através da contaminação do homem pelas fezes do piolho, pode haver transmissão de doenças como tifo epidêmico (causado por *Rickettsia prowazekii*), febre das trincheiras (causada por *Bartonella quintana*) ou febre recorrente (causada por *Borrelia recurrentis*)[8].

Patogênese

É causada pelo *Pediculus humanus var. corporis*, que tem comprimento de 2,4 a 4,0 mm. O piolho do corpo tem aspecto semelhante ao do piolho do couro cabeludo, mas é um pouco maior (Figura 19.10). O piolho e seus ovos não ficam na pele, mas nas roupas, principalmente nas dobras e costuras.

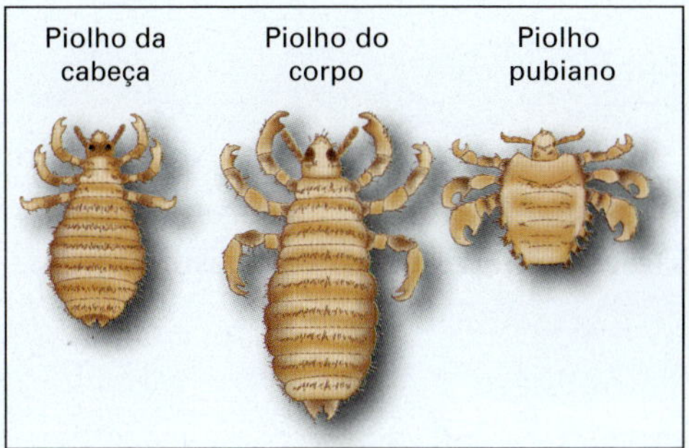

Figura 19.10 Tipos de piolho.

Manifestações Clínicas

O quadro cutâneo é composto por máculas eritematosas ou pápulas urticadas, que podem ter pontos purpúricos no centro. Escoriações e máculas hiperpigmentadas também costumam ser observadas[9,10]. As lesões localizam-se principalmente no dorso, nos glúteos, no pescoço e nos ombros. O prurido é intenso e a infecção secundária é comum por causa do ato de coçar.

Diagnóstico

Deve-se pensar em pediculose do corpo quando há prurido, manchas na pele e más condições de higiene. O diagnóstico definitivo é feito ao encontrarem-se parasitas nas pregas das roupas.

O diagnóstico diferencial inclui outras causas de prurido disseminado como: renal, hepático, escabiose, neurodermite e reação à droga.

Tratamento

A lavagem das roupas é suficiente, geralmente não sendo necessário o tratamento das lesões cutâneas. Se necessário, usar tratamento tópico semelhante ao da escabiose.

PEDICULOSE PUBIANA

Introdução

Também chamada de fitiríase, pode coexistir com outra doença sexualmente transmissível.

Epidemiologia

É mais frequente no sexo masculino, principalmente entre os 15 e 40 anos, correlacionando-se com promiscuidade sexual[8]. Dados populacionais sobre a fitiríase são inexistentes no Brasil[17].

Patogênese

É causada pelo *Pthirus pubis*, que tem o corpo mais curto e achatado do que os piolhos do couro cabeludo e do corpo (por isso, é chamado popularmente de "chato") (Figura 19.10). O comprimento desses insetos é de aproximadamente 1 mm.

A afecção não se restringe à região pubiana; pode se localizar em outras áreas pilosas como barba, cílios, axilas, região perianal e couro cabeludo[10,11]. Na maioria dos casos, a transmissão é sexual. Porém, pode ocorrer transmissão por roupas ou toalhas contaminadas. O uso de preservativos não previne a transmissão do *P. pubis*[7].

Manifestações Clínicas

O prurido na região pubiana e perianal costuma ser intenso. O parasita pode levar à formação de máculas azuladas de até 1 cm, decorrentes do ato de sugar e injetar componentes salivares irritantes, denominadas *maculae caerulea*[8]. Escoriações, eczematização, infecção secundária e linfadenopatia também podem ocorrer.

Diagnóstico

O diagnóstico é feito pelo encontro do piolho na pele, principalmente nos orifícios dos folículos pilosos. Isso pode ser difícil, pois o parasita é pequeno e tem cor que se confunde com a pele e os pelos. Também encontram-se lêndeas aderidas aos pelos (Figura 19.11).

É importante excluir outras doenças sexualmente transmissíveis que podem ter sido adquiridas concomitantemente.

O diagnóstico diferencial é feito com outras causas de prurido anogenital, como candidose, vulvovaginites, diabetes e dermatite seborreica.

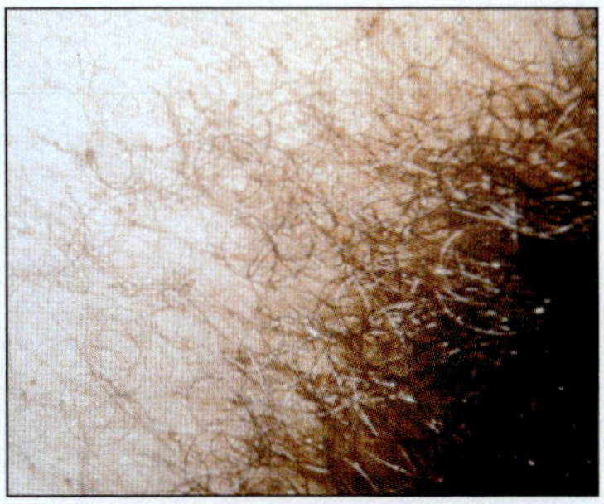

Figura 19.11 Fitiríase. Notar os parasitas nos folículos pilosos e as lêndeas.

Tratamento

O tratamento é o mesmo da escabiose e da pediculose. A loção de permetrina a 5% é o tratamento considerado mais seguro e eficiente atualmente. Não é necessário raspar os pelos. O parceiro sexual também deve ser tratado.

LARVA MIGRANS CUTÂNEA

Introdução

Também chamada de bicho geográfico, é causada pela penetração acidental e migração de larvas de nematódeos de animais na pele humana. As lesões são serpiginosas e provocam prurido, mas geralmente são autolimitadas.

Epidemiologia

Ocorre no mundo todo, mas é mais observada em regiões com clima quente e tropical. É considerada endêmica em comunidades pobres de países em desenvolvimento. Em favelas urbanas e comunidades rurais no Brasil, até 4% da população em geral e 15% das crianças podem estar infestadas[18].

A parasitose pode ocorrer esporadicamente ou na forma de pequenas epidemias nas regiões de clima quente de países em desenvolvimento[18]. É muito comum em turistas que visitam praias em regiões tropicais e subtropicais[19].

A incidência é maior na época de chuva do que na época de seca, pois as larvas sobrevivem por mais tempo em solo úmido. Além disso, é mais frequente em crianças do que em adultos[20].

Patogênese

É causada por larvas de nematódeos que parasitam o intestino do cão e do gato (*Ancylostoma braziliense* e *Ancylostoma caninum*). As fezes dos animais parasitados contêm ovos que se transformam em larvas no solo. Em ambientes quentes e úmidos, as larvas são capazes de sobreviver e de permanecer infectantes durante vários meses[18]. Ao entrar em contato com a pele, as larvas penetram na camada córnea da epiderme e movem-se fazendo um trajeto tortuoso. No hospedeiro animal, as larvas penetram no sistema venoso ou linfático e alcançam o intestino. Em humanos, porém, as larvas não conseguem passar da epiderme e não completam o seu ciclo de vida. Lesões de pele similares são observadas quando larvas de parasitas humanos (*A. duodenale e Necator americanus*) penetram na pele[20].

Manifestações Clínicas

No início, há uma pápula ou papulovesícula, mas logo progride para formar uma linha eritêmato-edematosa e serpiginosa (Figura 19.12). Em alguns casos, formam-se vesículas ou bolhas. O quadro é muito pruriginoso e desconfortável. Um estudo mostrou que 84% dos doentes referiam prurido intenso a ponto de atrapalhar o sono[21]. Cada larva produz uma linha e as infestações podem ser por uma ou até centenas de larvas. A migração é intraepidérmica, de alguns milímetros até alguns centímetros por dia. A doença tem cura espontânea, pois as larvas sobrevivem de semanas a poucos meses (Quadro 19.5). Ocorre tipicamente nos pés, mas pode acometer qualquer área da pele que entre em contato com as larvas no solo como mãos, glúteos e tronco. Um estudo realizado em uma comunidade no estado de Alagoas, onde a larva migrans cutânea é endêmica, revelou que a distribuição topográfica das lesões varia de acordo com a idade[21]. Nas crianças, as lesões também são frequentes nos glúteos, em genitais e nas mãos (provavelmente porque ficam sem roupa e engatinham no chão). Em adolescentes e adultos, as lesões são mais encontradas nos pés e nas pernas.

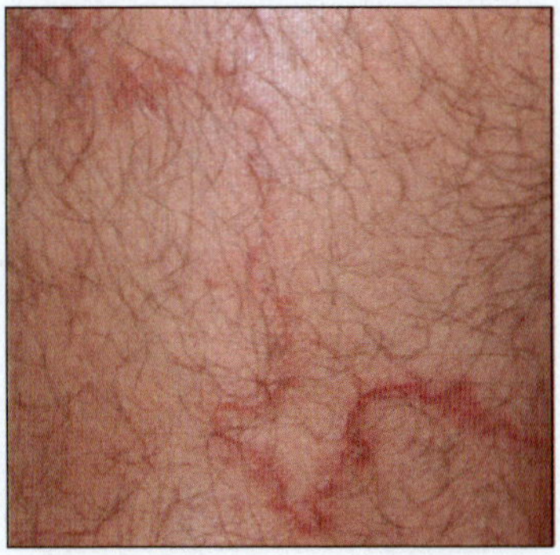

Figura 19.12 Larva migrans cutânea. Lesão serpiginosa característica.

Quadro 19.5 – Manifestações clínicas da larva migrans cutânea

- Há prurido intenso
- As lesões cutâneas são serpiginosas e representam o trajeto de migração da larva na epiderme
- Pode ocorrer formação de vesículas ou bolhas
- O local mais frequente é nos pés
- Em crianças, lesões em genitais, glúteos e mãos são pouco frequentes
- Escoriações e infecção bacteriana secundária são comuns

A infecção bacteriana secundária é mais frequente em crianças e em comunidades pobres, sendo provavelmente devida ao ato de coçar[18]. As bactérias mais encontradas são: *Staphylococcus aureus* e estreptococos. Se as lesões forem infectadas pelo estreptococo do grupo A, há risco de glomerulonefrite pós-estreptocócica[22]. A eczematização secundária também é uma complicação comum.

Muito raramente, pode ocorrer migração de larvas para as vísceras, causando manifestações sistêmicas como infiltrados pulmonares migratórios e eosinofilia (Síndrome de Loeffler). Observa-se mais frequentemente com *Ancylostoma duodenale* e *Necator americanus*, que são espécies de nematódeos humanos. As larvas de *Ancylostoma caninum* podem migrar até o intestino delgado e causar enterite eosinofílica[23].

Diagnóstico

O diagnóstico é essencialmente clínico. Há história de contato com areia, terra ou jardins contaminados com fezes de cachorros ou gatos. O doente refere prurido.

Não são necessários exames complementares. A biópsia de pele com exame histopatológico não é usada na prática já que, raramente, demonstra o parasita, havendo apenas um infiltrado inflamatório inespecífico na derme. Existem alguns relatos do uso de dermatoscopia para visualização da larva, mas a sensibilidade desse método não é conhecida[24].

O quadro clínico é muito característico. Quando as lesões estão infectadas ou com eczematização secundária (Figura 19.13), pode ser feito o diagnóstico diferencial com impetigo, dermatofitose e dermatite de contato.

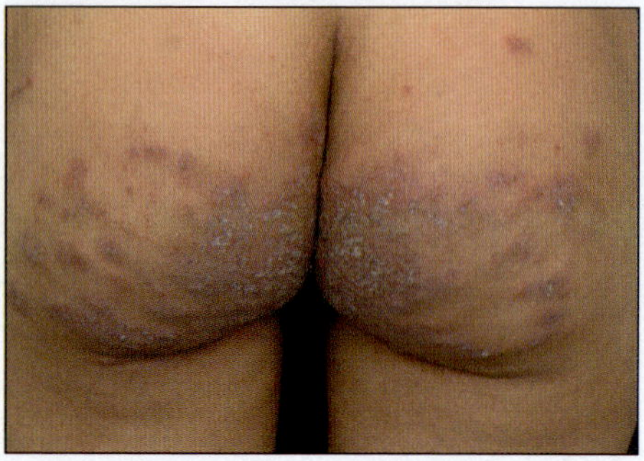

Figura 19.13 Larva migrans cutânea. Lesão eczematizada e com sinais de infecção bacteriana secundária.

Tratamento

O tratamento é necessário pois, apesar de a doença ser autolimitada, o prurido é intenso, a duração pode ser longa e a infecção secundária é comum.

Quando o quadro é localizado, pode-se fazer aplicação tópica de creme de tiabendazol (5 a 10%), 2 a 4 vezes ao dia, por no mínimo 3 semanas. Quando o quadro é mais extenso, faz-se tratamento sistêmico. A droga de escolha atualmente é a ivermectina, usada em dose única de 200 μg/kg/peso, que pode ser repetida em caso de falha terapêutica. A ivermectina é contraindicada em crianças com menos de 5 anos (ou com menos de 15 kg) e em mulheres grávidas ou que estão amamentando. Outra opção é o albendazol 400 mg em dose única (ou uma vez ao dia, durante 1 a 3 dias) para crianças com mais de 2 anos. O albendazol não foi estudado de forma adequada em crianças com menos de 2 anos e é contraindicado em mulheres grávidas. O tiabendazol oral, na dose de 50 mg/kg/peso dividida em duas tomadas a cada 12 horas, durante 3 dias, pode ser usado em crianças com mais de 15 kg. A dose máxima diária é de 3 g. O tiabendazol deve ser evitado por provocar mais efeitos adversos (náuseas, vômitos e dores abdominais) do que a ivermectina e o albendazol (Quadro 19.6)[18].

Como medida preventiva deve-se evitar contato da pele com solo que possa estar contaminado por fezes de cães e gatos, como praias e areia de parques. O

Quadro 19.6 – Tratamento da larva migrans cutânea*

- Ivermectina 200 µg/kg/peso, VO, dose única (contraindicada em crianças < 5 anos ou < 15 kg, em mulheres grávidas ou que estão amamentando)
- Albendazol 400 mg dose única, VO, por 1 a 3 dias (contraindicado em crianças < 2 anos e em grávidas)
- Tiabendazol 50 mg/kg/peso, em 2 vezes, VO, por 3 dias (não ultrapassar dose total diária de 3 g)
- Creme tópico de tiabendazol 5 a 10%, 2 a 4 vezes/dia, por 3 semanas (em casos localizados)

*Só é necessário um dos procedimentos apresentados no quadro.

ideal seria o tratamento regular de cães e gatos com anti-helmínticos, o que muitas vezes não é possível. A entrada de animais em praias e parques deve ser proibida.

TUNGÍASE

Introdução

É chamada popularmente de bicho de pé, pulga de porco ou pulga da areia. Acomete o homem e os animais, principalmente suínos, sendo mais comum em zonas rurais, currais e chiqueiros.

Epidemiologia

É endêmica em muitos países da América Latina, no Caribe e na África subsaariana[25]. Animais domésticos e ratos são reservatórios importantes. Um estudo realizado em uma favela de Fortaleza mostrou que 67% dos cães, 50% dos gatos e 41% dos ratos capturados estavam infestados com *Tunga penetrans*[13]. Em áreas rurais, os porcos também são reservatórios. Porém, com o confinamento desses animais às pocilgas, sua importância na epidemiologia da doença tem diminuído nos últimos anos[13]. Em comunidades carentes brasileiras foram documentadas taxas de prevalência de tungíase entre 34 e 55%[13].

Patogênese

É causada pela pulga *Tunga penetrans*, que tem 1 mm de tamanho e habita terrenos secos e quentes. É hematófaga ocasional, pois necessita sugar animais de sangue quente para a sua maturação. A fêmea grávida penetra até a parte superior da derme do hospedeiro e torna-se um parasita permanente. A cabeça e o tórax ficam introduzidos na pele. O segmento anal, para a postura dos ovos, fica para fora. Aumenta de tamanho até chegar a 1 cm. Após 3 semanas, libera os seus ovos e, então, morre. O parasita morto é eliminado da pele com o tempo.

Manifestações Clínicas

Picadas de pulgas imaturas não provocam maiores problemas. Mas a fêmea grávida inserida na pele aumenta de tamanho e, progressivamente, provoca dor e prurido. Clinicamente, a lesão é pápulo-nodular, amarelada e tem um ponto central negro. É popularmente chamada de "batata" (Figuras 19.14 e 19.15). Durante a evolução, pode ocorrer inflamação com eritema ao redor da pápula[17].

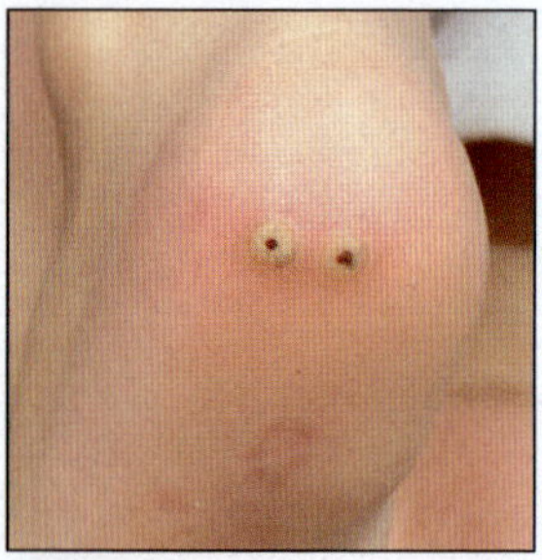

Figura 19.14 Tungíase. Lesões características no calcanhar.

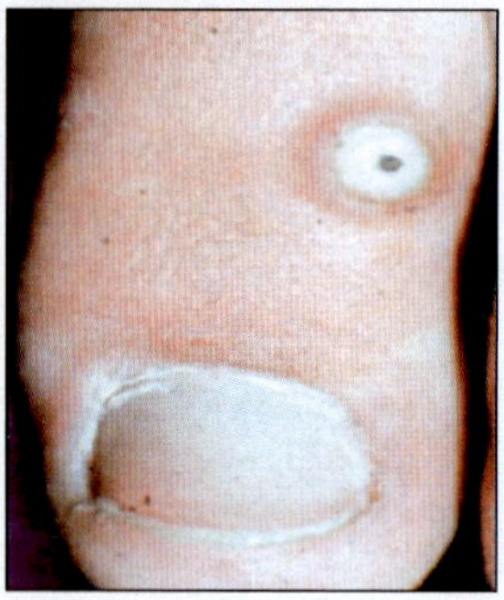

Figura 19.15 Tungíase. Pápula amarelada com ponto negro central característico.

Os locais mais frequentes são: pés, coxas, períneo e região genital. A tungíase é geralmente autolimitada, porém a infestação com numerosos parasitas (que é comum em comunidades carentes) causa morbidade importante e pode levar a complicações secundárias.

As complicações não são raras e incluem: infecção bacteriana secundária, gangrena, contaminação por agentes que causam micoses profundas, ulceração, atrofia ou perda das unhas, deformidades dos pododáctilos, dificuldade para caminhar e tétano[8,25,26] (Quadro 19.7).

Quadro 19.7 – Quadro clínico da tungíase

- As lesões são pruriginosas e dolorosas
- É possível observar uma pápula amarelada (batata) com ponto escuro central
- O local mais frequente é nos pés (plantas, interdígitos, região periungueal)
- O número de lesões é variável. Quando numerosas e agrupadas, dão aspecto de "favo de mel"
- Complicações incluem: infecção bacteriana secundária, tétano, gangrena e amputações

Diagnóstico

É clínico, por meio da observação das lesões características. Pode haver história de contato com terrenos arenosos, principalmente próximos a currais. Não são necessários exames complementares.

O diagnóstico diferencial inclui miíase, picada de carrapato, verruga plantar e carcinoma espinocelular.

Tratamento

Evolui para cura espontânea, mas é tratada para evitar o desconforto e as complicações. O ideal é remover a pulga com agulha estéril, tendo o cuidado de não romper o saco de ovos[8]. Pode, às vezes, ser necessária a curetagem com eletrocoagulação da lesão. A infecção bacteriana secundária deve ser tratada com antibiótico tópico ou sistêmico. Devem-se adotar medidas preventivas contra tétano, se indicadas.

Como prevenção, recomenda-se andar calçado nas áreas com suspeita de contaminação.

MIÍASE

Introdução

Miíase é a infestação dos tecidos humanos ou de outros animais vertebrados por larva de mosca (da ordem Diptera). A larva pode acometer a pele normal (miíase furunculoide) ou com ulceração (miíase cutânea secundária).

Epidemiologia

Tem distribuição universal, mas é mais frequente nas regiões tropicais e subtropicais da África e das Américas. É restrita aos meses de verão nas zonas temperadas. No Brasil, é menos frequente na região Sul.

Patogênese

Causada por várias espécies de mosca da ordem Díptera (de duas asas), são mais comuns a *Dermatobia hominis* (no Brasil), a *Cordylobia anthropophaga* e a *Phaenicia sericata* (verde). O modo de transmissão da larva ao ser humano é diferente nas diversas espécies de mosca. As fêmeas de *Dermatobia spp.* depositam seus ovos nos mosquitos e, quando eles pousam em mamíferos de sangue quente, a larva sai do ovo e penetra na pele. A *C. anthropophaga* deposita seus ovos em roupas úmidas, solo e areia, podendo viver até 15 dias sem se alimentar. Logo que penetra no hospedeiro, começa a alimentar-se e a desenvolver-se.

As larvas consomem os nutrientes dos tecidos vivos ou mortos, líquidos do corpo ou alimentos ingeridos. A mosca pode colocar os seus ovos em cavidades (como nasal, dos seios da face, das orelhas e da órbita), sendo que a *Cochliomyia hominivorax* ocasiona os casos mais graves. Também podem se desenvolver em ulcerações em qualquer área do corpo, geralmente causada pela *Cochliomyia macellaria* (mosca varejeira) ou pelos gêneros *Lucilia* e família *Sarcophagidae*. O período de maturação da larva no hospedeiro varia entre 1 e 10 semanas. Na miíase furunculoide, quando madura, a larva move-se ativamente no interior do nódulo, dilatando a abertura, sai, cai no solo e transforma-se em pupa. Após 14 a 80 dias, dá origem ao inseto adulto com asas.

Manifestações Clínicas

Existem dois tipos principais: a miíase primária ou furunculoide e a miíase secundária. Na primária, a larva penetra e desenvolve-se em pele previamente íntegra. Na secundária, os ovos depositados transformam-se em larvas (ou essas são depositadas diretamente nesses locais) que passam a habitar cavidades ou ulcerações pré-existentes.

As lesões furunculoides, chamadas popularmente de berne, podem ocorrer em qualquer localização. Porém, são mais observadas nas áreas expostas, como couro cabeludo, face, antebraços e pernas. Após a penetração da larva, forma-se uma pápula pruriginosa que cresce e se torna um nódulo semelhante a um furúnculo. A lesão tem um pequeno orifício central, e, à leve expressão, há saída de secreção serosa ou, mais raramente, purulenta. O paciente refere dor e sensação de movimento na lesão.

As miíases secundárias podem ser cutâneas, cavitárias ou intestinais.

A miíase secundária cutânea decorre do depósito de ovos em ulcerações pré-existentes da pele com o desenvolvimento de larvas.

A miíase cavitária é encontrada na cavidade nasal, na cavidade da orelha e na órbita ocular[9]. Raramente essas larvas podem migrar até o cérebro.

A miíase intestinal é causada pela ingestão de larvas em bebidas ou alimentos contaminados[9,25].

Diagnóstico

O encontro das larvas que se movimentam ativamente faz o diagnóstico. É mais difícil quando a cavidade não é aparente, como os seios paranasais. A ultrassonografia pode ser usada em caso de dúvida.

A miíase furunculoide deve ser diferenciada de furúnculo, cisto epidérmico infectado, abscessos, tungíase, leishmaniose (na forma inicial) e picadas de inseto.

Tratamento

Na miíase furunculoide, o tratamento padrão é a remoção da larva. Geralmente, é feita uma pequena ampliação da abertura no centro da lesão e posterior expressão da larva (Figuras 19.16, 19.17 e 19.18). Isso pode ser feito sob anestesia local. Se houver dificuldade para a extrusão do parasita, oclui-se o orifício com vaselina, óleos ou esparadrapo na tentativa de que a larva saia espontaneamente. A larva deve ser removida por inteiro para evitar infecção e reação de corpo estranho. Depois da remoção, orienta-se limpeza cuidadosa da região.

Na miíase cavitária as larvas devem ser removidas mecanicamente. A ivermectina via oral é uma alternativa de tratamento para todas as formas de miíase.

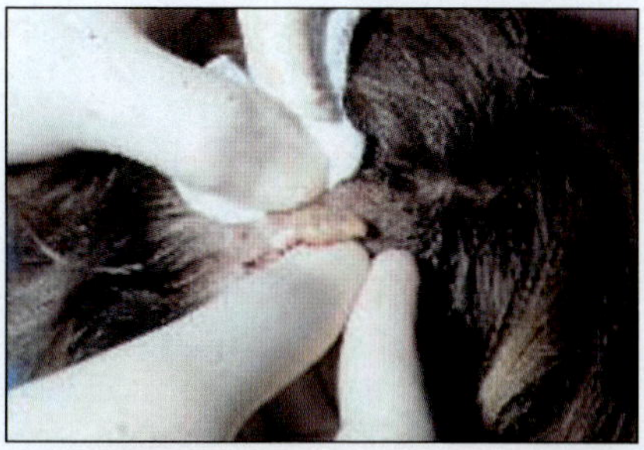

Figura 19.16 Miíase. Expressão da lesão com saída da larva.

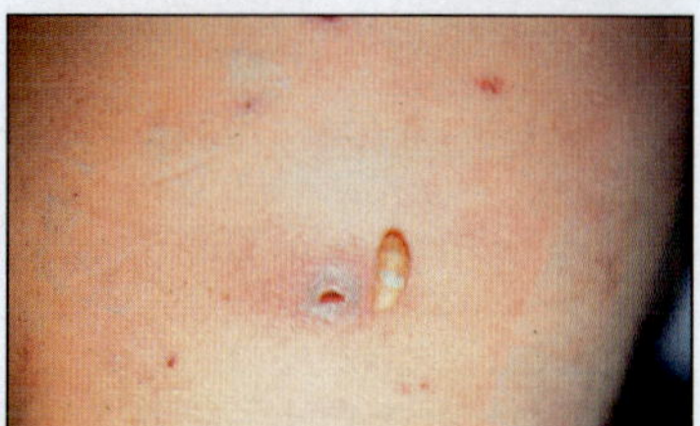

Figura 19.17 Miíase. Larva da mosca logo após ter sido retirada do paciente.

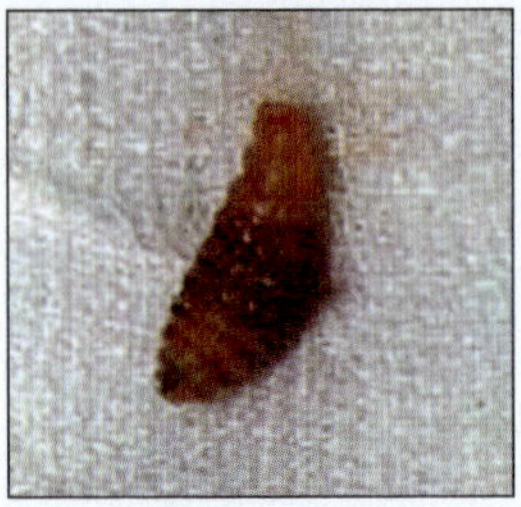

Figura 19.18 Miíase. Larva da mosca.

CONCLUSÕES

As dermatoses zooparasitárias estão entre as doenças mais comuns na prática médica, principalmente a escabiose que é de incidência universal. Os quadros clínicos são característicos, sendo importante realizar a suspeita diagnóstica para obter o tratamento etiológico adequado.

REFERÊNCIAS BIBLIOGRÁFICAS

1. Karthikeyan K. Scabies in Children. Arch Dis Child Educ Pract. 2007;92(3):ep65-ep69.
2. Hengge UR, Currie BJ, Jäger G, Lupi O, Schwartz RA. Scabies: a ubiquitous neglected skin disease. Lancet Infect Dis. 2006;6(12):769-79.
3. Jackson A, Heukelbach J, da Silva Filho AF, Campelo Júnior EB, Feldmeier H. Clinical features and associated morbidity of scabies in a rural community in Alagoas, Brazil. Trop Med Int Health. 2007;12(4):493-502.
4. Heukelbach J, Feldmeier H. Scabies. Lancet. 2006;367(9524):1767-74.
5. Heukelbach J, Wilcke T, Winter B, Feldmeier H. Epidemiology and morbidity of scabies and pediculosis capitis in resource-poor communities in Brazil. Br J Dermatol. 2005;153(1):150-6.
6. Flinders DC, Schweinitz PD. Pediculosis and scabies. Am Fam Physician. 2004;69(2):341-8.
7. Leone PA. Scabies and Pediculosis Pubis: An Update of Treatment Regimens and General Review. Clin Infect Dis. 2007;44(Suppl 3):S153-9.
8. Meinking TL, Burkhart CN, Burkhart CG. Infestations. In: Bolognia JL, Jorizzo J, Rapini R, editors. Dermatology. 1st ed. London: Mosby; 2003. p. 1321-32.
9. Sampaio SAP, Rivitti EA. Dermatologia. 3ª ed. São Paulo: Artes Médicas; 2007.
10. Burns DA. Diseases caused by arthropods and other noxious animals. In: Burns T, Breathnach S, Cox N, Griffiths C, editors. Rook's textbook of dermatology. 7th ed. Malden, Mass: Blackwell Science Ltd; 2004. p. 33.1-33.63.
11. Chosidow O. Scabies and pediculosis. Lancet. 2000;355(9206):819-26.
12. Stone SP. Scabies and pediculosis. In: Freedberg IM, Eisen AZ, Wolff K, Austen KF, Goldsmith LA, Katz SI, editors. Fitzpatrick's Dermatology in General Medicine. 6th ed. New York: McGraw-Hill; 2003. p.2283-9.
13. Heukelbach J, de Oliveira FAZ, Feldmeier H. Ectoparasitoses e saúde pública no Brasil: desafios para o controle. Cad Saude Publica. 2003;19(5):1535-40.
14. Azulay RD, Azulay DR. Dermatologia. 3ª ed. Rio de Janeiro: Guanabara Koogan; 2004.
15. Almeida HL. Treatment of steroid-resistant nodular scabies with topical pimecrolimus. J Am Acad Dermatol. 2005;53(2):357-8.
16. Heukelbach J, Feldmeier H. Ectoparasites-the underestimated realm. Lancet. 2004;363(9412):889-91.

17. Heukelbach J, van Haeff E, Rump B, Wilcke T, Moura RCS, Feldmeier H. Parasitic skin diseases: health care-seeking in a slum in north-east Brazil. Trop Med Int Health. 2003;8(4):368-73.
18. Heukelbach J, Feldmeier H. Epidemiological and clinical characteristics of hookworm-related cutaneous larva migrans. Lancet Infect Dis. 2008;8(5):302-9.
19. Heukelbach J, Gomide M, Araújo F Jr, Pinto NS, Santana RD, Brito JR, Feldmeier H. Cutaneous larva migrans and tungiasis in international travelers exiting Brazil: an airport survey. J Travel Med. 2007;14(6):374-80.
20. Sangüeza OP, Lu D, Sangüeza M, Pereira CP. Protozoa and Worms. In: Bolognia JL, Jorizzo J, Rapini R, editors. Dermatology. 1st ed. London: Mosby Elsevier; 2003 p.1295-320.
21. Jackson A, Heukelbach J, Calheiros CM, Soares V de L, Harms G, Feldmeier H. A study in a community in Brazil in which cutaneous larva migrans is endemic. Clin Infect Dis. 2006;15;43(2):13-8.
22. Feldmeier H, Singh Chhatwal G, Guerra H. Pyoderma, group A streptococci and parasitic skin diseases - a dangerous relationship. Trop Med Int Health. 2005;10(8):713-6.
23. Lucchina LC, Wilson ME. Cysticercosis and Other Helmintic Infections. In: Freedberg IM, Eisen AZ, Wolff K, Austen KF, Goldsmith LA, Katz SI, editors. Fitzpatrick's dermatology in general medicine. 6th ed. New York: McGraw-Hill; 2003. p.2225-59.
24. Veraldi S, Schianchi R, Carrera C. Epiluminescence microscopy in cutaneous larva migrans. Acta Derm Venereol. 2000;80(3):233.
25. Cestari TF, Pessato S, Ramos-e-Silva M. Tungiasis and myiasis. Clin Dermatol. 2007;25(2):158-64.
26. Wilson DC, Smith ML, King Jr. LE. Arthropod Bites and Stings. In: Freedberg IM, Eisen AZ, Wolff K, Austen KF, Goldsmith LA, Katz SI, editors. Fitzpatrick's dermatology in general medicine. 6th ed. New York: McGraw-Hill; 2003. p. 2289-98.

20 Doenças sexualmente transmissíveis

Cyro Festa Neto
Walmar Roncalli Pereira de Oliveira
Helena Olegário

Após ler este capítulo, você estará apto a:

1. Compreender os fatores de importância no acometimento do vírus papiloma humano (HPV) nas crianças e nos adolescentes.
2. Reconhecer a epidemiologia e a etiopatogenia da sífilis e da infecção pelo HPV.
3. Identificar os principais aspectos clínicos da sífilis e do HPV.
4. Solicitar os métodos diagnósticos e indicar o tratamento das doenças.
5. Aplicar as medidas profiláticas de importância.

INFECÇÃO PELO VÍRUS PAPILOMA HUMANO

Introdução

Os vírus papiloma humano (HPV) compreendem um grupo de vírus intimamente relacionados que infectam o epitélio escamoso estratificado, provocando proliferação celular no tecido do hospedeiro. Além de apresentarem especificidade tissular, infectando somente o epitélio escamoso queratinizado e não queratinizado, os HPV são também espécie-específico, infectando somente o homem. Alguns tipos de HPV apresentam ainda predileção por diferentes sítios epiteliais, contaminando preferencialmente determinadas regiões corpóreas. As lesões cutâneas e cutâneo-mucosas associadas ao HPV refletem não somente as alterações na proliferação das células epidérmicas, mas principalmente o grau da resposta imune do hospedeiro em reconhecer e controlar a infecção.

Têm especial importância no conhecimento pediátrico, pois o acometimento cutâneo é muito frequente nas crianças e o mucoso atinge grande parte dos adolescentes, sendo considerado, hoje, a principal doença sexualmente transmissível (DST)[1]. Particularmente nas mulheres, tem associação com o câncer cervical.

Epidemiologia

A prevalência exata do HPV na população permanece desconhecida. Estima-se que a incidência em adultos e crianças possa chegar a 10%, representando cerca de 10 a 20% dos casos novos das consultas dermatológicas.

No Brasil, é o 7º motivo principal de todas as consultas dermatológicas e o 3º na faixa etária até os 15 anos[2].

A prevalência varia com a idade e a localização. Verrugas virais cutâneas acometem 10% das crianças de 2 a 12 anos. Já o HPV genital está correlacionado com a atividade sexual. Portanto é raro na idade pré-puberal e, quando ocorre, pode ser ocasionado por abuso sexual, autocontaminação, contaminação no parto de mães infectadas ou familiares infectados[3].

Infecção genital pelo HPV é a DST mais comum em adolescentes e adultos. Sua frequência tem aumentado, e sua prevalência é de 1% na população sexualmente ativa. Cerca de 20% das mulheres apresentam algum tipo de HPV na citologia vaginal, porém nem sempre desenvolvem a doença. Alguns fatores de risco como intercurso sexual em idades menores, número de relações sexuais e número de parceiros aumentam a possibilidade da infecção viral[3].

Dados epidemiológicos sugerem que o HPV seja um dos fatores causais de câncer cervical nas mulheres. O vírus é encontrado de 70 a 100% em associação com o tumor[4].

O aumento da incidência é relatado em indivíduos imunocomprometidos iatrogenicamente ou nos indivíduos HIV positivos, chegando a 50% dos casos. Infecções persistentes nesses indivíduos progridem para neoplasias em 25 a 45% dos casos[2-4].

Patogênese

Vírus papiloma humano: estrutura do DNA viral

Os HPV são vírus DNA que pertencem à família *Papilomaviridae.* São constituídos por uma dupla fita de DNA complementares entre si, e cada fita contém aproximadamente 8.000 nucleotídeos. São vírus pequenos, com diâmetro de aproximadamente 55 nm, localizados no núcleo da célula infectada. Apresentam um envoltório proteico isocaédrico (cápside vital), que envolve seu genoma (Figura 20.1). A informação genética está localizada em uma das fitas de DNA e consiste de 8 a 10 genes[4,5] (Figura 20.2).

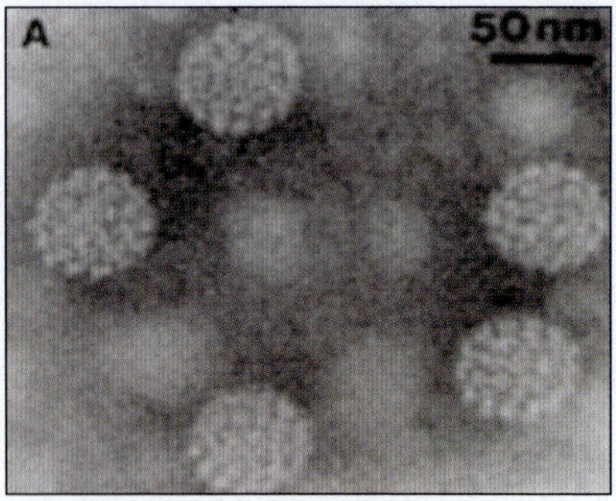

Figura 20.1 Microscopia do vírus papiloma humano.

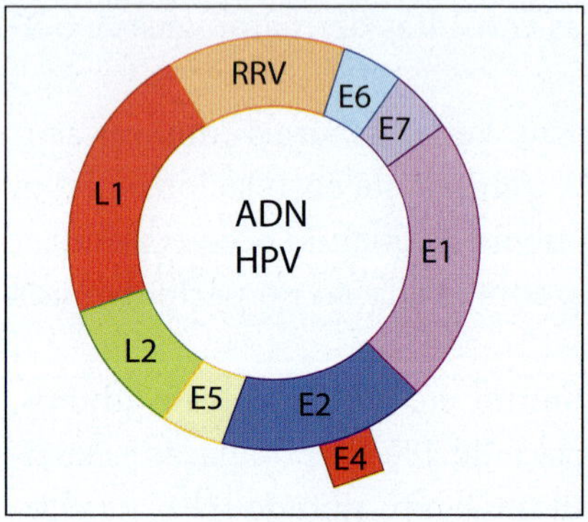

Figura 20.2 Organização genômica do vírus papiloma humano.

Os HPV apresentam estrutura genética similar, porém as diferenças na sua sequência de nucleotídeos (genoma) distinguem os diferentes tipos. Alguns apresentam genoma com potencial maligno, enquanto outros estão limitados às lesões benignas[5,6].

Tipos de vírus papiloma humano

Inicialmente, foi aceito que um tipo único de HPV era o agente infeccioso de todas as lesões verrucosas, e que as diferentes formas clínicas das lesões eram determinadas ou por fatores ambientais ou pela localização da infecção. Somente com o advento das técnicas de biologia molecular é que foi possível a identificação dos diversos tipos de HPV e sua grande heterogeneidade genética, através de estudos da sua sequência nucleotídica.

A sequência genômica é que determina o tropismo tissular e a oncogenicidade do HPV, o que possibilita seu agrupamento de acordo com os tipos de lesões que induzem: HPV encontrado nas lesões cutâneas benignas (principalmente tipos 1, 2, 3, 4, 7, 10 e 41), HPV associados a lesões mucosas benignas (tipos 6 e 11) e HPV associados a cânceres (tipos 16, 18, 31 e 33). Entretanto, essa classificação não é estritamente correta, pois HPV mucosos são frequentemente encontrados na pele e os HPV dos mesmos subgrupos podem diferir na associação clínica, na patogenicidade e, até mesmo, no tropismo tissular. Atualmente, novos tipos de HPV são cada vez mais identificados, chegando a 200 variações do vírus[5-7] (Quadro 20.1).

Quadro 20.1 – Tipos de HPV e suas manifestações clínicas[6]

Tipo	Manifestação clínica
HPV 1	Verrugas plantares (endofíticas)
HPV 2	Verrugas vulgares, filiformes e palatais
HPV 3 e 10	Verrugas planas e da epidermodisplasia verruciforme
HPV 4	Verrugas palmares e plantares do tipo hiperceratótico
HPV 5 e 8	Lesões maculares da epidermodisplasia verruciforme e carcinomas cutâneos não melanoma
HPV 6	Condiloma acuminado, papilomas de laringe
HPV 7	Verrugas das mãos de açougueiros
HPV 9, 12, 15, 19, 23, 24, 25, 47 e 50	Lesões maculares e verrucosas da epidermodisplasia verruciforme
HPV 16, 18, 31, 32, 33 e 35 Carcinoma da cérvice e do pênis	Condiloma acuminado, neoplasia intraepitelial

Patogênese da infecção pelo vírus papiloma humano

Os HPV infectam o epitélio escamoso de superfícies queratinizadas e não queratinizadas por meio de soluções de continuidade da barreira epidérmica. O contato pessoal, sexual e não sexual parece ser a via de transmissão mais importante. Entretanto, outros meios de transmissão podem eventualmente ocorrer. Tem sido demonstrada a presença dos HPV genitais de baixo-risco nas roupas íntimas, quirodáctilos de pacientes portadores de verrugas genitais, transmissão vertical do vírus quando o DNA do HPV está presente na cavidade oral ou na região genital da mãe e, ainda, a importância do piso rugoso presente nas bordas das piscinas na transmissão do HPV tipo 1 encontrado nas verrugas plantares[7].

Após penetrar na pele por meio da quebra da barreira epidérmica, os HPV infectarão as células mitoticamente ativas da camada basal e/ou possivelmente das células da camada parabasal. O HPV penetra na célula através da interação com moléculas da superfície celular, as quais iniciam o processo de internalização do vírus. A alfa-6 integrina parece ser o receptor específico do HPV. Essa molécula está presente na superfície de diferentes tipos de células que incluem os queratinócitos da camada basal. Uma vez dentro da célula, o DNA viral é liberado do capsídeo e, sofrendo influências das enzimas celulares, inicia-se sua expressão gênica. Após a infecção, o vírus permanece incubado por período variável de 2 a 3 semanas até o aparecimento das lesões[5,7-9].

O DNA do HPV pode permanecer na forma latente na célula do hospedeiro sem provocar lesões por longo período de tempo. Esse fenômeno é observado tanto nos HPV genitais quanto nos cutâneos, sendo os potenciais reservatórios da infecção viral. Os pelos dos supercílios têm sido sugeridos como prováveis reservatórios naturais dos HPV[4,5,7] (Figura 20.3).

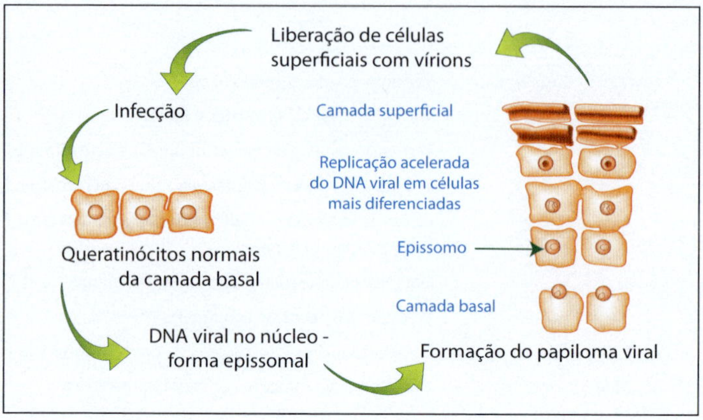

Figura 20.3 Diagrama da patogênese do vírus papiloma humano.

Carcinogênese associada aos vírus papiloma humano

A maioria das infecções pelo HPV está associada a lesões benignas, as quais podem regredir espontaneamente após um período de meses ou anos. Entretanto, algumas lesões benignas podem progredir para neoplasia e câncer. Esse fenômeno é bem demonstrado pela associação dos HPV genitais de alto risco (HPV 16, 18, 31, 33 e 54) com carcinoma cervical de células escamosas. Embora esses tipos virais possam ser detectados na população geral, a regressão de uma lesão latente ou infecção subclínica comumente ocorre, e somente um pequeno número de casos progredirá para lesões pré-malignas e/ou câncer cervical.

O período de tempo entre a infecção primária e o desenvolvimento de uma lesão pré-maligna ou maligna é de algumas décadas, sugerindo necessidade de eventos mutagênicos secundários em adição à infecção viral para o aparecimento do câncer[10-12].

Manifestações Clínicas

As manifestações clínicas resultantes da infecção pelo HPV podem ser divididas em duas categorias: cutâneas (verrugas vulgares, planas, filiformes, plantares) e extracutâneas ou mucosas (anogenital ou condiloma acuminado, tumor de Buschke-Löwenstein, verruga vulgar da mucosa oral, papilomatose recorrente respiratória, conjuntival e nasal, verruga cervical). Dependem do tipo de HPV envolvido, da localização anatômica e do estado imune do hospedeiro[13].

As verrugas vulgares, planas e plantares já foram abordadas no Capítulo 17.

Verrugas anogenitais ou condiloma acuminado caracterizam-se por lesões vegetantes de superfície irregular, rósea e de forma, tamanho e números variados. Localizam-se nas regiões mucosas e/ou semimucosas genitais e perianais (Figuras 20.4 e 20.5). Quando essas lesões atingem grandes proporções, acometendo, geralmente, indivíduos imunocomprometidos ou grávidas, são denominadas condiloma acuminado gigante de Buschke-Löwenstein[14].

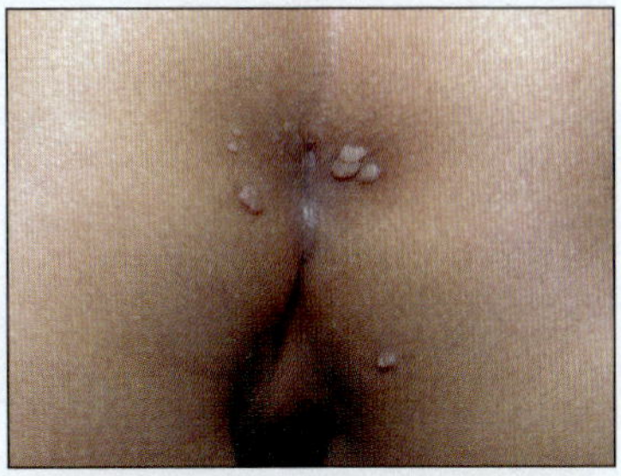

Figura 20.4 Lesões vegetantes da verruga anogenital.

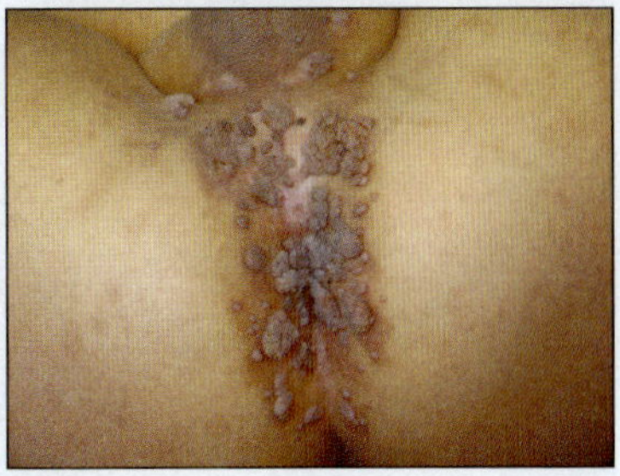

Figura 20.5 Lesões exuberantes e extensas da verruga anogenital.

Verrugas vulgares podem acometer a mucosa oral frequentemente no palato duro. Papilomas laríngeos pelo HPV envolvem a laringe, podendo estender-se à traqueia, aos brônquios e ao epitélio pulmonar. Podem tornar-se suficientemente grandes para obstruir as vias aéreas. Acometem crianças e adultos, porém raramente são vistos em adolescentes. Postula-se que as crianças contraiam a doença de mães portadoras de condiloma acuminado, durante o nascimento ou após cesariana. São raros e podem desaparecer espontaneamente[15].

Condiloma cervical apresenta-se como uma projeção exofítica análoga ao vulvar ou peniano e é importante pela frequente associação ao câncer cervical.

Epidermodisplasia verruciforme é uma doença rara, de transmissão autossômica recessiva, caracterizada pela persistência de infecção cutânea disseminada pelo HPV. A maioria dos vírus encontrados é específica da doença e denominada HPVEV. Tem início na infância, manifestando-se pela presença de múltiplas lesões de verrugas planas e máculas semelhantes à pitiríase versicolor (Figura 20.6).

Embora rara, tem importância pois, após a 3ª década de vida, cerca de 50% dos casos desenvolvem cânceres cutâneos (carcinomas baso e espinocelulares) múltiplos e preferencialmente nas áreas de exposição solar. Esta tendência é favorecida pela presença do HPV oncogênico[14,15].

A infecção pelo HPV nos imunocomprometidos é mais grave, com maior tendência à malignização, disseminada e recorrente[13,15] (Figura 20.7).

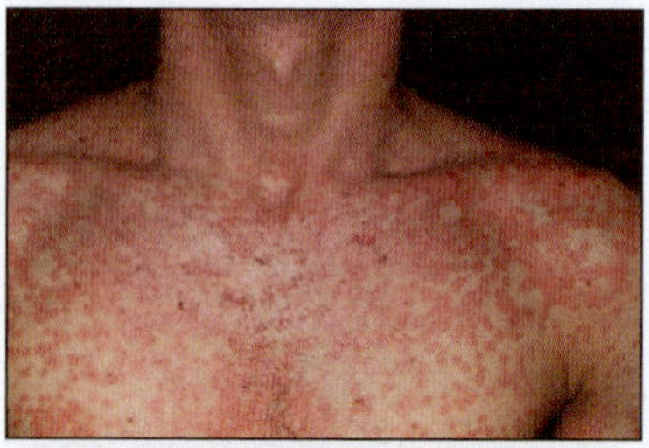

Figura 20.6 Epidermodisplasia verruciforme: múltiplas lesões de verrugas planas e máculas semelhantes à pitiríase versicolor.

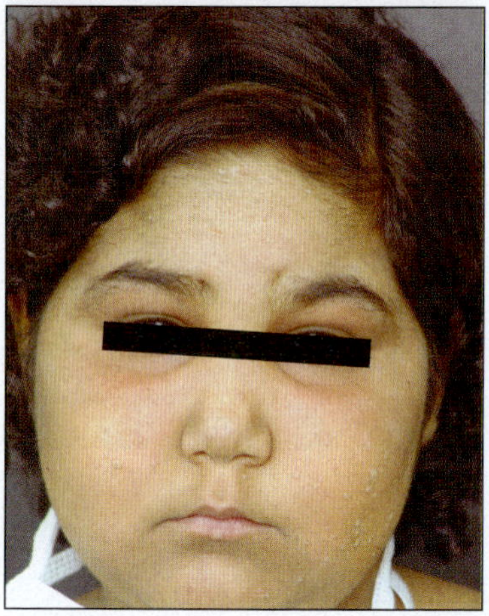

Figura 20.7 Inúmeras verrugas planas em paciente imunocomprometida iatrogenicamente.

Diagnóstico e Exames Complementares

O diagnóstico clínico é característico, e o exame histopatológico é realizado somente em caso de dúvida diagnóstica. O exame histopatológico pode ser associado à técnica de evidência de antígenos da cápside proteica viral por meio da imuno-histoquímica. Métodos de detecção do vírus não são utilizados rotineiramente, entretanto são cruciais para demonstrar a sua heterogeneidade. Dentre os métodos, destacam-se a hibridização pelo *Southern blot*, a hibridização *in situ*, a captura híbrida não radioativa e a reação de polimerase em cadeia (PCR), que é a mais sensível e aplicada. Testes sorológicos identificam anticorpos contra as proteínas da cápside viral[3].

Terapêutica

A terapêutica das lesões cutâneas e mucosas pelo HPV divide-se em dois grupos: destrutivo e antiviral. As lesões cutâneas benignas, de maneira geral, são tratadas com métodos destrutivos, como eletrocirurgia, crioterapia e quimioterapia tópica. Esses procedimentos podem estender-se às lesões mucosas, porém têm um índice de recorrência maior. Para as lesões associadas aos HPV oncogênicos, dá-se preferência aos procedimentos cirúrgicos. As terapias destrutivas cursam com recidivas mais frequentes, são dolorosas e levam a cicatrizes locais.

A terapêutica antiviral local pode ser realizada com aplicação de interferon-alfa (IFN-alfa) e imiquimod. Ambos têm ação imunomoduladora e indicação no tratamento das verrugas genitais. O IFN-alfa praticamente não é utilizado como rotina pelos efeitos colaterais e custo elevado[4].

Terapêutica destrutiva

O procedimento cirúrgico seria uma boa opção nas lesões únicas pela facilidade e rapidez do tratamento. Determinam, porém, cicatrizes inestéticas e, se realizado com excisão e sutura, resultam em recidivas frequentes das lesões. Deverá optar-se sempre pela eletrocoagulação, lembrando que, nas regiões plantares e periungueais, não deverá ser realizada por levar a cicatrizes dolorosas e distrofias ungueais por destruição da matriz ungueal[16].

Outra terapia citodestrutiva é a crioterapia pela aplicação do nitrogênio líquido. É modalidade terapêutica bastante prática, podendo ser realizada em múltiplas lesões e em grávidas. Porém, é dolorosa e pode levar a cicatrizes e à hipopigmentação[17].

O antimetabólito 5-fluorouracil inibe a síntese do DNA e do RNA celulares e é utilizado nas verrugas genitais com resultados razoáveis e irritação intensa[18].

O ácido tricloroacético pode ser utilizado nas verrugas genitais como agente coagulador químico das lesões. Deve ser aplicado pelo médico por sua ação de potente destruidor de tecidos[18].

A solução de podofilina (com concentração de 10 a 25%) é classicamente utilizada nas verrugas genitais. A aplicação deve ser feita pelo médico, de 1 a 2 vezes/semana, por volta de 6 semanas, tendo índices de recorrência variáveis. A podofilotoxina é um ingrediente ativo da podofilina, sem ação mutagênica. Pode ser aplicada pelo próprio paciente, 2 vezes/dia, durante 3 dias, alternando com períodos de descanso de 4 dias. Leva à cura, em média, em 6 semanas[19].

Inúmeros agentes quimioterápicos e citodestrutivos são utilizados nas verrugas cutâneas não genitais de maneira tópica (ácido salicílico, ácido lático, glutaraldeído, formaldeído, ácido nítrico, cantaridina) ou injetável, como a bleomicina[18].

Tretinoína tópica pode ser utilizada na verruga plana. Sensibilizantes potentes como a difenciprona podem ser aplicados topicamente na tentativa de indução inflamatória local[14].

Em casos de verrucoses generalizadas, epidermodisplasia verruciforme, HPV associado a câncer e verrucoses dos imunocomprometidos, têm-se utilizado os retinoides orais como reguladores da via de diferenciação da queratinização e da imunomodulação, com resultados variáveis[13].

Como foi visto, existem inúmeras opções de drogas com tratamentos destrutivos. A escolha deverá ser feita levando-se em consideração o número, o tamanho e a localização das lesões. Devem ser evitadas terapias agressivas, dolorosas e que possam deixar cicatrizes, já que infecções cutâneas pelo HPV são, por vezes, assinaladas por regressão espontânea.

Terapia antiviral

A abordagem correta da infecção pelo HPV seria com medicações antivirais. O primeiro agente antiviral aprovado para o uso nessa doença foi o IFN-alfa embora, o IFN-beta e o gama também tenham ação sobre o HPV. O mecanismo exato de ação da droga ainda não é totalmente conhecido, mas induz à produção de uma proteína antiviral e tem ação imunorreguladora. O IFN já foi utilizado por via tópica ou sistêmica, porém sua melhor ação é intralesional, o que, juntamente com o custo, inviabiliza sua utilização[4].

O imiquimod é um imunorregulador tópico. Tem como mecanismo primário de ação a indução de citocinas inflamatórias, dentre elas o IFN, que atuaria indiretamente no tratamento do vírus[16] (Quadro 20.2).

Quadro 20.2 – Resumo do tratamento das lesões pelo vírus papiloma humano[4,13,14,16-19]

	Terapia destrutiva	Terapia antiviral
■ Aplicação pelo paciente	■ Ácido salicílico e lático ■ Podofilotoxina ■ Formalina ■ 5-fluorouracil ■ Tretinoína tópica	■ Imiquimod tópico
■ Aplicação pelo médico	■ Química: – Ácido tricloroacético – Podofilina – Ácido nítrico – Cantaridina ■ Cirúrgica: – Eletrocoagulação – Criocirurgia com nitrogênio líquido	■ Interferon-alfa intralesional

Profilaxia

O HPV é capaz de sobreviver no meio ambiente por períodos longos de tempo. As crianças são mais suscetíveis ao vírus. Portanto, evitar o contato com superfícies contaminadas, como piscinas e banheiros comunitários, reduz o risco do contágio, assim como o tratamento precoce das lesões evita a disseminação da doença.

No caso do HPV genital, principalmente nos adolescentes, é importante a educação preventiva, pois se trata da DST mais frequente. Estudos recentes demonstram que o preservativo de borracha previne parcialmente contra o HPV, pois o vírus pode infectar áreas da pele onde o preservativo não alcança (base do pênis, região pubiana). Entretanto, ainda é o meio mais seguro de não se contrair a doença.

Recentemente, foram aprovadas duas vacinas profiláticas contra o HPV, uma quadrivalente para os HPV 6, 11, 16 e 18 e outra bivalente para os HPV 16 e 18. Os HPV 16 e 18 juntos causam 70% dos cânceres cervicais, os 6 e 11 somam 90% das verrugas genitais. Mulheres de 9 a 26 anos podem ser vacinadas. As vacinas não protegem contra os outros tipos de HPV[20].

SÍFILIS CONGÊNITA E NA INFÂNCIA

Introdução

A sífilis é conhecida desde a Antiguidade e permanece um problema mundial de saúde pública.

Mais de 12 milhões de casos ocorrem anualmente, predominando nas nações em desenvolvimento. A despeito da relativa facilidade diagnóstica, está havendo um aumento no número de crianças com sífilis congênita[26,31].

Este capítulo abordará a sífilis congênita e a adquirida na infância. Após uma discussão sobre a epidemiologia e a microbiologia da sífilis, serão apresentados a patogênese, a clínica, o diagnóstico e a terapêutica, em especial a dos neonatos e a das crianças.

Esforços têm sido feitos na tentativa de entender a microbiologia do *T pallidum*, com o intuito de se desenvolver uma vacina efetiva. Porém, essa meta parece permanecer ainda distante, já que essa bactéria tem grande habilidade de ludibriar o sistema imunológico.

Histórico

A despeito de suas origens, a sífilis tem afetado os europeus durante muitos séculos. O primeiro caso bem documentado ocorreu em Nápoles em 1494 e, rapidamente, espalhou-se pela Europa, associando-se a altos índices de mortalidade[21].

Na era pré-antibióticos, essa condição era uma das principais causas de demência e responsável por 1 em cada 5 admissões em instituições psiquiátricas nos Estados Unidos[22].

Sífilis na infância foi descrita pela primeira vez em 1497. Em 1943, Mahoney e colaboradores trataram pela primeira vez casos de sífilis com penicilina. Desde então, essa droga tem permanecido como o pilar do tratamento da doença[23].

O agente causador, *Treponema pallidum*, foi descoberto em 1905[24].

O aumento do número de crianças com sífilis congênita, apesar da relativa facilidade de prevenção e do tratamento da doença, tem recebido pouca atenção internacional[25-27].

A frequência da sífilis congênita em uma localidade específica é determinada pela prevalência da sífilis entre adultos e pela efetividade do *screening* pré-natal e dos programas de tratamento[28].

Transmissão

A transmissão horizontal entre adolescentes e adultos é primariamente sexual, embora relatos citem o beijo, o contato com secreções infectadas e a transfusão sanguínea como meios potenciais de transmissão[29].

A transmissão para o feto dá-se normalmente via placenta, mas pode ocorrer durante o parto, na presença de lesões genitais da mãe. O aleitamento materno não está associado à transmissão, a não ser que alguma lesão infectada esteja presente na mama[30]. O risco de transmissão vertical a partir de uma mãe infectada não tratada decresce com a progressão da doença materna, partindo de 70 a 100% no caso de sífilis primária e 40% para sífilis latente precoce, chegando a 10% para a doença latente tardia (sífilis latente precoce ou tardia ocorrendo em menos ou mais de 1 ano após a infecção inicial em adultos, respectivamente)[23,31,32].

Embora pouco usual, a transmissão para recém-nascidos de mães com sífilis terciária também foi relatada. Quanto maior o intervalo entre a infecção e a gestação, mais benigna é a evolução da doença da criança (lei de Kassowitz)[33].

Epidemiologia

A incidência da sífilis congênita nas diferentes regiões do mundo reflete a da sífilis em geral[25]. A Organização Mundial da Saúde (OMS) estima que 12 milhões de pessoas sejam infectadas a cada ano e mais de 90% das infecções ocorram em países em desenvolvimento[34].

A doença é mais comum na África Subsaariana, no Sul e Sudeste da Ásia e na América do Sul, com mais de 3 milhões de casos em adultos anualmente nessas regiões, comparados a aproximadamente 100.000 na América do Norte em 1999[34].

O pico de incidência da sífilis se dá entre os 15 e os 55 anos, intervalo que coincide com o aumento da atividade sexual[24,35].

Os fatores de risco associados à aquisição da sífilis incluem pobreza, uso de *crack*, prostituição e infecção pelo HIV[36].

A sífilis permanece mais frequente entre os homens. Em 2002, a frequência era de 3,8 casos/100.000 homens, comparada a 1,1 em mulheres.

A epidemiologia da sífilis na gestação e da sífilis congênita varia de país para país. A prevalência da soropositividade na gravidez está entre 0,02 e 4,5% no nordeste da Europa e nos Estados Unidos[30]. Apenas uma pequena parte dessas gestações resultará em sífilis congênita.

Nos Estados Unidos, os índices de sífilis congênita apresentaram um pico de 107/100.000 nascidos vivos em 1991 e declinaram para 11,2 casos/100.000 em 2002. O declínio dos índices da sífilis congênita foi paralelo ao dos índices da primária e secundária nas mulheres desde 1991[37].

No Reino Unido, a despeito da prevalência muito menor, tem havido, ano a ano, um aumento nos índices de novos diagnósticos de sífilis entre mulheres, de 0,2/100.000 em 1999 a 0,7/100.000 em 2003. Apesar de fazerem testes pré-natais para sífilis de rotina, não existem dados nacionais sobre o número de casos de sífilis diagnosticados na gestação ou congênita. Um estudo conduzido entre 1994 e 1997 revelou 139 casos de sífilis na gestação e identificou 17 crianças com sífilis congênita[38].

A Europa oriental experimentou um dramático aumento nos casos de sífilis na gestação e congênita durante a década de 1990. Na Federação Russa, o número de casos de sífilis congênita aumentou 26 vezes, de 29 para 743 casos de 1991 a 1999. Essa cifra espelha o aumento em 26 vezes dos índices de sífilis entre mulheres com idade a partir de 18 anos[39].

Na África subsaariana, a prevalência da sororreatividade entre mulheres grávidas que procuram atendimento pré-natal varia de 2,5 a 17,4%[26].

No Brasil, embora a sífilis congênita seja uma doença de notificação compulsória desde 1986 (Portaria n. 542, de 22/12/86 – Ministério da Saúde), foram notificados ao Ministério da Saúde, no período de 1998 a junho de 2007, 41.249 casos em menores de 1 ano. Isso mostra a elevada magnitude do problema apesar da grande subnotificação desse agravo. A região Sudeste registrou 49,7% dos casos (20.496 casos), a Nordeste, 28,9% (11.905 casos), a Norte, 7,5% (3.102 casos), a Centro-Oeste, 7,3% (3.000 casos) e a Sul, 6,7% (2.746 casos). No ano de 2005, foram notificados e investigados 5.792 casos de sífilis congênita em menores de 1 ano. A incidência passou de 1,3 casos/1.000 nascidos vivos em 2000 para 1,9 casos/1.000 nascidos vivos em 2005, variando de acordo com a região de residência: 0,8 para a região Sul (304 casos); 1,6 para a Norte (519 casos); 1,6 para a Centro-Oeste (378 casos); 2,2 para a Sudeste (2.559 casos); e 2,2 para a Nordeste (2.033 casos). Os óbitos por sífilis congênita totalizaram 1.118 no período de 1996 a 2006[41].

A OMS estima que um milhão de gestações por ano sejam adversamente afetadas pela sífilis materna, com 460.000 dessas gestações resultando em aborto ou morte perinatal, 270.000 bebês nascidos prematuros ou com baixo peso e 270.000 bebês nascidos com sífilis congênita[26,27,37].

Microbiologia

A sífilis é causada pelo *T. pallidum*, membro do gênero Treponema (ordem *Spirochaetales*). Treponemas são bactérias Gram-negativas, aerófilas, que medem de 6 a 20 μm de comprimento e 0,1 a 0,5 μm de diâmetro. Porém, pouco é conhecido a respeito do seu mecanismo de ação ou do que determina a virulência da infecção. O seu genoma foi sequenciado em 1998, sendo sua membrana externa, na maior parte lipídica e com pouca proteína, criando desafios para o desenvolvimento de testes diagnósticos acurados e vacinas efetivas[40].

Patogênese

O risco de contágio é de aproximadamente 30% por contato sexual com um parceiro infectado. O *T. pallidum* é capaz de invadir tanto a membrana mucosa intacta como áreas de pele erodida. A aquisição via contato não sexual com lesões infectadas é um evento raro, mas pode ocorrer[24].

A sífilis é raramente encontrada em crianças que tenham sofrido abuso sexual, mas naquelas que desenvolveram sífilis adquirida na infância, transmissão sexual deve ser considerada, a não ser que outro mecanismo seja identificado. Profissionais de saúde podem ser infectados se as precauções apropriadas de barreira não forem utilizadas.

Quatro estágios da doença sifilítica são definidos: primário, secundário, latente e terciário. A infecção tem início quando o *T. pallidum* penetra na pele ou na membrana mucosa no local de exposição. Uma proteína da membrana externa do patógeno liga-se a um receptor da superfície da célula do hospedeiro. A produção de hialuronidase auxilia na penetração endotelial e no consequente seguimento da rota das áreas perivasculares, onde as células capilares parecem ser o alvo principal do parasitismo. A bactéria multiplica-se, então, localmente, e espalha-se pelo sistema linfático perivascular à circulação sistêmica, que promove a disseminação da infecção muito antes da evidência da lesão primária.

Durante as 3 semanas usuais do período de incubação, ocorre uma intensa resposta inflamatória local constituída por plasmócitos, macrófagos e linfócitos. Essa resposta produz a lesão da sífilis primária: o cancro (lesão endurada, ulcerada, eritematosa e repleta de espiroquetas) (Quadro 20.3). A resposta do hospedeiro parece ser iniciada por efeito quimiotático dos antígenos treponêmicos, mas parece

Quadro 20.3 – Estágios da doença sifilítica

Estágio da sífilis	Manifestações clínicas	Período de incubação
■ Primária	Cancro, linfadenopatia regional	3 semanas (3 a 90 dias)
■ Secundária	*Rash*, febre, linfadenopatia, lesões mucosas, condiloma plano, alopecia, meningite, cefaleia	2 a 12 semanas
■ Latente	Assintomática	Precoce, < 1 ano; tardia, > 1 ano
■ Terciária		
– Sífilis cardiovascular	Aneurisma de aorta, regurgitação aórtica, estenose do óstio da artéria coronária	10 a 30 anos
– Neurossífilis		
– Assintomática	Nenhuma	
– Meningite sifilítica aguda	Cefaleia, irritação meníngea, confusão	< 2 anos
– Meningovascular	Paralisia dos nervos cranianos	
– Paralisia geral	Pródromo: cefaleia, vertigem, distúrbios de personalidade, seguidos de eventos vasculares agudos com achados focais	5 a 7 anos
– *Tabes dorsalis*	Início insidioso de demência, fadiga, tremores, perda do tônus da musculatura facial	10 a 20 anos
	Disúria, ataxia, sinal da pupila de Argyll Robertson, arreflexia, perda de propriocepção	15 a 20 anos
– Gomas	Infiltrados monocíticos com destruição tecidual de qualquer órgão	1 a 46 anos (maioria: 15 anos)
■ Congênita		
– Precoce	Infecção disseminada fulminante, lesões mucocutâneas, osteocondrite, anemia, hepatoesplenomegalia, neurossífilis	Início < 2 anos
– Tardia	Ceratite intersticial, linfadenopatia, hepatoesplenomegalia, acometimento ósseo, condiloma, anemia, dentes de Hutchinson, surdez do oitavo par, artropatia recorrente, neurossífilis	Persistência > 2 anos após o nascimento

Fonte: Singh & Romanowski[29].

requerer proliferação de, relativamente, grande número de treponemas. Proliferação celular associada nos linfonodos regionais produz adenopatia[28].

Se a resposta imune for incapaz de erradicar completamente a infecção em um curso de 2 a 10 semanas, a replicação no local da infecção leva à disseminação e ao desenvolvimento das lesões da sífilis secundária. Essas lesões ocorrem mais frequentemente em tecidos de origem ectodérmica: pele, membranas mucosas e sistema nervoso central. A resposta imune é similar à das lesões primárias. O condiloma plano da sífilis secundária resulta de hiperplasia epitelial, hiperqueratose e infiltrado de plasmócitos em resposta à presença de espiroquetas[24]. Mesmo se não tratadas, as manifestações clínicas da sífilis secundária resolvem-se e o processo de doença entra em um período de relativo controle imunológico: organismos viáveis permanecem, porém em baixo número. Aproximadamente 60% dos pacientes mantêm-se nesse estágio assintomático, ou latente, alguns conseguindo vencer a infecção. Em alguns anos, aproximadamente 40% sofrerão progressão para o estágio terciário[28].

A sífilis terciária pode acometer qualquer sistema de órgãos (Quadro 20.3). As lesões típicas são as gomas, que são áreas focais de necrose inflamatória não supurativa circundadas por cicatriz fibrótica. Parecem representar uma reação de hipersensibilidade granulomatosa. Organismos viáveis estão ausentes ou são raramente encontrados[24].

Sífilis congênita ocorre quando o *T. pallidum* atravessa a barreira da mãe para o feto ou durante o nascimento pelo contato com uma lesão infectada. A transmissão transplacentária durante a espiroquetemia materna pode ocorrer desde a 9ª ou 10ª semana de gestação ou em qualquer momento subsequente, durante a gestação. Transmissão vertical durante a gestação ocorre mais frequentemente na sífilis primária ou secundária do que na doença latente. O risco diminui após 4 semanas de infecção, mesmo quando não tratada[28].

A transmissão intrauterina causa grande disseminação do espiroqueta no feto (análoga à sífilis secundária adquirida) e têm sido vistas alterações patológicas já na 15ª semana de gestação. Os órgãos mais gravemente afetados incluem ossos, cérebro, fígado, pulmões e sistema esquelético. Infecção precoce pode levar a aborto espontâneo, normalmente após 18 semanas de gestação. A placenta encontra-se tipicamente espessada, com vilos hipercelulares, apresentando inflamação aguda e crônica, assim como alterações vasculares proliferativas focais. Sífilis congênita não tratada pode progredir à semelhança dos estágios da sífilis adquirida pós-natal[24].

Manifestações Clínicas

Sífilis adquirida na infância

O cancro é a marca registrada da sífilis primária adquirida em qualquer idade, embora nas crianças seja raramente diagnosticado. Aparecem normalmente na genitália e são usualmente solitários e endurecidos. Adenopatia inguinal de consistência endurecida é normalmente encontrada e pode ser o único sinal aparente de sífilis primária, especialmente em mulheres quando o cancro ocorre no cervix (ou parede vaginal). O desaparecimento ocorre espontaneamente em 3 a 12 semanas[24] (Quadro 20.3).

Os sintomas de sífilis secundária aparecem de 2 a 12 semanas após o cancro e incluem febre baixa, dor de garganta, cefaleia e linfadenopatia difusa (Quadro 20.4). A manifestação mais importante é um *rash* que pode consistir de lesões maculosas, papulosas, maculopapulosas ou pustulosas. O início típico é maculopapuloso e acomete o tronco. A extensão para as extremidades, incluindo palmas e plantas, é um achado comum. Nesse estágio, pode aparecer o condiloma plano (Figuras 20.8 e 20.9), que são pápulas hipertróficas encontradas em áreas como ânus ou vulva. Todas

Quadro 20.4 – Sinais e sintomas na sífilis adquirida[24]

Sistêmicos	Cutâneos
■ Febre baixa	■ Cancro
■ Dor de garganta	■ Condiloma plano
■ Cefaleia	■ Lesões máculo-papulosas ou pustulosas
■ Adenopatia regional	
■ Neurossífilis (envolvimento meníngeo, craniano ou de nervos espinhais)	
■ Irite	
■ Uveíte anterior	
■ Artrite	
■ Síndrome nefrótica	

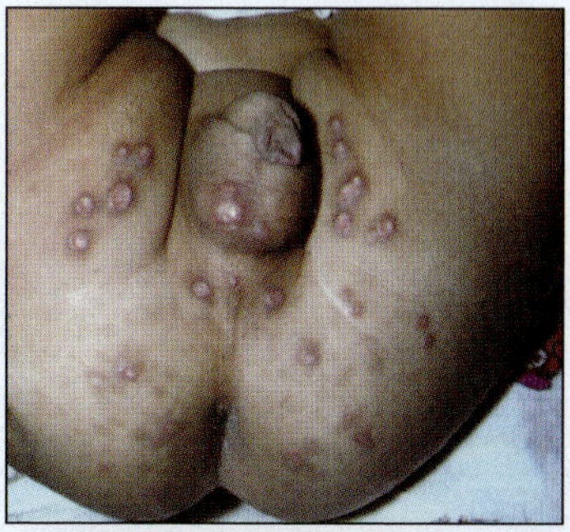

Figura 20.8 Lesões de condiloma plano em região crural.

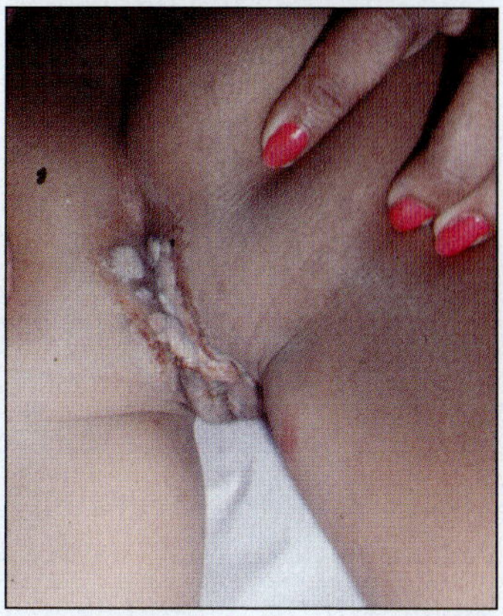

Figura 20.9 Lesões de condiloma plano em região perianal.

as lesões de pele e mucosas da sífilis secundária apresentam treponemas em abundância e são altamente contagiosas. Neurossífilis está presente em aproximadamente 30% dos pacientes com sífilis secundária. Pleocitose e proteinose liquóricas são achados típicos. A neurossífilis pode ser clinicamente silenciosa ou se apresentar com envolvimento meníngeo, craniano ou dos nervos espinhais. Esses últimos achados são reversíveis com tratamento adequado nesse estágio. Irite, uveíte anterior, artrite e síndrome nefrótica também podem ocorrer durante a sífilis secundária. Essas manifestações da doença parecem ser causadas pela deposição de imunocomplexos compostos por antígenos treponêmicos, fibronectina, anticorpos e complemento[24].

As lesões de sífilis secundária resolvem sem tratamento em 1 a 2 meses. A infecção entra, então, em um período latente, sem evidência clínica de doença. Sinais de sífilis secundária podem recorrer apenas durante o 1º ano (latência precoce), mas não depois (latência tardia). Imunidade relativa à reinfecção existe durante a latência, e aproximadamente 60% dos pacientes não tratados não progredirão da latência à sífilis terciária[28].

Aproximadamente 40% dos doentes não tratados progredirão para a sífilis terciária após períodos de latência de 3 a 10 anos. Esse período faz da sífilis terciária uma ocorrência muito rara durante a infância e a adolescência. As gomas, as clássicas lesões da sífilis terciária, aparecem na pele, nos tecidos moles e nos ossos em 15% dos casos. Neurossífilis não tratada durante o estágio secundário persistirá em muitos pacientes não tratados. Pode permanecer assintomática ou mimetizar qualquer outra doença neurológica. O intervalo entre a sífilis primária e a neurossífilis tardia é usualmente maior do que 5 anos. A doença pode progredir mais rapidamente em crianças do que em adultos. As apresentações mais frequentes incluem *tabes dorsalis*, paresias, demência, meningite e esclerose lateral amiotrófica. Sífilis cardiovascular, que ocorre em 10% dos pacientes com sífilis tardia, geralmente não é encontrada em crianças, já que o seu início se dá usualmente 10 a 40 anos após o início da doença primária[24].

Sífilis congênita

Sífilis congênita precoce

Os sintomas da sífilis precoce podem ser variados. Rinite persistente é frequentemente o sinal mais precoce, ocorrendo em 4 a 22% dos neonatos. Essa condição é altamente infectante. Funisite necrosante, uma infecção profunda do cordão umbilical, foi considerada diagnóstica de sífilis congênita. Ocorre quase sempre em neonatos prematuros e está associada a uma alta incidência de morte intrauterina ou perinatal. Outros sintomas comuns, não específicos da sífilis congênita, incluem linfadenopatia generalizada, hiperbilirrubinemia conjugada e hepatoesplenomegalia (Quadro 20.5). Glomerulonefrite, resultando em síndrome nefrótica pode ocorrer. O *rash* na sífilis precoce é classicamente vésico-bolhoso ou maculopapuloso (Figuras 20.10 e 20.11) e, nas palmas e nas plantas, pode estar associado à descamação. Eritema multiforme também tem sido relatado. Alterações liquóricas assintomáticas (proteína elevada, VDRL – *Venereal Disease Research Laboratory test* positivo) podem ser encontradas em 80% das crianças, mas meningite aguda sifilítica é rara[31].

Quadro 20.5 – Sinais e sintomas na sífilis congênita precoce e tardia

Sistêmicos	Cutâneos
Precoce	
Hepatomegalia	*Rash* maculopapuloso ou vesicobolhoso
Esplenomegalia	Descamação palmoplantar
Anormalidades ósseas	Petéquias
Anemia	
Linfadenopatia	
Pseudoparalisia	
Rinite persistente	
Tardia	
Bossa frontal	
Deformação do palato	
Distrofias dentárias	
Ceratite intersticial	
Anormalidades ósseas ao RX	
Deformidade nasal	
Surdez labiríntica	
Neurossífilis	
Alterações articulares	

Fonte: adaptado de Chakraborty & Luck[31].

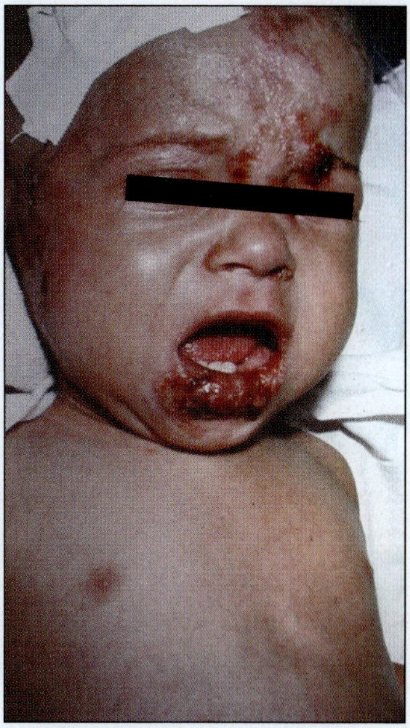

Figura 20.10 Sífilis congênita precoce. Notar lesões vesiculosas e crostosas na face.

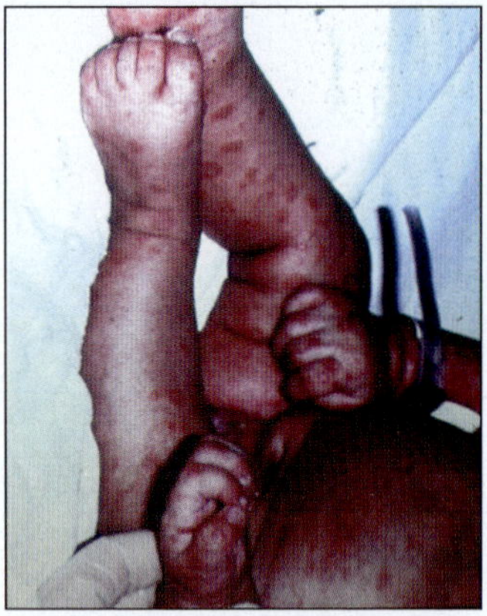

Figura 20.11 Sífilis congênita precoce. Notar lesões máculo-papulosas disseminadas.

Lesões ósseas ocorrem com frequência e estão presentes nos primeiros 8 meses de vida. Anormalidades radiológicas podem ser vistas em 20% dos bebês com infecção assintomática. Os ossos mais afetados são a tíbia, os ossos tubulares das mãos e dos pés e, mais raramente, as clavículas. Osteocondrite, ou pseudoparalisia de Parrot, é a manifestação mais precoce e comum, caracterizada por uma paralisia flácida, assimétrica e dolorosa dos membros superiores e dos joelhos. Periostite diafisária é assintomática e as alterações radiográficas normalmente não são notadas após os 3 anos de idade[31].

Sífilis congênita tardia

A sífilis congênita tardia ocorre em crianças com idade superior a 2 anos, mas normalmente se apresenta na puberdade. Pode afetar vários sistemas e órgãos, embora envolva mais comumente ossos, dentes e sistema nervoso. Há, de maneira geral, uma resposta pobre aos tratamentos nessa fase da doença. Das crianças com sífilis congênita não tratada, 25 a 33% apresentam neurossífilis assintomática. Neurossífilis sintomática, *tabes dorsalis* e lesões cerebrovasculares ocorrem raramente, com paresia juvenil desenvolvendo-se em 1 a 5% das crianças/adolescentes com sífilis congênita. Quando sintomática, a neurossífilis pode gerar surdez labiríntica. O início da surdez é geralmente abrupto e ocorre em torno dos 8 aos 10 anos; associada à queratite intersticial (Quadro 20.5) e aos dentes de Hutchinson (dentes incisivos centrais superiores mostrando entalhes semilunares na borda cortante) (Figura 20.12), ela é parte da tríade de Hutchinson. Outras lesões oculares incluem iridociclite e coriorretinite[31].

Seguindo as alterações vistas na sífilis precoce, há uma substituição do córtex da matriz óssea por tecido de granulação e podem ocorrer fraturas patológicas em um estágio mais tardio da doença. As alterações ósseas podem ser completamente reversíveis se tratadas precocemente, mas se não tratadas, desenvolvem-se deformidades permanentes características, associadas à sífilis congênita, como nariz "em

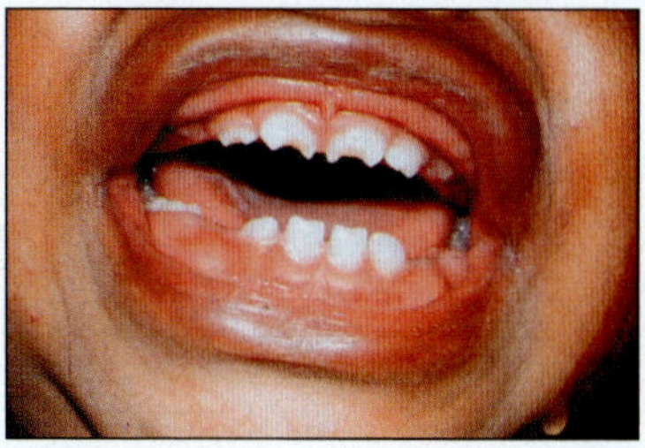

Figura 20.12 Sífilis congênita tardia. Dentes de Hutchinson – notar entalhes semilunares das bordas.

sela", erosões de palato, encurtamento do maxilar, protrusão mandibular, bossa frontal e tíbia "em sabre". Juntas de *Clutton* (hidrartrose), que envolvem joelhos ou cotovelos, podem ocorrer entre 8 e 15 anos[31].

Outros sinais característicos de sífilis congênita são dentes molares deformados (molar de *Mullbery)* e fissuras ao redor da boca (rágades). *Rashes* também podem ocorrer nessa fase, mas são mais localizados e morfologicamente distintos, consistindo em nódulos e gomas[31].

Exames Laboratoriais

Pesquisa direta em campo escuro

O diagnóstico do cancro duro pode ser feito pelo exame do campo escuro, que permite identificar o *T. pallidum.* É feito com material obtido de raspado da lesão. Quando não for possível, pode ser feita a coloração pela prata (Fontana-Tribondeau) ou a imunofluorescência direta com anticorpos antitreponêmicos[13].

Sorologias

Testes não específicos (antilipídicos ou reagínicos)

Identificam anticorpos não treponêmicos (reaginas) antifosfolípides. Atualmente, são empregados dois testes: o VDRL e o *rapid plasma reagin* (RPR) – testes de floculação, de baixo custo. São quantitativos, pois usam antígeno de cardiolipina, lecitina e colesterol, evidenciando anticorpos antilipídicos. Títulos superiores a 1/16 são sugestivos de infecção sifilítica. Esses testes são importantes para o acompanhamento da evolução sorológica, podendo sugerir, através do título, recaída ou reinfecção[14].

Testes específicos ou antitreponêmicos

Empregam o *T. pallidum* ou parte dele como antígeno. O principal exemplo é o *fluorescent treponemal antibody absortion* (FTA-Abs), no qual os anticorpos do soro se fixam em treponemas e são evidenciados por um anticorpo anti-imunoglobulina humana fluorescente. Mais recentemente, estão sendo mais utilizados o *Treponema pallidum hemaggutination* (TPHA) e o ELISA, teste imunoenzimático com antígeno treponêmico. Outra técnica desenvolvida recentemente é a PCR com antígenos recombinantes treponêmicos[14].

Tratamento

Penicilina G parenteral é a única terapêutica efetiva documentada para pacientes com neurossífilis, sífilis congênita ou sífilis durante a gestação. Penicilina G cristalina aquosa é preferível à penicilina G procaína, já que concentrações liquóricas adequadas não são obtidas com esta última[31].

Neonatos

Em neonatos, a dose de penicilina G cristalina é de 100.000 a 150.000 U/kg/dia, administradas como 50.000 U/Kg/dose, por via intravenosa, a cada 12 horas, durante os primeiros 7 dias de vida, e depois, a cada 8 horas, durante um total de 10 dias. Penicilina G procaína deve ser administrada em dose única de 50.000 U/kg por dia, via intramuscular, durante 10 dias[31].

Crianças

Crianças com mais de 4 semanas de idade, que possivelmente apresentem sífilis congênita ou envolvimento neurológico, devem ser tratadas com penicilina cristalina aquosa, 200.000 a 300.000 U/kg/dia, via intravenosa (administrada a cada 6 horas), durante 10 dias. Esse regime também deve ser usado para tratar crianças com mais de 1 ano que tenham sífilis congênita tardia não tratada previamente[31].

Sífilis adquirida

Sífilis adquirida precoce (primária, secundária ou latente precoce) deve ser tratada com penicilina benzatina G, 50.000 U/kg, intramuscular, em dose única (até a dose máxima de 2,4 milhões de unidades)[28].

Crianças com neurossífilis devem receber penicilina G cristalina, de 200.000 a 300.000 U/kg/dia, por via intravenosa, divididas a cada 4 a 6 horas, durante 10 a 14 dias[28].

Em pacientes com mais de 8 anos, não gestantes, alérgicas à penicilina, um curso de 14 dias de doxiciclina ou tetraciclina pode ser administrado[28].

Após a primeira dose de penicilina, pode ocorrer a reação de Jarisch-Herxheimer, uma exacerbação das lesões cutâneas acompanhada de febre e mal-estar geral. Essa reação pode ser prevenida pela administração de corticosteroide e pode ser tratada com ácido acetilsalicílico[14].

Seguimento

Crianças com sífilis congênita tratadas devem ser seguidas aos 3, 6 e 12 meses de idade, até que os testes sorológicos não treponêmicos tornem-se não reativos ou seu título tenha decrescido 4 vezes. Com tratamento adequado ou nos casos em que os anticorpos são adquiridos via transplacentária, na ausência de infecção congênita, os títulos dos anticorpos não treponêmicos devem decrescer ao redor dos 3 meses de idade e estar não reativos ao redor dos 6 meses. Se aos 6 a 12 meses, as crianças previamente tratadas apresentarem títulos persistentes ou aumentados, devem ser reavaliadas, incluindo exame de líquor, e tratadas com novo curso de 10 dias de penicilina G parenteral[31].

Crianças tratadas com neurossífilis congênita, devem ser submetidas a repetidas avaliações clínicas e exames de líquor a cada 6 meses, até que este se normalize. A persistência do VDRL no líquor é indicação de retratamento[31].

Em bebês não tratados que não apresentam sintomas de sífilis congênita, mas apresentaram anticorpos não treponêmicos pelo menos 4 vezes menores do que os da mãe ao nascimento, e aqueles cuja mãe tenha sido adequadamente tratada e avaliada no período pré-natal (incluindo testes de acompanhamento para confirmação do sucesso do tratamento), não é requerido seguimento subsequente. Se houver qualquer dúvida quanto ao tratamento pré-natal ou à sorologia neonatal, a criança deve ser reavaliada e testes não treponêmicos devem ser realizados aos 3 e 6 meses de idade. Uma completa reavaliação deve ser realizada se os títulos não tiverem decrescido em torno dos 6 meses. Um teste treponêmico deve ser feito aos 12 meses, pois, na maioria dos casos, já deve ser negativo se os anticorpos foram realmente passivamente adquiridos[31].

Para crianças com sífilis adquirida em menos de um ano antes do tratamento (precoce), testes não treponêmicos quantitativos devem ser realizados aos 3, 6 e 12 meses após o tratamento. Aquelas com sífilis por mais de 1 ano (tardia) devem repetir os testes aos 12 e 24 meses. Se os testes não treponêmicos aumentarem ou não apresentarem uma queda de 4 vezes em 6 meses para a doença precoce ou em 12 a 24 meses para a doença tardia, a criança deve ser reavaliada para neurossífilis e infecção por HIV e deve ser retratada seguindo o regime de doença tardia descrito anteriormente[28].

Perspectivas futuras

O desenvolvimento de uma vacina para a prevenção da sífilis representaria um grande avanço na tentativa de eliminação mundial da doença, já que não existe nenhum reservatório não humano para o *T. pallidum*. O completo sequenciamento do genoma desse espiroqueta poderia fornecer informações importantes para o desenvolvimento da vacina, o que, até o momento, ainda não está disponível. Enquanto isso, o desenvolvimento de testes diagnósticos mais baratos, a busca por fundos para os programas de *screening* pré-natal e o tratamento antibiótico adequado de todas as pessoas que apresentem a doença iriam ao encontro dessa meta, mesmo na ausência da vacina. Esse problema, assim como muitos outros de saúde pública, requer boa vontade internacional e cooperação entre os vários níveis de governo ao redor do mundo[28].

CONCLUSÕES

A incidência das DST tem aumentado em todo o mundo. São particularmente importantes na adolescência, já que a iniciação sexual está cada vez mais precoce. Seguindo esse aumento, houve, também, um acréscimo nos casos de sífilis congênita. É importante para todos os médicos conhecer as manifestações clínicas dessas enfermidades para fazer o diagnóstico correto e instituir a terapêutica adequada o mais precocemente possível, para minimizar seus efeitos sobre os pacientes e sua disseminação.

REFERÊNCIAS BIBLIOGRÁFICAS

1. Moscicki AB. Impact of HPV infection in adolescent populations. J Adolesc Health. 2005;37(6 Suppl):S3-9.
2. SBD. Perfil nosológico das consultas dermatológicas no Brasil. An Bras Dermatol. 2006;81(6):549-58.
3. Vittorio CC, Schiffman MH, Weinstock MA. Epidemiology of human papilloma viruses. Dermatol Clin. 1995;13(3):561574.
4. Severson J, Evans TY, Lee P, Chan T, Arany I, Tyring SK. Human Papillomavirus Infeccion: Epidemiology, Pathogenesis, and Therapy. J Cutan Med Surg. 2001;5(1):43-60.
5. Villiers EM. Papillomavirus and HPV typing. Clin Dermatol. 1997, v.15, p.199-206.
6. Androphi EJ. Molecular biology of human papillomavirus infection and oncogenesis. J Invest Dermatol. 1994;103(2):248-56.
7. Doobar J, Sterling JC. The biology of human papillomaviruses. In: Sterling JC, Tyring SK. Human papillomaviruses clinical and scientific advances. New York: Oxford University Press; 2001. p.10-23.
8. Favre M, Ramoz N, Orth G. Human papillomavirus: General features. Clin Dermatol. 1997; 15(2):181-98.
9. Androphy EJ. Human papillomavirus. Arch Dermatol. 1989;125(5):683-5.
10. Mansur C. Molecular mechanisms of HPV associated oncogenesis. In: Sterling JC, Tyring SK. Human papillomaviruses clinical and scientific advances. New York: Oxford University Press; 2001. p.24-37.
11. Rhoda MA, Münger K. Human papillomavirus and associated malignancies. J Clin Oncol. 1998;16(1):330-7.
12. Villiers EM. Human papillomavirus infections and skin cancer. Biomed. Pharmacoter. 1998;52(1):26-33.
13. Cobb MW. Human papillomavirus infection. J Am Acad Dermatol. 1990;22(4):547-66.
14. Sampaio SAP, Rivitti EA. Dermatologia. São Paulo: Artes Médicas; 2007.
15. Alchorne MMA, Alchorne A. In: Cucé LC, Festa Neto C. Manual de dermatologia. 2ª ed. São Paulo: Atheneu; 2001. p.206-22.

16. Brentjjens MH, Yeung-Yue KA, Lee PC, Tyring SK. Human Papillomavirus: a review. Dermatol Clin. 2002;20:(2):315-33.
17. Stone KM, Becker TM, Hadgu A, Kraus SJ. Treatment of sternal genital warts: a randomized clinical trial comparing podophyllin, cryoterapy, and electrodisiccation. Genitourin Med. 1990;66(1):16-9.
18. Beutener KR, Wiley DJ, Douglas JM, Tyring SK, Fife K, Trofatter K. Genital warts and their treatment. Clin Infec Dis. 1999;28(5):1086-90.
19. Longstaff E, von Krogh G. Condyloma eradication: self-therapy with 0,15-0,5% podophyllotoxin versus 20-25% podophyllin preparations: a integrated safety assessment. Regul Toxicol Pharmacol. 2001;33(2):117-37.
20. Mahdavi A, Monk BJ. Vacinas against human papillomavirus and cervical cancer: promises and challenges. Oncologist. 2005,10(7):528-38.
21. Rothschild BM. History of syphilis. Clin Infect Dis. 2005;40(10):1454-63.
22. Hutchinson CM, Hook EW. Syphilis in adults. Med Clin North Am. 1990;74(6):1389-416.
23. Ingraham NR Jr. The value of penicillin alone in the prevention and treatment of congenital syphilis. Acta Derm Venereol Suppl(Stockh). 1950;31(Suppl 24):60-87.
24. Sánchez PJ, Gutman LT. Syphilis. In: Feigin RD, Cherry JD, Demmler GJ, et al. Textbook of pediatric infectious diseases. 5th ed. Philadelphia: WB Saunders, Co.; 2004. p.1724-43.
25. Hook EW III, Peeling RW. Syphilis control-a continuing challenge. N Engl J Med. 2004;351(12):122-4.
26. Walker DG, Walker GJA. Forgotten but not gone: the continuing scourge of congenital syphilis. Lancet Infect Dis. 2002;2(7):432-6.
27. Finelli L, Berman SM, Koumans EH, Levine WC. Congenital syphilis. Bull World Health Org. 1998;76(Suppl 2):126-8.
28. Woods CR. Syphilis in children: congenital and acquired. Semin Pediatr Infect Dis. 2005;16(4):245-57.
29. Singh AE, Romanowski B. Syphilis: review with emphasis on clinical, epidemiologic, and some biologic features. Clin Microbiol Rev. 1999;12(2):187-209.
30. Genc M, Ledger WJ. Syphilis in pregnancy. Sex Transm Infect. 2000;76(2):73-9.
31. Chakraborty R, Luck S. Syphilis is on the increase: the implications for child health. Arch Dis Child. 2008;93(2):105-9.
32. Fiumara N, Fleming W, Dowing JG, et al. The incidence of prenatal syphilis at the Boston City Hospital. N Engl J Med. 1952;247(2):48-52.
33. Evans HE, Frenkel LD. Congenital syphilis. Clin Perinatol. 1994;21(1):149-62.
34. World Health Organization. Global prevalence and incidence of curable sexually transmitted diseases. Geneva: World Health Organization. 2001. (WHO/CDS/CDR/EDC/2001.10.)
35. Centers for Disease Control and Prevention: Sexually transmitted disease surveillance 2002 supplement, Syphilis surveillance report. Atlanta, GA, US: Department of Health anf Human Services, Centers for Disease Control and Prevention; 2004.
36. Sison CG, Ostrea EM, Reyes MP, Salari V. The resurgence of congenital syphilis: a cocaine-related problem. J Pediatr. 1997;130(2):289-92.
37. Dobson S. Congenital syphilis resurgent. Adv Exp Med Biol. 2004;549:35-40.
38. Hurtig AK, Nicoll A, Carne C, Lissauer T, Connor N, Webster JP, et al. Syphilis in pregnant women and their children in the United Kingdom: results from national clinician reporting surveys 1994-7. BMJ. 1998;317(7173):1617-9.
39. Tikhonova L, Salakhov E, Southwick K, Shakarishvili A, Ryan C, Hillis S. Congenital Syphilis Investigation Team. Congenital syphilis in the Russian Federation: magnitude, determinants, and consequences. Sex Transm Infect. 2003;79(3):106-10.
40. Walker GJA, Walker DG. Congenital syphilis: a continuing but neglected problem. Semin Fetal Neonatal Med. 2007;12(3):198-206.
41. Disponível em http://portal.saude.gov.br/portal/saude/gestor.visualiza_texto.ctm?idtxt=27854

21 Acne

Maria Cecília Rivitti Machado
Beatriz Lacerda Averbach

Após ler este capítulo, você estará apto a:

1. Identificar os sinais de acne.
2. Conhecer sua patogênese.
3. Identificar suas variantes e seus agravantes.
4. Conhecer as múltiplas opções terapêuticas embasadas na sua relação com os mecanismos patogênicos.

INTRODUÇÃO

A acne vulgar é uma afecção inflamatória crônica da unidade pilossebácea caracterizada pela presença de comedões, pápulas, pústulas, nódulos, cistos, cicatrizes e comorbidades psíquicas. Tem etiologia multifatorial, sendo os principais fatores o aumento da produção sebácea, a hipercornificação do ducto folicular, a colonização pelo *Propionibacterium acnes* e o processo inflamatório.

EPIDEMIOLOGIA

O pico de incidência ocorre na adolescência afetando de 79 a 95% dos jovens entre 12 e 24 anos[1]. Também pode ocorrer de maneira fisiológica no período neonatal. Na infância, pode ser sinal de adrenarca ou, raramente, de disfunção adrenal. Acima dos 25 anos, cerca de metade dos pacientes tem algum grau de acne. Destes, 12% das mulheres e 3% dos homens permanecerão com acne clínica até os 44 anos[2].

Existe uma discreta predominância no sexo masculino e, incontestavelmente, os casos mais graves ocorrem nesse grupo quando adolescentes. Já entre os adultos, é mais frequente nas mulheres.

PATOGÊNESE

A patogênese da acne é multifatorial. Quatro fatores são chave no seu desenvolvimento: a hiperplasia da glândula sebácea, com aumento da produção de sebo; a hiperproliferação epidérmica folicular, com subsequente obstrução do óstio folicular; a presença e a atividade do *Propionibacterium acnes* e a inflamação provocada por essa bactéria (Figura 21.1).

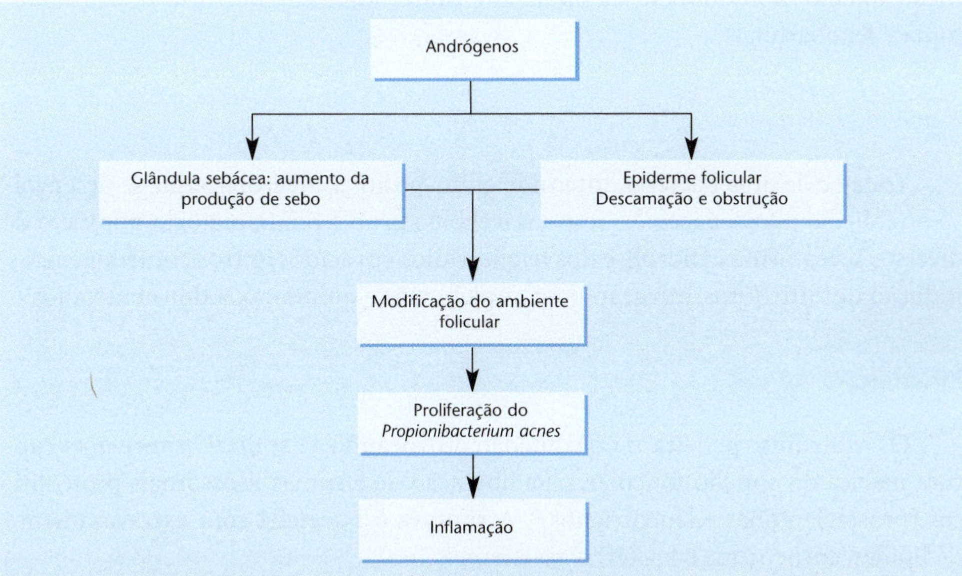

Figura 21.1 Patogênese da acne.

Aumento da Produção de Sebo

Nos primeiros 6 meses de vida, a produção de sebo é relativamente alta. Depois decresce e permanece estável durante a infância. Na adrenarca, a produção de sebo aumenta intensamente, estimulada pelos andrógenos produzidos nas gônadas e suprarrenais. Essas alterações podem preceder a menarca em até 1 ano. A atividade enzimática é maior nas glândulas sebáceas localizadas nas regiões do corpo acometidas pela acne (face e tórax superior), o que propicia aumento da produção local de andrógenos, mesmo sem aumento dos andrógenos séricos[3,4].

O sebo é composto de esqualenos (12%), ceras (26%), colesterol, ésteres do colesterol e triglicerídios. O aumento da relação esqualeno-ceras sobre o ácido linoleico favorece o surgimento das modificações da queratinização do infundíbulo canalicular[3].

Comedogênese

O epitélio infundibular também está sujeito à ação androgênica por possuir receptores de andrógenos e enzimas que interferem na diferenciação dos queratinócitos[4].

Outros fatores conhecidos há muito tempo como comedogênicos são: sol, corticosteroides, cosméticos comedogênicos, produtos químicos como cloro, certos medicamentos como iodeto de potássio e isoniazida e anticonvulsivantes (hidantoína e fenobarbital)[4].

Propionibacterium acnes

Trata-se de uma bactéria difteroide gram-positiva anaeróbica que se desenvolve no folículo pilossebáceo e é responsável pelo processo inflamatório por meio de diversos mecanismos: hidrólise dos triglicerídios em ácidos graxos comedogênicos, indução de anticorpos, ativação do complemento e quimiotaxia dos neutrófilos[5].

Inflamação

Os neutrófilos penetram no comedão provocando a lise do *P. acnes* e uma ruptura maciça do epitélio folicular, pela liberação de enzimas lisossomais proteolíticas (prostaglandinas e leucotrienos)[3]. A ruptura é associada com extravazamento de lípides, corneócitos e bactérias na derme[4].

Grande número de linfócitos CD4 pode estar presente em lesões precoces, mesmo antes da chegada de neutrófilos, o que fala a favor de um papel da imunidade celular na acne. Macrófagos da derme ao redor do folículo pilossebáceo possuem receptores específicos capazes de serem ativados pelo *P. acnes*, aumentando a inflamação[3,4]. Os queratinócitos do canal folicular, na presença de neutrófilos, produzem citocinas pró-inflamatórias como a IL-1alfa, IL-6, IL-8 e o TNF-alfa que mantêm a inflamação, bem como leucotrienos e radicais livres[3].

Outros

Fatores genéticos estão relacionados à sensibilidade dos receptores de andrógenos ligados ao cromossomo X na posição q11-q12, com expressão variável em uma mesma célula, em função da idade e do desenvolvimento[3]. O envolvimento de neurotransmissores, principalmente da substância P, que favorece a proliferação de glândulas sebáceas, associa o estresse ao desenvolvimento da acne[3,4].

Com o advento da puberdade, as adrenais e gônadas iniciam a produção de andrógenos, propiciando duas alterações da unidade pilossebácea: aumento da produção de sebo e hiperqueratinização do óstio folicular. Forma-se, então, uma massa compacta constituída por sebo e queratinócitos, o comedão, considerado o evento primário da patogenia da acne. O microambiente do óstio folicular favorece a proliferação da bactéria difteroide anaeróbia *P. acnes*, que tem forte potencial de estímulo da resposta inflamatória, via ativação de *toll-like receptors*, gerando produção de citoquinas, com quimiotaxia de neutrófilos, que irão eventualmente romper a parede do folículo, originando lesões inflamatórias (Figura 21.1).

QUADRO CLÍNICO

As principais lesões e manifestações clínicas da acne estão sumarizadas no Quadro 21.1.

Quadro 21.1 – Quadro clínico da acne

Lesão	Tipo	Observações
■ Não inflamatória[1,6] (Figura 21.2)	Comedão Microcomedão Comedão aberto Comedão fechado	Folículo piloso dilatado, preenchido por acúmulo de queratina, sebo, bactérias; a abertura pode ser evidente (aberto) ou pouco evidente a olho nu (fechado)
■ Inflamatória[6] (Figuras 21.3 e 21.4)	Pápula	Elevação eritematosa de até 1 cm
	Pústula	Conteúdo purulento
	Nódulo	Elevações maiores de 1 cm
	Cistos	Lesões de consistência amolecida
	Fístulas	Nódulos e cistos podem se comunicar
■ Cicatrizes[7]	Eritematosas	Resultam da resolução de pápulas e nódulos e regridem em semanas ou meses
	Hipo ou hipercrômicas	Podem ser persistentes Podem responder a tratamento
	Atróficas	Deprimidas, mais comuns na face
	Hipertróficas	Elevadas, não ultrapassam as margens da lesão Regridem lentamente em 12 a 18 meses Podem ocorrer na face
	Queloides	Elevadas, ultrapassam as margens da lesão Não regridem Recorrem após exerese Mais comuns no tórax
	Elastóticas	Pápulas branco-porcelana, tipicamente localizadas no tórax
	Complexas	Associação de bridas cutâneas, comedões multiporos, túneis epitelizados intradérmicos e inflamação permanente

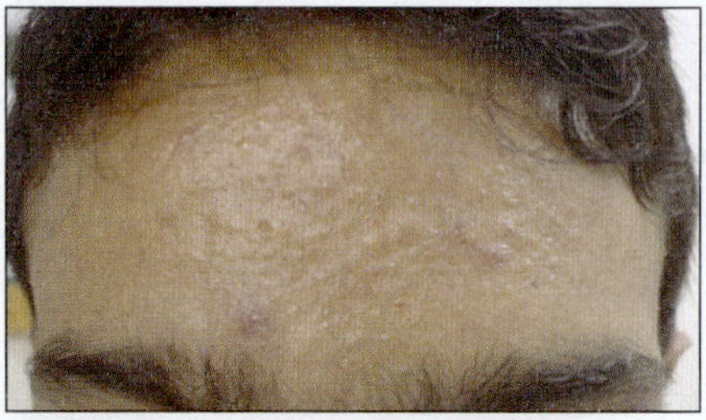

Figura 21.2 Acne vulgar: comedões e pápulas.

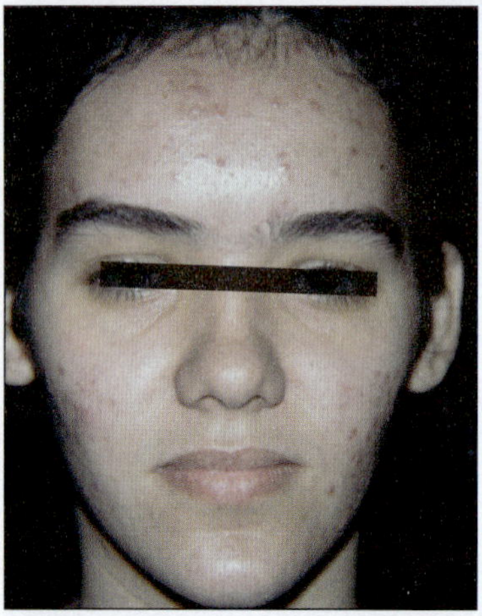

Figura 21.3 Acne juvenil: pápulas e pústulas.

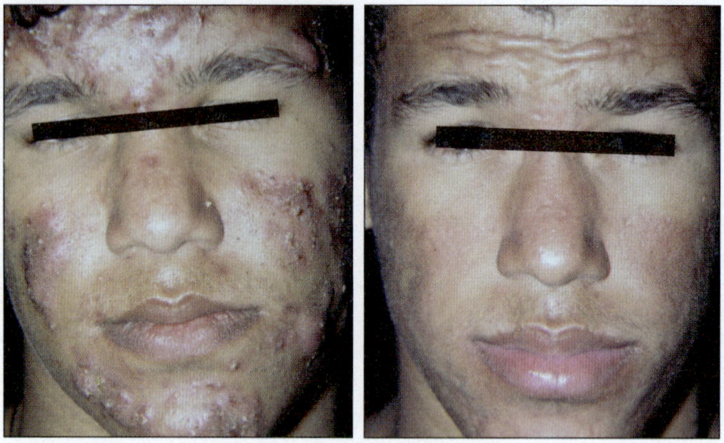

Figura 21.4 Acne conglobata: comedões, pústulas, nódulos e cistos, com lesões confluentes, antes e depois do tratamento com isotretinoína sistêmica.

CLASSIFICAÇÃO CLÍNICA DA ACNE

Diz respeito à morfologia das lesões (Quadro 21.2). A gravidade refere-se ao número de lesões e, também, leva-se em consideração o impacto que a doença tem na psique e nas relações sociais do indivíduo.

Quadro 21.2 – Classificação da acne

Grau	Tipo	Descrição
■ 1	Comedoniana	Predominam comedões
■ 2	Pápulo-pustulosa	Pápulas e pústulas
■ 3	Nodular ou nódulo-cística	Nódulos e pseudocistos
■ 4	Conglobata	Comedões, pápulas e nódulos isolados ou intercomunicantes, que eventualmente fistulizam e drenam pus
■ 5	Fulminante	Acne conglobata + sintomatologia sistêmica: febre, mal-estar, queda do estado geral, artralgias, eritema nodoso Hemograma: leucocitose Exame anatomopatológico: vasculite leucocitoclástica

HISTÓRIA NATURAL DA ACNE

A doença costuma iniciar-se na adolescência, evoluindo de forma variável, com tendência a diminuir de intensidade. Entra em remissão alguns anos após o fim da adolescência. Tem início tardio, no final ou após a adolescência. Persistência ou recorrência na vida adulta são achados comuns.

As formas mais graves ocorrem em pacientes do sexo masculino, em doentes com história familiar de acne grave, bem como naqueles que fazem uso de medicamentos que desencadeiam ou exacerbam a acne. Um quadro inicialmente leve pode, em poucas semanas, evoluir para uma apresentação grave, sendo impossível prever a evolução que a doença terá em um determinado paciente, bem como quando entrará em remissão.

Não há tratamento preventivo da acne.

A acne pode associar-se à dermatite seborreica, à alopecia e à hidradenite supurativa. Raramente, faz parte de outras síndromes.

APRESENTAÇÕES ESPECIAIS DE ACNE

Acne Neonatal

Geralmente, apresenta-se com raros comedões na fronte, no nariz e em regiões malares. É atribuída à passagem de hormônios maternos pela placenta e pelo leite materno. Não necessita, habitualmente, de tratamento. Raramente, podem ocorrer lesões nódulo-císticas; nesse caso, o tratamento é feito com antibioticoterapia prolongada ou isotretinoína sistêmica. Deve ser diferenciada da pustulose cefálica neonatal, que surge na segunda semana de vida, como um quadro não comedoniano de pápulas inflamatórias, acometendo as regiões zigomáticas e o dorso nasal. Admite-se ser desencadeada pela colonização da pele do neonato por espécies de

Malassezia[8,9]. Apesar de essa associação ainda estar em discussão, o tratamento com antifúngicos (p.ex., o cetoconazol tópico) é bastante eficiente.

Acne Infantil

Ocorre antes da puberdade, nos lactentes e nas crianças maiores. Cursa, geralmente, com comedões abertos e pápulas na região malar e, mais raramente, cistos e nódulos (Figura 21.5). Costuma ter evolução prolongada, responder lentamente à medicação e pode deixar cicatrizes. Pode ser idiopática ou estar ligada a andrógenos de origem endógena ou exógena, o que deve ser investigado.

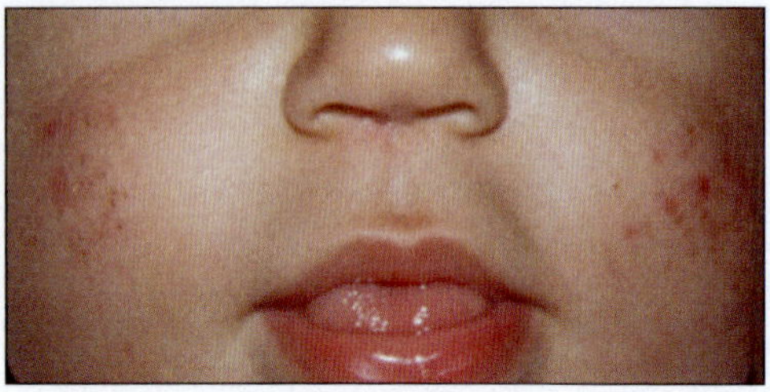

Figura 21.5 Acne infantil. Comedões abertos e pápulas nas regiões malares.

Em crianças entre os 7 e 9 anos, principalmente do sexo feminino, pode ser a primeira manifestação da adrenarca, com pequeno número de comedões no dorso nasal ou na fronte. A erupção fisiológica dura algumas semanas e tende a desaparecer sem necessidade de tratamento e sem deixar cicatrizes, desde que não haja manipulação.

Acne Escoriada

É mais frequente em pacientes do sexo feminino. As lesões de acne vulgar estão presentes de forma frustra, já que as mínimas saliências na pele são fator desencadeante do movimento compulsivo de espremer-se ou arranhar-se, com as unhas ou outros instrumentos. Tipicamente, encontram-se diversas cicatrizes com até 0,5 cm de diâmetro, centro atrófico hipocrômico e halo de hipercromia (Figura 21.6), muitas vezes lineares, na mesma localização da acne vulgar, e pápulas recobertas por crostas hemáticas. Associa-se à ansiedade, podendo ser manifestação de transtorno obsessivo compulsivo ou depressão.

Acne Androgênica

É encontrada em pacientes com aumento da prolactina, dos hormônios androgênicos ovarianos ou, mais raramente, das suprarrenais. Também pode se

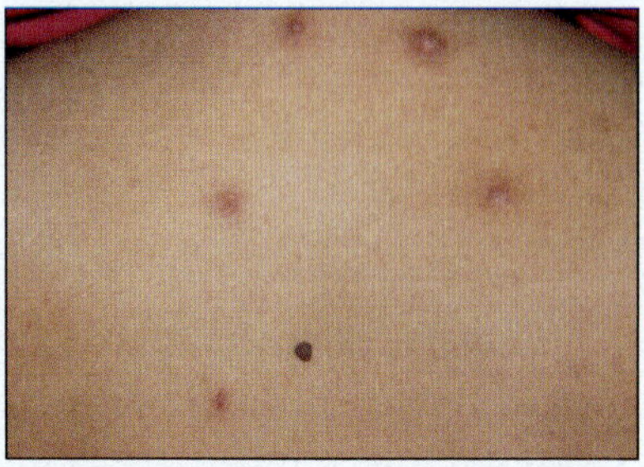

Figura 21.6 Acne escoriada. Notar as lesões com acromia central circundada por halo hipercrômico.

originar a partir de fontes exógenas, como contraceptivos com progestágenos de caráter androgênico ou esteroides anabolizantes.

Em pacientes pré-púberes, os sinais incluem o aparecimento precoce de odor corporal, pelos axilares ou púbicos, aceleração do crescimento, idade óssea adiantada e desenvolvimento genital. Depois da puberdade, podem acompanhar alterações menstruais, seborreia, hirsutismo, alopecia e outros sinais de virilização. Surgem abruptamente como um quadro mais grave e de difícil tratamento[10].

Acne e Outras Síndromes

Raramente, a acne pode ser manifestação de síndrome genética como a hiperplasia congênita da adrenal, síndrome PAPA (artrite piogênica estéril, pioderma gangrenoso, acne), síndrome de Down, síndrome de Apert (acrocefalossindactilia), síndrome dos ovários policísticos, síndrome Hair-An (hiperandrogenismo, resistência à insulina, acantose nigricans)[11].

Acne induzida

O uso tópico ou sistêmico de cosméticos ou medicamentos pode provocar ou agravar a acne (Quadro 21.3).

Quadro 21.3 – Acne induzida

- Acne venenata: óleos, cremes, pomadas (aplicados na face, como hidratantes e protetores, ou no cabelo, como silicones, condicionadores e cremes para pentear)
- Medicamentos
  - Corticosteroides: tópicos, inalados ou sistêmicos
  - Andrógenos
  - Progestágenos androgênicos
  - Halogenados: cloro, brometos, iodetos (benzodiazepínicos)
  - Antimicrobianos: isoniazida, rifampicina
  - Lítio, ouro
  - Fenobarbital, difenilidantoína
  - Complexo B em altas doses
  - Inibidores de fator de crescimento da epiderme: geftnib, carnetinib e cetuximab

Tipicamente, a acne induzida é pobre em comedões, predominando-se as pápulas.

DIAGNÓSTICO

O diagnóstico é essencialmente clínico, baseado na história e no exame físico, com a presença de lesões características. Exames laboratoriais raramente são necessários durante a puberdade, a menos que haja outros sinais de alteração hormonal. Exames microbiológicos não são necessários na rotina para avaliação e manejo da acne. Na presença de sinais sugestivos de foliculite gram-negativa, caracterizada por pústulas ou nódulos na região perioral e nasal, não responsiva a uma terapia convencional, podem ser necessários cultura e antibiograma da secreção das pústulas[10].

Deve ser inquirido o uso de desencadeantes ou agravantes da acne, listados no Quadro 21.3.

DIAGNÓSTICO DIFERENCIAL

O diagnóstico diferencial da acne compreende a queratose pilar, a rosácea, a dermatite por esteroides ou dermatite perioral, as foliculites bacterianas ou fúngicas, as lesões faciais da esclerose tuberosa, a pseudofoliculite da barba, as erupções acneiformes e o lúpus miliar da face[5].

TRATAMENTO

O tratamento da acne tem por objetivo o controle das lesões, a fim de se evitarem as cicatrizes, e baseia-se na ação dos agentes terapêuticos sobre as principais etapas da patogenia. Deve ser mantido por longos períodos, para controle efetivo da doença. Muitos indivíduos necessitarão anos de tratamento. O tratamento racionalmente embasado resulta em maior eficiência e menos efeitos colaterais. Por essa razão, consensos e diretrizes foram estabelecidos. No entanto, experiência e formação especializada são fundamentais para que os melhores resultados sejam obtidos.

Tratamento Tópico

O tratamento tópico é indicado nas formas leves ou limitadas ou em conjunto com a medicação sistêmica. Deve ser empregado em toda a área (não somente sobre as lesões instaladas), a fim de controlar as lesões existentes e prevenir a formação de novas. Os principais agentes são os retinoides, os antibióticos e o peróxido de benzoíla.

Retinoides

Os retinoides são substâncias que promovem a diferenciação epidérmica com normalização da queratinização folicular, resultando em redução dos microcomedões, comedões e lesões inflamatórias, constituindo terapia primária em quase todas as formas de acne. Devem ser empregados precocemente, e aplicados em toda a área afetada. Uso prolongado é necessário. Como benefício adicional, atuam sobre a hiperpigmentação residual. São indicados como monoterapia na acne comedoniana ou associados a antibióticos tópicos na acne grau 2 e sistêmicos na acne grau 3. Os principais efeitos colaterais são eritema leve e descamação superficial, além de tornar a pele mais sensível ao sol. Encontram-se disponíveis no Brasil para uso tópico a tretinoína, a isotretinoína e o adapaleno (Tabela 21.1); o tazaroteno atualmente está indisponível. O retinaldeído e o retinol têm fraca atividade, sendo mais empregados no fotoenvelhecimento. A isotretinoína é a única que pode ser utilizada também por via oral no tratamento da acne. Deve-se levar em conta que essa medicação é teratogênica, portanto, quando indicada, há necessidade de se tomar medidas de anticoncepção.

Peróxido de benzoíla

É levemente queratolítico, diminui a secreção sebácea e é fortemente antibacteriano, não se conhecendo resistência do *P. acnes* a ele. Pode causar irritação e

Tabela 21.1 – Medicações tópicas utilizadas no tratamento da acne

Substância	Concentração usual	Fotossensibilização	Ação queratolítica	Irritação	Ação anti-inflamatória
Retinoides					
Tretinoína	0,025/0,05/0,1%	Sim	+++	+++	Não
Isotretinoína	0,05%	Sim	+++	++	Não
Adapaleno	0,1%	Não	++	++	Não
Antibióticos					
Eritromicina	2%	Não	Não	Não	+++
Clindamicina	2%	Não	Não	Não	+++
Outros					
Peróxido de benzoíla	2,5 a 10%	Não	+	+	Sim
Ácido salicílico	1 a 3%	Não	++	Não	Não
Ácido azelaico	20%	Não	+	++	+
Nicotinamida	5%	Não	Não	Não	Não

também dermatite de contato (que deve ser suspeitada quando surge um forte eritema). Pode manchar tecidos e descolorir o cabelo e peles bronzeadas. Usado na forma de gel, loção e limpadores em concentrações de 2,5, 5 e 10%, aplicado em toda a área afetada. Não é fotossensível, mas recomenda-se utilização noturna.

Antibióticos tópicos

Têm ação anti-inflamatória leve e diminuem a flora bacteriana. Seu uso contínuo pode levar à resitência bacteriana. Os mais usados são a eritromicina em solução alcoólica ou gel e a clindamicina em gel, ambas na concentração de 2%. A associação com o peróxido de benzoíla diminui a resistência bacteriana e aumenta sua eficiência. Podem ser associados aos retinoides tópicos na acne grau 2. Não são empregados em associação com antibióticos sistêmicos.

Outros tópicos

O ácido salicílico é encontrado em preparações de venda livre. Trata-se de queratolítico muito menos potente que os retinoides, de ação levemente anti-inflamatória. É empregado nas concentrações de 1 a 3%, associado a outros ativos; ou isoladamente, na forma de sabonetes, tônicos e loções, sendo indicado em casos de acne comedoniana leve.

Outros agentes, de menor eficácia, são o ácido azelaico, os alfa-hidroxiácidos (como o ácido glicólico) e a nicotinamida.

Tratamento Sistêmico

Antibióticos

Por sua ação antibacteriana e anti-inflamatória, são indicados nas formas inflamatórias extensas, mais especificamente nas acnes grau 2 ou 3. Devem ser mantidos por meses para que se obtenha remissão efetiva. Usar em associação a retinoides tópicos ou peróxido de benzoíla (Tabela 21.2).

Isotretinoína

A isotretinoína é um medicamento extremamente eficaz e seguro, usado desde 1971. Inicialmente, era empregada em doses maiores, que causavam mais paraefeitos, e apenas nos casos de acne grau 3 e 4. Hoje, a tendência é indicá-la em dosagem diária mais baixa, e com indicação, não só nas formas graves, mas também em casos resistentes à terapia convencional, recidivantes ou que estejam deixando cicatrizes físicas ou emocionais[10].

Trata-se do único medicamento que age em todos os fatores patológicos da acne: normalização da queratinização folicular, diminuição do tamanho e da secre-

Tabela 21.2 – Efeitos colaterais dos antibióticos

Substância	Dose	Efeito colateral
Tetraciclina	0,5 a 1 g/dia	Intolerância gastrointestinal, fotossensibilidade, pseudotumor cerebral, pigmentação castanha de dentes se administrada a menores de 9 anos e mulheres grávidas
Minociclina	50 a 200 mg/dia	Deposição de pigmentos na pele, mucosas e unhas, hepatite autoimune, síndrome lúpus-símile[10], pseudotumor cerebral
Limeciclina	150 a 300 mg/dia	Intolerância gastrointestinal, fotossensibilidade
Doxiciclina	100 a 200 mg/dia	Fototoxicidade
Eritromicina	0,5 a 2 g/dia	Intolerância gastrointestinal
Azitromicina	500 mg/dia por 3 dias, intervalo de 5 a 7 dias (total: 3 ciclos)	Diarreia
DDS Diaminodifenil-sulfona	50 a 100 mg/dia	Hemólise, meta-hemoglobinemia
Sulfametoxazol + Trimetoprim (SMT + TMP)	400 a 800 mg SMT + 80 a 160 mg TMP	Alterações hematológicas, múltiplas interações medicamentosas

ção das glândulas sebáceas, inibindo indiretamente o desenvolvimento do *P. acnes*; e também apresenta efeito anti-inflamatório[4,12]. Pode ser empregado em indivíduos de todas as faixas etárias.

A dose é de 0,5 a 1 mg/kg/dia, sendo melhor absorvida se ingerida junto com a refeição, pois sua absorção depende da presença de lípides. Doses mais baixas no início do tratamento podem diminuir a chance de piora transitória da acne. A dose total acumulada para que se reduza o potencial de recidiva é de 120 a 150 mg/kg, que é atingida entre 4 e 10 meses. Não há benefício na utilização de doses cumulativas superiores a 150 mg em um curso da droga. Alguns pacientes necessitam de mais de um curso de tratamento com isotretinoína ou podem necessitar de outras medicações se houver recidiva em graus mais baixos.

Os efeitos colaterais podem ser de 2 tipos:

1. Relacionados com a dose: comuns, precoces
   - Pele: secura, descamação, eritema e prurido.
   - Pelos e unhas: alopecia e fragilidade ungueal.
   - Mucosas: queilite, boca seca, blefaro-conjuntivite, secura nasal.

   São contornáveis com uso de emolientes, fotoprotetores ou diminuindo-se a dose diária.
2. Idiossincrásico (sensibilidade individual), são variados, mas de ocorrência rara
   - Fígado: aumento das transaminases.

- Ossos: dor e hiperostose.
- Músculos: dor e calcificação.
- SNC: cefaleia e hipertensão intracraniana.
- Olhos: diminuição da visão noturna.
- Lípides: aumento dos triglicérides e colesterol.

A isotretinoína NÃO provoca deficiência de crescimento, infertilidade nem prejuízos para a espermatogênese ou oogênese dos que a utilizarem.

É teratogênica: causa uma síndrome bem definida, comprometendo as estruturas craniofaciais e cardíacas, o timo e o sistema nervoso central. Deve ser usada com muita cautela em pacientes do sexo feminino em idade fértil. Medidas de contracepção de alta eficácia devem ser instituídas antes do início do tratamento e mantidas até 1 mês após o término[11]. A paciente e a família devem ser bem orientadas quanto ao risco de gravidez.

Monitoração dos níveis lipídicos e das enzimas hepáticas e hemograma são indicados no início, durante (a cada 1 ou 3 meses) e ao término do tratamento. Para pacientes do sexo feminino em idade fértil, indicam-se testes de gravidez de alta sensibilidade realizado uma semana antes da consulta na qual será feita a prescrição[11].

Alterações de humor, ansiedade, depressão, ideias suicidas e suicídios foram reportados em pacientes que tomavam isotretinoína. Todavia uma relação causal não foi estabelecida e ainda é motivo de controvérsia. O uso da isotretinoína em casos graves de acne frequentemente se associa a uma melhora do humor. Existem evidências epidemiológicas de que a incidência desses efeitos negativos seja menor no grupo tratado com isotretinoína do que nos pacientes de mesma idade da população geral, ou mesmo em pacientes em uso de terapias, se comparado com o uso de terapias convencionais para acne nessa faixa etária[10,11,13].

Hormônios

Contraceptivos orais

Terapia exclusivamente voltada a pacientes do sexo feminino com acne grau 2 ou 3 ou que necessitem de contracepção. Dar preferência aos contraceptivos de baixa atividade androgênica[5]. Os mais eficazes são a associação etinilestradiol/acetato de ciproterona e etinilestradiol/drospirenona[11]. Progestágenos de segunda geração (diacetato de etinodiol, noretindrona e levonorgestrol) e de terceira geração (desogestrel, norgestimato e gestodene) têm menor atividade androgênica.

O efeito colateral mais temido é o tromboembolismo, porém sua ocorrência diminuiu com a redução das doses de estrógeno usadas nas formulações modernas. São mais comuns e transitórios: náusea e vômitos, dor nas mamas, cefaleia, edema dos membros inferiores e aumento de peso[4].

Corticosteroides

Seu uso em baixas doses visa ao bloqueio adrenal (dexametasona 0,25 a 0,75 mg/dia; prednisona 2,5 a 5,0 mg/dia). É imprescindível na acne fulminante, em dose anti-inflamatória. Pode ser usado como adjuvante no início do tratamento das formas graves com isotretinoína, para diminuir a inflamação, a fim de minimizar cicatrizes[11].

Terapias baseadas em emissões de energia

Têm sido utilizados *laser*, luz intensa pulsada ou emissões de certos comprimentos de onda (p.ex., luz azul), isoladamente ou em associação a substâncias (terapia fotodinâmica com ácido aminolevulínico).

Tratamento das cicatrizes

O tratamento das cicatrizes é sempre complexo e de resultado variável, daí a necessidade de tratamento medicamentoso eficaz, mesmo em doentes muito jovens. Muitas vezes, é necessária uma combinação de técnicas para produzir um resultado satisfatório, porém o paciente deve ser avaliado quanto à sua expectativa e bem orientado[11,14].

Cicatrizes atróficas podem ser tratadas cirurgicamente (excisão simples, exérese com *punch* e incisão subcutânea ou subcisão), com técnicas de remodelação da superfície (esfoliações químicas ou *peelings*, dermoabrasão, *laser*), com técnicas de preenchimento (ácido hialurônico, colágeno, ácido polilático, gordura autóloga).

Em cicatrizes hipertróficas e queloideanas, são empregados criocirurgia, injeção de corticosteroides, pressoterapia (feita com "órteses de compressão"), *laser* e, raramente, excisão e sutura.

CONCLUSÕES

A acne é uma doença multifatorial, mais comum na adolescência, cujas manifestações causam comorbidades psíquicas e podem levar a cicatrizes permanentes. O tratamento, embasado nos conhecimentos sobre a patogenia, inclui agentes tópicos e sistêmicos empregados em associação, com duração habitualmente prolongada.

REFERÊNCIAS BIBLIOGRÁFICAS

1. Zaenglein AL, Thiboutot DM. Acne vulgaris. In: Bolognia JL, Jorizzo JL, Rapini RP, Dermatology. 2nd ed. London: Mosby; 2008.
2. Cordain L, Lindenberg S, Hurlado M, Hill K, Eaton SB, Brand-Miller J. Acne vulgaris, a disease of Western civilization. Arch Dermatol. 2002:138(12):1584-90.
3. Auffret N. What's new concerning the pathophysiology of acne. Ann Dermatol Venereol. 2003;130(1Pt2):101-6.
4. Gollnick H, Cunliffe W. Management of acne: a report from a Global Alliance to Improve Outcomes in Acne. J Am Acad Dermatol. 2003;49(1 Suppl):S1-37
5. Acne. Ann Dermatol Venereol. 2005;132(10 Suppl):7S178-7S182.
6. Braun-Falco O, Plewig G, Wolf H, Winkelmann RK. Diseases of the sebaceous follicles – Dermatology. Berlin: Springer-Verlag; 1991.
7. Danby FW. Acne and diet. Ann Dermatol Venereol. 2008;135(1);9-11.
8. Ayhan M, Sancak B, Karaduman A, Arkan S, Ahin S. Colonization of neonate skin by Malassezia species: relationship with neonatal cephalic pustulosis. J Am Acad Dermatol. 2007;57(6):1012-8.
9. Bergman JN, Eichenfileld LF. Neonatal acne and cephalic pustulosis: is Malassizia the whole story? Arch Dermatol. 2002;138(2):255-7.
10. Strauss JS, Krowchuk DP, Leyden JJ, Lucky AW, Shalita AR, Siegfried EC, et al. American Academy of Dermatology/American Academy of Dermatology Association. Guidelines of care for acne vulgaris management. J Am Acad Dermatol. 2007;56(4):651-63.
11. Rivitti-Machado MCM. Acne. Rev Bras Med. 2005;62(12):171-80.
12. Katsambas A, Dessinioti C. New and emerging treatments in dermatology: acne. Dermatolo Thera 2008;21(2):86-95.
13. Chia CY, Lane W, Chibnall J, Allen A, Siegfried E. Isotretinoin therapy and mood changes in adolescents with moderate to severe acne: a cohort study. Arch Dermatol. 2005;141(5):557-60.
14. Chivot M, Pawin H, Beylot C, Chosidow O, Dreno B, Faure M, et al. Groupe Experts Acne – acne scars: epidemiology, physiopathology, clinical features and treatment. Ann Dermatol Venereol. 2006;133(10):813-24.

Erupções medicamentosas 22

Claudia Giuli Santi

Após ler este capítulo, você estará apto a:

1. Reconhecer os tipos e subtipos de erupções medicamentosas.
2. Identificar as manifestações clínicas das erupções medicamentosas.
3. Utilizar os métodos diagnósticos disponíveis e realizar os diagnósticos diferenciais das doenças.
4. Orientar as opções terapêuticas.
5. Orientar os pacientes quanto ao uso e à necessidade de substituição das medicações quando estas causam algum tipo de reação adversa.

INTRODUÇÃO

As erupções medicamentosas cutâneas (EMC) representam o tipo mais comum das erupções medicamentosas em crianças hospitalizadas. Estima-se que 2,5% das crianças tratadas com medicamentos sejam acometidas por EMC. Mais de 12% das crianças que usam antibióticos apresentam EMC[1].

As EMC são geralmente mediadas por mecanismos imunológicos. As drogas ou seus metabólicos agem como haptenos e induzem as clássicas reações de Gell-Coombs (tipos I, II, III e IV). Novos avanços reconhecem a heterogeneidade das células T, e a reação do tipo IV é atualmente subdividida em tipos IVa, IVb, IVc e IVd. Na reação tipo IVa, existe ativação do linfócito T-*helper*1 com liberação de interferon-gama (INF-gama) e ativação dos macrófagos (dermatites de contato). No tipo IVb, existe ativação do linfócito T-*helper*2 com liberação de interleucina 5

(IL-5) e IL-4 e migração de eosinófilos (exantema máculo-papular com eosinofilia). No tipo IVc, existe participação dos linfócitos T CD4+ e CD8+ com citotoxicidade (perforina e granzima B) (exantema máculo-papular e síndrome de Stevens-Johnson/necrólise epidérmica tóxica – SSJ/NET). Por fim, nas reações do tipo IVd, existe liberação de IL-8 com migração de neutrófilos (exantemas pustulosos – pustulose generalizada aguda exantemática)[2].

A patogenia da EMC pode ser explicada parcialmente pela interação entre mecanismos imunológicos e predisposição genética. Os indivíduos que apresentam reação de hipersensibilidade aos anticonvulsivantes aromáticos são portadores de defeito enzimático geneticamente determinado que dificulta a detoxificação da droga, o que leva à formação de radicais tóxicos que podem desencadear mecanismos imunogênicos.

Mecanismos não imunológicos também podem ser responsáveis por EMC, como efeitos colaterais (quimioterápicos-alopecia), superdosagem (anticoagulantes-púrpura) e outros.

As EMC assumem diversas formas clínicas que vão desde quadros com uma ou poucas lesões, como na reação fixa à droga, até quadros generalizados com taxa de mortalidade entre 25 e 50%, como na necrólise epidérmica tóxica[2]. As EMC podem, muitas vezes, ser acompanhadas de acometimento sistêmico potencialmente grave, como na síndrome de hipersensibilidade induzida por drogas. Diante da suspeita de EMC, é importante que se leve em consideração a classificação clínica, porque esta indicará o potencial de gravidade da erupção e a conduta terapêutica mais adequada.

Dados laboratoriais que confirmem o diagnóstico da droga implicada na EMC ainda não estão disponíveis. Qualquer droga pode potencialmente induzir a qualquer EMC. No entanto, é possível classificar em alta, média ou baixa a probabilidade de uma determinada droga ser o agente etiológico da EMC. Tal procedimento leva em consideração vários fatores: aspectos clínicos das lesões, distribuição, envolvimento das mucosas, sinais e sintomas sistêmicos (como febre e prurido), presença de linfoadenomegalia e acometimento visceral. Outros fatores a serem considerados são as drogas de que o doente faz uso, o tempo pelo qual as utiliza e a data de aparecimento da EMC. A maioria das EMC alérgicas tem período de incubação de 8 a 21 dias. Os próximos dois fatores a serem considerados são a resposta clínica à retirada da droga e, por fim, a resposta clínica ao teste de reexposição. O teste de reexposição não é habitualmente utilizado em virtude do potencial de gravidade no caso de recidiva da EMC. O último fator é a pesquisa bibliográfica em que se procuram a droga suspeita e as EMC descritas.

Vários padrões clínicos de EMC foram descritos. Neste capítulo, serão abordadas as EMC mais frequentes (com exceção da urticária) e as mais graves[3].

EXANTEMAS

Introdução

O exantema é definido como eritema generalizado, agudo, de duração relativamente curta. Pode ser do tipo morbiliforme ou rubeoliforme quando há áreas de eritema entremeadas por áreas de pele sã, ou escarlatiniforme quando é difuso e uniforme[1,3].

Os exantemas são também denominados reações medicamentosas máculo-papulares ou simplesmente *rashes* por drogas. Representam a forma mais comum de EMC[4].

Epidemiologia

Cerca de 10 a 20% dos exantemas na infância são causados por drogas, enquanto esse percentual sobe para 50 a 70% nos adultos.

Etiologia e Patogênese

O mecanismo patogênico da EMC é provavelmente imunológico do tipo IV (hipersensibilidade mediada por células). A droga (hapteno) liga-se ao complexo MHCII e é apresentada aos linfócitos T por meio das células de Langerhans.

Estudos imuno-histoquímicos demonstram que no infiltrado inflamatório das EMC do tipo exantema predominam linfócitos T CD3+ com predominância do linfócitos T CD4+. Essas células CD4+ estão ativadas e expressam proteínas citotóxicas como a granzima B e a perforina que estão envolvidas na morte celular do queratinócito. Participam também da reação inflamatória cutânea várias citocinas, como IFN-gama, IL-5 e fator de necrose tumoral alfa (TNF-alfa), e quimiocinas, como a eotaxina/CCL-11, que contribuem para a eosinofilia[2].

As principais drogas relacionadas à EMC estão listadas no Quadro 22.1.

Quadro 22.1 – Drogas relacionadas às erupções medicamentosas do tipo exantemas[1]

- Carbamazepina
- Penicilinas (aminopenicilinas)
- Anti-inflamatórios não hormonais
- Sulfonamidas
- Drogas antituberculose
- Fenobarbital

Infecções virais podem aumentar a incidência do exantema por ampicilina: cerca de 95% dos doentes infectados com o vírus Epstein Barr e tratados com ampicilina desenvolvem eupções máculo-papulares.

Manifestações Clínicas

Os principais achados clínicos dos exantemas por drogas são (Figura 22.1):

- Início do quadro geralmente 7 a 14 dias após a introdução do medicamento ou, raramente, após a retirada da droga.
- Início mais precoce nos casos de reexposição.
- Lesões cutâneas caracterizadas por máculas eritematosas, podendo haver também componente papuloso ou urticado, com distribuição simétrica, iniciando pelo tronco e pelos membros superiores com progressão confluente. Lesões purpúricas podem estar presentes nas pernas e nos pés.
- Lesões mucosas estão geralmente ausentes.
- Prurido e febre baixa.
- Evolução com descamação e, eventualmente, hiperpigmentação residual.
- Desaparecimento em 1 a 2 semanas sem complicações ou sequelas.

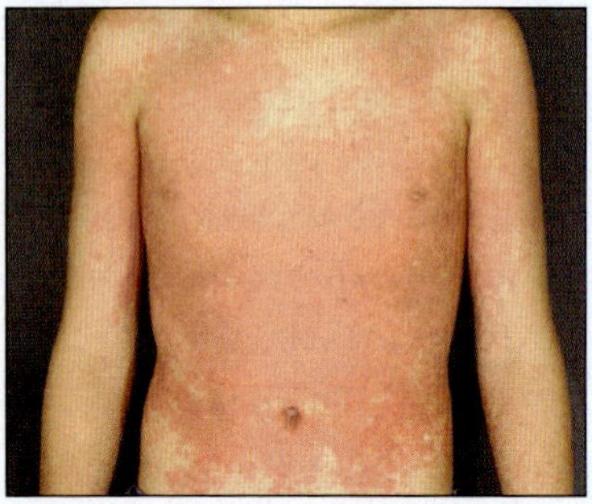

Figura 22.1 Máculas eritematosas disseminadas no tronco e em membros superiores.

Diagnóstico e Exames Complementares

O diagnóstico do exantema por drogas é, habitualmente, baseado nos dados da história clínica e do exame físico, não havendo exames complementares específicos. Eosinofilia pode ser encontrada. Os principais diagnósticos diferenciais do exantema por drogas são os exantemas virais. O clínico deve estar alerta para a possibilidade de o exantema ser a fase inicial de erupção medicamentosa mais grave: edema da face com marcada eosinofilia periférica pode ser início da síndrome de hipersensibilidade à droga/*Drug Reaction with Eosinophilia and Systemic Symptoms* (SHD/DRESS). Comprometimento de mucosas e lesões purpúricas podem anunciar a SSJ/NET.

Tratamento

A terapêutica consiste em:

- Suspensão do medicamento.
- Tratamento sintomático: anti-histamínicos e corticosteroides tópicos.
- Corticosteroides sistêmicos geralmente não são utilizados. Prednisona 0,5 a 1 mg/kg/dia pode ser indicada nos casos extensos ou na dúvida de erupção medicamentosa mais grave como SHD ou a síndrome de SSJ/NET.

ERUPÇÃO FIXA MEDICAMENTOSA

Introdução e Definições

A erupção fixa medicamentosa (EFM) é caracterizada pela recidiva da(s) lesão(ões) na mesma localização após reexposição ao medicamento desencadeante[1,3].

Epidemiologia

A incidência da EFM é bastante variável. Embora ocorra na infância, a maioria dos casos se encontra na faixa etária de 20 a 40 anos. Alguns relatos apontam predominância no sexo masculino.

Etiologia e Patogênese

As drogas mais relacionadas ao EFM estão listadas no Quadro 22.2.

A patogenia da EFM é desconhecida.

Quadro 22.2 – Drogas relacionadas à erupção fixa medicamentosa[1]

- Sulfonamidas
- Anti-inflamatórios não hormonais
- Ciprofloxacina
- Metronidazol
- Penicilinas (ampicilina)
- Drogas antituberculose
- Fenolftaleína (laxantes)
- Pseudoefedrina (eritema fixo não pigmentado)
- Acetaminofen

Quadro Clínico

Os principais achados clínicos da EFM são[1]:

- Recorrência da(s) lesão(ões) no mesmo local quando houver reexposição à droga.
- Início 1 a 2 semanas após introdução do medicamento responsável pela erupção.
- Início em 24 horas após a reexposição.
- Na primeira exposição, há uma ou poucas lesões; na reexposição podem surgir novas lesões, porém raramente o quadro é disseminado, com múltiplas lesões.
- Mácula eritematosa, eritêmato-edematosa ou eritêmato-purpúrica arredondada ou ovalada, podendo haver bolha central.
- Localização em qualquer região da pele inclusive nas mucosas bucal e genital.
- A pigmentação residual desaparece em semanas. Porém, pode ser permanente após sucessivas exposições à droga desencadeante (Figura 22.2).

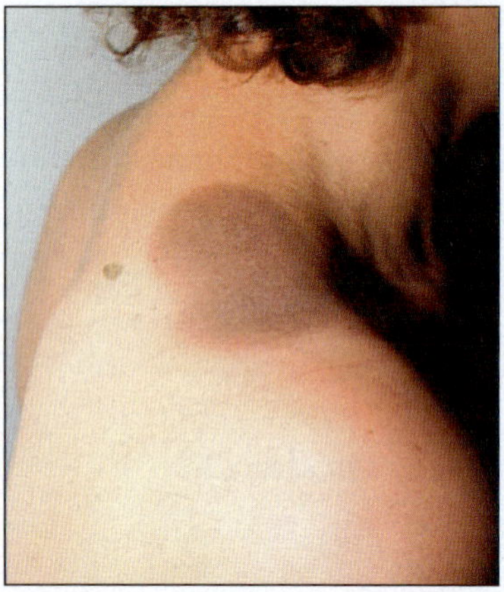

Figura 22.2 Erupção fixa medicamentosa: mácula castanho-acinzentada no centro com anel eritematoso na periferia.

Diagnóstico e Exames Complementares

O diagnóstico do eritema fixo medicamentoso é geralmente clínico em razão das lesões características da erupção. Em caso de dúvida, pode-se recorrer à biópsia de pele com exame anátomo-patológico. As lesões inflamatórias mostram infiltrado inflamatório intersticial e perivascular, com linfócitos e eosinófilos. Queratinócitos necróticos podem ser encontrados na epiderme. As lesões pigmentadas pós-inflamatórias mostram melanófagos dérmicos com discreto infiltrado inflamatório perivascular[1].

Tratamento

A terapêutica do eritema fixo medicamentoso consiste na retirada do medicamento suspeito, evitando completamente a reexposição.

ESPECTRO CLÍNICO: SÍNDROME DE STEVENS-JOHNSON E NECRÓLISE EPIDÉRMICA TÓXICA

Introdução

Em 1922, Stevens e Johnson descreveram o relato clínico de duas crianças com febre, estomatite erosiva, acometimento ocular grave e lesões cutâneas disseminadas, descritas com máculas eritematosas, algumas com centro necrótico. Essa dermatose ficou conhecida como SSJ (Figura 22.3).

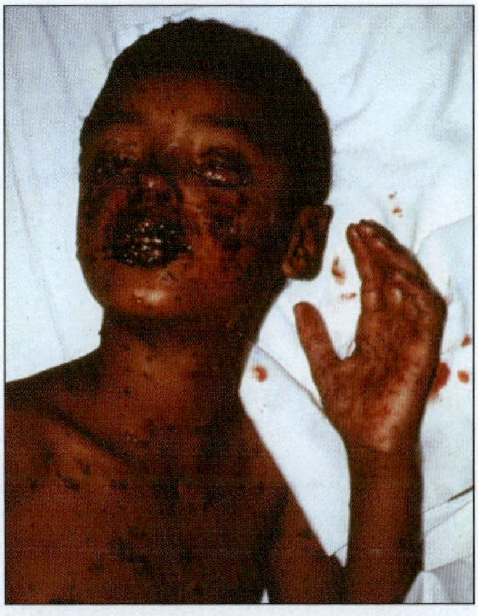

Figura 22.3 Fascies característicos da Síndrome de Stevens-Johnson.

Em 1956, Lyell descreveu a necrólise epidérmica tóxica (ou síndrome de Lyell) caracterizada pelo descolamento de pele em grandes retalhos conferindo ao doente aspecto de grande queimado. A descrição original de Lyell incluía doentes com a síndrome da pele escaldada estafilocócica, entidade atualmente bem caracterizada sem nenhuma relação com a necrólise epidérmica tóxica (NET) (Figura 22.4)[5].

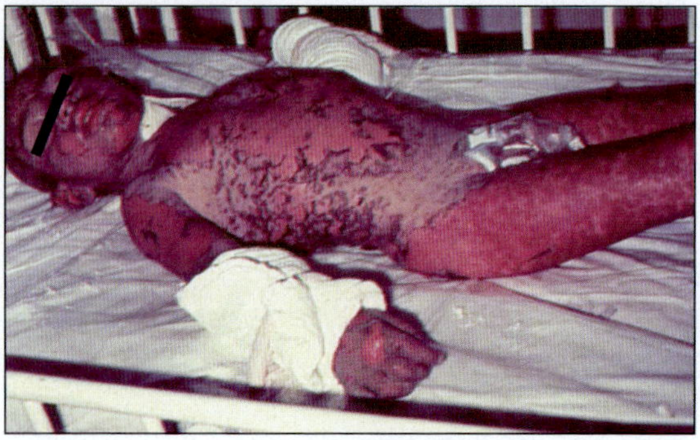

Figura 22.4 Necrólise epidérmica tóxica: descolamento da pele com percentual maior do que 30.

Existem controvérsias na literatura quanto à classificação da SSJ e da NET. Estudiosos sugerem que a SSJ e a NET (SSJ-NET) sejam atualmente conceituadas como espectro de gravidade da mesma doença. A NET constitui a forma mais grave do espectro. Na medida em que a extensão da necrólise da epiderme constituiu um dos principais fatores de prognose formou-se consenso quanto à classificação do espectro da seguinte forma[6]:

- SSJ apresenta descolamento da pele de até 10%.
- Na NET, o percentual é maior do que 30.
- Os casos com descolamento entre 10 e 30% são denominados formas de transição.

A maioria dos casos de SSJ-NET é de etiologia medicamentosa, com mortalidade de 5% para a SSJ, de 30 a 35% para a NET, configurando forma de erupção medicamentosa grave[6-8].

Estudos mais recentes tendem a separar a SSJ-NET do eritema polimorfo, considerado atualmente entidade distinta da SSJ-NET[9].

O eritema polimorfo é caracterizado por pápulas eritematosas, fixas (não fugazes), sendo que algumas evoluem para as clássicas lesões em alvo ou íris. A distribuição das lesões cutâneas é simétrica e acral (Figura 22.5). Lesões nos lábios e mucosa bucal estão presentes em mais da metade dos casos. O eritema polimorfo difere da SSJ-NET não apenas pelo padrão morfológico e de distribuição das lesões cutâneas, mas também pela sua gravidade (baixa morbidade e ausência de letalidade) e fatores etiológicos. Dentre as causas de eritema polimorfo destaca-se a infecção pelo vírus da herpes simples que está relacionado principalmente com os casos recidivantes. Exposição a medicamentos e outros agentes infecciosos são fatores etiológicos também considerados.

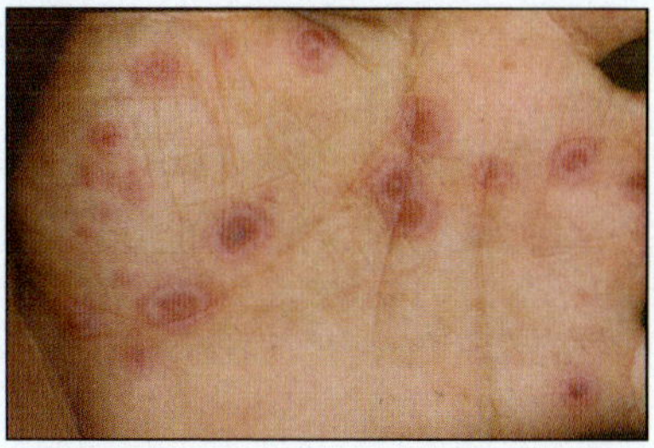

Figura 22.5 Eritema polimorfo. Lesões em alvo.

Epidemiologia

A incidência da SSJ-NET é de 2 a 3 casos/milhão de habitantes/ano na Europa e nos Estados Unidos. A proporção relativa entre a SSJ, formas de transição e NET é de 3:2:1. A doença é duas vezes mais frequente em mulheres e ocorre mais nos adultos. Não é recorrente, exceto com reexposição ao medicamento quando o quadro clínico tende a ser mais grave.

A mortalidade é de 30 a 50% dos doentes com NET e de 5% para a SSJ.

Etiologia e Patogênese

As drogas são os principais agentes etiológicos da SSJ (mais de 50% dos casos) e da NET (80 a 95% dos casos). Poucas drogas estão relacionadas com alto risco de desencadear SSJ-NET[10]. As mais frequentemente implicadas estão listadas no Quadro 22.3.

O período entre a ingestão da medicação e o aparecimento da reação medicamentosa varia em média de 4 a 28 dias. Esse período de latência é importante nos doentes que fazem uso de diversas medicações, determinando as drogas que necessitam ser suspensas e aquelas que podem ser mantidas.

Quadro 22.3 – Drogas mais frequentes na síndrome de Stevens-Johnson e na necrólise epidérmica tóxica[10]

- Nevirapina
- Lamotrigina
- Carbamazepina
- Fenitoína
- Fenobarbital
- Cotrimoxazol e outras drogas anti-infecciosas do grupo sulfonamidas
- Sulfassalazina
- Alopurinol
- Anti-inflamatórios do grupo oxicam

O risco de vários antibióticos induzirem a SSJ-NET é substancialmente menor que o grupo das sulfonamidas. O ácido valproico não parece ser droga de maior fator de risco. Diuréticos e antidiabéticos do grupo relacionado às sulfonamidas não são fatores de risco[10].

Outros fatores de risco que devem ser considerados são os acetiladores lentos, os fatores físicos, como raio X e radiação ultravioleta, as colagenoses, as neoplasias e a infecção pelo vírus da imunodeficiência humana (HIV). O risco de reação às sulfonamidas é de 10 a 100 vezes maior nos indivíduos HIV positivos do que na população geral[11].

Agentes infecciosos, como *Mycoplasma pneumoniae*, têm sido descritos como causa de SSJ-NET. Reação enxerto *versus* hospedeiro (GVHD) é também descrita como etiologia da SSJ-NET.

A patogênese da SSJ-NET é apenas parcialmente conhecida. Alguns autores sugerem alteração no metabolismo da droga com deficiência nos mecanismos envolvidos na detoxificação.

Além do distúrbio metabólico, mecanismos imunológicos parecem também envolvidos na patogênese da SSJ-NET. Extensa apoptose dos queratinócitos é o achado histológico característico da SSJ-NET. O infiltrado inflamatório é paucicelular e caracterizado pela presença de linfócitos T CD8+ e macrófagos. Depósitos de TNF-alfa são encontrados na epiderme de doentes com SSJ-NET. Linfócitos T citotóxicos e TNF-alfa são conhecidos por induzir apoptose nos queratinócitos. Recentemente, foi demonstrada a interação do receptor de morte celular Fas (CD95) com seu respectivo ligante FasL na superfície do queratinócito. Essa interação pode levar à morte do queratinócito por apoptose[11].

Manifestações Clínicas

Pródromo

Sintomas inespecíficos e influenza-símile precedem o acometimento cutâneo-mucoso.

Lesões mucosas

As lesões mucosas podem preceder ou ser simultâneas ao acometimento cutâneo. A mucosa bucal e os lábios estão quase invariavelmente comprometidos e, com menor frequência, a conjuntiva e a mucosa anogenital. Erosões muito dolorosas dificultam a ingestão de líquidos e alimentos e são acompanhadas de hipersalivação. Os lábios apresentam-se recobertos por crostas hemáticas (Figura 22.6). O processo pode estender-se para a mucosa nasal, a faringe, a laringe e o esôfago. A conjuntiva pode apresentar eritema, vesiculação e até erosões com lacrimejamento. O quadro pode evoluir para conjuntivite purulenta com fotofobia, úlceras de córnea, uveíte e panoftalmia. As lesões oculares necessitam obrigatoriamente de assistência oftalmológica devido ao risco de sequelas graves. Erosões urogenitais podem levar à retenção urinária e à parafimose[11].

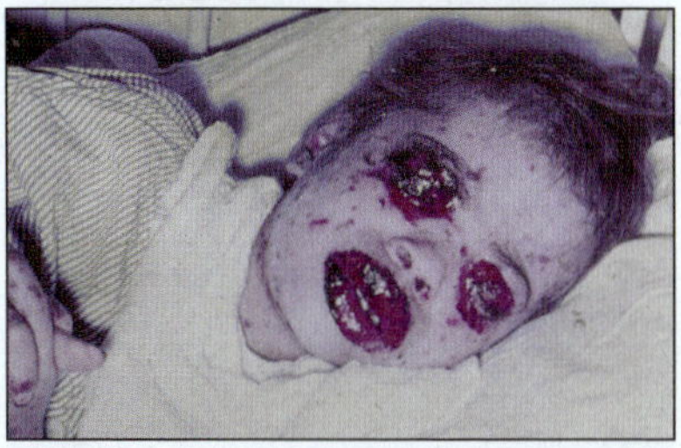

Figura 22.6 Síndrome de Stevens-Johnson. Acometimento ocular e dos lábios.

Lesões cutâneas

As lesões cutâneas começam com sensação de ardor ou mesmo dor. A erupção geralmente inicia-se como máculas eritematosas que acometem, inicialmente, a face e a parte superior do tronco e pode estender-se por toda a pele, predominantemente no tronco e na região proximal dos membros. O quadro cutâneo geralmente evolui em 2 a 3 dias, algumas vezes em horas ou até em uma semana. As lesões cutâneas individuais são, em sua maioria, caracterizadas por máculas eritematosas , ou eritêmato-purpúricas de tamanho e forma irregulares que, geralmente, vão confluindo, formando extensas áreas de eritema que podem evoluir com bolhas e descolamento cutâneo (Figuras 22.7, 22.8 e 22.9). O sinal de Nikolsky pode estar presente. O percentual de descolamento cutâneo, como já referido, define a SSJ, as formas de transição e a NET (Quadro 22.4).

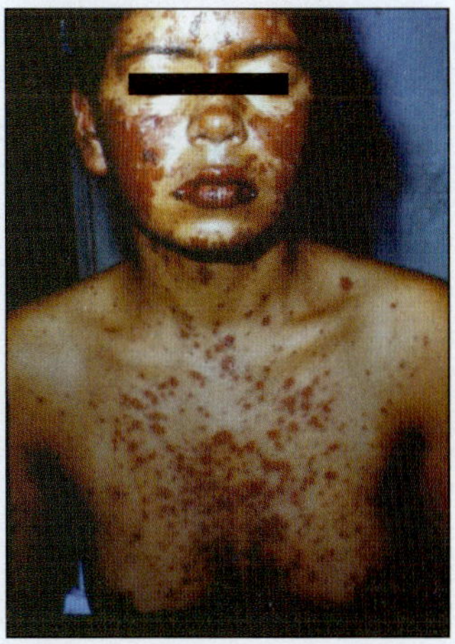

Figura 22.7 Síndrome de Stevens-Johnson. Acometimento da pele com máculas eritêmato-purpúricas.

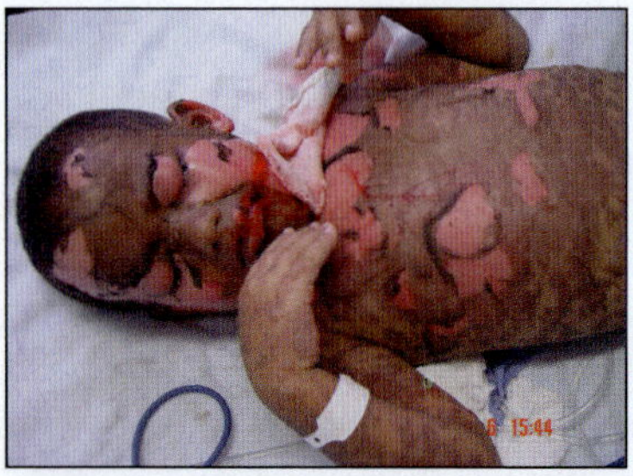

Figura 22.8 Forma de transição. Descolamento da pele entre 10 e 30%.

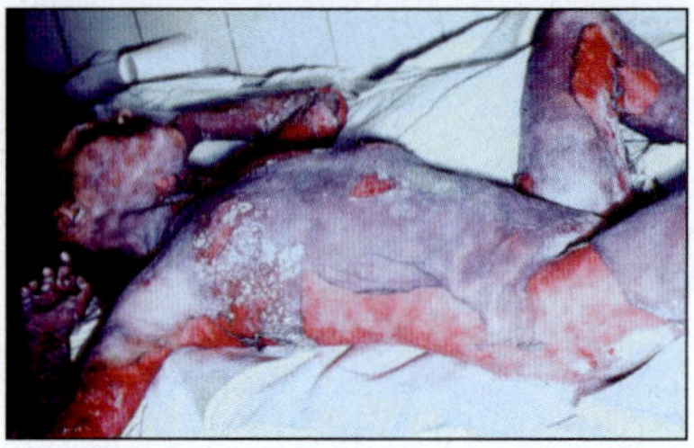

Figura 22.9 Necrólise epidérmica tóxica: descolamento cutâneo maior do que 30%.

Quadro 22.4 – Achados clínicos na síndrome de Stevens-Johnson, nas formas de transição e na necrólise epidérmica tóxica[3]

- Síndrome de Stevens-Johnson
  - Distribuição generalizada
  - Lesões isoladas
  - Confluência das lesões (+) na face e no tronco
  - Máculas eritêmato-purpúricas e alvos atípicos
  - Bolhas e descolamento < 10%
  - Lesões mucosas
  - Sintomas sistêmicos frequentes
- Formas de transição síndrome de Stevens-Johnson/necrólise epidérmica tóxica
  - Distribuição generalizada
  - Lesões isoladas
  - Lesões confluentes (++) na face e no tronco
  - Máculas eritêmato-purpúricas e alvos atípicos
  - Bolhas e descolamento de 10 a 30%
  - Lesões mucosas
  - Sintomas sistêmicos presentes
- Necrólise epidérmica tóxica
  - Distribuição generalizada
  - Lesões isoladas raras
  - Confluência (+++) generalizada
  - Máculas eritêmato-purpúricas e alvos atípicos
  - Bolhas e descolamento > 30%
  - Lesões mucosas
  - Sintomas sistêmicos presentes

Falência cutânea aguda

As consequências da extensa necrose epidérmica compreendem o que atualmente se conhece como falência aguda da pele, que explica a gravidade e a multiplicidade de falências orgânicas decorrentes da perda do manto cutâneo.

A falência aguda da pele resulta na alteração do balanço hidroeletrolítico, com perda de fluido de 3 a 4 L em doente com mais de 50% da superfície corpórea acometida. Fluidos, eletrólitos e proteínas causam redução do volume intravascular, levando à hipovolemia e à insuficiência renal. A destruição da barreira mecânica facilita as infecções, principal causa de óbito nesses doentes. A alteração na termorregulação leva à febre e a calafrios que refletem alto catabolismo muscular. Ocorrem também estado hipermetabólico e alterações no sistema imune da pele[12].

Acometimento de órgãos internos

Sintomas gerais como febre alta, mesmo na ausência de infecção, podem ocorrer até o 10º dia de evolução. Intensa dor cutânea e prostração estão presentes, conferindo ao doente fácies de intenso sofrimento em virtude do quadro clínico de aspecto dramático.

O acometimento gastrointestinal pode levar a erosões esofágicas com disfagia e sangramento. Aproximadamente metade dos casos de SSJ-NET apresenta aumento das aminotransferases de 2 a 3 vezes o normal. Hepatite está presente em 10% dos casos. Alguns casos de pancreatite aguda foram descritos.

Erosões traqueais e brônquicas são encontradas em vários casos de autópsia. Envolvimento respiratório é frequente e preocupante. Edema intersticial pode ser de início subclínico que evolui para quadro clínico aparente, sendo que 10 a 20% dos doentes necessitam de ventilação artificial.

Muitos dos doentes com SSJ-NET apresentam insuficiência renal pré-renal ou necrose tubular aguda como resultado das alterações hemodinâmicas.

Alterações hematológicas são frequentes. Anemia, linfopenia com depleção de linfócito T CD4+, neutropenia (fator de prognóstico reservado) e trombocitopenia também podem ser encontradas. Coagulação intravascular disseminada pode ocorrer como complicação evolutiva.

Diagnóstico/Exames Complementares

O diagnóstico da SSJ-NET é realizado habitualmente por meio de parâmetros clínicos. Comprometimento do estado geral, febre, intenso ardor cutâneo e grave acometimento mucoso conferem ao doente as fácies características da síndrome.

A biópsia da pele lesada com exame anátomo-patológico confirma o diagnóstico clínico. Na SSJ-NET, a resposta inflamatória na epiderme e na derme é pouco expressiva em relação à extensa necrose epidérmica. Necrose eosinofílica das camadas basais e suprabasais da epiderme resultam na clivagem dermoepidérmica. A epiderme completamente necrótica pode descolar-se totalmente da derme. Infiltrado inflamatório mononuclear de intensidade moderada é observado na papila dérmica com exocitose para a epiderme[11].

Dificuldades no diagnóstico diferencial da SSJ-NET podem surgir com erupções exantemáticas, sejam de etiologia viral ou mesmo medicamentosa. O exantema máculo-papular pode ser indistinguível da fase inicial da SSJ-NET. No entanto, as lesões não evoluem para áreas purpúricas, bolhosas ou com descolamento epidérmico, e o quadro mucoso não é extenso.

O principal diagnóstico diferencial que exige medidas laboratoriais mais urgentes é a síndrome da pele escaldada estafilocócica (SSSS), uma vez que as condutas terapêuticas são diferentes. A SSSS é causada por toxina estafilocócica, epidermolisina, que leva à clivagem intraepidérmica alta (subcórnea). A SSSS não apresenta acometimento mucoso ou de órgãos internos. Nos casos de dúvida, o diagnóstico pode ser rapidamente feito por exame citológico de raspado de lesão ou exame microscópico de fragmento de epiderme descolada ou de biópsia por congelação.

Tratamento

- Diagnóstico e retirada das drogas suspeitas de forma precoce melhoram a sobrevida dos doentes com SSJ-NET.
- O doente deve ser tratado em unidades de terapia intensiva (UTI) ou unidades de queimados.
- Terapêutica de suporte: é similar aos cuidados administrados para queimaduras extensas.
- Manutenção do equilíbrio hidroeletrolítico e suporte calórico. A perda hidroeletrolítica na SSJ-NET é menor do que nas queimaduras, uma vez que não há dano vascular com edema e perda de fluido para o interstício vascular. A perda na SSJ-NET é maior por evaporação.
- Manipular o doente em ambiente aquecido (30 a 32° C), em condições estéreis, e evitar trauma cutâneo (adesivos).
- Anticoagulação e prevenção de úlcera por estresse.
- Controle da dor e da ansiedade.
- Cuidados pulmonares.
- Antibioticoterapia sistêmica: a infecção (*S. aureus* e *Pseudomonas aeruginosa*) é, sem dúvida, a principal complicação e causa de óbito nesses doentes. A pesquisa

de bactérias e fungos na pele, nas mucosas, no sangue e nos cateteres é obrigatória. Não há consenso na literatura quanto ao uso dos antibióticos. Existem autores que usam esses agentes de forma profilática enquanto outros só utilizam quando sinais de infecção estão presentes e/ou o agente infeccioso foi isolado.

- Cuidados com as mucosas
  - Cuidados oculares são obrigatórios e sempre realizados por oftalmologista.
  - As mucosas bucal e nasal devem ser higienizadas com solução salina isotônica. No caso de haver crostas, devem ser retiradas. Cremes de antibióticos (mupirocina) podem ser utilizados.
  - As mucosas urogenitais não devem ser descuidadas, pois também podem evoluir com sinéquias.
- Cuidados com a pele
  - Não existe consenso em relação aos cuidados com a pele. As abordagens podem ser mais agressivas com debridamento de pele não viável sob anestesia geral. Outros autores preferem tratamento mais conservador sem debridamento.
  - Antissépticos tópicos como nitrato de prata a 0,5% podem ser utilizados. Tópicos contendo sulfas devem ser evitados.
  - As áreas descoladas podem ser recobertas com gaze do tipo rayon vaselinado ou curativos do tipo hidrogel. Alguns autores usam curativos biológicos.
- Terapêutica específica
  - Até o momento, não existem evidências de que algum tratamento específico seja eficaz no manejo dos doentes com SSJ-NET[13].
- Corticoterapia sistêmica: os estudos sugerem que a corticoterapia sistêmica prolongue o tempo de cicatrização, aumente o risco de septicemia muitas vezes por agentes infecciosos mais virulentos, aumente a mortalidade e não tenha efeito na progressão da doença. Esses dados são baseados em estudos não randomizados, pois não há estudos controlados. Existe na literatura uma tendência de abandonar o uso da corticoterapia sistêmica na SSJ-NET já instalada[14]. O uso da corticoterapia ainda é discutível nas fases iniciais, com a doença em progressão.
- Imunoglobulina endovenosa (IVIG): recentemente, o uso da IVIG em altas doses (1 g/kg/dia, por 2 a 3 dias) surgiu na literatura como medida terapêutica promissora na progressão da doença. O seu uso baseia-se no fato de que IVIG pode inibir a interação Fas-Fas ligante; interação esta diretamente envolvida na apoptose dos queratinócitos (ver patogênese). O resultado dos estudos não é conclusivo. O grupo de estudiosos franceses não observou efeito na progressão da doença e contraindica seu uso em doentes idosos e doentes com insuficiência renal. O grupo da Universidade de Miami observou redução significativa da mortalidade[15-17].

A mortalidade presumida para um doente do espectro SSJ/NET é calculada pela soma dos escores abaixo (Tabela 22.1):

Tabela 22.1 – Escore de gravidade para necrólise epidérmica tóxica com sete fatores de risco[18]

Parâmetro	Escore individual
Idade > 40 anos	Sim = 1; Não = 0
Neoplasia	Sim = 1; Não = 0
Taquicardia (> 120/min)	Sim = 1; Não = 0
Descolamento inicial maior do que 10%	Sim = 1; Não = 0
Ureia (sangue) maior do que 10 mmol/L	Sim = 1; Não = 0
Glicemia maior do que 14 mmol/L	Sim = 1; Não = 0
Bicarbonato menor do que 20 mmol/L	Sim = 1; Não = 0
Scorten (soma dos escores individuais)	**Mortalidade presumida (%)**
0 a 1	3,2
2	12,1
3	35,8
4	58,3
≥ 5	90

As principais causas de mortalidade são[17]:

- Septicemia por *Staphylococcus aureus* e *Pseudomonas aeruginosa*
- Edema pulmonar
- Tromboembolismo pulmonar
- Sangramento gastrointestinal

Geralmente, a pele evolui sem cicatriz, porém alterações na pigmentação são quase inevitáveis e podem resultar em hiperpigmentação ou hipopigmentação. Quando ocorre perda ungueal, o novo crescimento pode ser com distrofia ou pode ocorrer anoníquia.

Erosões mucosas podem persistir por meses após a reepitelização da pele e podem deixar cicatrizes atróficas semelhantes ao do penfigoide das membranas mucosas.

As sequelas oculares são as de maior morbidade. Podem ocorrer simbléfaro, entrópio, ectrópio, triquíase, opacidades da córnea e formação de *pannus* que pode resultar em cegueira.

As lesões dos lábios e da mucosa bucal geralmente se resolvem sem sequelas. Fimose nos homens e sinéquia vaginal nas mulheres podem necessitar de cirurgia para correção. Sinéquias esofágicas e brônquicas também podem ocorrer[11].

Síndrome de Sjögren símile pode resultar do comprometimento das glândulas lacrimais e salivares.

SÍNDROME DE HIPERSENSIBILIDADE À DROGA OU *DRUG REACTION WITH EOSINOPHILIA AND SYSTEMIC SYMPTOMS*

Introdução

A SHD ou DRESS pode ser definida pela tríade: febre, erupção cutânea e acometimento de órgãos internos. Na sua forma completa, a síndrome inclui febre, *rash* cutâneo, linfoadenomegalia, hepatite, anormalidades hematológicas com eosinofilia e linfócitos atípicos, e pode envolver outros órgãos. O envolvimento multivisceral diferencia a DRESS de outras erupções medicamentosas. O reconhecimento dessa forma de erupção medicamentosa é importante por causa da taxa de mortalidade de cerca de 10%. A reação surge, em média, de 1 a 8 semanas após a exposição à droga, sendo que, na reexposição à droga, a reação adversa pode ocorrer de forma mais precoce. O início tardio em relação à introdução da droga causadora é uma das características da DRESS[18].

Epidemiologia

Estima-se que ocorra em 1 a cada 1.000 ou 10.000 exposições aos anticonvulsivantes aromáticos e sulfonamidas. A DRESS não tem predileção por sexo ou idade, porém ocorre mais nos indivíduos da raça negra.

Etiologia e Patogênese

É desencadeada, geralmente, pelos seguintes medicamentos, entre outros (Quadro 22.5).

Quadro 22.5 – Drogas relacionadas à síndrome de hipersensibilidade à droga

- Anticonvulsivantes aromáticos (fenobarbital, carbamazepina e fenitoína), embora possam ocorrer também com a lamotrigina e o ácido valproico. Ocorre reação cruzada entre esses agentes aromáticos podendo explicar a piora do quadro clínico apesar da troca de anticonvulsivante
- Minociclina
- Sulfonamidas, mais frequentemente dapsona e sulfassalazina
- Trimetropim
- Alopurinol
- Antirretrovirais, mais frequentemente nevirapina e abacavir

Provavelmente, a fisiopatogenia da DRESS é multifatorial e estão envolvidos fatores como: exposição à droga, predisposição genética, alterações nas vias metabólicas de detoxificação, formação de linfócitos T sensibilizados à droga, hipogamaglobulinemia transitória e ativação de infecção viral latente[19,20].

Várias drogas associadas à DRESS são metabolizadas em intermediários oxidativos reativos que podem ser importantes na patogenia da reação medicamentosa (Figura 22.10). Os anticonvulsivantes aromáticos são metabolizados por reações de oxidação que os transformam em intermediários aromáticos reativos (areno-óxido). Estes, formados pelas vias oxidativas do citocromo P450, normalmente são detoxificados pela epóxido hidrolase e excretados por via renal. Nessas condições, como nos polimorfismos genéticos, em que há deficiência dessa enzima, os radicais reativos, areno-óxidos, acumulam-se e podem-se ligar a macromoléculas proteicas dos tecidos, determinando necrose celular tóxica e apoptose, ou desencadear respostas imunes mediadas, tais como a síndrome de hipersensibilidade aos anticonvulsivantes.

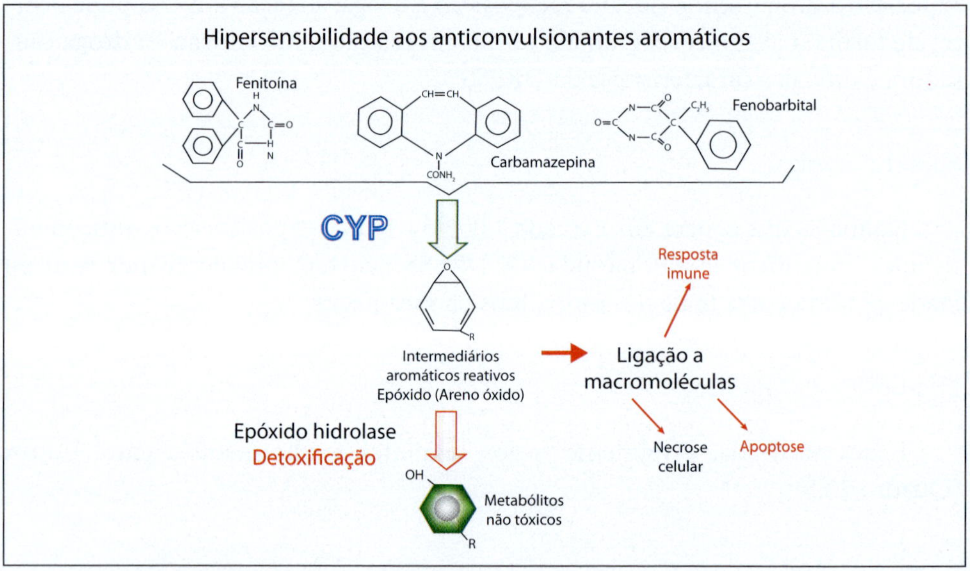

Figura 22.10 Estrutura dos anticonvulsivantes aromáticos e vias metabólicas que determinam a formação de compostos areno-óxidos. CYP (via do citocromo P450).

Estudos recentes têm demonstrado a ativação em cascata de infecção latente dos herpes vírus humano (HHV) tipo 6, HHV tipo 7, citomegalovírus (CMV) e vírus Epstein-Barr (EBV) na DRESS. As manifestações clínicas da DRESS com acometimento multivisceral, apesar da retirada da droga, são coincidentes com a reativação dos herpes vírus[21].

Manifestações Clínicas

Febre

A febre e o mal-estar são acompanhados por faringite e linfadenopatia cervical, que constituem os sintomas iniciais. A febre geralmente é alta, em picos, variando entre 38 e 40°C. Pode persistir por várias semanas após o medicamento ter sido suspenso[18].

Manifestações tegumentares

A erupção cutânea ocorre em 90% dos doentes. Na maioria dos casos, inicia-se com exantema morbiliforme (exantema máculo-papuloso) que não difere dos exantemas de evolução benigna. Pode haver pústulas foliculares e não foliculares. Distribui-se inicialmente na face e no tronco superior e, posteriormente, nas extremidades. Frequentemente, há edema facial mais proeminente na região periorbitária (Figura 22.11). O quadro exantemático pode evoluir para eritrodermia esfoliativa (Figura 22.12). Deve-se enfatizar que a gravidade das manifestações cutâneas não reflete necessariamente a gravidade do acometimento dos órgãos internos, devendo-se assim proceder a uma investigação minuciosa nos casos de DRESS quanto ao envolvimento visceral (diferenciação dos exantemas)[18].

O envolvimento mucoso pode ocorrer como conjuntivite, tonsilite, faringite e erosões na mucosa bucal.

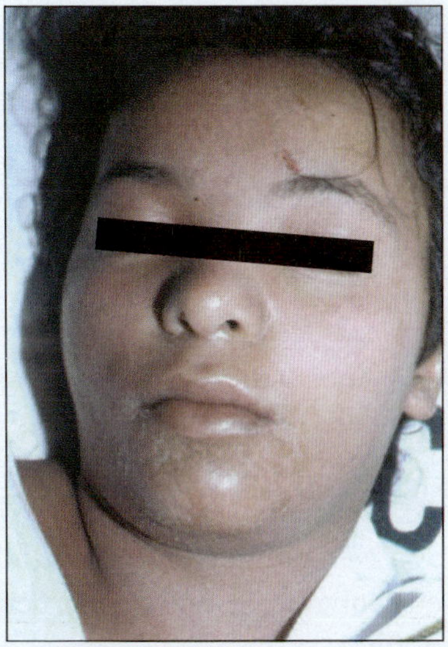

Figura 22.11 *Drug Reaction with Eosinophilia and Systemic Symptoms*: edema facial.

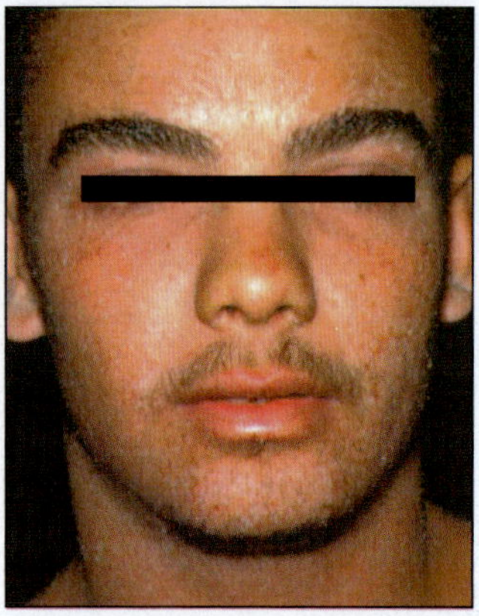

Figura 22.12 *Drug Reaction with Eosinophilia and Systemic Symptoms*: eritrodermia.

Linfadenomegalia

É comum e pode ser localizada ou generalizada. Nos estágios iniciais da doença, a histopatologia do linfonodo demonstra hiperplasia benigna, porém as alterações histológicas podem progredir e demonstrar células linfoides atípicas e, em casos raros, pseudolinfoma ou linfoma verdadeiro podem se desenvolver se a droga não for suspensa[18].

Fígado

É o órgão interno mais frequentemente acometido (61%), com hepatomegalia ao exame físico. O acometimento hepático pode variar desde graus leves de elevação das transaminases à hepatite granulomatosa ou necrose hepática fulminante, com distúrbios da coagulação e insuficiência hepática, e é a maior causa de mortalidade. O rápido reconhecimento da DRESS e a retirada da droga suspeita podem limitar o dano hepático. Entretanto, a hepatite pode evoluir por várias semanas apesar da suspensão da droga[18].

Acometimento renal

Pode ocorrer produzindo desde leve hematúria à nefrite com insuficiência renal aguda, geralmente após nefrite intersticial granulomatosa, apesar da retirada da droga.

Anormalidades hematológicas

Anormalidades hematológicas como leucocitose com eosinofilia e linfócitos atípicos.

Acometimento de outros órgãos

Nefrite intersticial, infiltrados pulmonares, miocardite eosinofílica, pericardite e envolvimento do sistema nervoso central (SNC), como na síndrome hipereosinofílica.

Tireoidite

Tireoidite com autoanticorpos pode ocorrer. No entanto, a fase aguda de tireoidite provavelmente é mascarada pelos outros sintomas da DRESS e, assim, apenas identificada vários meses depois, quando o hipotireoidismo se desenvolver.

Diagnóstico/Exames Complementares

Os critérios para o diagnóstico de DRESS são[22]:

- Exantema máculo-papular: mais de 3 semanas com uso de limitado número de drogas.
- Quadro clínico prolongado: de 2 semanas ou mais, apesar da retirada da droga.
- Linfadenomegalia.
- Febre > 38°C.
- Alterações leucocitárias (1+):
  - Leucocitose > 10 x 10^9/L
  - Linfócitos atípicos > 5%
  - Eosinofilia > 1,5 x 10^9/L
- Hepatite: TGP > 100 U/L
- Reativação HHV-6

Os exames laboratoriais necessários para o diagnóstico de DRESS são:

- Hemograma completo: evidencia linfocitose com linfócitos atípicos e/ou eosinofilia.
- Elevação de transaminases.
- Elevação de bilirrubinas.
- Elevação de ureia e creatinina.
- Os exames histopatológicos de lesão cutânea e gânglios não são patognomônicos.

Algumas vezes, a possibilidade de erupção medicamentosa não é lembrada frente ao quadro clínico de exantema febril com linfoadenomegalia, hepatite e eosinofilia, com linfócitos atípicos. Deve-se salientar que a DRESS é uma erupção medicamentosa que pode evoluir para óbito. No diagnóstico diferencial, devem-se incluir:

- Algumas infecções virais agudas (EBV, CMV, HIV, vírus da influenza e das hepatites).

- Linfoma e pseudolinfoma.
- Síndrome hipereosinofílica idiopática.
- Linfadenopatia angioimunoblástica.

Tratamento

Reconhecimento precoce da DRESS é o passo mais importante para o tratamento, uma vez que muitos médicos não estão familiarizados com essa síndrome. A retirada imediata da droga responsável é o passo mais importante na terapêutica. Os benzodiazepínicos, agudamente, e o ácido valproico, após a resolução da hepatite, pelo seu metabolismo hepático, são usados com sucesso no controle das crises convulsivas em pacientes com DRESS. A gabapentina e o topiramato também têm sido utilizados com segurança como substitutos aos anticonvulsivantes aromáticos. Há casos descritos de DRESS mesmo com o uso de ácido valproico, principalmente quando associado aos outros anticonvulsivantes.

Tratamentos empíricos com antibióticos e anti-inflamatórios não hormonais não devem ser utilizados em virtude da possibilidade de reação cruzada não explicada.

Corticosteroides sistêmicos estão indicados, sendo utilizada a prednisona na dose de 1 mg/kg/dia. A prednisona deve ser retirada lentamente, em 6 a 8 semanas, para evitar recidivas. Vários sintomas podem recorrer com a retirada rápida da corticoterapia. Casos resistentes à corticoterapia podem ser tratados por meio da pulsoterapia com metilprednisolona, IVIG, plasmaferese ou a combinação deles.

A maioria desses doentes, mesmo os com manifestações leves, deve ser hospitalizada para monitoramento da função hepática e renal e para excluir envolvimento de outros órgãos. Os casos leves podem evoluir bem sem corticoterapia sistêmica. Como o hipotireoidismo pode aparecer meses após a resolução do quadro agudo, a função tireoidiana deve ser monitorada por vários meses[22].

CONCLUSÕES

O exantema por drogas é uma erupção medicamentosa frequente e de evolução benigna que deve ser diferenciado de exantemas de outras etiologias.

O exantema, por outro lado, pode ser uma manifestação inicial de erupções medicamentosas graves, como o espectro SSJ-NET e SHD.

A erupção fixa medicamentosa tem quadro clínico peculiar, caracterizado por mácula eritematosa arredondada, que recidiva sempre no mesmo local, após a reexposição à droga e, na involução, deixa pigmentação residual.

O eritema polimorfo não pertence ao espectro SSJ-NET uma vez que possui outros agentes etiológicos (herpes simples) além das drogas. A prognose do quadro é mais benigna.

A SSJ e a NET são doenças do mesmo espectro, variando de acordo com a gravidade do descolamento cutâneo. A NET tem mortalidade em torno de 30 a 35%.

O uso dos corticosteroides sistêmicos no espectro SSJ-NET deve ser evitado, especialmente nos quadros em que a doença não está mais em evolução clínica.

O papel da imunoglobulina endovenosa na terapêutica da SSJ-NET não está estabelecido.

As drogas devem ser lembradas como agentes etiológicos de quadros de erupção cutânea, febre, hepatomegalia, linfoadenomegalia e alterações hematológicas, como eosinofilia e presença de linfócitos atípicos. Essas manifestações correspondem à DRESS.

A mortalidade da DRESS é de 10% e está relacionada principalmente ao quadro de hepatite medicamentosa.

A reexposição ao medicamento envolvido na erupção medicamentosa pode determinar um quadro de maior gravidade, com risco de vida. Testes de provocação não são indicados, particularmente na anafilaxia, na DRESS e no espectro SSJ-NET.

Na suspeita de erupções medicamentosas é obrigatória a suspensão ou substituição de todos os medicamentos suspeitos. A possibilidade de reação cruzada entre drogas deve ser considerada, por exemplo, entre os anticonvulsivantes aromáticos (carbamazepina, fenitoína e fenobarbital).

REFERÊNCIAS BIBLIOGRÁFICAS

1. Segal RA, Doherty MK, Leggott J, Zlotoff B. Cutaneous reactions to drugs in children. Pediatrics. 2007;120(4):1082-96.
2. Pichler WJ. Delayed drug hypersensitivity reactions. Ann Intern Med. 2003;139(8):683-93.
3. Revuz J, Valeyrie-Allanore L. Drug reaction. In: Bolognia JL, Jorizzo JL, Rapini. Dermatology. 1st ed. London: Mosby; 2003. p. 333-53.
4. Breathnach SM. Drug reaction. In: Burns T, Breathnach SM, Cox N, Griffiths C. Rook's Textbook of dermatology. 7th ed. Oxford: Blackwell Publishing; 2004. p.73.1-73.180.
5. Huff JC, Weston LW, Tonnesen GM. Erythema multiforme: a critical review of characteristics, diagnostic criteria, and causes. J Am Acad Dermatol. 1993;8(6):763-5.
6. Bastuji-Garin S, Rzany B, Stern SR, Shear HN, FRCPC, Naldi L, Roujeau JC. Clinical classification of cases of toxic epidermal necrolysis, Stevens-Johnson syndrome, and erythema multiforme. Arch Dermatol. 1993;129(1):92-6.
7. Assier H, Bastuji-Garin S, Revuz J, Roujeau J-C. Erythema multiforme with mucous membrane involvement and Stevens-Johnson syndrome are clinically different disorders with distinct causes. Arch Dermatol. 1995;131(5):539-43.
8. Roujeau JC. The spectrum of Stevens-Johnson syndrome and toxic epidermal necrolysis: a clinical classification. J Invest Dermatol. 1994;102(3):28S-30S.
9. Auquier-Dumant A, Mockenhaupt M, Naldi L, Correa O, Schöder W, Roujeau JC, et al. SCAR Study Group. Correlation between clinical patterns and causes of erythema multiforme majus,

Stevens-Johnson syndrome and toxic epidermal necrolysis: results of an international prospective study. Arch Dermatol. 2002;138(8):1019-24.
10. Mocknhaupt M, Viboud C, Dunant A, Naldi L, Halevy S, Bavinck JNBB, et al. Stevens-Johnson syndrome and toxic epidermal necrolysis: assessment of medication risks emphasis on recently marketed drugs. J Invest Dermatol. 2008;128(1):35-44.
11. Fritsch P, Ruiz-Maldonado. Erythema multiforme, Stevens-Johnson syndrome and toxic epidermal necrolysis. In: Freedberg IM, Eisen AZ, Wolff K, Austen KF, Goldsmith LA, Katz SI. Fitzpatrick´s Dermatology in General Medicine. 6th ed. McGraw-Hill; 2003. p. 543-57.
12. Roujeau J-C, Chosidow O, Saiag P, Guillaume J-C. Toxic epidermal necrolysis (Lyell syndrome). J Am Acad Dermatol. 1990;23(6 Pt 1):1039-58.
13. Schneck J, Stat D, Fagot JP, Sekula P, Math D, Sassolas B. Effects of treatments on the mortality of Stevens-Johnson syndrome and toxic epidermal necrolysis: A retrospective study on patients included in the EuroSCAR Study. J Am Acad Dermatol. 2008;58(1):33-40.
14. Ghislain P-D, Roujeau J-C. Treatment of severe drug reactions: Stevens-Johnson syndrome, toxic epidermal necrolysis, and hypersensitivity syndrome. Disponível em: http://dermatology.cdlib.org/DOJvol8num1/ reviews/drugrxn/ghislain.html
14. Prins C, Kerdel F, Padilla S, Hunziker T, Chimenti S, Viardi I, et al. Treatment of Toxic Epidermal Necrolysis With High–Dose Intravenous Immunoglobulins: Multicenter Retrospective Analysis of 48 Consecutive Cases. Arch Dermatol. 2003;139(1):26-32
15. Bachot N, Roujeau JC, Revuz J. Intravenous immunoglobulins treatment for Stevens-Johnson syndrome and toxic epidermal necrolysis: a prospective noncomparative study showing no benefit on mortality or progression. Arch Dermatol. 2003;139(1):33-6.
16. Trent J, Kirsner R, Romanelli P, Kerdel F. Analysis intravenous immunoglobulins for the treatment of toxic epidermal necrolysis using SCORTEN: the University of Miami experience. Arch Dermatol. 2003;139(1):39-43.
17. Bastuji-Garin S, Fouchard N, Bertocchi M, Roujeau JC, Revuz J, Wolkenstein P. SCORTEN: A severity of illness score for toxic epidermal necrolysis. J Invest Dermatol. 2000;115:49-53.
18. Bocquet H, Bagot M, Roujeau JC. Drug-induced pseudolymphoma and drug hypersensitivity syndrome (drug rash with eosinophilia and systemic symptoms: DRESS). Semin Cut Med Surg. 1996;15(4):250-7.
19. Sullivan JR, Shear NH. Drug hypersensitivity syndrome what is the pathogenesis? Arch Dermatol. 2001;137(3):357-64.
20. Boccara O, Valeyrie-Allanore L, Cricrx B, et al. Association of hypogammaglobulinemia with DRESS (drug rash with eosinophilia and systemic symptoms). Eur J Dermatol. 2006;16:666-8.21.
21. Kano Y, Hiraharas K, Sakuma K, Shiohara T. Several herpesviruses can reactivate in a severe drug-induced multiorgan in the same sequential order as in graft-versus-host disease. Br J Dermatol. 2006;155(2):301-6.
22. Shiohara T, Inaoka M, Kano Y. Drug-induced hypersensitivity syndrome (DIHS): a reaction induced by a complex interplay among herpesviruses and antiviral and antidrug immune responses. Allergol Int. 2006;55(1):1-8.

Alopecias na infância 23

Aline Donati
Ricardo Romiti

Após ler este capítulo, você estará apto a:

1. Elaborar as hipóteses diagnósticas mais importantes diante de um caso de alopecia na infância.
2. Diferenciar as alopecias adquiridas das congênitas.
3. Solicitar os exames complementares necessários e interpretar seus resultados.
4. Reconhecer os tipos de alopecia que respondem às diversas modalidades terapêuticas.

INTRODUÇÃO

Alopecia é uma lesão clínica caracterizada pela diminuição da densidade ou mesmo ausência completa de cabelos terminais. As causas de alopecias na faixa etária pediátrica são inúmeras e podem ser consequentes de problemas congênitos ou hereditários, ou de doenças adquiridas (Quadro 23.1).

As alopecias congênitas são bastante raras e, por vezes, de difícil diagnose. No entanto, certos aspectos macro e microscópicos dos fios de cabelo são extremamente característicos, permitindo tornar mais precisa a diagnose. Essas alterações podem fazer parte dos sinais de uma determinada síndrome, como os cabelos "em bambu" evidenciados na síndrome de Netherton, ou representar a única manifestação da doença, como na síndrome dos cabelos anágenos frouxos.

Quadro 23.1 – Principais alopecias na infância

- Alopecias adquiridas
  - Alopecia areata
  - Eflúvios
  - Tricotilomania
  - Alopecia de tração
  - Alopecias de causa infecciosa
  - Alopecias cicatriciais
  - Alopecia androgênica
- Alopecias congênitas ou hereditárias
  - Anormalidades da haste
    - Síndrome dos cabelos impenteáveis
    - Síndrome dos cabelos lanosos (*wooly hair*)
    - *Pili torti* (pelos torcidos)
    - *Tricorrexis nodosa*
    - Monilétrix
    - *Tricorrexis invaginata*
  - Atriquias e hipotricoses congênitas
    - Atriquia com pápulas
    - Hipotricose hereditária de Marie-Unna
    - Aplasia cútis congênita
    - Alopecia triangular temporal

A causa mais frequente de alopecia de causa infecciosa na infância é a *tinea capitis*. Entre as doenças inflamatórias, destaca-se a alopecia areata, de amplo espectro clínico e prognóstico imprevisível nas crianças acometidas. A tricotilomania é característica da infância, podendo levar a quadros desfigurantes. No que diz respeito às formas cicatriciais das alopecias adquiridas, estas tendem a apresentar, na criança, os mesmo achados clínicos e histológicos da faixa etária adulta. Assim, as alterações do lúpus eritematoso discoide e da esclerodermia localizada do couro cabeludo, por exemplo, são indistinguíveis das do adulto. No Quadro 23.2, encontra-se uma divisão didática das alopecias de acordo com sua fisiopatologia.

É necessário que as principais tricoses da infância sejam prontamente identificadas e tratadas, a fim de evitar medidas diagnósticas invasivas desnecessárias e minimizar o risco de sequelas físicas e psicológicas futuras.

ALOPECIAS ADQUIRIDAS

Alopecia Areata

A alopecia areata (AA) caracteriza-se por uma doença autoimune contra o bulbo do folículo piloso anágeno. Representa a causa mais frequente de alopecia

Quadro 23.2 – Tipos de alopecias de acordo com sua fisiopatologia

Etiologia	Exemplo
■ Queda (espontânea) aumentada dos fios	Alopecia areata Eflúvio telógeno Eflúvio anágeno
■ Arrancamento dos fios	Tricotilomania (intencional) Tração (consequente a penteados)
■ Quebra da haste do fio próximo à inserção do fio no couro cabeludo	Distúrbios da haste *Tinea capitis*
■ Substituição de fios terminais por fios *vellus*	Alopecia triangular temporal (congênita) Alopecia androgenética (adquirida)
■ Ausência congênita ou hereditária de folículos pilosos maduros	Atriquias e hipotricoses congênitas Aplasia cútis congênita Hipotricose hereditária de Marie-Unna
■ Destruição de folículos pilosos secundária a processos infecciosos ou inflamatórios	*Kerion* *Favus* Alopecias cicatriciais em geral Tricotilomania e tração de longa duração

não infecciosa da infância, sendo muito rara antes do 1º ano de vida[1]. Possui predisposição genética com herança provavelmente multifatorial[2] e pode associar-se à atopia, a doenças autoimunes e à síndrome de Down. Sua patogênese não é completamente esclarecida e a hipótese de que um vírus ou o estresse emocional sejam desencadeantes permanece controversa[3]. A AA apresenta cinco padrões distintos: em placas (mais frequente), reticular (trama de placas que se interligam), ofiásica (acometimento principal nas regiões occipital e parieto-temporais), ofiásica invertida (padrão inverso ao da ofiásica) e difusa ou incógnita (com redução generalizada da densidade capilar, porém sem a formação de áreas completamente alopécicas).

O grau de envolvimento das áreas pilosas também é variável, podendo acometer desde uma pequena placa em qualquer região do corpo até a ausência completa dos pelos na cabeça (AA *totalis*) (Figura 23.1) ou também do corpo (AA *universalis*). Quanto mais extenso o acometimento, pior o prognóstico. O exame clínico revela alopecia do tipo não cicatricial (Figura 23.2), com pelos caducos e peládicos (em ponto de exclamação). O diagnóstico é geralmente clínico, podendo ser complementado pela biópsia com exame histológico do couro cabeludo, que apresenta alterações inflamatórias típicas no bulbo piloso[4]. O diagnóstico diferencial inclui *tinea capitis*, tricotilomania, tricodistrofias, alopecia temporal triangular, aplasia cútis congênita e outras causas de alopecias cicatriciais. As opções terapêuticas para crianças são limitadas e nenhuma é sempre eficaz. A res-

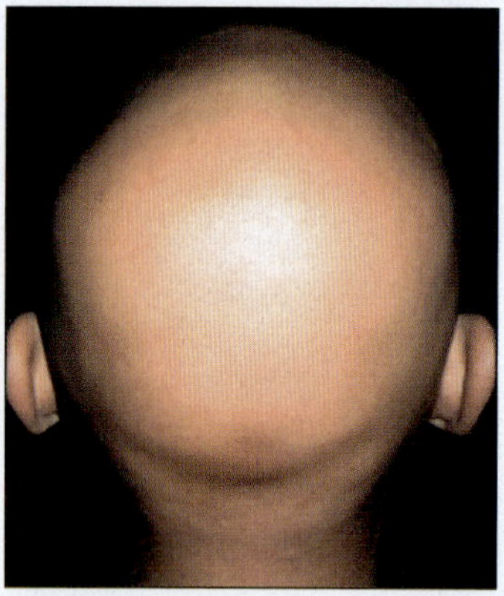

Figura 23.1 Alopecia areata total.

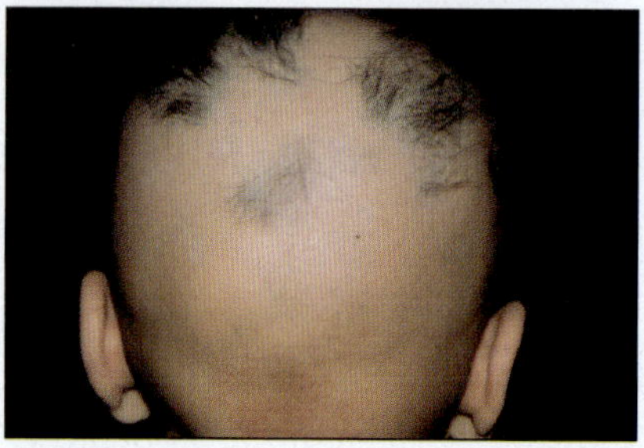

Figura 23.2 Extensas placas de alopecia areata na ausência de áreas de repilação.

posta é ainda mais variável em casos extensos e crônicos. Os tratamentos não são curativos, e a intenção do tratamento é proporcionar repilação de maneira a melhorar a qualidade de vida do paciente. As opções mais utilizadas para o tratamento na infância incluem corticosteroides tópicos e, eventualmente, intralesionais, antralina, minoxidil tópico, criocirurgia e imunoterapia. Corticosteroides sistêmicos, azatioprina e ciclosporina não são recomendados para crianças. Grupos de apoio são fundamentais, pois a perda dos cabelos leva a um importante estresse emocional e à ansiedade dos pais e das crianças. O uso de adereços como perucas ou um corte diferente para camuflar a área alopécica podem ser a melhor solução em alguns casos. Transplante capilar não terá sucesso uma vez que o processo imune continua.

Eflúvios

Os eflúvios são causados por noxas que interrompem abruptamente o ciclo do pelo. A maioria dos insultos leva à passagem prematura da fase anágena para a telógena e, consequentemente, um número maior de fios telógenos é liberado após 2 a

6 meses (eflúvio telógeno). Os fatores desencadeantes do eflúvio telógeno podem ser diversos e incluem drogas, infecções, trauma, doenças sistêmicas graves, cirurgias, distúrbios endócrinos e nutricionais, privação de alimentos, má-absorção, hemorragia, anemia, estresse emocional intenso e imunizações. O papel da ferritina baixa como causa da queda de cabelos continua incerto. Em 33% dos casos, nenhum desencadeante pode ser identificado[5]. Quando a agressão é mais intensa (p.ex., com o uso de agentes quimioterápicos, radioterapia ou ingestão de certas substâncias, como chumbo, tálio, arsênio, bismuto e cumadínicos), ocorre a interrupção abrupta da fase anágena e a liberação quase imediata (em geral, após 2 semanas) de fios ainda em fase anágena (eflúvio anágeno). A resolução está diretamente relacionada à eliminação do fator desencadeante, quando possível. Para o diagnóstico, são necessários história clínica detalhada e alguns exames gerais, como hemograma completo, dosagem de ferro, ferritina e zinco, e função tireoidiana. Após o afastamento da causa, pode-se utilizar minoxidil tópico para acelerar a repilação[6]. No caso específico do eflúvio anágeno pelo uso de vincristina, é descrita uma técnica para minimizar os efeitos tóxicos sobre os folículos pilosos[7] por meio do resfriamento do couro cabeludo, ou da colocação de um torniquete com pressão de 10 mmHg acima da pressão sistólica da criança imediatamente antes da administração da droga. Exames toxicológicos, sorologia para sífilis e fator antinúcelo (FAN) podem ser solicitados em casos selecionados. O exame histológico obtido de biópsia de couro cabeludo é geralmente desnecessário.

Alopecia Androgenética

Rara na infância, acomete crianças com alta predisposição genética logo após o início da adrenarca (2 a 3 anos antes da puberdade), pois está relacionada à produção de hormônios andrógenos pelas adrenais. Sua apresentação clínica, bem como fisiopatologia, é semelhante à alopecia androgenética (AAG) do adulto[8]. Quando necessário, exames complementares devem ser realizados para diferenciar outras formas de alopecia difusa, como eflúvio telógeno, AA, hipotricose simples e síndrome dos cabelos anágenos frouxos. Não há estudos clínicos de AAG em crianças, mas deve-se evitar o bloqueio hormonal em virtude da imaturidade do eixo hormonal nessa faixa etária. O uso de minoxidil, à semelhança do que é feito em adultos, pode ser eficaz.

Tricotilomania

Distúrbio compulsivo no qual o paciente puxa ou arranca seus pelos ou cabelos[9]. É mais frequente no sexo feminino. Comumente, apresenta-se como placa alopécica de padrão bizarro, com vários cabelos curtos de comprimentos diversos, em uma área de couro cabeludo normal. Pode acometer qualquer área, mas couro cabeludo e supercílios são os locais mais comuns. É geralmente do tipo não cicatricial, mas pode ocorrer perda permanente dos folículos se houver trauma persistente na mesma área. As alterações histológicas são patognomônicas, sendo muito útil a realização da biópsia de couro cabeludo em casos duvidosos[10]. Diagnósticos diferenciais incluem AA, tricodistrofias e *tinea capitis*, e é sempre recomendado realizar exame micológico direto e cultura da lesão. Quando acomete crianças, a tricotilomania é geralmente autolimitada, mas terapias comportamentais podem auxiliar na cura[11]. Em adolescentes, o tratamento é mais difícil já que os pacientes frequentemente negam sua participação na doença, como em outras dermatites artefatas. Pais e pacientes são frequentemente relutantes em aceitar o diagnóstico. Intervenção psicológica auxilia a identificar problemas subjacentes e a mudar o comportamento. Encaminhamento psiquiátrico é necessário em casos refratários.

Alopecia de Tração

Acomete principalmente mulheres em razão da tensão constante gerada por certos tipos de penteado, como rabos de cavalo, tranças, bobes e apliques. Clinicamente, notam-se pequenos fios quebrados, foliculite e pápulas foliculares[12]. A alopecia é inicialmente reversível, mas pode tornar-se cicatricial se a tensão for contínua e prolongada[13].

Alopecias de Causa Infecciosa

Tinea capitis é a invasão do cabelo do couro cabeludo por fungos dermatófitos. É uma doença típica de crianças que, tratada precocemente, raramente deixa áreas cicatriciais. As infecções antropofílicas tendem a ser não inflamatórias. Já as infecções zoofílicas e geofílicas podem produzir uma placa inflamatória edemaciada, dolorosa e alopécica, cujos cabelos restantes são extraídos facilmente e sem dor, denominada *Kerion celsi* (Figura 23.3).

Favus é um tipo de *tinea capitis* caracterizada por crostas espessas amareladas que envolvem e perfuram a haste, chamadas escútulas. *Favus*, bem como *kerion*, frequentemente deixam uma área de alopecia cicatricial. Quadros extensos podem ser acompanhados de adenopatia e dor local. Antifúngicos orais são mandatórios. O tratamento de escolha é a griseofulvina por via oral na dose de 15 a 20 mg/kg/dia[14]. A duração depende do tipo de fungo[15]. O tratamento do *kerion* com griseofulvina geralmente não impede o desenvolvimento de alopecia cicatricial, e os sintomas podem ser aliviados com uso de prednisolona[16,17].

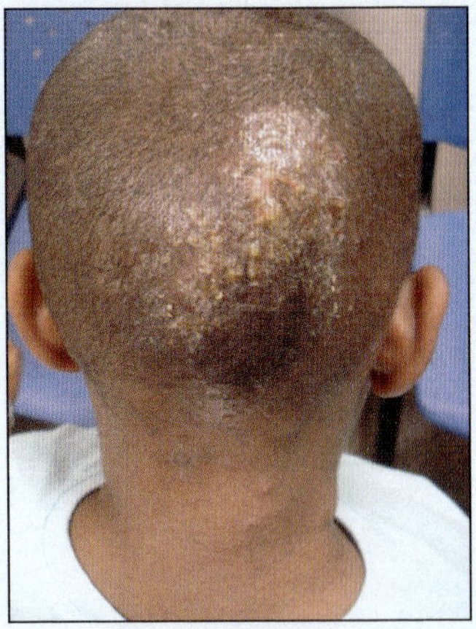

Figura 23.3 *Kerion celsi* com adenopatia cervical.

Alopecias Cicatriciais

As principais causas de alopecia cicatricial adquirida na infância, de causa não infecciosa, incluem traumatismos, queimaduras e colagenoses, especialmente a esclerodermia em golpe-de-sabre.

ALOPECIAS CONGÊNITAS OU HEREDITÁRIAS

Anormalidades da Haste

As anormalidades da haste que levem a uma fragilidade capilar aumentada podem ser causa de alopecia. As alterações estruturais dos fios deixam mais suscetíveis às injúrias ambientais da radiação UV, à escovação vigorosa e às preparações cosméticas. Como resultado desses traumas, a haste se quebra em vários níveis, incluindo na inserção do couro cabeludo. O exame microscópico é essencial para o diagnóstico das anormalidades da haste. As principais alterações microscópicas observadas nas tricodistrofias estão detalhadas no Quadro 23.3.

Síndrome dos cabelos impenteáveis

Distúrbio raro que pode ser esporádico ou autossômico dominante, no qual os cabelos crescem muito lentamente e são resistentes a qualquer tipo de escovação/penteado[18]. A data do início dos sintomas pode variar da infância à puberdade. Ao exame microscópico, os cabelos apresentam um formato reniforme, quase triangular, quando cortados transversalmente. Um sulco longitudinal percorre praticamente toda a extensão do cabelo e é mais facilmente visível sob microscopia eletrônica. Não existe tratamento específico. Deve-se orientar que o cabelo é mais fácil de manejar quando curto.

Quadro 23.3 – Alterações microscópicas observadas nas tricodistrofias

Tricodistrofia	Exame microscópico
Síndrome dos cabelos impenteáveis	Formato transversal triangular ou reniforme Melhor visualizado em microscopia de varredura
Síndrome dos cabelos lanosos (*wooly hair*)	Diâmetro irregular e torções frouxas ocasionais Alterações microscópicas não são patognomônicas. É necessário correlacionar com a clínica
Pili torti (pelos torcidos)	Hastes achatadas e torcidas completamente em ângulos de 180°
Distrofia *twisting hair*	Distúrbios heterogêneos com torções menores que 180°
Tricorrexis nodosa	Nódulos proximais ou extremidade distal do pelo com fissuras longitudinais e transversais Imagem típica de escova ou pincel de pintura
Moniletrix	Alternância entre estreitamentos e pseudodilatações (áreas normais)
Tricorrexis invaginata	Intussuscepção da parte distal sobre o segmento proximal Imagem típica de bambu ou tulipa
Síndrome dos cabelos anágenos frouxos	Anágenos sem bainhas radiculares e cutícula engruvinhada

Síndrome dos cabelos lanosos (*wooly hair*)

Doença incomum na qual estão presentes cabelos extremamente enrolados, tipo negroide, no couro cabeludo de uma pessoa cuja origem genética não condiz com o fenótipo. Pode ser localizado ou difuso, congênito ou adquirido. A forma congênita difusa pode ser herdada de maneira autossômica dominante[19] ou, menos frequentemente, autossômica recessiva. Pode estar associada a malformações oculares, surdez, queratose pilar atrófica, hipoplasia do esmalte dentário e síndrome de Noonan. A forma progressiva adquirida pode indicar o início de AAG[20] ou ser observada como efeito colateral do uso de derivados da vitamina A. Clinicamente, os cabelos são mais suscetíveis ao desgaste, apresentam diâmetro irregular e torções frouxas ocasionais. Não há tratamento específico e, na forma congênita difusa, os cabelos podem gradualmente passar de enrolados para ondulados.

Pili torti (pelos torcidos)

Pode ser herdado isoladamente, de maneira autossômica dominante, ou relacionado a outras tricodistrofias. É associado a várias síndromes, como síndrome de Menkes[21], paquioníquia congênita[22] e síndrome de Bjornstad[23]. Os cabelos dos portadores de *pili torti* tendem a quebrar a uma distância de 5 cm do couro cabeludo, mas podem quebrar em uma distância menor se submetidos a trauma moderado. Clinicamente, notam-se placas circunscritas de alopecia em áreas de fricção ou trauma. Em casos mais graves, pode haver apenas pequenos pedaços de fio muito sutis sobre o couro cabeludo. Classicamente, o cabelo é normal ao nascimento e é gradualmente substituído por outro, loiro reluzente e anormal, entre 3 meses e 3 anos de idade. Os cabelos melhoram espontaneamente na puberdade, tornando-se mais escuros e menos frágeis, e crescendo até um comprimento aceitável. Alguns casos permanecem gravemente afetados durante toda a vida. À microscopia óptica, os cabelos com *pili torti* apresentam-se achatados e torcidos completamente, em ângulos de 180° ao longo da haste capilar e em intervalos irregulares. Não há tratamento para a alteração capilar, devendo-se, quando possível, tratar a doença de base (Figura 23.4).

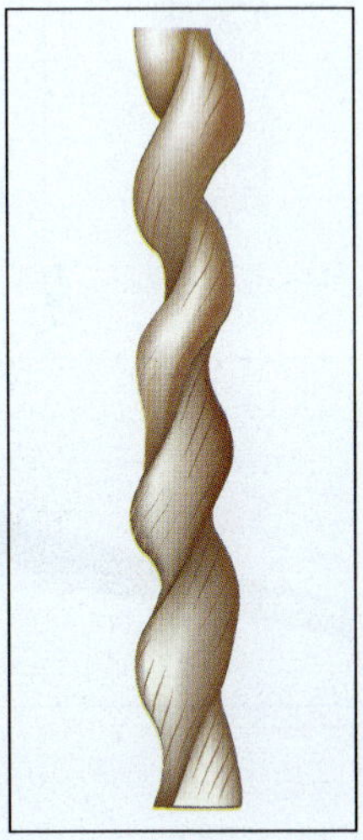

Figura 23.4 Desenho esquemático de *pili torti*.

Tricorrexis nodosa

Tricorrexis nodosa congênita pode apresentar-se ao nascimento ou após os primeiros meses de vida. O diagnóstico dessa alteração deve levar a uma procura por distúrbios metabólicos de base[24]. Os fios apresentam falha na cutícula que permite dano às fibras corticais, dando origem a fissuras longitudinais e transversais, deixando a imagem semelhante a uma escova ou um pincel de pintura (Figuras 23.5 e 23.6). Nódulos proximais são mais sugestivos de uma anormalidade na qualidade da haste. *Tricorrexis nodosa* adquirida é decorrente do desgaste do fio causado por fatores externos, os quais podem ter natureza cosmética (lavagem com xampu, escovação ou penteado) ou ambiental (radiação UV, umidade e fricção natural entre os fios). Esse desgaste é mais comum em mulheres, pois estas tendem a deixar os fios mais longos e a manejá-los mais intensamente. Nesses casos, os nódulos estão situados distalmente na haste. Outras anormalidades de haste como *pili torti* e moniletrix também estão mais sujeitas a apresentar lesões de desgaste do que cabelos normais. O tratamento, tanto nas formas congênitas como nas adquiridas, é evitar lesão à haste capilar. Recomenda-se evitar procedimentos cosméticos e pro-

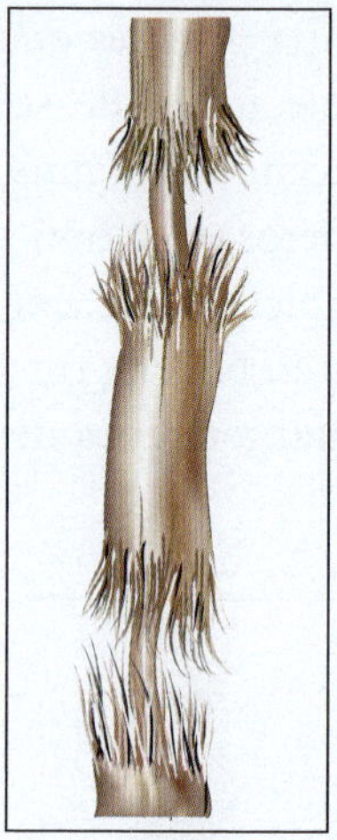

Figura 23.5 Desenho esquemático de *tricorrexis nodosa*.

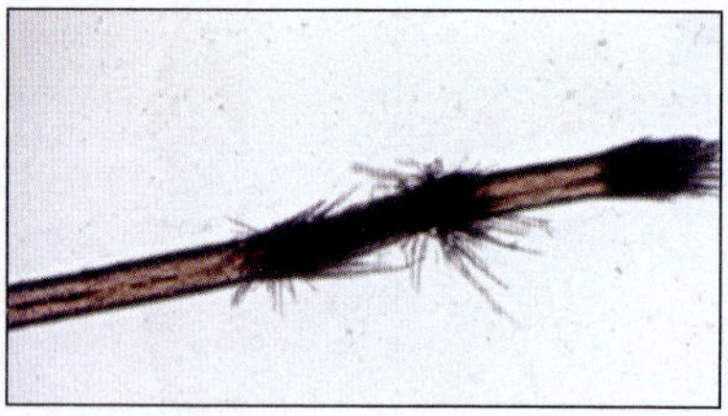

Figura 23.6 Aspecto microscópico de *tricorrexis nodosa*.

dutos químicos desnecessários, lavar os cabelos somente uma vez por semana com uso de condicionador e proteger os fios da luz solar com um lenço ou com um chapéu folgado.

Moniletrix

Pode ocorrer isoladamente ou associado à queratose pilar. Apresenta herança autossômica dominante com penetrância alta e expressão variável. Estudos genéticos apontam mutações nos genes das tricoqueratinas tipo II como responsáveis pela doença[25]. Os fios apresentam áreas alternadas de dilatação e constrição (Figura 23.7). As áreas estreitadas (internódulos) são mais suscetíveis a apresentar desgaste intenso e fraturas. Clinicamente, o quadro pode variar de cabelos praticamente normais até cabelos que não conseguem crescer mais que alguns centímetros (Figura 23.8). A alteração capilar pode, às vezes, ser notada macroscopicamente. O exame dos fios sob microscopia óptica demonstra alternância entre estreitamentos e pseudodilatações (áreas normais). Não há tratamento efetivo, exceto uso de perucas. Retinoides e minoxidil podem ser úteis em alguns casos. Ocasionalmente, a doença melhora com a idade.

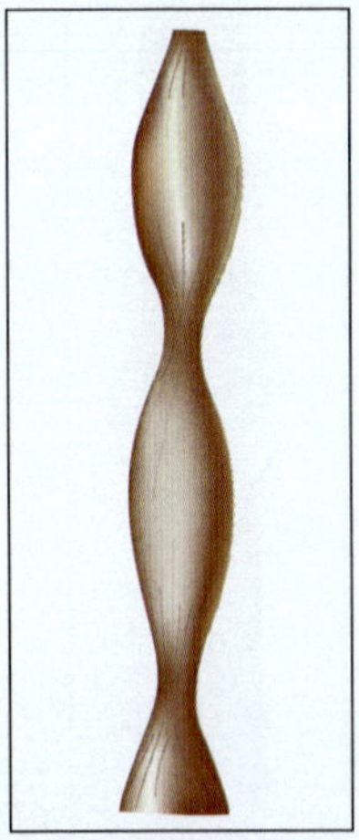

Figura 23.7 Desenho esquemático de moniletrix.

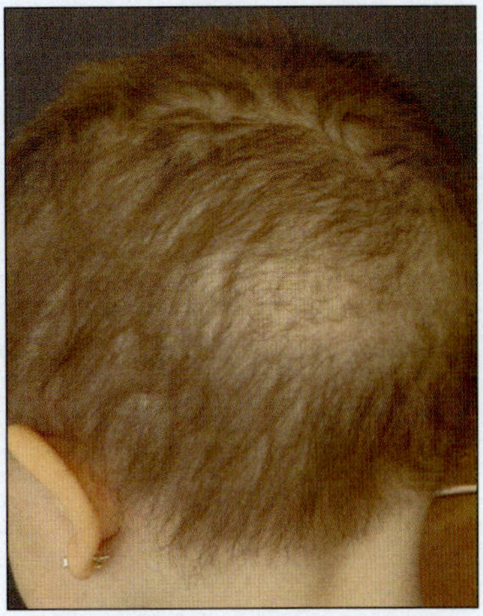

Figura 23.8 Paciente do sexo feminino com moniletrix.

Tricorrexis invaginata

Distúrbio da haste capilar característico, e muito específico, porém somente moderadamente sensível para síndrome de Netherton (doença autossômica recessiva que apresenta características atópicas e ictiose linear circunflexa, além da alteração capilar). A alteração genética na síndrome de Netherton foi mapeada no cromossomo 5q32[26] e está relacionada a mutações no gene SPINK5, que codifica um inibidor de protease sérica chamado LEKTI[27]. Assim como no moniletrix, a alteração primária é uma anormalidade da queratinização da haste que permite a intussuscepção da parte distal (mais dura e queratinizada), sobre o segmento proximal. Ao exame microscópico, os cabelos apresentam uma invaginação dando a aparência típica de bambu (Figura 23.9) ou de tulipa, quando a haste distal se descola. Não há tratamento específico, devendo-se evitar o trauma.

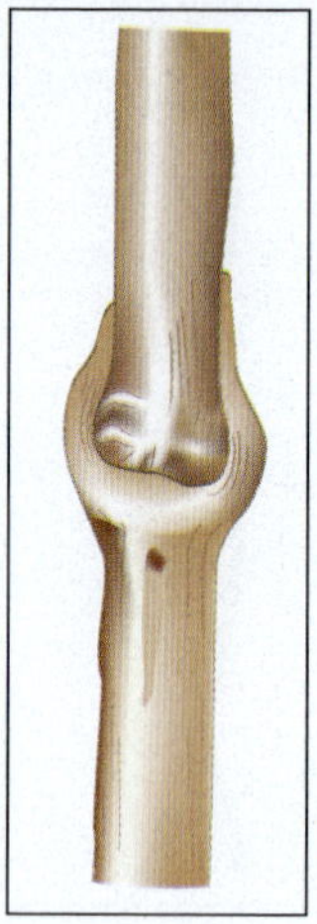

Figura 23.9 Desenho esquemático de *tricorrexis invaginata* (cabelo em bambu).

Síndrome dos cabelos anágenos frouxos

Síndrome recentemente descrita na qual há um defeito na adesão dos pelos anágenos ao folículo capilar. Acomete geralmente crianças com mais de 2 anos, com predileção pelo sexo feminino. Tem herança familiar, provavelmente autossômica dominante, e genitores aparentemente normais da criança afetada podem também apresentar cabelos facilmente removíveis. Devido ao defeito na adesão do pelo ao folículo, os cabelos são facilmente removidos do couro cabeludo, sem dor, e a maioria dos pelos não permanece aderida na duração normal do ciclo anágeno. Consequentemente, os cabelos não crescem muito e podem apresentar-se com comprimentos diferentes e levemente encaracolados em algumas áreas. Os cabelos são normais ao nascimento, mas com o tempo tornam-se ralos e crescem de maneira desigual (Figura 23.10). Frequentemente, os pais referem que a criança nunca cortou os cabelos. Caracteristicamente, na microscopia óptica, são visualizados cabelos anágenos sem as bainhas externa e interna e com um bulbo distorcido de cutícula engruvinhada. Durante a infância, deve-se manejar os cabelos cuidadosamente para diminuir a perda. Há regressão espontânea do quadro no começo da adolescência[28].

Atriquias e Hipotricoses Congênitas

Atriquia congênita pode ocorrer como doença isolada, como parte da displasia ectodérmica ou de outras doenças mais raras, nas quais pode estar associada a retardo mental, ictiose e surdez, anormalidades oculares e esqueléticas, erros inatos do metabolismo, raquitismo e síndromes de imunodeficiência e envelhecimento precoce.

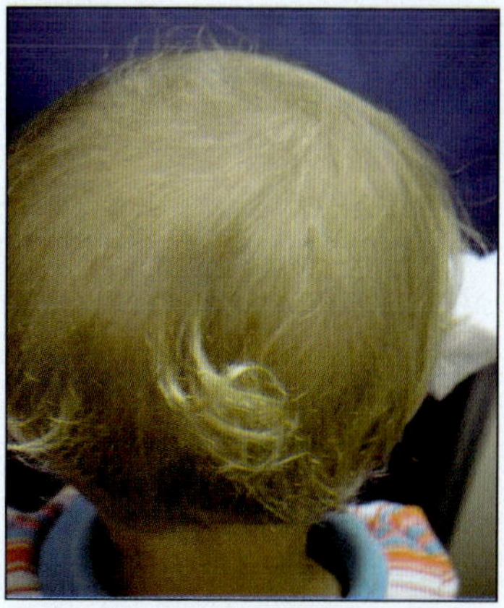

Figura 23.10 Síndrome dos cabelos anágenos frouxos acometendo criança de 6 anos.

Hipotricose congênita ocorre geralmente como defeito isolado e pode não ser notada até os 2 anos em razão das variações normais da quantidade e qualidade do cabelo dos bebês. A patogênese das atriquias ou hipotriquias envolve agenesia folicular ou destruição folicular programada.

Clinicamente, a criança pode nascer com completa ausência de pelos e cabelos no couro cabeludo e no corpo ou pode evoluir para perda total dos pelos nos primeiros 5 anos de vida. Em outra variante, o recém-nascido nasce com cabelos tipo lanugo, os quais são perdidos nos primeiros meses de vida e nunca são substituídos. Madarose é uma forma localizada de apresentação da doença na qual há ausência congênita dos supercílios, e os folículos do couro cabeludo podem ou não ser afetados. Hipotricose congênita é uma forma menos grave de atriquia, na qual os cabelos não estão ausentes, mas difusamente diminuídos. O grau de redução da densidade de folículos é variável, e alterações cicatriciais podem ou não estar presentes. Na ausência de história familiar da doença, deve-se realizar a biópsia do couro cabeludo com exame histológico para excluir *alopecia areata totalis*. Esse exame mostrará a arquitetura dos folículos pilosos e sua densidade e pode revelar outras anormalidades cutâneas.

Atriquias com pápulas

Atriquia com pápulas é uma doença distinta com herança autossômica recessiva. No caso específico da atriquia com pápulas, uma mutação no gene Hairless do cromossomo 8p21 leva à perda do contato entre o bulbo capilar e a papila dérmica[29]. A impossibilidade de restabelecer esse contato impede a entrada do pelo em um novo ciclo anágeno e o folículo se dilata, dando origem às pápulas dérmicas.

Hipotricose hereditária de Marie Unna

Distúrbio autossômico dominante raro descrito pela Dra. Marie Unna em 1925, descrevendo sete gerações de uma família alemã[30]. Provavelmente ligado a um único gene, já foi relacionado ao gene Hairless[31], mas nenhuma mutação específica foi identificada em todos os casos. Ao nascimento, os cabelos podem estar ausentes, normais ou diminuídos. Durante a primeira infância, os cabelos que nascem são como palha-de-aço e difíceis de manejar. Na puberdade, uma perda mais importante de cabelos na área do rodomoinho é iniciada e tende a progredir até completa calvície. O padrão da perda é clinicamente muito semelhante à AAG, entretanto acomete ambos os sexos igualmente e também outros pelos do corpo, como cílios e supercílios. Não está associado a anormalidades em unhas, dentes, desenvolvimento intelectual ou motor. Na infância, deve-se evitar ao máximo qualquer tipo de trauma aos fios para que o cabelo consiga crescer mais. O uso de perucas é estimulado por estética, e o aconselhamento genético deve ser realizado.

Aplasia cútis congênita

Ausência congênita focal da pele, pode envolver também outros tecidos, como muscular e ósseo. Acomete 0,05% dos nascidos vivos e, em 85% das vezes, ocorre no couro cabeludo[32]. Pode ocorrer isoladamente, ou associada a outras síndromes. Aproximadamente 20% dos bebês apresentam outras malformações. Em algumas famílias, a doença é transmitida de maneira autossômica dominante. Na maioria das vezes, a lesão é única, medindo aproximadamente 1 a 2 cm de diâmetro e acometendo o rodomoinho central. Ao nascimento, pode-se ter apenas um defeito superficial na epiderme ou a ausência completa de todos os tecidos até os ossos. A lesão pode apresentar-se ulcerada ao nascimento ou ter cicatrizado *in utero*, deixando uma placa sem anexos cutâneos ao nascimento. O fechamento das ulcerações é rápido se a lesão for pequena e, portanto, nenhum tratamento é necessário. Nos casos em que a lesão é extensa, pode ser realizado enxerto de pele. Quando a criança for maior, podem ser realizados ressecção da área enxertada ou cicatricial e fechamento direto ou após uso de expansores cutâneos. Transplante capilar também pode ser útil[33].

Alopecia triangular temporal

Patologia rara, descrita inicialmente por Sabouraud em 1905[34], consiste em área triangular uni ou bilateral persistente de alopecia não inflamatória e não cicatricial, na qual os pelos terminais são substituídos por pelos *vellus* (Figura 23.11). Acomete igualmente homens e mulheres e pode ser congênita ou aparecer no primeiro ano de vida. É confundida frequentemente com traumatismos pelo uso de fórceps. Ocasionalmente, pode ser notada somente na idade adulta. Habitualmente, não requer tratamento[33,35].

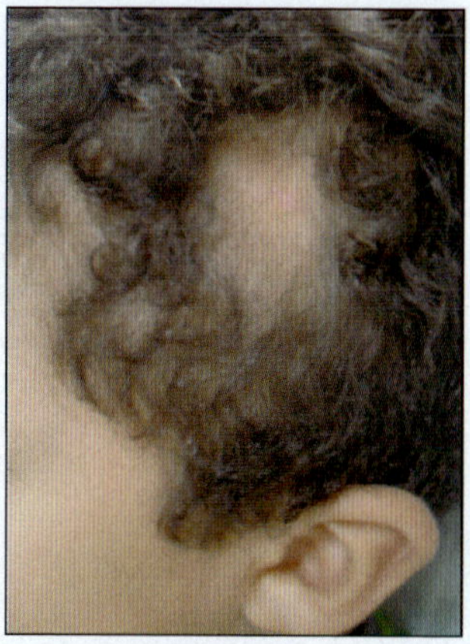

Figura 23.11 Quadro característico de alopecia triangular congênita.

CONCLUSÕES

Existem diversos tipos de alopecia na infância, tanto congênitas quanto adquiridas. Algumas têm quadro clínico muito característico, porém outras assemelham-se clinicamente entre si. É importante tentar fazer o diagnóstico etiológico por meio da clínica e dos exames laboratoriais para escolher a modalidade terapêutica mais adequada.

REFERÊNCIAS BIBLIOGRÁFICAS

1. Lenane P, Pope E, Krafchik B. Congenital alopecia areata. J Am Acad Dermatol. 2005;52(2Suppl1): S8-S11.
2. Yang S, Yang J, Liu JB, Xiong QG, Wu HB, Li JX, et al. The genetic epidemiology of alopecia areata in China. Br J Dermatol. 2004;151(1):16-23.
3. Kavak A, Yesildal N, Parlak AH. Effect of two consecutive earthquakes on outbreaks of alopecia areata. J Dermatol. 2002;29(7):414-8.
4. Loffreda M. Inflammatory diseases of hair follicles, sweat glands and cartilage. In: Elden D, Elantsas R, Bernett J, et al. Lever's Histopathology of the skin. 9th ed. Philadelphia: Lippincott Williams & Wilkins; 2005. p. 483-5.
5. Headington J. Telogen effluvium: new concepts and review. Arch Dermatol. 1993;129(3):356-63.
6. Sinclair R. Diffuse hair loss. Int J Dermatol. 1999;38(Suppl. 1):8-18.
7. O'Brien R, Zelson JH, Schwartz AO, Pearson HA. Scalp tourniquet to lessen alopecia after vincristine. N Engl J Med. 1970;283(26):1496.
8. Tosti A, Iorizzo M, Piraccini BM. Androgenetic alopecia in children: report of 20 cases. Br J Dermatol. 2005;152(3):556-9.
9. Hallopeau H. Alopecie par grattage (trichomanie ou trichotillomanie). Ann Dermatol Syphiligr. Paris. 1889;10:440-1.
10. Muller SA. Trichotillomania: a histopathologic study in sixty-six patients. J Am Acad Dermatol. 1990;23(1):52-62.
11. Tay Y, Levy M, Metry DW. Trichotillomania in childhood: case series and review. Pediatrics. 2004;113(5):494-8.

12. Fox GN, Stausmire JM, Mehregan DR. Traction folliculitis: an underreported entity. Cutis. 2007;79(1):26-30.
13. Hantash BM, Schwartz RA. Traction alopecia in children. Cutis. 2003;71(1)18-20.
14. Abeck D. Tinea capitis. In: Abeck D, Burgdorf W, Cremer H, editors. Common skin diseases in children. Darmstadt: Steinkopff; 2003. p. 115-9.
15. Higgins EM, Fuller LC, Smith CH. Guidelines for the management of tinea capitis. Br J Dermatol. 2000;43(1):53-8.
16. Honig PJ, Caputo GL, Leyden JJ, McGenley K, Selbst SM, McGravey AR. Treatment of kerions. Pediatr Dermatol. 1994;11(1):69-71.
17. Elewski BE. Tinea capitis: a current perspective. J Am Acad Dermatol. 2000;12(1):1-20.
18. Dupre A, Richioccioli P, Bonafe JL. Cheveux incoiffables: anomalies congenitale des cheveux. Bull Soc Franc Dermatol Syphiligr. 1973;80:111-2.
19. Lalevic-Vasic B, Polic D. Wolly hair syndrome. Clinical and microscopic study. Ann Dermatol Venereol. 1987;114(10):1195-201.
20. Boudou P, Reygagne P. Increased scalp skin and serum 5·-reductase reduced androgens in a man relevant to the acquired progressive kinky hair disorder and developing androgenetic alopecia. Arch Dermatol. 1997;133(9):1129-33.
21. Menkes JH, Milton A, Steigleder GK. A sex-linked recessive disorder with retardation of growth, peculiar hair, and focal cerebral and cerebellar degeneration. Pediatrics. 1962;29:764-79.
22. Jackson ADM, Lawler SD. Pachyonyquia congenital: a report of six cases in one family. Ann Eugen 1951;16(2):142-6.
23. Bjornstad R. Pili torti and sensory-neurol loss of hearing. Proc Fenno-Scand Ass Derm, Copenhagen. 1965:3-12.
24. Fichtel JC, Richards JA, Davis LS. Trichorrhexis nodosa secondary to arginosuccinicaciduria. Pediatr Dermatol. 2007;24(1):25-7.
25. Korge BP, Hamm h, Jury CS, Traupe H, Invine AD, Healey E, et al. Identification of novel mutations in basic hair keratinshHb1 and hHb6 in monilethrix: implications for protein structure and clinical phenotype. J Invest Dermatol. 1999;113(4):607-12.
26. Chavanas S, Garner C, Bodemer C, Ali M, Teillac DH, Wilkinson J, et al. Localisation of the Netherton syndrome gene to chromosome 5q32, by linkage analysis and homozygosity mapping. Am J Hum Genet. 2000;66(3):914-21.
27. Chavanas S, Bodemer C, Rochat A. Mutations in SPINK5, encoding a serine protease inhibitor, cause Netherton syndrome. Nat Genet. 2000;25(2):141-2.
28. Ferreira GNM, Valente NYS, Romiti R. Síndrome dos cabelos anágenos frouxos. An Bras Dermatol. 2006;81(3):287-9.
29. Sprecher E, Bergman R, Szarge R, Raz T, Labay V, Ramon M, et al. Atrichia with papular lesions maps to 8p in the region containing the human hairless gene. Am J Med Genet. 1998;80(5):546-50.
30. Unna M. Ueber Hypotrichosis Congênita Hereditária. Dermatol Wochenschr. 1925;32:1167-78.
31. Sreekumar GP, Roberts JL, Wong CQ, Stenn KS, Parimoo S. Marie Unna Hereditary Hypotrichosis maps to human chromossome 8p21 near hairless. J Invest Dermatol. 2000;114(3):595-7.
32. Van Dijke CP, Heydendael RJ, de Kleine MJ. Methimazole, carbimazole and congenital skin defects. Ann Intern Med. 1987;106(1):60-1.
33. Harrison S, Sinclair R. Optimal management of hair loss (alopecia) in children. Am J Clin Dermatol. 2003;4(11):757-70.
34. Sabourand R. Manuel elementaire de dermatologie topographique regionale. Paris: Masson and Cie; 1905. p. 197.
35. Trakimas C, Sperling LC, Skelton HG, Smith KJ, Buker JL. Clinical and histologic findings in temporal triangular alopecia. J Am Acad Dermatol. 1994;31(2Pt1):205-9.

Seção VII

Afecções do tecido conectivo

Lúpus eritematoso 24

Maria Carolina de Abreu Sampaio Miguelez
Zilda Najjar Prado de Oliveira

Após ler este capítulo, você estará apto a:

1. Caracterizar as lesões das diferentes formas de lúpus eritematoso.
2. Reconhecer os principais tipos clínicos de lúpus eritematoso.
3. Fazer o diagnóstico clínico-laboratorial.
4. Orientar o tratamento.

INTRODUÇÃO

O lúpus eritematoso (LE) é uma doença do tecido conectivo de natureza autoimune, de etiologia multifatorial e de caráter espectral. Apresenta uma variedade de sintomas e sinais clínicos, podendo ter desde manifestações exclusivamente cutâneas até um quadro sistêmico grave e fatal. Existem onze critérios estabelecidos pelo *American College of Rheumatology* para a classificação dos pacientes com lúpus eritematoso sistêmico (LES)[1,2] (Quadro 24.1).

Quadro 24.1 – Critérios para a classificação do lúpus eritematoso sistêmico estabelecidos pelo *American College of Rheumatology*[*1,2]

Critério	Definição
Rash malar	Eritema fixo, plano ou elevado, sobre as eminências malares, com tendência a poupar as pregas nasolabiais
Erupção discoide	Placas eritematosas com escamas queratóticas aderentes e espículas córneas foliculares. Pode haver cicatriz atrófica nas lesões mais antigas
Fotossensibilidade	Erupção cutânea como resultado de uma reação incomum à luz solar, pela história do paciente ou pela observação do médico
Úlceras orais	Ulceração oral ou nasofaríngea, habitualmente indolor, observada por um médico
Artrite	Artrite não erosiva com acometimento de duas ou mais articulações periféricas, caracterizada por hipersensibilidade, tumefação ou derrame
Serosite	Pleurite – relato de dor pleurítica ou atrito ouvido por um médico ou evidência de derrame pleural OU Pericardite – documentada por eletrocardiograma ou atrito ou evidências de derrame pericárdico
Distúrbio renal	Proteinúria persistente > 0,5 g/dia ou > que 3+ OU Cilindros celulares – podem ser hemáticos, de hemoglobina, granulares, tubulares ou mistos
Distúrbio neurológico	Convulsões na ausência de medicamentos responsáveis ou distúrbios metabólicos conhecidos ou desequilíbrio eletrolítico OU Psicose na ausência de medicamentos responsáveis ou distúrbios metabólicos conhecidos ou desequilíbrio eletrolítico
Distúrbio hematológico	Anemia hemolítica com reticulocitose OU Leucopenia < 4.000/mm^3 em duas ou mais ocasiões Linfopenia < 1.500/mm^3 em duas ou mais ocasiões OU Trombocitopenia < 100.000/mm^3 na ausência de drogas causadoras
Distúrbio imunológico	Anti-DNA: anticorpo para DNA nativo em título anormal OU Anti-Sm: presença de anticorpo contra o antígeno nuclear Sm OU Anticorpos antifosfolípides: níveis anormais de anticorpos IgM ou IgG anticardiolipina ou teste positivo para anticoagulante lúpico ou VDRL falso-positivo por pelo menos 6 meses e confirmada por imobilização de *Treponema pallidum* ou teste de absorção do anticorpo fluorescente para treponema
Anticorpo antinuclear	Um título anormal de anticorpo antinuclear por imunofluorescência ou ensaio equivalente em qualquer momento no tempo e na ausência de medicamentos sabidamente associados com a síndrome "lúpica induzida por medicamento"

*A classificação baseia-se em onze critérios. Com a finalidade de identificar os pacientes nos estudos clínicos, pode-se dizer que uma pessoa sofre de lúpus eritematoso sistêmico se estiver presente um conjunto de quatro ou mais dos onze critérios, em série ou simultaneamente, durante qualquer intervalo de observação.

EPIDEMIOLOGIA

O LE acomete principalmente mulheres jovens, mas também pode ocorrer em crianças e idosos[3]. É menos frequente na infância: aproximadamente 15% dos casos de LES iniciam-se antes dos 16 anos[4]; menos de 3% dos casos de LE com lesões discoides iniciam-se antes dos 10 anos[5]; e cerca de 3% dos casos de LE cutâneo subagudo (LECSA) iniciam-se antes dos 20 anos[6].

O LE é mais frequente no sexo feminino. Na infância, porém, parece haver um menor predomínio nesse sexo. No LES, antes da puberdade, a relação de ocorrência entre o sexo feminino e o masculino é de 3:1, enquanto no adulto é de 9:1[7]. O LE cutâneo crônico (LECC) também parece ocorrer com menor predomínio no sexo feminino, embora alguns autores tenham encontrado uma relação feminino/masculino semelhante à do adulto[5].

PATOGENIA

O LE é uma doença de etiologia multifatorial que envolve fatores genéticos, ambientais e imunológicos. O LES está associado com HLA-DR2 e HLA-DR3, e o LECSA, com HLA-B8, HLA-DR3, HLA-DRw52, HLA-DQ1 e HLA-DQ2[8]. Os pacientes com deficiências congênitas do complemento podem desenvolver quadros de LE. A deficiência de C2 e C4 é um fator predisponente para o LECSA; a de C1q, C3 e C5, para lúpus eritematoso discoide (LED) e lúpus eritematoso profundo (LEP); e a deficiência de C1q está associada com o LES[8]. Fatores ambientais como a radiação UVA e UVB, infecções, exposição a certas drogas, agentes químicos e tabagismo também participam da patogênese do LE[3].

MANIFESTAÇÕES CLÍNICAS

As manifestações cutâneas do LE podem ser divididas em específicas e não específicas, de acordo com suas características clínicas e histológicas[9] (Quadro 24.2). As lesões cutâneas específicas e exclusivas do LE são classificadas como: crônicas, subagudas e agudas. Já as lesões não específicas também são encontradas em outras doenças e são mais comuns no LES[9].

Quadro 24.2 – Classificação de Gilliam das lesões cutâneas associadas ao lúpus eritematoso[9]

1. Lesões cutâneas específicas do lúpus eritematoso

- Lúpus eritematoso cutâneo agudo
  - Localizado (*rash* malar)
  - Generalizado

(continua)

Quadro 24.2 – Classificação de Gilliam das lesões cutâneas associadas ao lúpus eritematoso[9] (continuação)

- Lúpus eritematoso cutâneo subagudo
  - Anular
  - Pápulo-escamoso
- Lúpus eritematoso cutâneo crônico
  - Lúpus eritematoso discoide
  - Lúpus eritematoso discoide verrucoso ou hipertrófico
  - Lúpus profundo ou paniculite lúpica
  - Lúpus eritematoso discoide de mucosas
  - Lúpus túmido
  - Perniose lúpica
  - Lúpus eritematoso discoide liquenoide

2. Lesões cutâneas não específicas do lúpus eritematoso

- Doença vascular cutânea
  - Vasculite
  - Vasculopatia
  - Telangiectasia periungueal
  - Livedo reticular
  - Tromboflebite
  - Fenômeno de Raynaud
  - Eritromelalgia
- Alopecia não cicatricial
  - *Lupus hair*
  - Eflúvio telógeno
  - Alopecia areata
- Esclerodactilia
- Nódulos reumatoides
- Calcinose cutânea
- Lesões bolhosas não específicas do lúpus eritematoso
- Urticária
- Mucinose pápulo-nodular
- Cútis laxa/anetodermia
- *Acantose nigricans*
- Eritema multiforme
- Úlceras de perna
- Líquen plano

Existem relatos conflitantes quanto à prevalência e à gravidade dos sintomas sistêmicos do LES na infância. Nessa faixa etária, o LES parece ter uma apresentação inicial mais grave e um curso clínico mais agressivo[4,10]. A pele, os sistemas musculoesquelético e renal são descritos como os mais afetados na criança com LES[11]. O Quadro 24.3 mostra algumas das manifestações sistêmicas do LES na infância.

Quadro 24.3 – Algumas manifestações do lúpus eritematoso sistêmico na infância e sua incidência[7,10-13]

Manifestações	Incidência (%)
■ Acomentimento cutâneo	até 90
■ Musculoesqueléticas	
– Artrite	Aproximadamente 90
– Mialgia	20 a 30
■ Nefropatia*	29 a 30
■ Alterações hematológicas	76 a 90
– Leucopenia	20 a 50
– Trombocitopenia	20 a 30
– Anemia	50 a 60
■ Lúpus eritematoso sistêmico neuropsiquiátrico	20 a 70
■ Pericardite	15 a 25
■ Sistema respiratório**	25 a 75
■ Sistema digestivo	
– Esplenomegalia	20 a 30
– Hepatomegalia	40 a 50

*Forma mais comum: glomerulonefrite proliferativa difusa.
**Manifestação mais comum: pleurite.

O acometimento cutâneo ocorre em até 90% das crianças com LES[11]. O LE cutâneo agudo (LECA) localizado (*rash* malar) é a apresentação mais comum, sendo observada em 40 a 80% dos casos[11,14]. É caracterizado por lesões eritematosas ou eritêmato-edematosas que tipicamente acometem as proeminências malares e o dorso nasal (Figura 24.1). Lesões discoides são observadas em 5 a 20% dos casos,

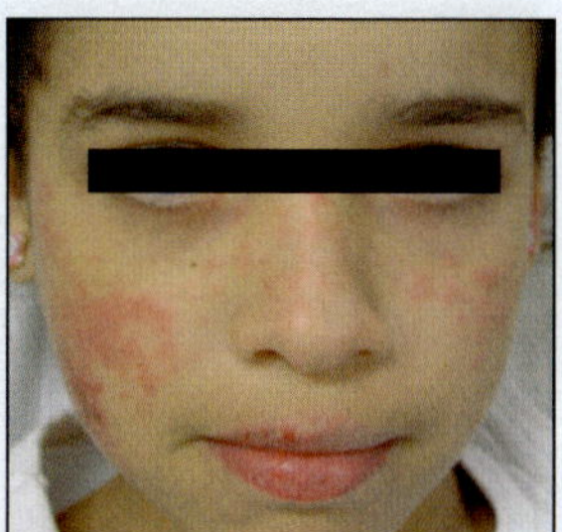

Figura 24.1 Criança com lesões eritêmato-edematosas nas regiões malares e no dorso nasal e queilite.

e LECSA e LES bolhoso são raras[11,14]. Apenas cinco crianças com LES bolhoso foram descritas na literatura[15]. Pode haver também lesões não específicas como: fotossensibilidade (de 35 a 50% dos casos), queda de cabelo (20 a 40%), fenômeno de Raynaud (10 a 20%), vasculite (10 a 20%), entre outras[11].

Algumas doenças autoimunes estão associadas ao LES. A associação com a síndrome de Sjögren não foi descrita na infância[4]. A presença de anticorpos antitireoidianos ocorre em 35 a 40% dos casos, e o hipotireoidismo, em 10 a 15%[11]. Tucker et al.[4] encontram hipertireoidismo em 2,5% dos casos.

O LECC classicamente apresenta-se com lesões de LED, que são placas ovaladas, eritematosas, infiltradas, recobertas por escamas aderentes. Elas evoluem com discromia, alopecia e atrofia (Figuras 24.2 e 24.3). Acomete principalmente áreas fotoexpostas, tal como a face, o couro cabeludo, as orelhas, a porção anterior do tórax e a superfície de extensão dos membros superiores. Pacientes com lesões discoides apresentam, na maior parte dos casos, acometimento exclusivamente cutâneo. Porém, na literatura, de 24 a 27% das crianças com lesões de LED apresentam critérios para LES, enquanto no adulto essa porcentagem varia de 5 a 20%[8,16,17]. Alguns autores acreditam que, na criança, não há diferença no prognóstico entre as que têm lesões discoides localizadas ou generalizadas, como ocorre no adulto, em que os sintomas sistêmicos são mais frequentes quando aparecem com lesões cutâneas generalizadas, ou seja, que não se limitam à cabeça e ao pescoço[8,17,18].

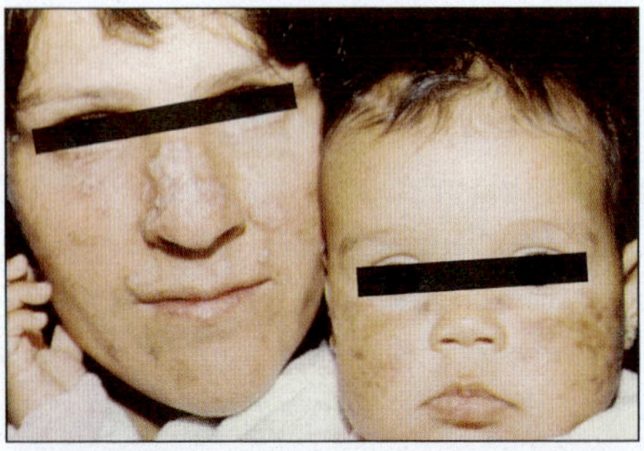

Figura 24.2 Mãe e filha com lesões discoides na face.

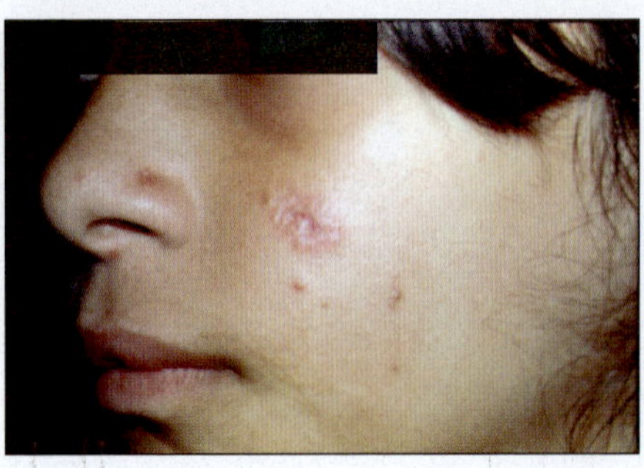

Figura 24.3 Lesões discoides típicas na face.

Outras variantes menos frequentes do LECC são: LED hipertrófico ou verrucoso, lúpus profundo ou paniculite lúpica, lúpus túmido, perniose lúpica, LED mucoso e LED liquenoide (superposição LE/líquen plano)[3]. Essas formas também são pouco frequentes na infância.

O LECSA representa de 7 a 32% dos casos de LE acompanhados em serviços de dermatologia[6]. Pode apresentar lesões anulares ou eritêmato-descamativas (psoriasiformes), com fotossensibilidade (Figuras 24.4 e 24.5). A maior parte dos pacientes tem anti-Ro positivo. Apenas nove casos de LECSA na infância são descritos na literatura[15]. Cinco são do sexo feminino e quatro do masculino. Nenhuma criança apresenta critérios para LES, sete relatam fotossensibilidade e apenas duas têm anti-Ro negativo. Duas crianças são portadoras de deficiência congênita de C2, que parece ser um fator predisponente para LECSA.

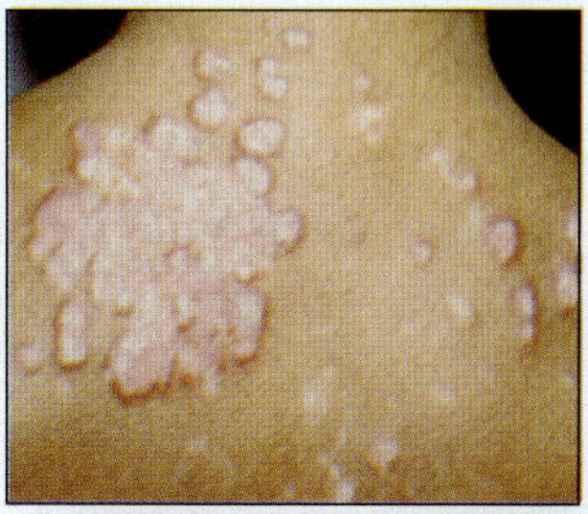

Figura 24.4 Lesões eritêmato-descamativas (psoriasiformes) do lúpus eritematoso cutâneo subagudo (LECSA).

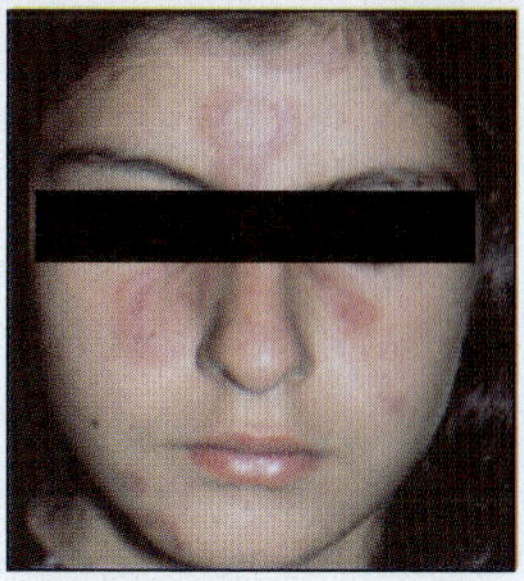

Figura 24.5 Criança com lesões anulares do lúpus eritematoso cutâneo subagudo (LECSA).

DIAGNÓSTICO

O diagnóstico do LE é baseado no quadro clínico, histológico e laboratorial.

Histologicamente, as lesões específicas apresentam graus variados de hiperqueratose, atrofia da epiderme, degeneração vacuolar das células da camada basal, espessamento da membrana basal da epiderme, edema dérmico e infiltrado de células mononucleares ao redor de vasos e anexos[3]. Pode haver também depósito de mucina na derme. Na imunofluorescência direta, há depósito de imunoglobulinas e complemento na zona da membrana basal.

Os autoanticorpos ajudam no diagnóstico do LES e no monitoramento do curso da doença. O melhor teste de *screening* é o fator antinúcleo (FAN), e o anti-DNA dupla hélice (anti-dsDNA) é o autoanticorpo mais específico. Além disso, seus títulos estão relacionados à atividade do LES. Outro autoanticorpo específico do LES, porém de baixa sensibilidade, é o anti-Sm, mas também são importantes o anti-RNP, o anti-Ro e o anti-La. O anti-RNP e o anti-Sm parecem estar positivos com maior frequência no LES da infância que no do adulto[4,10]. Anti-Ro, anti-La e anticorpos anticardiolipina são evidenciados em proporções semelhantes às dos adultos[10,11].

TRATAMENTO

Para o tratamento das lesões cutâneas do LE utilizam-se principalmente: fotoprotetores com fator de proteção solar (FPS) 30 ou maior, corticosteroide tópico e sistêmico e antimaláricos.

A terapia sistêmica está indicada quando as lesões não são controladas com as medicações tópicas ou quando há várias lesões concomitantes. Os antimaláricos, além de serem fotoprotetores, permitem reduzir as doses prescritas dos corticosteroides orais, reduzem os anticorpos antifosfolípides associados às tromboses autoimunes e diminuem os lípides LDL e triglicérides – ações importantes principalmente no LES. A dose de cloroquina é de 3,5 a 5 mg/kg/dia. Alguns autores recomendam que a dose de difosfato de cloroquina em crianças não ultrapasse 3,5 mg/kg/dia e a de hidroxicloroquina, 6,5 mg/kg/dia, para evitar a toxicidade oftalmológica (retinopatia)[19]. Seus eventos adversos mais comuns são náusea e vômito[19]. Deve ser feito exame oftalmológico a cada 3 a 6 meses. Doses baixas de corticosteroides sistêmicos podem ser associadas no início do tratamento[20]. Os corticosteroides tópicos podem ser aplicados nas lesões de LED, sendo que sua potência deve ser escolhida de acordo com o local e as características da lesão. Outros agentes de uso tópico como os retinoides, pimecrolimus e tacrolimus podem ser usados no LED, embora ainda tenham sido pouco estudados[21,22].

Talidomida, metotrexato, sulfonas, azatioprina, retinoides, entre outros, também podem ser empregados. A talidomida não deve ser usada em adolescentes e adultos jovens do sexo feminino pelo seu potencial teratogênico. A sulfona é a terapêutica de escolha no LES bolhoso.

LÚPUS ERITEMATOSO NEONATAL

As síndromes de lúpus eritematoso neonatal (LEN) são raras e representam manifestações de autoimunidade que ocorrem no período neonatal em razão da transferência transplacentária de anticorpos maternos, do tipo IgG, durante a gestação. Os autoanticorpos relacionados a essas síndromes são anti-Ro, anti-La e anti-U1 RNP[23]. O acometimento cardíaco é a manifestação mais frequente e mais estudada. Existem também manifestações cutâneas, hepáticas, hematológicas, entre outras, que são transitórias.

As lesões cutâneas do LEN lembram lesões de lúpus eritematoso subagudo e acometem, principalmente, as regiões periorbitais ("em máscara") e o couro cabeludo. Podem, porém, manifestar-se em outras regiões e, mais raramente, disseminar-se. São lesões eritematosas, descamativas, anulares ou elípticas, que deixam, frequentemente, hipocromia residual que pode persistir até o segundo ano de vida. Podem deixar também outras lesões residuais como: telangiectasias, atrofia, cicatriz e *pitings* (pequenas cicatrizes deprimidas). Estão raramente presentes ao nascimento e surgem apenas algumas semanas após ele. A exposição à radiação UV pode desencadear o quadro ou agravar lesões já existentes. A cura aos 6 a 8 meses coincide com o desaparecimento dos anticorpos maternos da circulação da criança[23].

Pode haver no LEN falência hepática grave, aumento de bilirrubina conjugada com ou sem elevação das transaminases, elevação leve das transaminases, trombocitopenia e neutropenia[23,24]. Alterações do sistema nervoso central (SNC) detectadas pela tomografia computadorizada sem evidências clínicas também foram descritas[25].

O bloqueio cardíaco congênito ocorre na ausência de anormalidades estruturais do coração. Em 85% dos casos, a mãe apresenta anti-Ro ou anti-La, e a taxa de recorrência de bloqueio cardíaco em gestações subsequentes é de 18%[23]. Ele está relacionado com alta taxa de mortalidade (aproximadamente 20%) e morbidade[26]. A maior parte dos pacientes necessita de marcapasso permanente.

As crianças com LEN parecem apresentar maior risco de desenvolvimento de doenças autoimunes na infância, mas não há risco aumentado para o desenvolvimento de LES[27]. As mães, em quase 50% dos casos, são sadias, mas podem apresentar síndrome de Sjögren, LES e outras doenças autoimunes[26].

CONCLUSÕES

O LE é pouco frequente na infância e apresenta algumas peculiaridades nessa faixa etária, tal como menor predomínio no sexo feminino, maior chance de evolução para a forma sistêmica nos pacientes com lesões discoides e apresentação mais agressiva nas formas sistêmicas. O LES bolhoso, o LECSA e as formas menos frequentes de LECC têm poucos relatos na literatura. O diagnóstico é feito por meio do quadro clínico, laboratorial e histológico. Embora pouco frequente, o diagnóstico de LE deve ser sempre lembrado e pesquisado já que a terapêutica precoce está associada a menor morbimortalidade.

O LEN é uma doença autoimune, rara, que ocorre pela transferência transplacentária de anticorpos maternos e tem como principal manifestação o bloqueio cardíaco congênito.

REFERÊNCIAS BIBLIOGRÁFICAS

1. Tan EM, Cohen AS, Fries JF, Masi AT, McShane DJ, Rothfield NF, et al. The 1982 revised criteria for the classification of systemic lupus erythematous. Athritis Rheum. 1982;25:1271-7.
2. Hochberg MC. Updating the American College of Rheumatology revised criteria for classification of systemic lupus erythematosus [letter]. Arthritis Rheum. 1997;40:1725.
3. Sontheimer RD. Lupus erythematosus. In: Freedberg IM, Eisen AZ, Wolff K, Austen KF, Goldsmith LA, Katz SI, Fitzpatrick TB. Dermatology in general medicine. 5th ed. New York: McGraw-Hill; 1999. p.1993-2009.
4. Tucker LB, Menon S, Schaller JG, Isenberg DA. Adult- and childhood-onset lupus erythematosus: a comparison of onset, clinical features, serology, and outcome. Br J Rheumatol. 1995;34:866-72.
5. Cherif F, Mebazaa A, Mokni M, El Euch D, Azaiz MI, Dhahri ABO. Childhood discoid lupus erythematosus: a tunisian retrospective study of 16 cases. Pediatr Dermatol. 2003;20:295-8.
6. Tebbe B, Orfanos CE. Epidemiology and socioeconomic impact of skin disease in lupus erythematosus. Lupus. 1997;6:96-104.
7. Gottlieb BS, Ilowite NT. Systemic lupus erythematosus in children and adolescents. Pediatr Rev. 2006;27:323-30.
8. Patel P, Werth V. Cutaneous lupus erythematous: a review. Dermatol Clin. 2002;20:373-85.
9. Sontheimer RD. The lexicon of cutaneous lupus erythematosus – a review and personal perspective on the nomenclature and classification of the cutaneous manifestations of lupus erythematosus. Lupus. 1997;6:84-95.
10. Klein-Gitelman M, Reiff A, Silverman ED. Systemic lupus erythematosus in childhood. Rheum Dis Clin North Am. 2002;28:561-77.
11. Benseler SM, Silverman ED. Systemic lupus erythematosus. Pediatr Clin North Am. 2005;52:443-67.
12. Belculfine LRM, Marques Neto JF, Costallat LT, Samara AM. Lúpus eritematoso sistêmico na infância. Rev Bras Reumatol. 1988;28:73-8.
13. Jones EM, Callen JP. Collagen vascular diseases of childhood. Pediatr Clin North Am 1991;38:1019-39.
14. Wananukul S, Watana D, Pongprasit P. Cutaneous manifestations of childhood systemic lupus erythematosus. Pediatr Dermatol. 1998;15:342-6.
15. Sampaio-Miguelez MCA. Lúpus eritematoso na infância: estudo retrospectivo com ênfase em suas manifestações cutâneas, classificação e evolução. [Dissertação]. São Paulo: Faculdade de Medicina da Universidade de São Paulo; 2008.
16. Van Gysel D, Waard-van der Spek FB, Oranje AP. Childhood discoid lupus erythematosus: report of five new cases and review of the literature. J Eur Acad Dermatol Venereol. 2002;16:143-7.
17. Moises-Alfaro C, Berrón-Pérez R, Carrasco-Daza D, Gutiérrez-Castrellón, Ruiz-Maldonado R. Discoid lupus erythematosus in children: clinical, hitopathologic, and follow-up features in 27 cases. Pediatr Dermatol. 2003;20:103-7.
18. George PM, Tunnessen WW. Childhood discoid lupus erythematosus. Arch Dermatol. 1993;129:613-7.

19. Ziering CL, Rabinowitz LG, Esterly NB. Antimalarials for children: indications, toxicities, and guidelines. J Am Acad Dermatol. 1993;28:764-70.
20. Sampaio SAP, Rivitti EA. Dermatologia. 3ª ed. São Paulo: Artes Médicas; 2007. p.455-86.
21. Callen JP. Collagen vascular diseases. J Am Acad Dermatol. 2004;51:427-39.
22. Callen JP. Update on the management of cutaneous lupus erythematosus. Br J Dermatol. 2004;151:731-36.
23. Buyon JP, Clancy RM. Neonatal lupus: basic research and clinical perspectives. Rheum Dis North Am. 2005;31:299-313.
24. Lee LA, Sokol RJ, Buyon JP. Hepatobiliary disease in neonatal lupus: prevalence and clinical characteristics in cases enrolled in a national registry. Pediatrics. 2002;109:E11.
25. Prendiville JS, Cabral DA, Poskitt KJ, Au S, Sargent MA. Central nervous system involvement in neonatal lupus erythematosus. Pediatr Dermatol. 2003;20:60-7.
26. Izmirly PM, Rivera TL, Buyon JP. Neonatal lupus syndromes. Rheum Dis Clin North Am. 2007;33:267-85.
27. Martin V, Lee LA, Askanase AD, Katholi M, Buyon JPl. Long-term followup of children with neonatal lupus and their unaffected siblings. Arthritis Rheum. 2002;46:2377-83.

25 Esclerodermia localizada

Maria Carolina de Abreu Sampaio Miguelez
Zilda Najjar Prado de Oliveira

Após ler este capítulo, você estará apto a:

1. Caracterizar as lesões da esclerodermia.
2. Diferenciar as formas de esclerodermia.
3. Orientar o tratamento.

INTRODUÇÃO

A esclerodermia localizada, ou morfeia, é uma doença do tecido conectivo, de etiologia desconhecida, caracterizada por esclerose da pele e do tecido subcutâneo, que também pode envolver músculo e osso subjacente. A esclerodermia sistêmica é rara na infância e não será abordada.

EPIDEMIOLOGIA

A esclerodermia localizada é uma afecção pouco frequente que geralmente acomete crianças na fase inicial da idade escolar e, eventualmente, na idade pré-escolar, sendo rara antes dessas fases. A relação feminino/masculino é de 1,5:1 até 4:1[1,2]. Na infância, a esclerodermia localizada é mais frequente que a sistêmica em uma relação de 10:1[3].

PATOGENIA

Ainda não está bem estabelecida, mas parece haver alterações na regulação dos fibroblastos, na produção de colágeno e nas alterações imunológicas. O aparecimento das lesões já foi relacionado a traumas, fatores hormonais, drogas, infecções virais e bacterianas e vacinação[4]. Também há coexistência com doenças autoimunes: lesões esclerodermiformes podem ser manifestação da doença enxerto-*versus*-hospedeiro após transplante de medula óssea, o que sugere a participação de fatores imunes[5]. Casos familiares são raros, mas a história familiar de doenças autoimunes ou reumatológicas é observada em aproximadamente 12% dos casos[6].

MANIFESTAÇÕES CLÍNICAS

Existem várias apresentações de esclerodermia localizada, que podem ser desde quadros leves e autolimitados até quadros graves, com sequelas funcionais e estéticas, de difícil controle. A atrofodermia de Pasini e Pierini, o líquen escleroso e atrófico e a fasciíte eosinofílica foram incluídos na classificação da esclerodermia localizada da Clínica Mayo (Quadro 25.1), mas ainda há controvérsias em relação à inclusão dessas entidades. A forma linear é a mais comum na criança[6].

Quadro 25.1 – Classificação da esclerodermia localizada[7]

- Esclerodermia localizada em placas
  - Esclerodermia em placas
  - Esclerodermia gutata
  - Atrofodermia de Pasini e Pierini
  - Esclerodermia queloidiana ou nodular
  - [Líquen escleroso e atrófico]
- Esclerodermia generalizada
- Esclerodermia localizada linear
  - Esclerodermia linear
  - Esclerodermia em golpe de sabre
  - Atrofia hemifacial progressiva
- Esclerodermia bolhosa
- Esclerodermia profunda localizada
  - Esclerodermia do subcutâneo
  - Esclerodermia profunda
  - Esclerodermia pan-esclerótica incapacitante da infância
  - Fasciíte eosinofílica

A lesão inicial da esclerodermia localizada é eritematosa e pode passar despercebida. Posteriormente, evolui para uma placa esbranquiçada esclerótica com halo eritematoso ou violáceo (chamado anel lilás) com progressão para atrofia, alopecia, anidrose e hiper ou hipopigmentação[8].

A esclerodermia é, geralmente, uma doença autolimitada, que apresenta atividade durante 3 a 5 anos[7]. Pode haver reativação mesmo após um longo intervalo de inatividade. As manifestações sistêmicas são raramente observadas, embora, quando pesquisadas, sejam frequentes[3]. Aproximadamente 1/4 dos pacientes com esclerodermia localizada apresentam acometimento extracutâneo; as alterações articulares são as mais frequentes[3]. Outras manifestações observadas são: fenômeno de Raynaud, cólicas abdominais, refluxo gastroesofágico, sintomas neurológicos, alterações renais, cardíacas, pulmonares, oculares e musculares[3,7]. A transição da esclerodermia localizada para esclerose sistêmica é rara[9].

A esclerodermia localizada pode estar associada a outras doenças cutâneas, como vitiligo, líquen plano, alopecia areata, lúpus eritematoso sistêmico, dermatomiosite e artrite reumatoide[7].

Esclerodermia em Placas

Esta é uma forma mais branda, autolimitada e mais frequente em adultos[3,4]. Apresenta-se como placa ovalada, esclerótica, esbranquiçada, com bordas violáceas nos estágios iniciais, que evolui com alopecia e anidrose (Figura 25.1). A lesão residual geralmente é hipercrômica e atrófica. Acomete, em geral, o tronco, principalmente a região das cristas ilíacas. A esclerodermia gutata é uma variante com múltiplas lesões escleróticas e pequenas, que devem ser diferenciadas do líquen escleroso e atrófico[4].

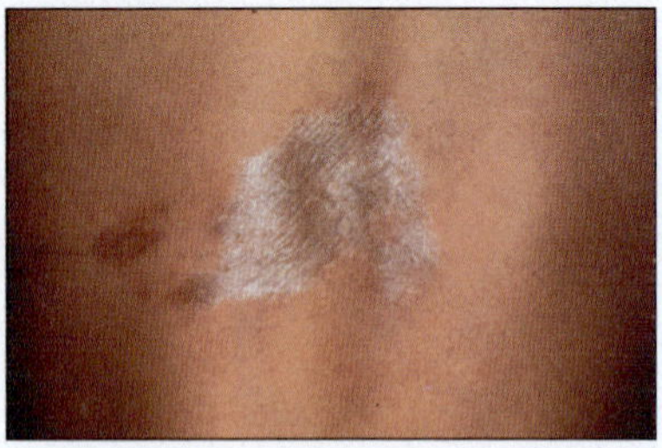

Figura 25.1 Esclerodermia em placas.

A atrofodermia de Pasini e Pierini caracteriza-se por placas atróficas, hipercrômicas, bem delimitadas. Alguns autores a consideram uma forma abortiva da esclerodermia em placas (Figura 25.2)[2].

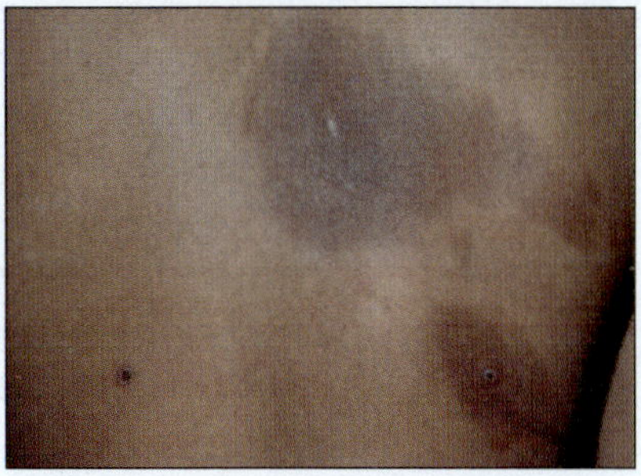

Figura 25.2 Atrofodermia de Pasini e Pierini.

A esclerodermia queloidiana é caracterizada por nódulos que lembram queloides, confluentes ou isolados, na presença de lesão típica de esclerodermia[7].

O líquen escleroso e atrófico apresenta placas esbranquiçadas, brilhantes, que podem acometer o tronco, as extremidades e a região anogenital (Figura 25.3). É considerado por muitos autores uma variante superficial da esclerodermia[7].

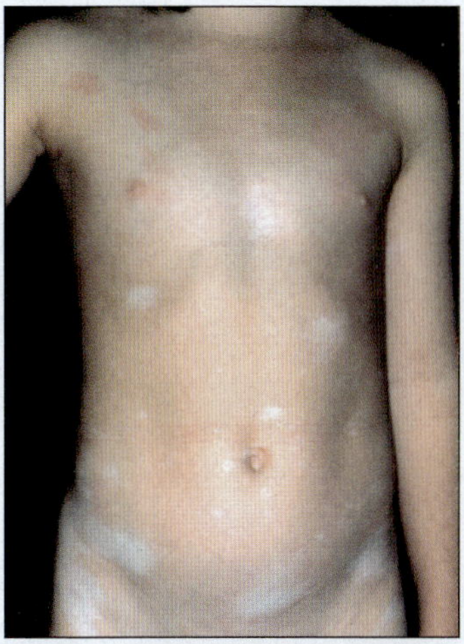

Figura 25.3 Líquen escleroso e atrófico.

Esclerodermia Generalizada

É uma forma de esclerodermia que ocorre quando placas individuais tornam-se confluentes ou multiplicam-se afetando mais de dois segmentos anatômicos. O início, geralmente, é insidioso[7].

Esclerodermia Bolhosa

Esta é uma forma rara, cujas lesões bolhosas podem estar relacionadas a diferentes processos patológicos, dentre eles o de obstrução linfática secundária ao processo esclerodermatoso[10].

Esclerodermia Linear

A esclerodermia linear é a forma mais frequente em crianças, progride por 2 a 3 anos e deixa sequelas funcionais e estéticas. A esclerodermia linear de tronco e membros é mais frequente nos membros, principalmente os inferiores, como lesão única, linear, esclerótica e unilateral. Pode ocorrer atrofia do músculo e do osso subjacente, com encurtamento do membro afetado, deformidades e contraturas. Pode haver artrite tanto na área afetada como à distância[8]. A esclerodermia linear da face ou em golpe de sabre geralmente é unilateral e acomete a região frontoparietal ou a hemiface, que pelo envolvimento dos tecidos subjacentes resulta em depressão na região frontoparietal (que se assemelha à lesão causada por um golpe de sabre) e hemiatrofia facial, respectivamente (Figuras 25.4 e 25.5). Quanto mais precoce a idade de início da esclerodermia, maior o grau de assimetria facial resultante[2]. Além das deformidades faciais, pode haver também alterações do sistema nervoso central (SNC), alterações oculares, como uveíte, e perioculares, além de problemas dentários e atrofia da língua[4].

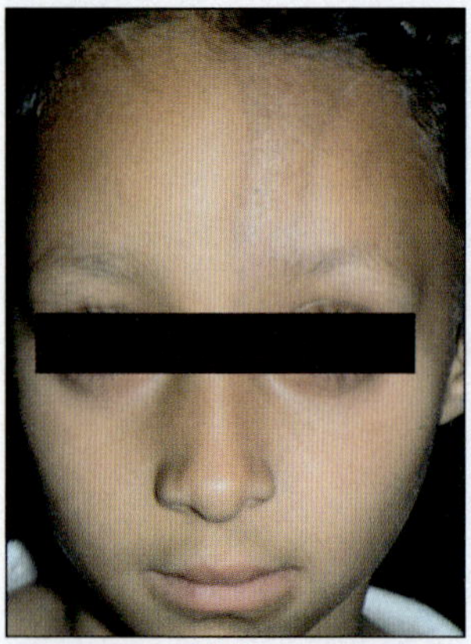

Figura 25.4 Esclerodermia em golpe de sabre.

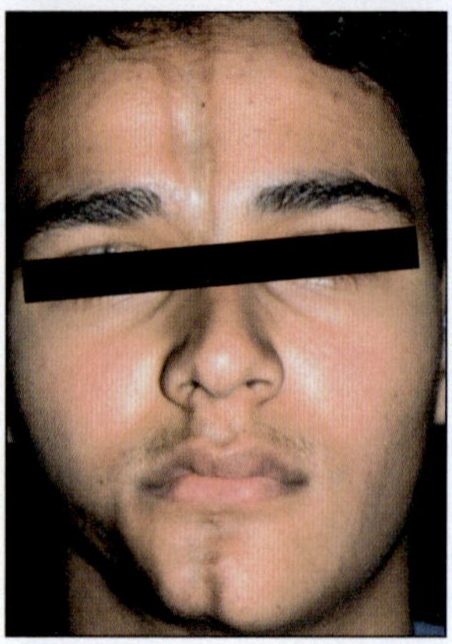

Figura 25.5 Esclerodermia linear de face.

Na hemiatrofia facial de Parry-Romberg, há envolvimento do tecido subcutâneo, do músculo e do osso subjacentes, sem alterações cutâneas superficiais. Há maior envolvimento da porção inferior da face. Ainda não está bem estabelecido se esta entidade representa ou não um espectro grave da esclerodermia em golpe de sabre. Ambas apresentam alterações oculares e do SNC e perfil semelhante de autoanticorpos[6,8,11].

Esclerodermia Profunda

Na esclerodermia do subcutâneo, há acometimento da derme profunda e do subcutâneo, com placas mal delimitadas, simétricas e hipercrômicas[7].

Na esclerodermia profunda, há acometimento profundo e disseminado. A pele encontra-se espessada, endurecida e aderida[3].

A esclerodermia panesclerótica incapacitante da infância é uma forma extremamente rara, grave e mutilante, que acomete toda a espessura da pele e estruturas profundas, como tendões, fáscia e músculos. As lesões são simétricas, rapidamente progressivas e podem ulcerar[8]. São comuns contraturas das mãos e dos membros. Já foi descrito envolvimento sistêmico com fibrose pulmonar, alterações esofágicas e desenvolvimento de carcinoma espinocelular nas ulcerações crônicas[12].

Na fasciíte eosinofílica, as lesões são dolorosas e têm aspecto de casca de laranja e acometem as extremidades, poupando as mãos e os pés. Há elevação das provas de fase aguda, eosinofilia e hipergamaglobulinemia[7].

Formas Combinadas

As formas combinadas são observadas em aproximadamente 23% das crianças[3]. A associação de esclerodermia linear e esclerodermia em placas é a mais frequente e tende a ser mais grave. Outras formas combinadas são: esclerodermia-líquen escleroso e atrófico e esclerodermia-atrofodermia de Pasini e Pierini[4].

DIAGNÓSTICO E EXAMES COMPLEMENTARES

O diagnóstico é baseado no quadro clínico. O exame histológico também auxilia e pode ser feito nos casos em que haja dúvida diagnóstica.

Vários autoanticorpos são observados na esclerodermia localizada, tal como: fator reumatoide (16 a 82% dos casos), FAN em títulos baixos (23 a 73%), anti-ssDNA (38 a 59%), anti-histona (47 a 87%), anti-Scl70 (2 a 3%), anti-centrômero (aproximadamente 2%), anticardiolipina (13 a 67%), entre outros[2,3,6,7,13,14]. Pode haver eosinofilia e hipergamaglobulinemia[3,7].

TRATAMENTO

A esclerodermia em placas pode ser tratada apenas com agentes tópicos como corticosteroides, derivados da vitamina D e agentes umectantes por sua natureza benigna e curso autolimitado, aplicados 1 a 2 vezes ao dia até a melhoria do quadro. Na esclerodermia linear e nas formas generalizadas profundas e rapidamente progressivas, em que há risco de deformidades e alterações funcionais, deve-se ponderar os benefícios de medicações sistêmicas, como metotrexato, corticosteroides e cloroquina[4,15]. Metotrexato é a droga mais usada, principalmente, nos últimos anos[3]. A dose indicada é de 10 mg/m^2/semana e a medicação deve ser utilizada por tempo prolongado e mantida por 1 ano após a doença se tornar inativa[4]. Muitos autores associam pulsos de metilprednisolona seguidos de corticosteroide oral no início do tratamento com metotrexate[15-17]. Outras medicações sistêmicas menos utilizadas na esclerodermia localizada são: azatioprina, ciclosporina, micofenolato de mofetil, ciclofosfamida, colchicina, sulfasalazina, calcitriol, retinoides, vitamina E, madecassol, fenitoína, penicilamina, interferon gama, interferon alfa, plasmaferese, imunoglobulina endovenosa, entre outras[3,4,7,8,18]. Fototerapia com psoralênicos e ultravioleta A (PUVA) é uma opção para melhora da esclerose cutânea, mas deve ser usada em crianças apenas se absolutamente necessário[2]. Fototerapia com UVA[1] é uma alternativa melhor para crianças. Embora existam inúmeras opções terapêuticas, nenhuma se mostrou muito efetiva no controle das formas mais graves da esclerodermia localizada.

Fisioterapia está indicada no caso de envolvimento de estruturas articulares, e cirurgias reconstrutivas podem ser realizadas quando a doença se tornar inativa e após a fase de crescimento da criança[3].

A termografia e a ultrassonografia de alta frequência podem auxiliar na detecção de atividade da doença e na avaliação de resposta ao tratamento[4].

CONCLUSÕES

A esclerodermia localizada geralmente é uma doença autolimitada, restrita à pele e aos tecidos subjacentes. Existem diversos tipos de esclerodermia localizada que apresentam diferentes formas de evolução e prognóstico. Na infância, a forma mais frequente é a esclerodermia linear, que pode levar a sequelas estéticas e funcionais, sendo importante o diagnóstico e a terapêutica precoces na tentativa de minimizá-las.

REFERÊNCIAS BIBLIOGRÁFICAS

1. Spencer SK. Localized scleroderma: morphea. In: Kelly WN, Harris ED, Ruddy S, et al. Textbook of rheumatology. Philadelphia: WB Saunders; 1981. p.1231-4.
2. Blaszczyk M, Janniger CK, Jablonska S. Childhood scleroderma and its peculiarities. Cutis. 1996;58:141-52.
3. Zulian F. Scleroderma in children. Pediatr Clin North Am. 2005;52:521-45.
4. Sampaio C, Visentin MT, Howell K, Woo P, Harper J. Morphoea. In: Harper J, Oranje A, Prose N. Textbook of pediatric dermatology. 2ª ed. Oxford: Blackwell Publishing; 2006. p.2020-9.
5. Harper JI. Graft versus host disease: etiological and clinical aspects in connective tissue diseases. Semin Dermatol. 1985;4:144-51.
6. Zulian F, Athreya BH, Laxer R, Nelson AM, Feitosa de Oliveira SK, Punaro MG, et al. Juvenile localized scleroderma: clinical and epidemiological features in 750 children. An international study. Rheumatology. 2006;45:614-20.
7. Peterson LS, Nelson AM, Su WPD. Classification of morphea (localized scleroderma). Mayo Clin Proc. 1995;70:1068-76.
8. Murray KJ, Laxer RM. Scleroderma in children and adolescents. Rheum Dis Clin North Am. 2002;28:603-24.
9. Birdi N, Laxer RM, Thorner P, Fritzler MJ, Silverman ED. Localized scleroderma progressing to systemic disease. Arthritis Rheum. 1993;36:410-5.
10. Rencic A, Goyal S, Mofid M, Wigley F, Nousari HC. Bullous lesions in scleroderma. Int J Dermatol. 2002;41:335-9.
11. Stone J, Franks AJ, Guthrie JA, Johnson MH. Scleroderma “en coup de sabre”: pathological evidence of intracerebral inflammation. J Neurol Neurosurg Psychiatry. 2001;70:382-5.
12. Parodi PC, Riberti CR, Stinco DD, Patrone P, Stinco G. Squamous cell carcinoma arising in a patient with long-standing pansclerotic morphea. Br J Dermatol. 2001;144:417-9.
13. Yamane K, Ihn H, Kubo M, Kuwana M, Asano Y, Yazawa N, et al. Anti-U1RNP antibodies in patients with localized scleroderma. Arch Dermatol Res. 2001;293:455-9.
14. Takehara K, Sato S. Localized scleroderma is an autoimmune disorder. Rheumatology (Oxford) 2005;44:274-9.
15. Weibel L, Sampaio MC, Visentin MT, Howell KJ, Woo P, Harper JI. Evaluation of methotrexate and corticosteroids for treatment of localized scleroderma (morphoea) in children. Br J Dermatol. 2006;155:1013-20.
16. Uziel Y, Feldman BM, Krafchik BR, Yeung RSM, Layer RM. Methotrexate and corticosteroid therapy for pediatric localized scleroderma. J Pediatr. 2000;136:91-5.
17. Walsh JE, Martin G, Woop P, Black C, Murray KJ. Evaluation and treatment of childhood onset localized scleroderma 1988-1999. Arch Dis Child. 2000;82(Suppl I): A44.
18. Jablonska S, Blaszczyk M. Scleroderma and sclerotic skin conditions: unapproved treatments. Clin Dermatol. 2002;20:6344-7.

26 Vitiligo

Maria Cecília Rivitti Machado
Walter Refkalevsky Loureiro

Após ler este capítulo, você estará apto a:

1. Compreender as teorias patogênicas do vitiligo.
2. Identificar suas principais formas.
3. Formular diagnósticos diferenciais.
4. Reconhecer os tratamentos disponíveis.

INTRODUÇÃO

O vitiligo é uma dermatose adquirida, caracterizada por máculas acrômicas sem melanócitos nos locais atingidos. A real incidência do vitiligo é desconhecida; aproximadamente 1 a 2% da população mundial é acometida[1]. Não apresenta preferência aparente por sexo ou etnia e pode surgir em qualquer idade, embora 50% dos casos iniciem-se antes dos 20 anos[2]. Em 30%, há referência de acometimento de outro membro da família[3].

PATOGÊNESE

O vitiligo não tem causa definida. É comum o relato que associa o surgimento da doença a eventos como queimaduras de sol e traumas físicos ou psicológicos. Não existe, porém, evidência científica de que esses eventos realmente possam ser desencadeadores. Várias teorias tentam explicar o vitiligo. Entretanto, a tendência atual é considerá-lo uma doença com diferentes mecanismos patológicos envolvidos.

Teoria Autoimune

A associação de vitiligo com doenças autoimunes em uma frequência maior do que na população normal dá suporte a esta teoria[3-5]. São mais comuns alopecia areata, nevo halo, *miastenia gravis*, lúpus eritematoso, esclerodermia e endocrinopatias (hipo e hipertireoidismo, diabetes insulino-dependente, hipoparatireoidismo, anemia perniciosa e insuficiência adrenal). Alterações nos sistemas imunológicos celular e humoral seriam responsáveis pela destruição dos melanócitos. Distúrbios tireoidianos são os mais prevalentes[5-9]. As principais doenças associadas ao vitiligo estão resumidas no Quadro 26.1.

Quadro 26.1 – Lesões associadas ao vitiligo

Cutâneas	Sistêmicas
▪ Alopecia areata – 16%	Distúrbios visuais – 40 a 50%[10]
▪ Poliose – 9 a 45%	Alterações coroidais – 30%
▪ Canície – 37%[11]	Irite – 5 a 10%
▪ Nevo halo	Acuidade visual geralmente normal
▪ Sem aumento na incidência de câncer de pele	Distúrbios auditivos[12]

Teoria Neural

É fundamentada na distribuição segmentar do vitiligo, na presença de lesões em peles com comprometimento neurológico e na sua associação com esclerose múltipla e encefalites virais[1]. Haveria a liberação de mediadores tóxicos aos melanócitos pelas terminações nervosas. Dentre esses mediadores, o mais implicado é a acetilcolina, que apresenta atividade inibitória sobre os melanócitos[13].

Melanócitos Defeituosos

Durante a síntese da melanina, vários metabólitos intermediários tóxicos são formados. Aparentemente, os melanócitos possuem mecanismos de proteção contra esses precursores. Defeitos nesses mecanismos resultariam no acúmulo de indóis e radicais livres, causando a destruição do melanócito[1]. Alterações no retículo endoplasmático e na apoptose celular, e a sensibilidade aumentada quando ocorre exposição à radiação UVB também estariam associados à diminuição da sobrevida do melanócito[5].

MANIFESTAÇÕES CLÍNICAS

As lesões típicas do vitiligo são máculas acrômicas de coloração branca, delimitadas por pele normal, geralmente sem outras alterações. As lesões podem ser únicas ou múltiplas, variando de milímetros a centímetros, com crescimento centrífugo que confere um aspecto arredondado, e podem acometer pelos (poliose) e qualquer parte da pele. Lesões genitais são comuns. As manchas são muito evidentes em indivíduos de pele escura, mas podem ser pouco perceptíveis em peles claras (Figuras 26.1, 26.2 e 26.3). Frequentemente, as manchas podem apresentar bordas hiperpigmentadas – vitiligo tricrômico – ou hiperpigmentação perifolicular – vitiligo quadricrômico. No vitiligo inflamatório, a acromia é delimitada por uma borda eritematosa elevada. Um achado marcante em aproximadamente 1/3 dos doentes é o surgimento de lesões de vitiligo após a ocorrência de traumas em áreas de pele normal (fenômeno de Köebner)[1].

Não existe consenso para classificar as formas clínicas do vitiligo. O Quadro 26.2 reúne os tipos principais com suas características.

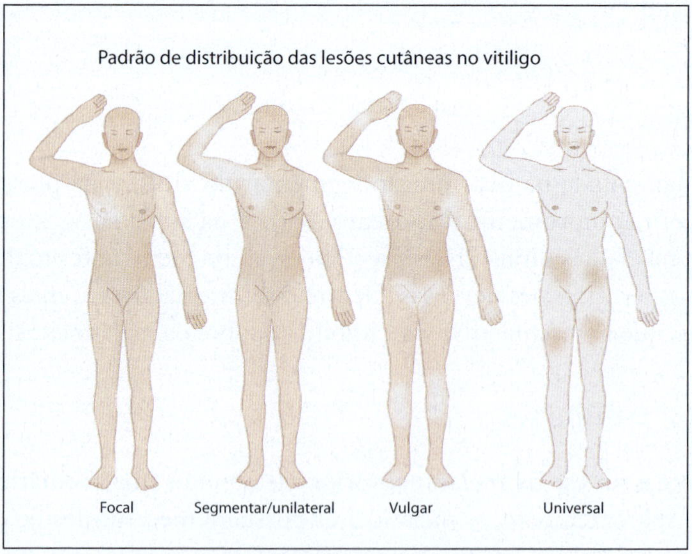

Figura 26.1 Distribuição das lesões segundo o tipo de vitiligo.

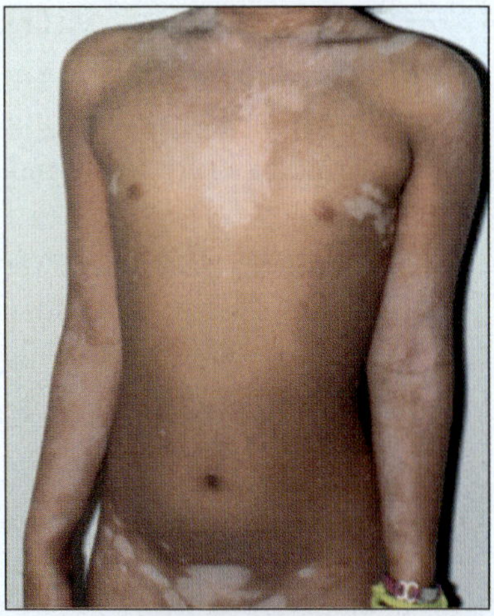

Figura 26.2 Vitiligo: lesões acrômicas (despigmentação completa) ao lado de lesões hipocrômicas (doença em evolução).

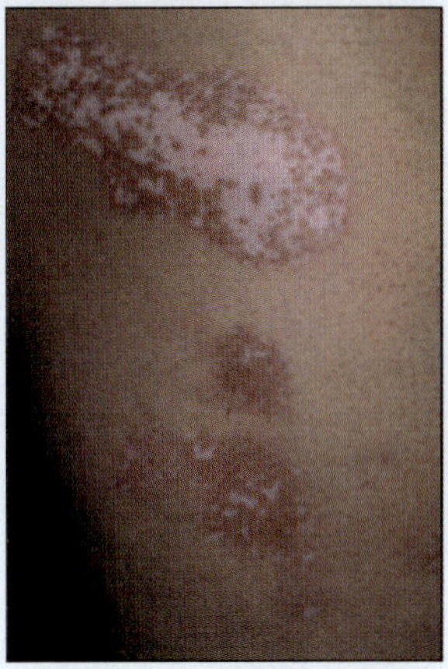

Figura 26.3 Vitiligo em tratamento, com repigmentação nas bordas e a partir dos folículos pilosos.

Quadro 26.2 – Tipos de vitiligo e características

Tipo	Distribuição	Evolução	Köebner	Notas
■ Focal	Poucas lesões em uma mesma área	Variável	Comum	Geralmente melhor evolução
■ Segmentar	Lesões confinadas a um mesmo dermátomo 50% na região trigeminal[14]	Início rápido, seguido de estabilização	Incomum	20% dos casos de vitiligo em crianças e 5% em adultos[1] Pobre resposta aos tratamentos
■ Generalizado	Lesões disseminadas de maneira simétrica	Variável	Comum	Tipo mais frequente em todas as idades Assimetria devido ao fenômeno de Köebner
■ Universal	Variante do generalizado, poupando poucas áreas	Progressivo	Comum	Associado a síndromes endocrinológicas (mais comum em adultos)[1,5]

O curso evolutivo do vitiligo vulgar é imprevisível. Na maioria dos casos, apresenta início abrupto, progredindo até a estabilização. Embora seja raro, pode haver regressão espontânea. O vitiligo segmentar costuma apresentar rápida evolução inicial seguida de um curso mais estável, com pobre resposta terapêutica e sem tendência à regressão espontânea[1].

Existem três padrões de repigmentação que podem ser vistos individualmente ou em conjunto: repigmentação a partir das bordas com progressão da pele saudável para o centro da lesão, repigmentação a partir dos folículos pilosos e repigmentação difusa, na qual a mácula acrômica torna-se hipocrômica.

Diagnóstico/Exames Complementares

O diagnóstico do vitiligo é essencialmente clínico pela tipicidade das lesões. A lâmpada de Wood emite radiações ultravioleta que tornam as lesões do vitiligo muito evidentes, sendo bastante útil nos pacientes de pele clara, em que as lesões acrômicas são de difícil visualização. Os principais diagnósticos diferenciais estão relacionados no Quadro 26.3.

O exame histopatológico pode ser feito nos casos em que há dúvida diagnóstica, demonstrando a ausência de melanócitos na lesão. Vale ressaltar que essas alterações não são diferentes das achadas em outras acromias melanopênicas. Entretanto, serve para exclusão de hanseníase, pitiríase versicolor ou lúpus[1].

TRATAMENTO

O tratamento do vitiligo infantil é um grande desafio ao médico pois, além de se tratar a criança, deve-se administrar a ansiedade dos pais. Dessa maneira, um bom relacionamento médico-paciente-família é imprescindível. A indicação de grupos de apoio e material didático é muito útil. Os pais devem ser esclarecidos a respeito da doença, de sua evolução e dos tratamentos disponíveis, bem como a respeito de medicamentos "milagrosos", sem estudos controlados comprovando a sua eficácia, como o produto desenvolvido em Cuba, por meio de extrato placentário humano[3,5]. O tratamento deve ser individualizado. É importante enfatizar, desde cedo, a importância do uso diário dos filtros solares, não apenas para a prevenção de queimaduras solares que podem desencadear o fenômeno de Köebner, mas também com finalidade cosmética, por diminuir o contraste entre a pele lesada e a pele sã. O uso de autobronzeadores e maquiagem corretiva pode ser útil. Não existem estudos controlados que justifiquem o uso de antioxidantes[5]. As opções disponíveis para o tratamento do vitiligo estão relacionadas no Quadro 26.4.

Quadro 26.3 – Principais diagnósticos diferenciais do vitiligo

Doenças	História	Achados
Congênitas		
■ Esclerose tuberosa	Autossômica dominante Congênita (máculas podem ser notadas apenas na infância)	Máculas hipocrômicas ovais ("em folhas") ou em confete Adenomas sebáceos Hamartomas em múltiplos órgãos Sintomas neurológicos
■ Nevo acrômico ou despigmentoso	Congênito (máculas podem ser notadas apenas na infância)	Manchas hipomelanóticas com bordas irregulares, de formatos variados
■ Nevo anêmico	Congênito	Hipocromia causada por malformação vascular que desaparece à vitropressão e não fica eritematosa à fricção
■ Piebaldismo	Autossômica dominante Congênito Curso estável	Acromia triangular na fronte e nos cabelos Máculas hipercrômicas dentro das lesões acrômicas
■ Síndrome de Waardenburg[15]	Autossômica dominante ou recessiva Quatro variantes	Acromia de cabelo e/ou pele Surdez congênita Heterocromia de íris Afastamento dos cantos internos dos olhos Base do nariz alargada
Adquiridas		
■ Hanseníase	Área endêmica	Mácula hipocrômica anestésica
■ Pitiríase alba	Atopia ou asteatose Piora no verão	Máculas hipocrômicas ovais Leve descamação
■ Pitiríase versicolor	Pouco frequente antes da puberdade	Presença de escamas finas Fluorescência na lâmpada de Wood Micológico direto positivo
■ Síndrome de Vogt-Koyanagi-Harada	Início dos 10 aos 52 anos Etiologia desconhecida	Máculas vitiligoides simétricas com poliose em pálpebras, cabeça, pescoço e ombros Meningoencefalite, hipoacusia, uveíte

Quadro 26.4 – Opções terapêuticas no vitiligo

Tópicos	Sistêmicos
■ Fotoprotetores	■ Corticosteroides
■ Corticosteroides	■ PUVA oral
■ Imunomoduladores	■ Levamisol[16] (não comprovado)
■ Tintura de bergamota, extrato de *B. gaudichaudii*	
■ PUVA tópico	
■ UVB – *Narrow Band*	
■ *Laser* excimer de 308 nm[16]	
■ Cirurgia (microenxertia, transplante autólogo)[17]	

Os corticosteroides tópicos consitituem a primeira linha de tratamento em máculas isoladas. São usados os de alta potência por apresentarem resultados superiores, porém têm maior incidência de efeitos colaterais (atrofias, estrias, erupção acneiforme e hirsutismo). Corticosteroides de potências menores, como a hidrocortisona ou a metilprednisolona, podem ser utilizados na face, nas axilas e na região inguinal de crianças[1]. São empregados de modo intermitente, em semanas intercaladas ou diariamente, com 1 semana de repouso a cada 3 de uso. Os pacientes devem ser reavaliados a cada 2 meses para a detecção de efeitos colaterais. Se não houver resposta após alguns meses de tratamento, devem ser substituídos.

Os imunomoduladores tópicos representam novas alternativas aos corticosteroides tópicos, sendo comparáveis aos de alta potência, sem seus efeitos colaterais. São particularmente úteis para crianças e lesões em áreas sensíveis[18,19]. Devem ser aplicados 2 vezes/dia. O pimecrolimo pode ser usado a partir dos 3 meses de idade, enquanto o tacrolimo a 0,03% deve ser usado dos 2 aos 12 anos, e o tracolino a 0,1%, a partir dos 12 anos.

A fototerapia é uma modalidade que utiliza emissões de luz na faixa ultravioleta para tratamento de diversas doenças. A luz pode se originar de fontes artificiais ou do sol. Substâncias que absorvem a radiação (psoralênicos, furocumarínicos) podem ser associadas para aumento da eficácia; o método é chamado de fotoquimioterapia. O PUVA tópico (psoraleno associado à fototerapia com radiação UVA) está indicado em lesões pequenas (1 a 2% de superfície corporal), sendo pouco realizado na prática por ser altamente fototóxico. O PUVA oral é uma alternativa de tratamento para pacientes com mais de 12 anos, com vitiligo disseminado. A fototerapia com UVB *Narrow-Band* é uma alternativa efetiva e não necessita de medicação sistêmica; pode ser indicada em crianças com menos de 12 anos, assim como a microfototerapia com feixes direcionados às lesões ou *laser* excimer[20]. Fitoterápicos (essência de bergamota, extrato de *Brosimum gaudichaudii* e *khellina*) são empregados tradicionalmente de modo empírico, associados a sol, UVA ou UVB, com bons resultados.

Corticosteroides sistêmicos estão indicados em casos de doença em franca atividade para interrupção da progressão do vitiligo e indução da repigmentação cutânea. Têm sido relatados esquemas de 5 a 10 mg de prednisona/dia durante 2 a 3 semanas para crianças e doses mais altas e pulsos orais ou injetáveis para adultos[10,21]. Técnicas de microenxertia são empregadas em áreas limitadas e estáveis de vitiligo, sendo descritas em crianças com mais de 10 anos[22].

A despigmentação está indicada para pacientes selecionados com vitiligo extenso e maiores de 40 anos de idade. Pode ser realizada com monobenzil-éter de hidroquinona ou *laser ruby Q-switched* e creme de metoxifenol[23].

CONCLUSÕES

O vitiligo é uma doença que frequentemente implica uma carga emocional muito grande para a criança e os pais. Cabe ao médico dar o suporte familiar e reconhecer a doença precocemente, além de identificar envolvimento sistêmico associado.

REFERÊNCIAS BIBLIOGRÁFICAS

1. Fitzpatrick TB, Wolff K, Freedberg IM, Austen KF, Eisen AZ, Goldsmith LA, et al. Tratado de Dermatologia. 5ª ed. Rio de Janeiro: Revinter. 2005. p. 945-86.
2. Silva CMR, Pereira LB, Gontijo B, Ribeiro GB. Vitiligo na infância: características clínicas e epidemiológicas. An Bras Dermatol. 2007;82(1):47-51.
3. Sampaio SAP, Rivitti EA. Dermatologia. 3ª ed. São Paulo: Artes Médicas; 2007. p.356-60.
4. Nordlund JJ, Lerner AB. Vitiligo: It is important. Arch Dermatol. 1982;118(1):5-8.
5. Ortonne JP. Vitiligo and other disorders of hypopigmentation. In: Bolognia JL; Jorizzo JL; Rapini RP. Dermatology. London: Mosby; 2007. p.947-74.
6. Angenae K, Van Geel N, Naeyaert JM. Evidence for an autoimmune pathogenesis of vitiligo. Pigment Cell Res. 2003;16(2):90-100.
7. Badri AM, Todd PM, Garioch JJ, Gudgeon JE, Stewart DG, Goudie RB. An immunohistological study of cutaneous lymphocytes in vitiligo. J Pathol. 1993;170(2):149-55.
8. Gilhar A, Zelickson B, Ulman Y, Etzioni A. In vivo destruction of melanocytes by the IgG fraction of serum from patients with vitiligo. J Invest Dermatol. 1995;105(5):683-6.
9. Kuhl ICP, Weissblut ML, Bakos L, Wolmann, TM. Pesquisa de autoanticorpos e função tireoideana em pacientes portadores de vitiligo e alopecia areata. An Bras Dermatol. 1995;70(5):421-5.
10. Azulay RD, Azulay DR. Dermatologia. 4ª ed. Rio de Janeiro: Guanabara Koogan; 2006. p.86-91.
11. Dutta AK, Mandal SB. A clinical study of 650 vitiligo cases and their classification. Indian J Dermatol. 1969;14(3):103-11.
12. Ardiç FN, Aktan S, Kara CO, Sanli B. High-frequency hearing and reflex latency in patients with pigment disorder. Am J Otolaryngol. 1998;19(6):365-9.
13. Iyengar B. Modulation of melanocytic activity by acetylcholine. Acta Anat (Basel). 1989;136(2):139-41.
14. Hann SK, Lee HJ. Segmental vitiligo: clinical findings in 208 patients. J Am Acad Dermatol. 1996;35(5 Pt 1):671-4.
15. Omar ED, Rivitti-Machado MC, Oliveira ZNP. Você conhece esta síndrome? An Bras Dermatol. 2007;82(2):186-9.
16. Hadi SM, Spencer JM, Lebwohl M. The use of the 308-nm excimer laser for the treatment of vitiligo. Dermatol Surg. 2004;30(7):983-6.
17. Njoo MD, Westerhof W, Bos JD, Bossuyt PM. A systematic review of autologous transplantation methods in vitiligo. Arch Dermatol. 1998;134(12):1543-9.
18. Silverberg NB, Lin P, Travis L, Farley-Li J, Mancini AJ, Wagner AM, et al. Tacrolimus ointment promotes repigmentation of vitiligo in children: a review of 57 cases. J Am Acad Dermatol. 2004;51(5):760-6.
19. Lepe V, Moncada B, Castanedo-Cazares JP, Torres-Alvarez MB, Ortiz CA, Torres-Rubalcava AB. A double-blind randomized trial of 0.1% tacrolimus vc 0.05% clobetasol for the treatment of childhood vitiligo. Arch Dermatol. 2003;139(5):581-5.

20. Scherschun L, Kim JJ, Lim HW. Narrow-band ultraviolet B is a useful and well tolerated treatment for vitiligo. J Am Acad Dermatol. 2001;44(6):999-1003.
21. Radakovic-Fijan S, Fürnsinn-Friedl AM, Hönigsmann H, Tanew A. Oral dexamethasone pulse treatment for vitiligo. J Am Acad Dermatol. 2001;44(5):814-7.
22. Bellet JS, Prose NS. Vitiligo em crianças: uma revisão de classificação, hipóteses sobre patogênese e tratamento. An Bras Dermatol. 2005;80(6);631-6.
23. Njoo MD, Vodegel RM, Westerhof W. Depigmentation therapy in vitiligo universalis with topical 4-methoxyhenol and the Q-switched ruby laser. J Am Acad Dermatol. 2000;42(5):760-69.

Nevos 27

José Antonio Sanches Junior

Após ler este capítulo, você estará apto a:

1. Compreender o conceito de lesão névica.
2. Reconhecer os aspectos clínicos dos diversos nevos.
3. Reconhecer a potencial gravidade dos nevos melanocíticos.
4. Conhecer as condutas terapêuticas necessárias para as diferentes lesões névicas.
5. Orientar quanto à necessidade de consulta especializada.

INTRODUÇÃO

Embora a palavra latina *nevus* signifique mancha, originalmente foi designativa de lesão congênita ou marca de nascença. Atualmente, descreve anormalidade circunscrita do desenvolvimento de um ou mais tecidos maduros (hamartoma), caracterizando-se, portanto, por hiperplasia ou hipoplasia de determinadas estruturas cutâneas. Podem ser congênitas ou adquiridas, ou seja, herdadas ou não. Uma definição mais restrita propõe que nevos sejam lesões visíveis, circunscritas, duradouras, da pele ou mucosa circunvizinha, refletindo mosaicismo genético. Usado isoladamente sem adjetivo, o termo nevo, habitualmente, faz referência ao nevo melanocítico[1,2].

A denominação nevo epidérmico é utilizada genericamente para referir-se às proliferações hamartomatosas do epitélio cutâneo (nevos organoides). Seus subtipos diferem de acordo com a distribuição das lesões ou do tipo celular predominante: nevo epidérmico verrucoso (queratinócitos), nevo sebáceo (glândulas sebáceas), nevo comedônico (unidades pilossebáceas), nevo écrino (glândula sudorípara écrina), nevo apócrino (glândula sudorípara apócrina), nevo de Becker (folículos pilosos, músculos lisos e melanização), nevo esponjoso branco (epitélio mucoso), entre outros[3].

Os nevos originados do mesênquima (nevos organoides) classificam-se em nevo elástico, nevo colágeno (ou colagenoma), nevo lipomatoso superficial, nevo *flameus*, nevo anêmico e hamartoma do músculo liso. Em tese, todas as malformações vasculares capilares poderiam ser consideradas névicas[4,5].

Nevos melanocíticos são proliferações melanocíticas benignas, decorrentes da presença de células melanocíticas em ninhos (tecas) epidérmicas, dérmicas ou em outros tecidos. As hiperplasias melanocíticas originam-se do aumento do número de melanócitos confinados à camada basal da epiderme[2,6].

Denominam-se nevos acrômicos as lesões congênitas causadas por diminuição do número de melanócitos epidérmicos[2].

EPIDEMIOLOGIA

Os nevos epidérmicos são relativamente raros, ocorrendo em cerca de 1 entre mil nascidos vivos. Oitenta por cento das lesões aparecem no primeiro ano de vida. Raramente, surgem na puberdade. A prevalência é igual entre homens e mulheres, e a maioria dos casos é esporádica[3].

Os nevos conjuntivos e lipomatosos são muito raros. O nevo *flameus neonatorum* (mancha salmão, bicada da cegonha) é muito frequente, surgindo em cerca de 30% dos recém-nascidos negros e 40% dos brancos. Não deve ser confundida com a mancha em vinho do porto que, frequentemente referida como nevo *flameus*, é a malformação vascular de baixo fluxo com significado e prognóstico muito peculiares. Trabalhos recentes desaconselham o uso do termo nevo *flameus*[4-6].

Os nevos melanocíticos adquiridos comuns, também denominados típicos, desenvolvem-se após o nascimento, geralmente durante a 2ª e a 3ª décadas de vida, embora algumas lesões possam aparecer no 1º ano. O número de nevos melanocíticos comuns aumenta com a idade, atingindo um pico (20 a 40 lesões) na 2ª e na 3ª década de vida, decrescendo para um número bastante pequeno na 6ª e na 7ª década. São lesões muito frequentes, e a prevalência varia de acordo com a etnia, a predisposição genética e a exposição ambiental à luz ultravioleta. O sistema imune pode reagir contra os nevos melanocíticos comuns, resultando no desenvolvimento do nevo halo. A prevalência do nevo halo tem sido descrita em torno de 0,9% de indivíduos brancos entre 12 e 16 anos.

A maioria dos nevos melanocíticos congênitos é composta de nevos pequenos e únicos, sem predileção por sexo, com taxa de prevalência de 0,8% dos recém-nascidos. Nevos com 10 cm ou mais ocorrem em apenas 1 em cada 20 mil recém-nascidos e grandes nevos em vestimenta ocorrem em apenas 1 em cada 500 mil nascimentos[6-8].

PATOGÊNESE

Os nevos epidérmicos são formados por proliferações hamartomatosas de um ou mais constituintes celulares do tecido epitelial cutâneo, muitas delas refletindo mosaicismo cutâneo[1].

Os nevos do tecido conjuntivo são hamartomas cutâneos compostos primariamente por colágeno (colagenomas), elastina (elastomas) ou pela combinação de ambos. Embora produzidos por fibrobastos, são lesões pouco celulares. A mancha salmão (nevo *flameus neonatorum*) provavelmente decorre da persistência de capilares dérmicos da circulação cutânea fetal. O nevo anêmico é secundário à vasoconstrição por ausência de receptores vasodilatadores ou por predomínio de receptores vasoconstritores nos vasos sanguíneos dérmicos, sem alterações sensitivas ou da pigmentação[4,5].

Os nevos melanocíticos representam uma anomalia do desenvolvimento dos melanócitos, provavelmente decorrente de mutação nas células progenitoras que resultam em acúmulo excessivo de células melanocíticas ao longo dos caminhos de migração durante o desenvolvimento normal. As células melanocíticas epidérmicas são originárias da crista neural. Atingem sua posição entre os queratinócitos basais por migração durante o período embrionário. Essas células podem acumular-se ao longo desse percurso. Quando três ou mais melanócitos encontram-se agrupados em contato direto, formando ninhos ou tecas na derme, são denominados células névicas ou nevo-melanócitos. Proliferações benignas dessas células névicas são denominadas nevos melanocíticos e podem ser juncionais, quando as células névicas se situam na derme papilar, junto à camada basal; intradérmicos, quando na derme; e compostos, quando em ambas as localizações. Variantes de nevos melanocíticos são: nevo melanocítico congênito, nevo melanocítico adquirido comum, nevo melanocítico atípico (displásico), nevo halo, nevo de células balonizantes, nevo de células fusiformes, nevo *spilus*, nevo de Spitz, nevo de Meyerson (nevo que sofre espontaneamente processo inflamatório) e melanoníquia estriada. As lesões pigmentares originárias dos melanócitos dérmicos (sem células névicas) são a mácula mongólica, os nevos de Ota e Ito e o nevo azul. As lesões pigmentares, decorrentes do aumento do número de melanócitos epidérmicos confinados à camada basal (hiperplasias melanocíticas) ou do aumento da atividade melanocítica, são as efélides, a mancha melânica (*café au lait*), o lentigo simples, a lentiginose e as síndromes lentiginosas, a melanose de Becker e a melanose solar, não sendo consideradas nevos[2,6].

MANIFESTAÇÕES CLÍNICAS

Nevo Epidérmico Verrucoso

O nevo epidérmico verrucoso caracteriza-se por pápulas verrucosas róseas, marrons ou castanho-acinzentadas, agrupadas, que podem coalescer formando placas papilomatosas bem delimitadas (Figura 27.1). Configurações lineares são comuns nos membros, pescoço e transversais no tronco, seguindo as linhas de Blaschko. Quando extenso, é denominado nevo epidérmico sistematizado. O nevo sistematizado pode ser unilateral (*nevus unios lateris*) ou distribuído bilateralmente (*ictiose hystrix*). Quando o nevo verrucoso se apresenta com eritema, descamação e prurido, é denominado nevo epidérmico verrucoso inflamatório linear (NEVIL), sendo mais comumente observado nas nádegas e nos membros inferiores. Habitualmente, as lesões congênitas não aumentam significativamente de tamanho. Lesões que aparecem após o nascimento podem se expandir até o período puberal. Os nevos epidérmicos podem estar presentes com manchas café com leite, máculas hipopigmentadas congênitas e nevos melanocíticos congênitos. Lesões extensas podem fazer parte da síndrome do nevo epidérmico com anomalias do desenvolvimento dos sistemas nervoso, cardiovascular, urogenital ou esquelético (Síndrome de Proteus, Síndrome CHILD – hemidisplasia congênita com nevo ictiosiforme e defeito dos membros –, facomatose pigmento-queratótica, síndrome do nevo sebáceo, síndrome do nevo de Becker e síndrome do nevo comedônico)[3,9,10].

Nevo Sebáceo

O nevo sebáceo apresenta-se como placa alopécica elevada, de superfície irregular, com coloração amarelo-alaranjada, com limites bem definidos (Figura 27.2).

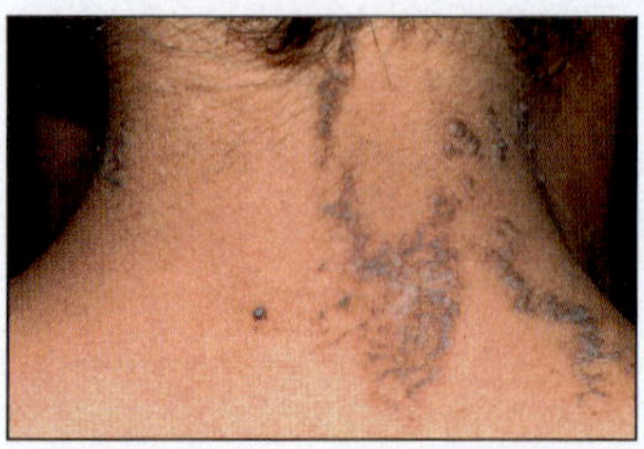

Figura 27.1 Nevo verrucoso.

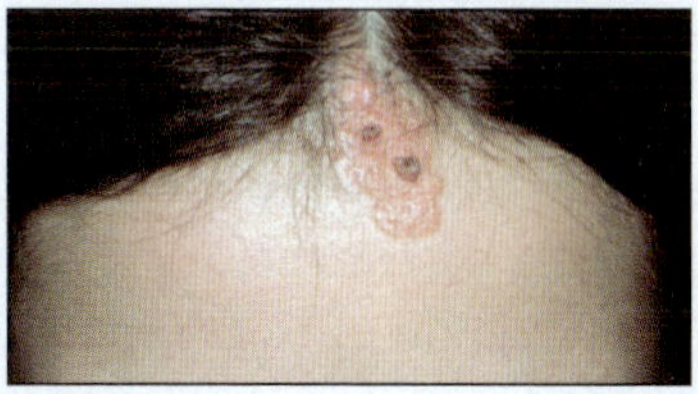

Figura 27.2 Nevo sebáceo.

Por vezes, apresenta elementos satélites periféricos de menor tamanho. As lesões podem ter diversos tamanhos e se apresentar em disposição linear ou zosteriforme. O nevo sebáceo é esporádico, apresentando-se ao nascimento ou logo após, em qualquer área, sendo mais frequente no couro cabeludo. Tumores podem surgir dentro da lesão, sendo os mais comuns o siringocistoadenoma papilífero e o tricoblastoma. Raramente, podem surgir outros tipos de tumores. O nevo sebáceo pode estar associado ao nevo verrucoso[2,3].

Nevo Comedoniano

Clinicamente, apresenta-se como agrupamento de óstios foliculares dilatados, com rolhas queratóticas, assemelhando-se a comedões, com padrão nevoide, linear, zosteriforme[2] (Figura 27.3).

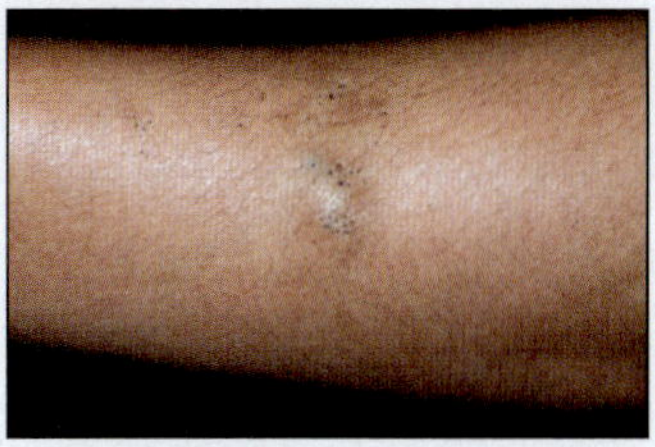

Figura 27.3 Nevo comedoniano.

Nevo Écrino e Nevo Apócrino

O nevo écrino apresenta-se como área de hiperidrose localizada e bem delimitada pelo aumento do número ou tamanho dos ductos espiralados secretores écrinos. O nevo apócrino apresenta-se como pápulas ou nódulos nas axilas ou no tórax superior. Proliferação hamartomatosa de glândulas apócrinas maduras é frequentemente encontrada no nevo sebáceo[2,3].

Nevos Conjuntivos (Colágeno e Elástico) e Nevo Lipomatoso

São muito raros. Caracterizam-se por pápulas, placas ou nódulos macios, habitualmente com disposição linear nevoide e coloração semelhante à da pele normal[2,3].

Nevo Anêmico

É mácula branca, de contornos bem delimitados, localizada. Apresenta-se desde o nascimento e predomina no tronco. A fricção não desencadeia eritema, ao contrário do que ocorre no nevo acrômico[2].

Nevo Acrômico

Apresenta-se como área hipocrômica, habitualmente imperceptível ao nascimento, tornando-se mais visível com a exposição solar (Figura 27.4). Raramente, associa-se com alterações sistêmicas. O exame com luz de Wood não evidencia a acromia do vitiligo, e a fricção desencadeia eritema no interior e fora da lesão, diferentemente do nevo anêmico. A duração e a localização da lesão são importantes para a exclusão de vitiligo[2,5].

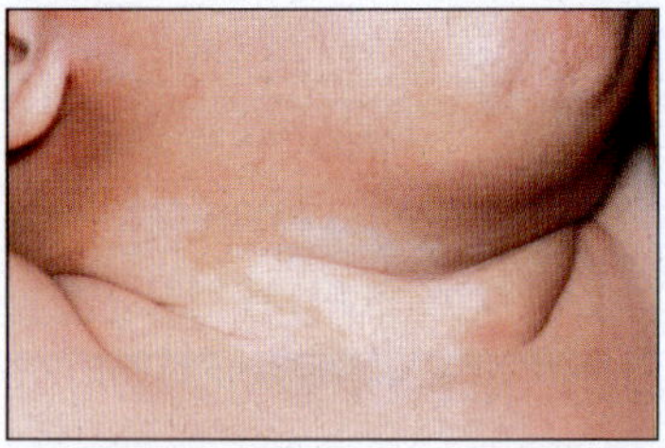

Figura 27.4 Nevo acrômico.

Nevo Pigmentado e Piloso de Becker (Melanose Pilosa de Becker)

É uma lesão névica unilateral, localizada, em geral, no ombro de indivíduos masculinos. Caracteriza-se por apresentar hipertricose sobre mancha acastanhada. Surge comumente na adolescência no ombro, no braço ou na porção superior do tronco, habitualmente, após exposição solar (Figura 27.5). Pode apresentar crescimento por meses ou mesmo anos. Deve-se à maior atividade de melanócitos da epiderme. Não apresenta células névicas. O aparelho piloso mostra espessamento da haste pilosa[2,3].

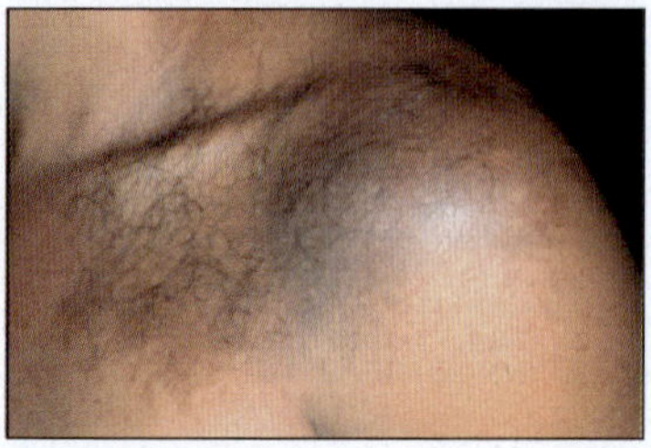

Figura 27.5 Nevo de Becker.

Mancha Mongólica, Nevo de Ota e Nevo de Ito

A mancha mongólica é mais comumente observada em indivíduos negros e amarelos. Ocorre na região lombossacral, tem tamanho e forma variáveis, com cor azul-acinzentada. Presente desde o nascimento, esmaece gradualmente, com desaparecimento completo na idade adulta. Decorre da presença de melanócitos na porção média da derme.

O nevo de Ota (*naevus fusco-caeruleus ophtalmo-maxillaris*) é um tipo de mancha mongólica, que se apresenta como mácula pigmentada na área de distribuição dos 1º e 2º ramos do nervo trigêmeo. Associa-se, frequentemente, à pigmentação ocular e, eventualmente, à da mucosa nasal, palatina ou faringiana (Figura 27.6). Quando a mancha se localiza nas regiões do ombro, na área supraclavicular e no pescoço, constitui o nevo de Ito (*naevus fusco-caeruleus acromio-deltoideus*). Os nevos de Ota e Ito, habitualmente, persistem durante a vida adulta[2,6].

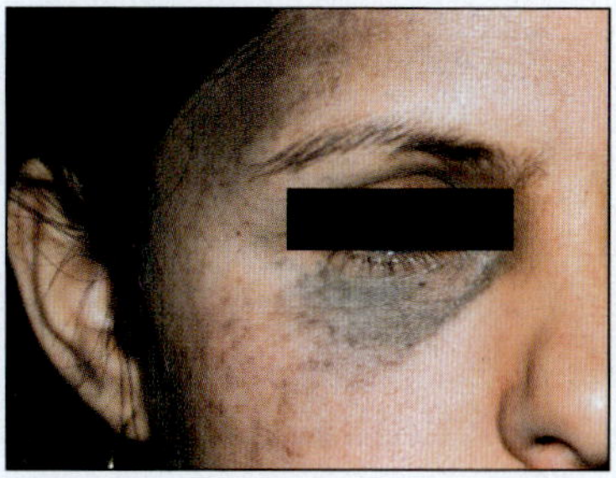

Figura 27.6 Nevo de Ota com envolvimento da conjuntiva.

Nevo Azul

Geralmente solitário, apresenta-se como lesão de cor azul-escura a negra, de alguns milímetros de tamanho, bem limitada, redonda ou oval, plana ou saliente. É mais encontrado na face ou no dorso das mãos. Eventualmente, pode ocorrer em forma de nódulo ou placa. Surge no decurso da infância e não regride. Degeneração maligna é excepcional. É constituído por melanócitos localizados na derme[6,11].

Nevos Melanocíticos Pigmentares

São lesões pigmentadas, compostas por melanócitos névicos. Podem ser congênitas ou adquiridas. Os nevos melanocíticos pigmentares são também denominados nevos de células névicas ou nevos celulares.

Nevos Melanocíticos Comuns ou Adquiridos

São encontrados na maioria dos adultos brancos. Na linguagem leiga, são conhecidos por "pintas" ou, impropriamente, por "verrugas". Apresentam-se como lesões planas, ligeiramente salientes, pedunculadas ou em domos (Figura 27.7). Habitualmente, têm pigmentação uniforme, mas podem sofrer modificações ao longo de sua história natural. Inicialmente, são máculas planas, de cor uniforme, marrom a negro, que podem aumentar até 8 mm de diâmetro. Na fase inicial, são constituídos por melanócitos oriundos da crista neural, de localização epidérmica que, aumentando em número, culminam em agrupamentos na junção dermo-epidérmica. Uma vez cessado o crescimento do nevo em lateralidade, suas células aprofundam-se, resultando, clinicamente, em lesão elevada papulosa, pigmentada, mas, em geral, não negra. Os nevos pigmentares planos são geralmente de junção, os salientes e verrucosos são compostos ou intradérmicos e os pedunculados, ou em forma de domo, são quase sempre intradérmicos[2,6].

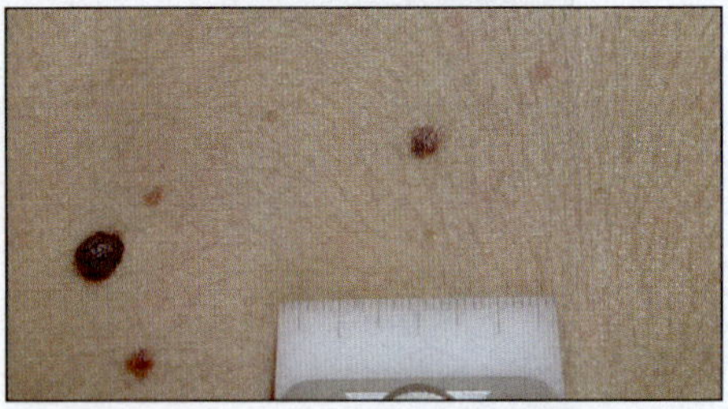

Figura 27.7 Nevos melanocíticos comuns.

Nevos Melanocíticos Congênitos

Denominam-se nevos melanocíticos congênitos aqueles nevos de células névicas presentes desde o nascimento. Apresentam-se como lesões pigmentares planas, de tamanhos variáveis, redondas ou ovais, e limites nítidos. Os nevos melanocíticos congênitos são considerados pequenos (Figura 27.8) quando menores de 1,5 cm de diâmetro, médios (Figura 27.9), quando seus diâmetros variam de 1,5 a 19,9 cm e grandes (Figura 27.10), quando têm diâmetros iguais ou superiores a 20 cm. Os nevos melanocíticos congênitos médios e grandes têm superfície rugosa, eventualmente são pilosos e sua coloração é variável do marrom ao negro. Existem nevos pilosos com grandes dimensões, que recobrem grandes extensões do corpo. São também chamados nevos congênitos gigantes e sua importância reside na possibilidade de serem acompanhados de melanocitose das leptomeninges e na maior probabilidade de transformação maligna com evolução para melanoma[2,6,8].

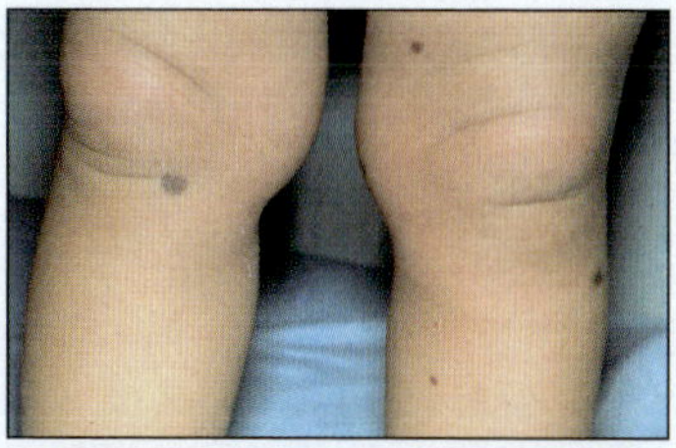

Figura 27.8 Nevos melanocíticos congênitos pequenos.

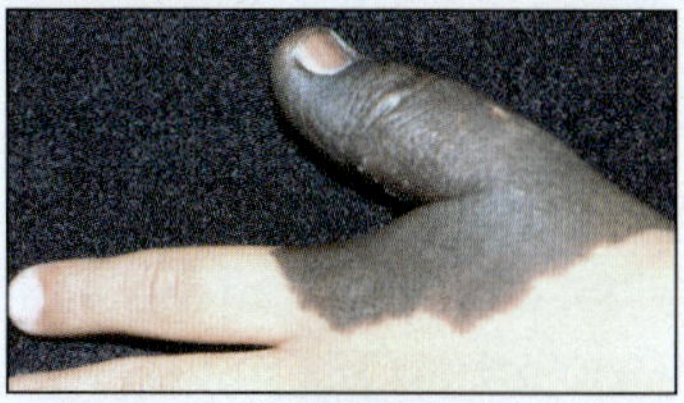

Figura 27.9 Nevos melanocíticos congênitos médios.

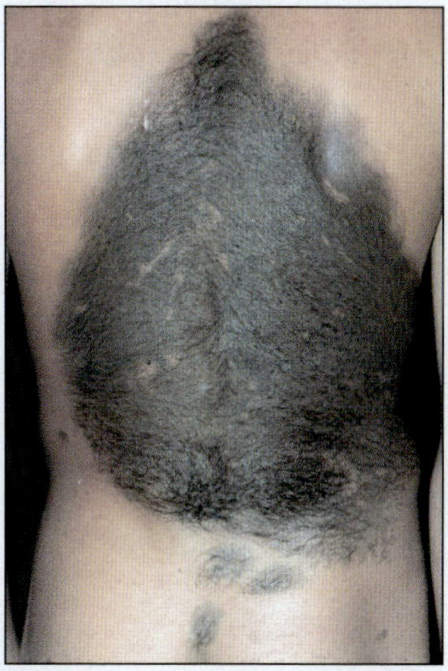

Figura 27.10 Nevos melanocíticos congênitos grandes.

Nevos Displásicos

São nevos melanocíticos com características clínicas e histológicas próprias, marcadores e precursores de melanoma maligno. Podem ser esporádicos ou familiares, estes últimos constituindo a chamada síndrome do nevo displásico. Os nevos displásicos diferenciam-se dos nevos melanocíticos comuns por serem mais numerosos, especialmente nas apresentações familiares; por apresentarem, habitualmente, tamanhos maiores, oscilando de 6 a 15 mm de diâmetro; e por serem mais irregulares, na sua forma e coloração. Ausentes ao nascimento, sua configuração clínica característica aparece a partir da puberdade. Novas lesões podem surgir até cerca dos 35 anos. Ocorrem nas mesmas localizações dos nevos comuns, mas também são frequentes no couro cabeludo, nas nádegas e nas mamas. Quanto às suas características morfológicas, evidenciam-se bordas irregulares, pigmentação irregular e variável, do marrom claro ao marrom escuro, podendo ocorrer até mesmo tonalidades róseas. Os limites da lesão, em relação à pele normal, são mal definidos com sua pigmentação esmaecendo gradativamente. As lesões podem ser puramente maculosas ou máculo-papulosas, de superfície granulosa, eventualmente com escamas. Nos casos familiares, as relações com o melanoma maligno são muito mais acentuadas[2,6,12,13].

Nevo Halo

O nevo halo, nevo de Sutton, vitiligo perinévico, leucoderma centrífugo adquirido, é um nevo melanocítico com halo despigmentado ao redor (Figura 27.11). Geralmente, são múltiplos, apresentando-se em vários estágios de regressão, desde halo hipocrômico com presença do nevo melanocítico, halo acrômico com regressão parcial do nevo, até área acrômica com o nevo totalmente ou quase totalmente desaparecido. Geralmente, a despigmentação inicia-se na adolescência. Pode estar associado a vitiligo. Não existem evidências de maiores índices de transformação para melanoma[2,6].

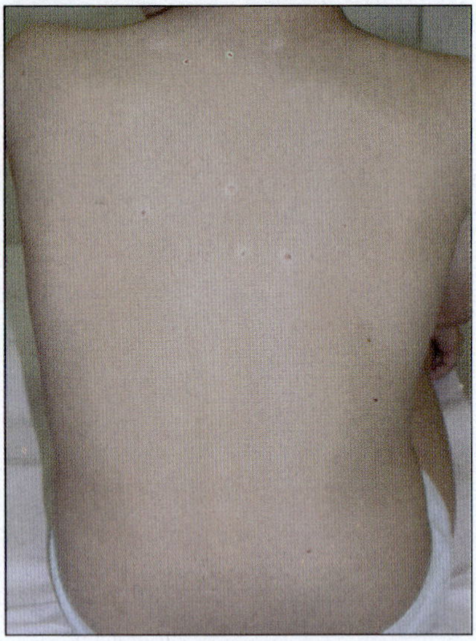

Figura 27.11 Nevos melanocíticos comuns e nevos halos.

Nevo *Spilus*

Caracteriza-se por mancha hiperpigmentar acastanhada, café com leite, irregular, encimada por múltiplos e pequenos nevos pigmentares (Figura 27.12). A lesão é habitualmente única e ocorre com mais frequência no tronco. É também denominado nevo sobre nevo[2,6].

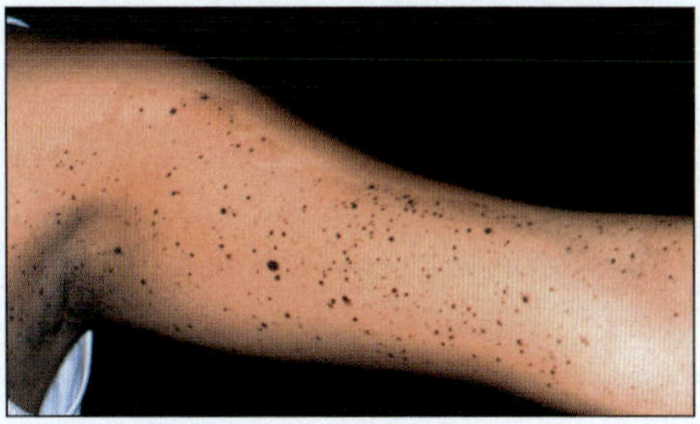

Figura 27.12 Nevo *spilus*.

Nevo de Spitz e Nevo de Reed

O nevo de Spitz, também denominado nevo de células fusiformes e epitelioides (ou melanoma benigno juvenil), é um nevo juncional, dérmico ou composto, constituído por células névicas fusiformes ou epitelioides, necessitando de diagnose diferencial com melanoma maligno. Ocorre mais frequentemente em crianças na forma de pápula solitária, pequena, indolor, rósea, localizada em geral na face. A variante, denominada nevo pigmentado de células fusiformes ou nevo de Reed, caracteriza-se por mácula ou pápula pigmentada de cor azul-escura ou negra, de ocorrência isolada ou múltipla[2,6].

DIAGNÓSTICO/EXAMES COMPLEMENTARES

Embora as diversas lesões névicas possam clinicamente ser muito características, o diagnóstico de certeza é feito pelo exame histopatológico, característico para cada subtipo de nevo. Os nevos epiteliais e mesenquimais podem ser biopsiados de modo incisional, através de *punch* ou bisturi. Os pacientes com nevos epiteliais devem ser avaliados quanto à presença de outras malformações estruturais ou funcionais (síndrome do nevo epitelial). Os nevos melanocíticos devem, preferencialmente, ser totalmente removidos, com exceção dos nevos grandes ou gigantes que, pelas dificuldades inerentes ao tamanho, podem ser biopsiados apenas parcialmente. Pacientes portadores de nevos melanocíticos, particularmente aqueles com nevos melanocíticos congênitos, aqueles com numerosas lesões ou com lesões clinicamente atípicas sugestivas de nevos displásicos, devem ter suas peles examinadas periodicamente por especialista. O exame dermatoscópico é de grande valia na distinção entre lesões benignas e malignas incipientes[2-4,6,7].

TRATAMENTO

Os nevos epiteliais, habitualmente, não requerem intervenção terapêutica, a não ser por razões estéticas. O nevo sebáceo, pelo potencial de transformação neoplásica, pode ser excisado profilaticamente ou ser acompanhado cuidadosamente com observação clínica periódica especializada. O nevo de Becker e a mancha mongólica não necessitam de tratamento e não sofrem transformação maligna. A maioria dos nevos melanocíticos adquiridos também não exige tratamento. Considera-se a remoção nas situações apresentadas no Quadro 27.1.

Quadro 27.1 – Indicação de excisão de nevos

1. Por razões de ordem estética
2. Nevos submetidos à irritação traumática crônica
3. Nevos localizados em áreas de difícil acompanhamento clínico
4. Nevos que apresentem alterações sugestivas de transformação maligna

O tratamento eletivo é a exérese e a sutura. Deve-se solicitar o exame histopatológico de todos os nevos retirados. Atualmente, é aceita como alta a frequência de malignização dos nevos congênitos gigantes (5 a 20%). Em razão disso, sempre que possível, indica-se sua retirada cirúrgica, com utilização de enxertos, retalhos e expansores, apesar de os resultados estéticos serem pouco satisfatórios e de haver grandes dificuldades cirúrgicas inerentes. Quanto aos nevos melanocíticos congênitos pequenos e médios, admite-se a possibilidade eventual de evolução para melanoma, pelo menos em algumas ocasiões, mas o real percentual em que essa malignização ocorre não está determinado. Como as remoções cirúrgicas dessas lesões são, em geral, simples, elas devem ser indicadas antes dos 12 anos, preferencialmente, pois, a partir dessa idade, as possibilidades de malignização, estatisticamente, aumentam. Qualquer lesão, com alterações objetivas (mudanças do contorno, bordas, cor ou expansão) ou mesmo subjetivas (prurido, ardor) de transformação maligna, deve ser removida e estudada histopatologicamente. Pacientes com grande número de nevos melanocíticos comuns ou atípicos devem ser examinados periodicamente com exame dermatoscópico das lesões, além de orientação em relação às medidas de fotoproteção. O nevo halo não necessita de tratamento. Com a destruição dos melanócitos, o halo acrômico gradualmente desaparece. O nevo de Spitz é um tumor benigno, sendo, entretanto, indicada a exérese, inclusive para confirmação histopatológica da diagnose[2-8,11].

CONCLUSÕES

A maioria dos nevos epiteliais, mesenquimais e melanocíticos, é congênita ou surge precocemente na infância[14]. Devem ser diferenciados de outras lesões cutâneas tumorais. Os nevos epiteliais podem acompanhar síndromes graves. Os nevos melanocíticos congênitos e atípicos têm chance aumentada de transformação em melanoma, requerendo reconhecimento e acompanhamento adequados.

REFERÊNCIAS BIBLIOGRÁFICAS

1. Happle R. What is a nevus? A proposed definition of a common medical term. Dermatology. 1995;191(1):1-5.
2. Sampaio SAP, Rivitti EA. Dermatologia. 3ª ed. São Paulo: Artes Médicas; 2007.
3. Thomas VD, Swanson NA, Lee KK. Benign epithelial tumors, hamartomas and hyperplasias. In: Wolff K, Goldsmith LA, Katz S, Gilchrest BA, Paller AS, Leffel DJ. Fitzpatrick' Dermatology in General Medicine. 7th ed. New York: McGraw-Hill Medical; 2008. p.1054-67.
4. Harting M, Hicks MJ, Levy M. Dermal hypertrophies. In: Wolff K, Goldsmith LA, Katz S, Gilchrest BA, Paller AS, Leffel DJ. Fitzpatrick' Dermatology in General Medicine. 7th ed. New York: McGraw-Hill Medical; 2008. p.550-7.
5. Boon LM, Vikkula M. Vascular malformations. In: Wolff K, Goldsmith LA, Katz S, Gilchrest BA, Paller AS, Leffel DJ. Fitzpatrick' Dermatology in General Medicine. 7th ed. New York: McGraw-Hill Medical; 2008. p.1651-66.
6. Grichnik JM, Rhodes AR, Sober AJ. Melanocytic tumors. In: Wolff K, Goldsmith LA, Katz S, Gilchrest BA, Paller AS, Leffel DJ. Fitzpatrick' Dermatology in General Medicine. 7th ed. New York: McGraw-Hill Medical; 2008. p.1099-122.
7. Zalaudek I, Sgambato A, Ferrara G, Argenziano G. Diagnosis and management of melanocytic skin lesion in the pediatric praxis. A review of the literature. Minerva Pediatr. 2008;60(3):291-312.
8. Marghoob AA, Borrego JP, Halpern AC. Congenital melanocytic nevi: treatment modalities and management options. Semin Cutan Med Surg. 2007;26(4):231-40.
9. Sugarman JL. Epidermal nevus syndromes. Semin Cutan Med Surg. 2007;26(4):221-30.
10. Kishida ES, Muniz Silva MA, da Costa Pereira F, Sanches JA Jr, Sotto MN. Epidermal nevus syndrome associated with adnexal tumors, spitz nevus, and hypophosphatemic vitamin D-resistant rickets. Pediatr Dermatol. 2005;22(1):48-54.
11. Schaffer JV. Pigmented lesions in children: when to worry. Curr Opin Pediatr. 2007;19(4):430-40.
12. Tucker MA. Atypical melanocytic nevi. In: Wolff K, Goldsmith LA, Katz S, Gilchrest BA, Paller AS, Leffel DJ. Fitzpatrick' Dermatology in General Medicine. 7th ed. New York: McGraw-Hill Medical; 2008. p. 1122-34.
13. Cyr PR. Atypical moles. Am Fam Physician. 2008;78(6):735-40.
14. McLaughlin MR, O'Connor NR, Ham P. Newborn skin: Part II. Birthmarks. Am Fam Physician. 2008;77(1):56-60.

28 Hemangiomas e malformações vasculares

Tatiana Villas Boas Gabbi
Eugênio Raul de Almeida Pimentel

Após ler este capítulo, você estará apto a:

1. Classificar corretamente as lesões vasculares encontradas na infância.
2. Identificar e distinguir os aspectos clínicos e o prognóstico dos hemangiomas e das malformações vasculares.
3. Reconhecer as lesões que devem gerar preocupação, identificar as complicações e as possíveis associações com doenças sistêmicas.
4. Entender as indicações, os propósitos e as limitações das opções terapêuticas.

INTRODUÇÃO

As lesões vasculares são divididas em tumores e malformações vasculares[1]. Essa classificação baseia-se em manifestações clínicas, alterações histopatológicas e comportamento evolutivo dessas lesões. Os tumores vasculares caracterizam-se pela proliferação de células endoteliais. Já as malformações vasculares consistem em erros da morfogênese. Os tumores vasculares são hemangioma da infância, hemangioma congênito rapidamente involutivo, hemangioma congênito não involutivo, granuloma piogênico, hemangioendotelioma kaposiforme e angioma em tufos[1,2].

Didaticamente, as malformações vasculares (capilar, venosa, linfática, arterial e combinada) são classificadas de acordo com o vaso predominante. É possível dividi-las em alto ou baixo fluxo. As de alto fluxo compreendem malformação arterial (MA), fístula arteriovenosa (FAV) e malformação arteriovenosa (MAV). As de baixo fluxo são malformação venosa (MV), malformação linfática (ML) e malformação capilar (MC). Além disso, há as malformações complexas combinadas, nas quais a maioria das síndromes com epônimos se encaixa: malformação capilar linfática (MCL), venosa capilar (MVC), linfática venosa (MLV), arterial capilar (MAC), capilar venosa linfática (MCVL), capilar arteriovenosa (MCAV) e capilar arterial venosa linfática (MCAVL)[3-5] (Quadro 28.1).

Quanto ao prognóstico, as lesões vasculares podem causar problemas estéticos ou funcionais, ou mesmo ameaçar a vida, mas, na maioria das vezes, não causam nenhum prejuízo. O diagnóstico é clínico, porém estudos radiológicos podem ser úteis para delimitar a lesão, detectar anomalias associadas (uma vez que haja associações importantes com síndromes sistêmicas) e definir tratamento[3]. Geralmente, requerem uma abordagem multidisciplinar diagnóstica e terapêutica[5].

Neste capítulo, serão abordados os hemangiomas, com destaque para o hemangioma da infância, e as principais malformações vasculares e síndromes associadas.

EPIDEMIOLOGIA

Estima-se que o hemangioma da infância ocorra em 10 a 12% das crianças durante o 1º ano de vida, o que o torna o tumor benigno mais comum da infância. É mais frequente no sexo feminino, em caucasianos e em prematuros, sendo observado em 23 a 30% das crianças que nasceram com peso inferior a 1 kg[2]. O risco do desenvolvimento de hemangioma é 10 vezes maior em crianças cujas mães foram submetidas à biópsia de vilo coriônico durante a gravidez[6]. Há também um maior risco associado à presença de placenta prévia na mãe. As lesões são únicas em 80% dos casos, e as áreas mais acometidas são cabeça e pescoço (60%), seguidas pelo tronco (25%)[3].

As malformações vasculares cutâneas são alterações raras que representam erros do desenvolvimento vascular e ocorrem em aproximadamente 0,3 a 0,5% da população, sendo portanto menos frequentes que os hemangiomas. Os tipos mais comuns são: MC, seguida de MV, e as menos comuns são as MAV. A incidência da mancha em vinho do Porto, a mais comum das malformações vasculares, é de 0,3%. As malformações vasculares, diferentemente dos hemangiomas, já estão presentes ao nascimento e tendem a piorar com o crescimento da criança. Não há distinção quanto ao sexo e parecem ser menos frequentes em negros e asiáticos[4].

Quadro 28.1 – Classificação das malformações vasculares

- Capilar (MC) – baixo fluxo
  - Mancha em vinho do Porto associada ou não a síndromes (Sturge-Weber, facomatose pigmento-vascular, Beckwith-Wiedemann, Robert)
  - Mancha salmão
  - Mancha telangiectásica medial sacral (variante da mancha salmão?)
  - Telangiectasias (síndrome de Rendu-Osler-Weber, Louis-Bar)
  - Cútis marmórea telangiectásica congênita (síndrome de Adams-Oliver)
- Linfática (ML) – baixo fluxo
  - Localizada
    - Microcística (linfangioma circunscrito)
    - Macrocística (higroma cístico)
  - Difusa
    - Síndrome de Turner
    - Síndrome de Noonan
- Venosa (MV) – baixo fluxo
  - Localizada
  - Difusa
    - Malformações venosas cerebrais familiares
    - Malformações venosas cutâneas e mucosas familiares múltiplas
    - *Blue rubber bleb nevus*
- Arterial (MA) – alto fluxo
  - Malformação arterial (atresia, ectasia, aneurisma, coarctação)
- Complexa-combinada
  - Regional
    - Fístula arteriovenosa (FAV)
    - Síndrome de Wyburn-Mason (MAV)
    - Síndrome de Brégeat (MAV)
    - Síndrome de Cobb (MAV)
    - Síndrome de Servelle-Martorell (MVC)
    - Síndrome de Klippel-Trenaunay (MCVL)
    - Síndrome de Parkes-Weber (MCAVL)
  - Difusa
    - Síndrome de Proteus (MVC)
    - Síndrome de Maffucci (MLV)
    - Síndrome de Riley-Smith (MLV)
    - Síndrome de Solomon (MCAV)
    - Síndrome de Bannayan (MCAVL)

MC: malformação capilar; ML: malformação linfática; MV: malformação venosa; MA: malformação arterial; MAV: malformação arteriovenosa; MVC: malformação venosa capilar; MCVL: malformação capilar venosa linfática; MCAVL: malformação capilar arterial venosa linfática; MLV: malformação linfática venosa; MCAV: malformação capilar arteriovenosa.

PATOGÊNESE

A fisiopatologia dos hemangiomas e das malformações vasculares não é bem conhecida. Várias teorias procuram explicar sua patogênese, mas nenhuma abrange todos os aspectos do seu desenvolvimento[2,4,7].

Os dois processos envolvidos na formação do sistema vascular normal, durante a embriogênese, são a vasculogênese e a angiogênese. O primeiro refere-se ao processo pelo qual os canais vasculares são formados *de novo* através dos precursores das células endoteliais, os angioblastos. Já a angiogênese é o desenvolvimento de novos vasos a partir da vasculatura pré-existente.

No caso dos hemangiomas, ocorreria um desequilíbrio na angiogênese, o que levaria à proliferação aumentada e ao remodelamento de elementos vasculares. Dados recentes sugerem que possa haver uma expansão clonal de células com mutação de um ou mais genes relacionados ao crescimento vascular e/ou que participem de suas vias regulatórias. Também há maior incidência de hemangiomas em certos grupos familiares, o que fortalece a teoria de alteração genética. Especula-se uma possível herança autossômica dominante nesses casos[8]. Por outro lado, estudos imuno-histoquímicos do hemangioma da infância demonstraram que há expressão de antígenos vasculares relacionados a tecido placentário, o que levou à especulação de que os hemangiomas pudessem originar-se de angioblastos invasores com diferenciação para um fenótipo placentário ou de células placentárias embolizadas[9]. No entanto, os hemangiomas não são simplesmente um tecido placentário ectópico, uma vez que não apresentam arquitetura vilosa e tampouco expressam marcadores para células trofoblásticas da placenta[10].

Quanto às malformações vasculares, especula-se que também surjam como resultado de anomalias no desenvolvimento vascular. Aventa-se que ocorram alterações na expressão e na função das proteínas envolvidas nesses processos, levando a uma disfunção nas vias sinalizadoras que regulam a migração, a diferenciação, a maturação, a adesão e a sobrevivência das células das paredes celulares. Os erros resultam em canais vasculares anormais e malformações vasculares. Nos raros casos familiares, é possível realizar o mapeamento cromossômico preciso, a identificação das mutações responsáveis pela doença nos genes envolvidos, a elucidação da função das proteínas codificadas e o esclarecimento do papel que a disfunção tem nas complexas vias reguladoras[4].

MANIFESTAÇÕES CLÍNICAS

Algumas características auxiliam na diferenciação de hemangiomas e malformações vasculares (Quadro 28.2). Neste item, serão discutidas as doenças separadamente em razão de sua grande diversidade clínica.

Quadro 28.2 – Principais diferenças entre os hemangiomas e as malformações vasculares

	Hemangiomas	Malformações vasculares
Ocorrência	40% presentes ao nascimento; a maioria ocorre no primeiro ano de vida Razão feminino/masculino 5:1	90% reconhecidas ao nascimento Razão feminino/masculino 1:1
Localização	Comuns na face, qualquer área	Comuns nos membros, qualquer área
Aspecto	Bem delineados Vermelhos (superficiais) Azuis (profundos)	Mal delimitados
Curso	Crescimento pós-natal rápido Involução lenta	Crescem proporcionalmente à criança Sem involução
Tipo de vaso	Proliferação de células endoteliais Predominantemente arterial	Ciclo normal das células endoteliais Podem ser capilares, venosas, arteriais, linfáticas e fístulas

Hemangiomas

Hemangioma da infância

Os hemangiomas podem ser superficiais, profundos e combinados, de acordo com a sua localização na pele[2]. Os superficiais atingem a derme; os profundos, a subcutânea; e os combinados, as duas camadas.

Os superficiais são lesões elevadas, vermelho-brilhantes, bem delimitadas e pouco compressíveis à palpação (Figura 28.1). Já os profundos (Figura 28.2) são nódulos cor da pele ou azulados, compressíveis, que podem apresentar telangiectasias em sua superfície e vasos de drenagem ao seu redor[2,7,8].

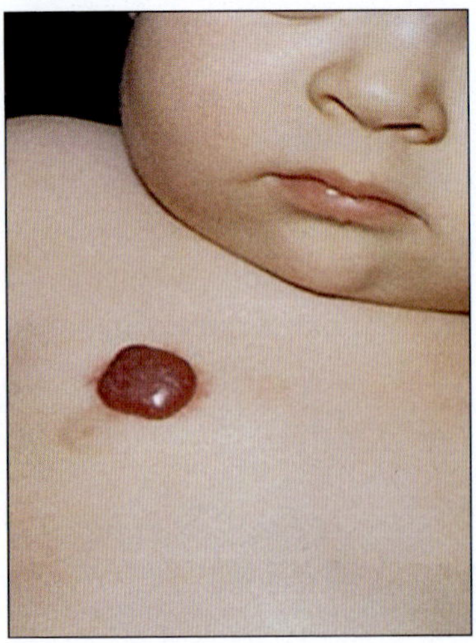

Figura 28.1 Hemangioma superficial localizado no tórax anterior.

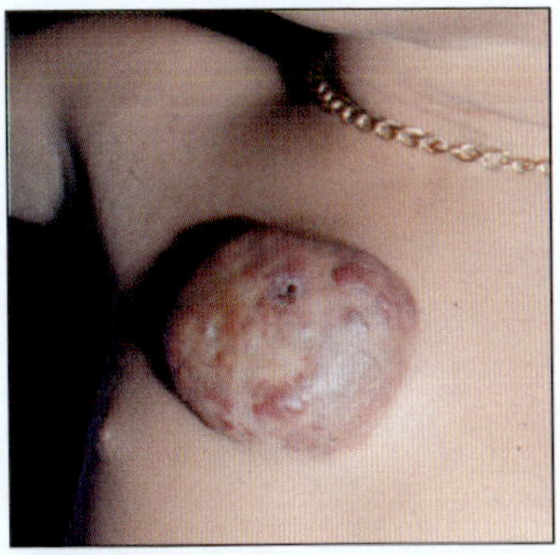

Figura 28.2 Hemangioma profundo localizado no tórax anterior.

A maioria não é aparente ao nascimento, mas em 30 a 50% dos casos há uma lesão precursora, que pode assemelhar-se a um hematoma[7]. Sua evolução natural é dividida em fases proliferativa, regressiva e involuída[8]. A fase proliferativa, de crescimento rápido, dura de 3 a 9 meses e, em geral, não mais que 18 meses. A fase regressiva normalmente é gradual e dura de 2 a 6 anos, tendendo a estar completa até os 10 anos[2]. Na história natural do hemangioma, 30% das lesões involuem até os 3 anos, 50% até os 5, e 90% até os 9. Na fase involuída, muitos pacientes permanecem com lesões residuais, como pele redundante, atrofia, telangiectasias, cicatrizes, entre outros sinais[2,7,8].

Hemangiomas congênitos

São de dois tipos principais. O hemangioma congênito rapidamente involutivo (HCRI) é um hemangioma raro, que se apresenta totalmente desenvolvido no neonato. Cursa com crescimento intrauterino, visualizado na ultrassonografia (US) pré-natal já na 12ª semana de gestação, pouco ou nenhum crescimento pós-natal e rápida involução durante o 1º ano de vida[1,8]. O hemangioma congênito não involuntivo (HCNI) também é bastante incomum. Diferentemente dos hemangiomas infantis, crescem proporcionalmente à criança, podem piorar na puberdade e não involuem espontaneamente. O diagnóstico é, em geral, retrospectivo após a remoção da lesão[1,8].

Além da clínica, as características histológicas e imuno-histoquímicas desses tumores diferenciam-nos dos hemangiomas da infância, mas pode haver sobreposição entre essas entidades[8].

Complicações e situações clínicas especiais

Os hemangiomas podem evoluir com complicações como ulceração e infecção; insuficiência cardíaca congestiva (ICC); hipotireoidismo; comprometimento da visão, da audição e da respiração; obstrução da boca ou do canal anal; e desfiguração[11] (Figura 28.3).

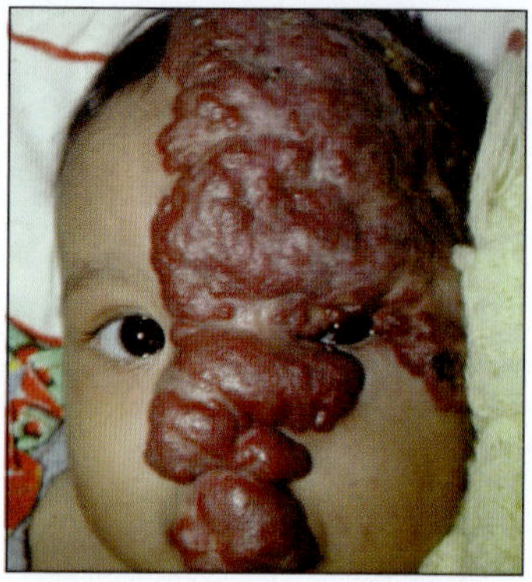

Figura 28.3 Hemangioma facial causando desfiguração e potencial obstrução das vias aéreas superiores e da visão do olho esquerdo.

Ulceração e infecção são as complicações mais comuns[2,8,11]. A ulceração geralmente ocorre na fase de proliferação rápida e pode gerar dor e desconforto[2]. É frequente na área do períneo em razão da fricção e da maceração presentes. A infecção geralmente é restrita à pele, mas pode levar a quadros mais graves, como erisipela, celulite ou septicemia[11].

A ICC é rara, de alto débito e associa-se a hemangiomas grandes ou múltiplos[2,8,11,12]. É fundamental pesquisar outros órgãos uma vez que está mais associada ao hemangioma hepático[2,12].

O hipotireoidismo pode estar associado a hemangiomas grandes, produtores da enzima 3-iodotironina deiodinase, que catalisa a conversão da tiroxina em produtos inativos[8]. Recomenda-se avaliar a função tireoidiana de todas as crianças que tenham hemangiomas grandes ou hepáticos[2,8].

Os hemangiomas podem obstruir, comprimir e distorcer outras estruturas, comprometendo funções como visão, audição e respiração, além da alimentação e da defecação[3,11].

Além disso, há situações clínicas especiais, associadas aos hemangiomas: hemangiomatose, síndrome PHACE, disrafismo espinhal (Quadro 28.3) e o fenômeno de Kasabach-Merritt[2,3,8,11,12].

O fenômeno de Kasabach-Merritt é uma variante da coagulação intravascular disseminada (CIVD) em que há consumo local de plaquetas e fatores de coagulação por causa do hemangioma gigante em crescimento rápido[3,8,11]. O quadro clínico é de palidez, petéquias, formação de equimoses e hematomas aos mínimos traumas, sangramentos prolongados em feridas superficiais e alterações rápidas do aspecto e/ou do tamanho do hemangioma. Cursa com trombocitopenia, anemia hemolítica e coagulopatia de consumo aguda ou crônica. É mais comum em lactentes com hemangiomas muito grandes localizados nos membros e no tronco[3,8,11,12].

Quadro 28.3 – Situações em que hemangiomas infantis podem estar associados a envolvimento sistêmico

Tipo de lesão	Órgãos envolvidos	Exames de triagem
■ Hemangiomas múltiplos	- Fígado – hemangioma - Tireoide – hipotireoidismo - Coração – ICC - Hemorragia intestinal	- USG abdominal - Função tireoidiana - Hemograma - T4 livre e TSH - Pesquisa de sangue oculto nas fezes - Urina tipo I
■ Hemangiomas localizados "na área da barba"	- Possibilidade de hemangiomatose laríngea	- Avaliação com otorrinolaringologista e laringoscopia
■ Hemangiomas segmentares localizados na área lombossacral	- Possibilidade de disrafismo espinhal oculto - Ânus imperfurado - Fístulas - Anomalias esqueléticas - Anomalias renais	- Avaliação com ressonância magnética da coluna - Avaliação gastrointestinal e genitourinária
■ Hemangiomas segmentares cérvico-faciais	- Excluir síndrome PHACES P: malformação da fossa posterior ou outras anomalias cerebrais H: hemangioma A: anomalias arteriais (aorta e seus ramos) C: defeitos cardíacos e coarctação da aorta E: anomalias oculares S: defeitos esternais e da rafe mediana	- Avaliação oftalmológica - Ecocardiograma - Ressonância magnética do crânio

ICC: insuficiência cardíaca congestiva; USG: ultrassonografia; TSH: hormônio tireoestimulante.

Malformações Vasculares

Malformações vasculares capilares

Mancha salmão

A lesão vascular mais comum na infância é a mancha de cor salmão. Clinicamente, apresenta-se como uma mácula rósea ou avermelhada, localizada na região occipital, na nuca, na glabela, na fronte, nas pálpebras superiores e nas regiões nasolabiais. Sobressai com o choro, porém desaparece à digitopressão. A maioria involui até os 6 anos. A persistência da mancha na região occipital nos adultos é frequente e ocorre em até 50% dos indivíduos[5]. Diferencia-se da mancha em vinho do Porto por sua coloração mais clara e por localizar-se na linha média (exceto quando nas pálpebras).

Mancha em vinho do Porto

Trata-se de mancha plana e rósea, geralmente unilateral e segmentar (respeita a linha média), localizada tipicamente na face e no pescoço. A cor também intensifica-se com o choro da criança, mas não desaparece totalmente à digitopressão. Presente desde o nascimento, tende a se tornar vinhosa com o tempo e a adquirir superfície irregular, espessada e nodular, sobretudo após os 40 anos[4,12]. Pode estar associada a síndromes sistêmicas, como a síndrome de Sturge-Weber e a facomatose pigmento-vascular.

A síndrome de Sturge-Weber caracteriza-se por anomalias vasculares ipsilaterais na leptomeninge, calcificações intracranianas e atrofia cerebral, lesões vasculares da coroide ipsilateral, associadas ao glaucoma[1,3]. Está presente em menos de 10% dos portadores de lesão localizada na região inervada pelo ramo oftálmico (V1), e em até 45% quando há acometimento dos ramos oftálmico e maxilar (V1 + V2) em conjunto (Figura 28.4). Em 50% dos pacientes, os sintomas decorrentes das lesões intracranianas ocorrem no 1º ano de vida, mas podem, raramente, iniciar-se após os 20 anos. Convulsões manifestam-se em 80% e, em geral, são precoces, já nos primeiros 3 meses de vida. Hemiplegia é relatada em até 30% dos casos, e retardo mental, em 60%[1,3,5].

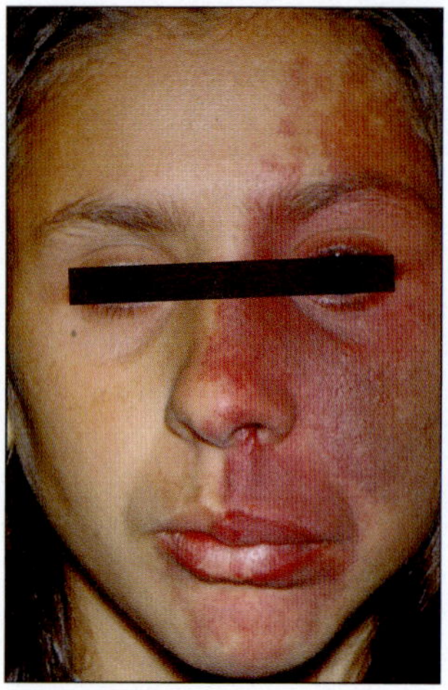

Figura 28.4 Mancha vinho do Porto acometendo a área inervada pelo trigêmeo associada à síndrome de Sturge-Weber.

Telangiectasias

As lesões assim classificadas com interesse para o pediatra são descritas a seguir.

A telangiectasia benigna hereditária é uma dermatose familiar caracterizada pela presença de telangiectasias cutâneas e labiais, sem hemorragia visceral associada[5].

A telangiectasia hemorrágica hereditária (síndrome de Rendu-Osler-Weber) é autossômica dominante e pode manifestar-se na infância, apresentando telangiectasias na face, na língua, nos lábios, no nariz, na conjuntiva, nos dedos, nos leitos ungueais, no fígado, no pulmão, no baço, no pâncreas e no cérebro[3]. O sangramento nas mucosas (epistaxe recorrente com início na infância e agravamento na vida adulta) e nas vísceras (sangramento de todo o trato gastrointestinal) pode causar anemia. Ocorre sangramento porque essas lesões são, na realidade, MAV. As lesões são vermelho-escuras, arredondadas ou com discreto relevo. Os fenótipos são muito variáveis quanto aos sintomas e à idade de início[4]. Avaliações em pacientes assintomáticos demonstraram que não é incomum que curse com MAV hepáticas (30%), pulmonares (30%) e cerebrais (10 a 20%).

A ataxia-telangiectasia (síndrome de Louis-Bar) é autossômica recessiva e usualmente fatal[4,5]. As telangiectasias na face, no pescoço e no dorso de mãos e pés iniciam-se por volta dos 3 anos. A ataxia cerebelar está associada a telangiectasias oculares e surge ao redor dos 20 anos. Cursa com imunodeficiências humoral (deficiência de IgA e IgG-2) e celular (linfopenia e diminuição de CD4+) e infecções respiratórias de repetição. Também observam-se disfunção endocrinológica (diabete insulinorresistente, insuficiência gonadal e retardo de crescimento), envelhecimento precoce, efélides e perda do tecido subcutâneo. Há risco aumentado de neoplasias (principalmente linfomas, leucemias e carcinomas), que são a principal causa de óbito[4,5,12,13].

Cútis marmórea telangiectásica congênita

A cútis marmórea telangiectásica congênita (síndrome de van Lohuizen) é uma lesão vascular reticulada, de cor azul-violeta, sempre visível e que se acentua com o frio. É localizada em 89% dos casos e tende à melhora espontânea nos dois primeiros anos de vida[14]. Pode associar-se a assimetria do corpo, outras anomalias vasculares, glaucoma, aplasia cutânea congênita, fenda palatina, retardo mental ou psicomotor, atrofia cutânea e ulcerações[14]. Quando combinada a defeitos nos membros e múltiplas lesões de aplasia cutânea no couro cabeludo, constitui a síndrome de Adams-Oliver, de herança autossômica dominante[13].

Malformações vasculares linfáticas

As ML estão presentes ao nascimento em 60% dos casos e tornam-se aparentes até o 2º ano de vida em 90%. Não regridem espontaneamente e podem aumentar quando ocorre hemorragia, acúmulo de líquidos ou inflamação[12,13].

Malformações linfáticas macrocísticas (higroma cístico) são lesões grandes, macias, de superfície lisa e translúcida, com pele normal ou azulada sobrejacente. Localizam-se sobretudo na região cervical posterior, mas também surgem na fossa poplítea, nas áreas retroperitoniais e virilhas. Devem ser diferenciadas da encefalocele e do teratoma cístico[13,15].

Anomalias linfáticas microcísticas (linfangioma circunscrito) caracterizam-se por pequenas vesículas agrupadas em placas, na pele ou nas mucosas, de conteúdo translúcido ou levemente hemorrágico. Acometem predominantemente a região cervicofacial, as axilas, o tórax e as extremidades. Pode haver hipertricose no local[12,13].

Malformações linfáticas congênitas difusas podem fazer parte da síndrome de Turner e de Noonan.

Malformações vasculares venosas

São macias e compressíveis, sem calor local, frêmitos ou sopros. Quando puras, há coloração azulada na pele ou mucosa suprajacente, enquanto as MVC variam do vermelho-escuro ao violáceo[13].

Ocorre aumento de volume na posição ortostática ou com exercício. Presentes ao nascimento, pioram na infância e, em menor grau, na vida adulta. Gravidez ou trauma também tendem a piorá-las[3-5]. Geralmente acometem estruturas subjacentes, como músculo e fáscia. Pode ocorrer desmineralização, hipoplasia ou alterações líticas nos ossos subjacentes em até 71% dos casos[3].

Por causa da estase, a trombose venosa é comum e os trombos podem ser palpados na área de dor. Também pode ocorrer coagulopatia de consumo e o número de plaquetas é baixo (usualmente 100.000/mm^3). Alterações semelhantes podem ocorrer nas MLV[3-5,12,13].

As MV cutâneas e as mucosas familiares múltiplas são doenças autossômicas dominantes, e as lesões cutâneas assemelham-se às da síndrome *blue rubber bleb nevus*, mas sem acometimento do trato gastrointestinal[12,13].

A síndrome *blue rubber bleb nevus* (síndrome de Bean) acomete pele e vísceras. Na pele, são vistos nódulos azulados, isolados ou agrupados, macios, dolorosos ou não. Há casos em que a cor violácea está ausente e as lesões assemelham-se a um mamilo elástico (*rubber bleb*). Há envolvimento do trato gastrointestinal, gerando sangramentos recorrentes, anemia ferropriva e até choque hipovolêmico. Cavidade oral, nasofaringe, genitália, bexiga, cérebro, medula espinhal, fígado, baço, pulmões, ossos e músculos também podem ser acometidos[13].

Malformações vasculares arteriais

São anomalias vasculares de alto fluxo caracterizadas por aumento da temperatura local, frêmito e sopro[3,4]. As malformações vasculares arteriais puras, como aneurismas, estenoses e ectasias, raramente ocorrem na pele como lesões sintomáticas. Na pele, ao contrário do cérebro, uma FAV geralmente é resultado de um trauma[13].

Malformações vasculares combinadas

Anomalias vasculares podem ocorrer junto com outros erros morfogênicos de estruturas mesenquimais relacionadas, tais como as do tecido ósseo. Muitas dessas alterações são conhecidas por epônimos (Quadro 28.1).

Malformações arteriovenosas

As FAV possuem um epicentro denominado ninho, com artérias que alimentam e aumentam o volume das veias. Estão presentes ao nascimento ou tornam-se evidentes na infância precoce. Nunca regridem espontaneamente e a puberdade ou trauma podem acionar seu crescimento. Caracterizam-se por massa coberta por pele normal ou angiomatosa, tensa e brilhante, com calor, frêmito e sopro no local[3,5,12,13,15]. Com a progressão da MAV, as veias de drenagem tornam-se mais evidentes, tortuosas e distendidas. A hemorragia é uma complicação grave e pode colocar em risco a vida do paciente[3,5].

É a malformação vascular mais imprevisível, podendo causar destruição dos tecidos locais e efeitos sistêmicos. A excisão parcial ou ligação da artéria nutridora pode acionar o crescimento da lesão e piorar muito o prognóstico.

Foram descritas algumas síndromes em que MAV cutâneas se associam a MAV do SNC, portanto é importante excluir essa possibilidade diante dessas lesões. A seguir, serão descritas as síndromes mais comumente encontradas.

Síndrome de Klippel-Trenaunay-Parkes-Weber

Diz respeito à condição de ângio-ósteo-hipertrofia de etiologia desconhecida e fenótipo variável. A síndrome de Klippel-Trenaunay é a combinação de mancha em vinho do Porto (MVC), edema tecidual (MVL e MV) e supercrescimento ósseo (Figura 28.5). Posteriormente, Parkes-Weber descreveu a associação com anastomose arteriovenosa no membro afetado e seu nome foi acrescido ao epônimo[15]. Dados de literatura sugerem mutação durante o desenvolvimento embrionário precoce[13].

A tríade típica é composta por macromelia, varicosidades e mancha em vinho do Porto, com acometimento unilateral e presente desde a infância[15], sendo a região anterolateral da coxa a área mais acometida. Vesículas linfáticas, claras ou hemorrágicas, podem estar presentes na superfície e há retorno venoso inadequado[13]. Na presença de FAV, notam-se calor, sopro e frêmito, principalmente próximo às articulações. Complicações como aumento do tamanho de um membro,

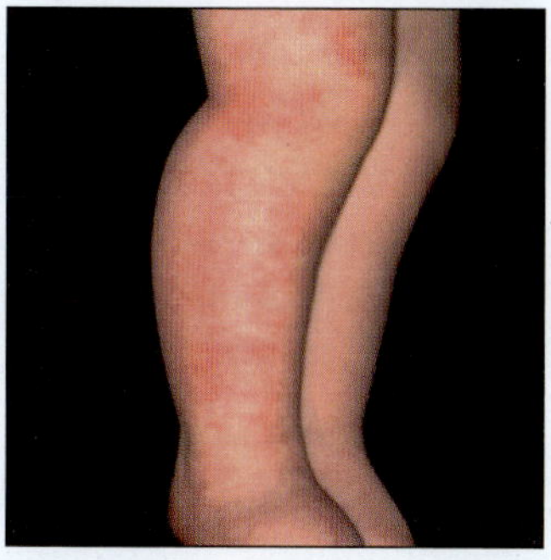

Figura 28.5 Aumento do membro inferior direito decorrente da síndrome de Klippel-Trenaunay.

lesões líticas ósseas, fraturas patológicas, ulceração cutânea, alterações cutâneas tipo pseudossarcoma de Kaposi e alto débito cardíaco com ICC podem ocorrer. Anomalias vasculares associadas no tronco e no abdome podem provocar hematúria, sangramento intestinal, enteropatia perdedora de proteínas e hemotórax[13].

Síndrome de Proteus

É considerada uma hamartomatose congênita que afeta os três folhetos embrionários, com crescimento excessivo dos tecidos. Cursa com hiperplasia cerebriforme palmar e plantar e tumores cutâneos, com grande variedade histológica (nevos epidérmicos verrucosos, lipomas e colagenomas)[3,5,12,13].

Malformações vasculares são bem constantes na síndrome de Proteus: mancha em vinho do Porto, ML do tipo macrocístico e microcístico, e malformações vasculares combinadas dos membros, como na síndrome de Klippel-Trenaunay[13].

Síndrome de Maffuci

São anomalias vasculares (linfáticas e venosas) associadas a exostoses ósseas e encondromas. É rara e parece não ter caráter hereditário. As lesões ósseas aparecem nos primeiros anos de vida e as vasculares, posteriormente, de forma uni ou bilateral. Podem surgir hemangioendoteliomas de células fusiformes (considerado proliferação vascular reativa, secundária a uma malformação vascular pré-existente). Transformação maligna, geralmente condrossarcoma, ocorre em 20 a 30% dos pacientes[12,13].

DIAGNÓSTICO E EXAMES COMPLEMENTARES

Na maioria das vezes, o diagnóstico é realizado apenas através do exame físico e da história clínica. É importante identificar as lesões que podem gerar complicações e reconhecer as associações com condições clínicas especiais (Quadros 28.1 e 28.3). Nesse sentido, a abordagem multidisciplinar é bastante útil.

No entanto, há situações em que o diagnóstico diferencial entre tumores e malformações vasculares ou com outros tipos de lesões se impõe. A biópsia é indicada nos tumores vasculares quando há dúvida diagnóstica e/ou para excluir a possibilidade de tumor maligno. Nesses casos, a imuno-histoquímica é de extrema utilidade[3,5,8].

Os exames radiológicos são úteis tanto no diagnóstico diferencial quanto para avaliação ou acompanhamento da extensão da lesão.

A radiografia simples é útil na avaliação das MV, porque pode revelar flebólitos (trombos calcificados) já na idade de 2 a 3 anos. Essas calcificações arredondadas são patognomônicas de lesões vasculares venosas. A radiografia simples pode ser útil também para avaliar distorções ósseas[12].

O ultrassom com Doppler é um excelente exame inicial, por ser de baixo custo, fácil acesso e não oferecer riscos ao paciente. Auxilia na diferenciação com outros tumores como lipomas, cisto desmoide ou meningocele e possibilitam a distinção entre hemangiomas e malformações vasculares de baixo fluxo, como as venosas, as capilares e as linfáticas. As limitações do exame são: campo visual limitado; dificuldade em avaliar lesões planas superficiais e vasos muito pequenos com baixo fluxo; restrição na avaliação de lesões profundas; e impossibilidade de distinguir o hemangioma das malformações vasculares de alto fluxo[16].

A ressonância magnética é o melhor exame para o estudo dessas lesões e pode ser feita com contraste (gadolínio), permitindo uma melhor avaliação no diagnóstico diferencial com tumores malignos e outras massas que se assemelham ao hemangioma. É bastante útil na avaliação e na diferenciação das malformações vasculares. O uso do contraste é importante na diferenciação entre ML e MV, uma vez que, no primeiro caso, não há intensificação da lesão com o contraste. Permite, ainda, uma avaliação precisa da extensão da lesão nos diversos tecidos e órgãos e da presença de anomalias associadas. Pode ser substituída pela tomografia computadorizada (TC) com contraste, porém a TC é mais imprecisa na avaliação de características teciduais e de fluxo sanguíneo[3,5,13,16].

A angiografia não é empregada para diagnóstico, mas pode ser útil no planejamento cirúrgico ou na embolização[13].

TRATAMENTO

Hemangiomas

O hemangioma da infância involui espontaneamente, geralmente a partir do 1º ano de vida. A involução completa ocorre em 10% no 1º ano, 50% até o 5º, 70% até os 7 anos e 90% até os 9[2,7,8] (Figuras 28.6A, 28.6B, 28.7A e 28.7B). Essa conduta expectante exige um excelente relacionamento entre o médico e os familiares da criança, pois, geralmente, a ansiedade é grande. O acompanhamento deve ser regular e periódico e, sempre que possível, com documentação fotográfica. É imprescindível esclarecer bem os familiares e fornecer suporte emocional, sobretudo quando existe alteração estética associada.

Os hemangiomas devem ser tratados quando ulceram e infectam; quando provocam alterações funcionais pela localização em vias aéreas e conduto auditivo e, nas pálpebras, pelo risco de ambliopia; e quando há risco de vida por hemorragia ou insuficiência cardíaca[11]. O tratamento também se faz necessário no acometimento nasal, pois o resultado estético é melhor do que a involução espontânea[8].

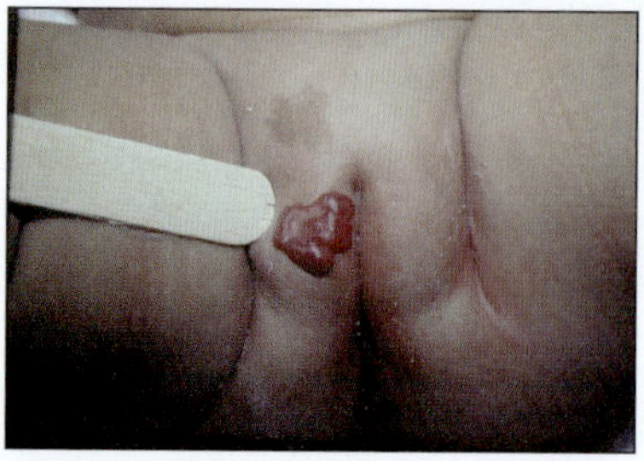

Figura 28.6A Hemangioma superficial.

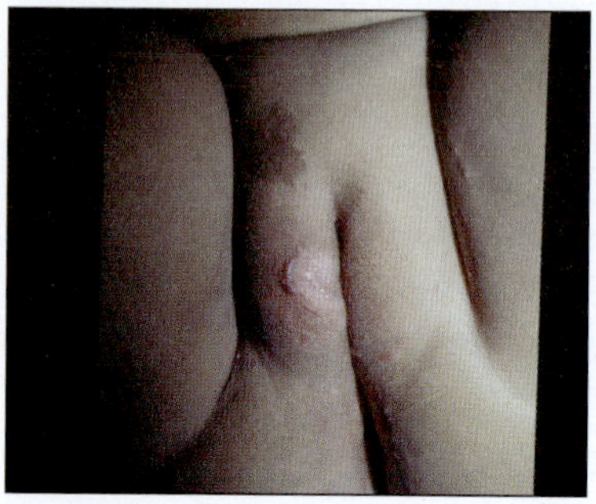

Figura 28.6B Involução do hemangioma da Figura 28.6A.

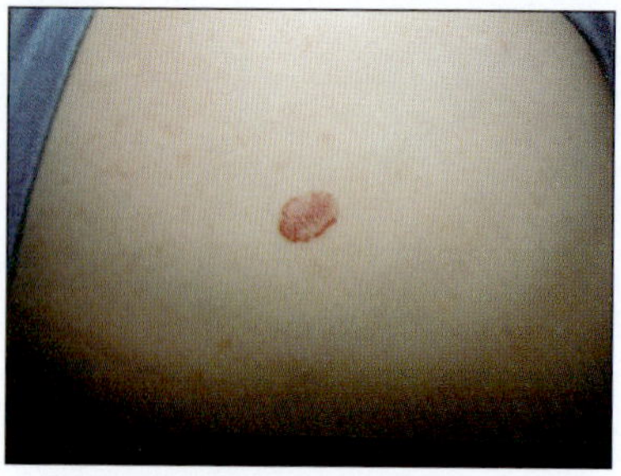

Figura 28.7A Hemangioma superficial.

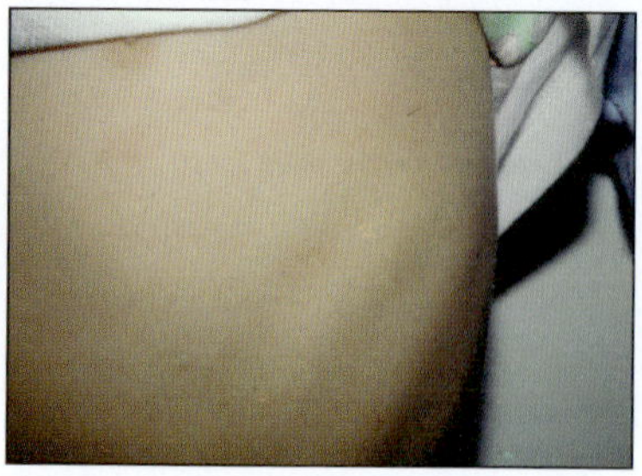

Figura 28.7B Involução do hemangioma da Figura 28.7A.

No hemangioma que ulcera e/ou infecta, os cuidados como limpeza com soro fisiológico e antibióticos tópicos resolvem na maioria das vezes. Em alguns casos, podem ser utilizados curativos bioclusivos. Quando a infecção é resistente ou extensa, há necessidade de antibioticoterapia sistêmica. O controle da dor pode ser obtido com analgésicos orais e/ou com o uso criterioso de anestésico local por curtos períodos. A associação com prilocaína deve ser evitada, pois há risco de meta-hemoglobinemia[3,8,11]. Nos casos de hemangiomas ulcerados localizados na área de fraldas, é importante a utilização de fraldas superabsorventes, que devem ser trocadas com frequência, e cremes de barreira, além de higiene adequada[3,11].

Nas outras situações referidas anteriormente, a corticoterapia sistêmica é o tratamento mais empregado e tende a ser útil em 84 a 90% dos casos. Deve ser iniciado durante a fase proliferativa do tumor, ou seja, no 1º ano de vida. Acredita-se que promovam a interrupção do crescimento ou induzam a redução dos hemangiomas por seu efeito vasoconstritor e inibidor da angiogênese[17].

A dose preconizada é de 2 a 4 mg/kg/dia de prednisona ou prednisolona e deve ser administrada pela manhã, por via oral. Essa dose deve ser mantida por 3 a 8 semanas, seguida de redução lenta para se evitar o efeito rebote. Em geral, o tratamento é mantido até os 10 meses de vida, quando cessa o crescimento do tumor. Hemangiomas sensíveis aos corticosteroides apresentam resposta rápida, já com 2 ou 3 semanas de tratamento. Se após 1 mês de uso houver pouca ou nenhuma redução do hemangioma, devem-se buscar alternativas terapêuticas[7,17]. A corticoterapia deve ser monitorada e os principais efeitos colaterais são: fácies cushingoide (71%), retardo de crescimento (35%), irritabilidade (29%), sintomas gástricos (21%) e infecção por *Candida* sp (6%). Em todas as crianças com retardo de crescimento, observa-se a recuperação de suas curvas de desenvolvimento, após a suspensão da corticoterapia, até os 2 anos[17]. Hipertensão e miopatia são eventos raros. As vacinas por vírus vivo atenuado devem ser suspensas durante o tratamento e retomadas 1 mês após a suspensão da medicação[17]. Crianças em tratamento e expostas ao vírus varicela zoster devem receber imunoglobulina específica até 72 horas após o contato para prevenção de infecção disseminada[2,8,11,17].

Corticoterapia intralesional é empregada no tratamento de hemangiomas pequenos, devendo ser evitada na localização periocular pelo risco de provocar cegueira permanente por oclusão da artéria retiniana central[18].

Por sua ação inibidora da angiogênese, os interferons alfa (IFN alfa) 2a e 2b têm sido empregados nos hemangiomas resistentes aos corticosteroides, durante sua fase de crescimento. No entanto, em razão da possibilidade de diplegia espástica os IFN alfa devem ser criteriosamente reservados para os hemangiomas que representam séria ameaça funcional. A resposta é satisfatória em 75 a 80% dos casos e, pelo fato de agir mais lentamente que os corticosteroides, devem ser utilizados por 6 a 14 meses, na dose de 1 a 3 milhões de unidades/m^2/dia por via subcutânea. Os efeitos colaterais mais comuns são febre, irritabilidade e outros sintomas semelhantes aos de quadro gripal. Neutropenia, anemia e elevação das enzimas hepáticas são discretas e transitórias.

As funções hematológicas, hepáticas, renais e tireoidianas (maior risco de formação de autoanticorpos levando ao hipotireoidismo) devem ser monitoradas durante todo o tratamento. Recomenda-se acompanhamento neurológico, mesmo no período pós-tratamento. Os IFN alfa não interferem no desenvolvimento da criança, e não há necessidade de suspensão da vacinação durante o uso[2,7,8].

Os agentes antineoplásicos têm sucesso em virtude de sua natureza proliferativa do hemangioma. A vincristina e a ciclofosfamida apresentam bons resultados no tratamento do fenômeno de Kasabach-Merritt e podem ser uma alternativa nos raríssimos casos de hemangiomas não responsivos ao corticosteroide ou ao INF alfa[2,7,8].

Recentemente, apareceram relatos do uso do propranolol para tratamento de hemangiomas não responsivos aos corticosteroides. Explicações para o uso terapêutico do propranolol incluem vasoconstrição, expressão diminuída dos genes de VEGF e bFGF e desencadeamento da apoptose de células endoteliais capilares. Os resultados apresentados são promissores, mas há necessidade de maior número de estudos controlados[19].

A cirurgia é geralmente indicada nos casos de emergência, naqueles em que não há resposta aos tratamentos sistêmicos ou ainda por razões estéticas. Pode ser empregada sob forma de embolização, ligação arterial seletiva ou exérese simples, com ou sem reconstrução plástica. Hemangiomas volumosos da ponta do nariz que produzem deformidade conhecida como nariz de Cyrano, lesões perioculares com acometimento da visão e hemangiomas pequenos, de fácil excisão, que apresentam sangramentos e infecções repetidas, são bons candidatos à cirurgia. A embolização é particularmente útil nos hemangiomas que provocam ICC ou não respondem às drogas sistêmicas[2,7,8,11].

A cirurgia plástica reparadora da lesão residual deve ser realizada após os 10 anos, quando o hemangioma já está totalmente involuído, podendo ser antecipado para 4 ou 5 anos de idade, quando a regressão é muito lenta e o risco de cicatrizes inestéticas é alto[2,8,18].

O *laser* é indicado para tratamento da fase proliferativa, de hemangiomas ulcerados e telangiectasias residuais. Sabe-se que a parte profunda do hemangioma não é afetada pelo tratamento. O *pulsed dye laser* (PDL) é o mais empregado, e é necessária a sedação do paciente, na maioria dos casos. Mesmo bebês prematuros receberam o tratamento com segurança, portanto não há restrição etária para o seu uso[20].

A crioterapia com nitrogênio líquido é uma excelente alternativa e é recomendada, sobretudo, para lesões de pequenas dimensões, sendo geralmente necessária mais de uma sessão. Deve-se utilizar a ponteira fechada em contato direto com a lesão, e as crostas não devem ser removidas no pós-operatório. Os resultados dependem da habilidade do operador, e o risco de discromias permanentes deve ser considerado[2,7,8,11,18] (Figuras 28.8A, 28.8B, 28.8C e 28.8D).

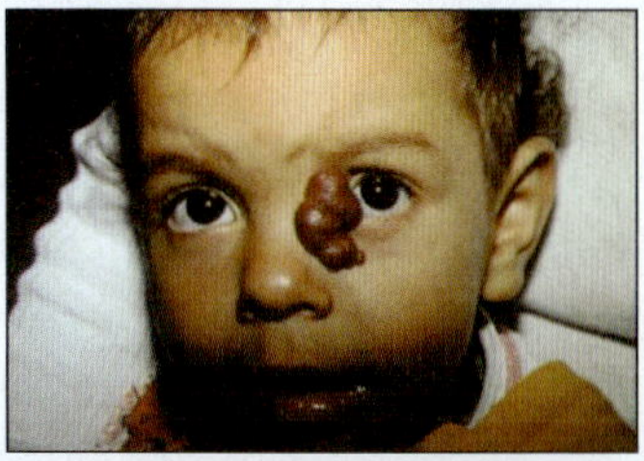

Figura 28.8A Lesão inicial.

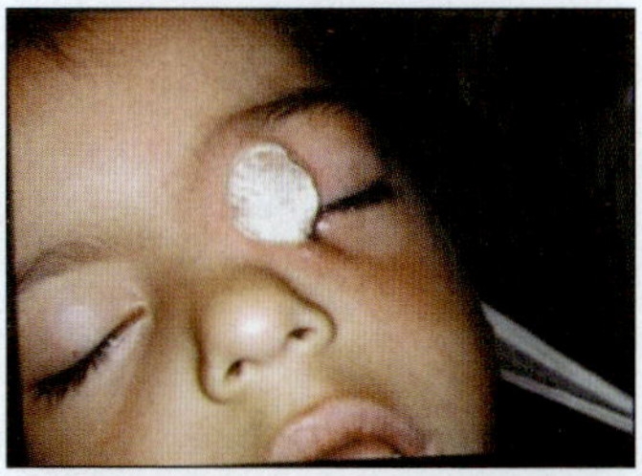

Figura 28.8B Lesão congelada.

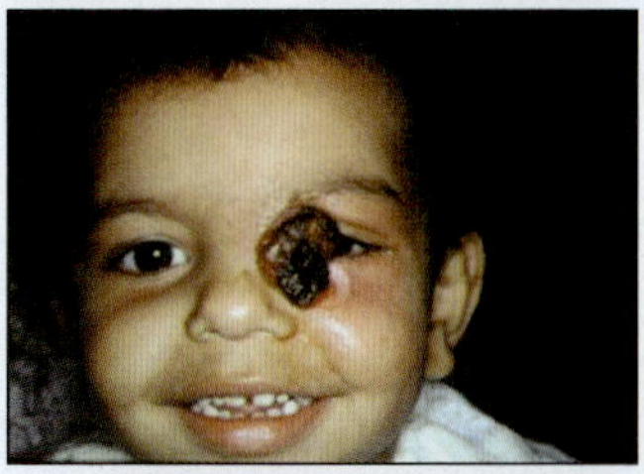

Figura 28.8C Aspecto da lesão após 3 dias.

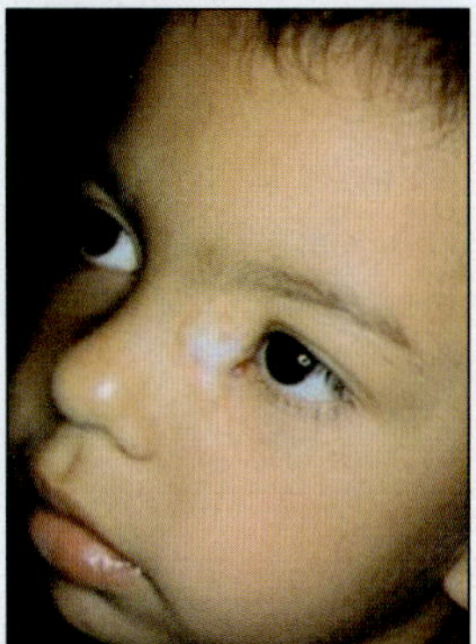

Figura 28.8D Resultado 2 anos após o tratamento.

A radioterapia foi muito utilizada no passado, mas atualmente fica reservada apenas para aqueles casos que ameaçam a vida e que não respondem a outros tratamentos[2,7,8,11,18].

Malformações Vasculares

Por ser um grupo muito heterogêneo de lesões, não há um único tratamento para as malformações vasculares.

A terapêutica de escolha para as MC é o PDL e deve ser o mais precoce possível, uma vez que crianças mais jovens necessitam de menor número de sessões e têm resultado terapêutico mais favorável. O resultado é melhor nas lesões localizadas na face e no tronco em relação às das extremidades. A hipertrofia dos tecidos moles não responde ao *laser*, e a correção cirúrgica pode ser necessária[4,5].

O tratamento das ML é difícil. Lesões que obstruem as vias aéreas respiratórias requerem excisão, aspiração, traqueostomia e sondas para manter a alimentação. Infecções devem ser tratadas com antibióticos. A remoção cirúrgica é indicada quando a lesão interfere com a função, causa problemas estéticos ou infecta-se facilmente. Para as lesões localizadas, a excisão completa é possível. Nas formas difusas, geralmente associadas com tecidos normais, como nervos, uma excisão mais cuidadosa torna-se necessária, geralmente em várias sessões. O tratamento também pode ser tentado com agentes esclerosantes, com risco potencial de recorrência e/ou infecção[4,5,12,13].

As MV geralmente não podem ser completamente erradicadas. O tratamento usual é a escleroterapia, com injeção local de soluções esclerosantes, como álcool a 95% ou sulfato tetradecil de sódio 1% para lesões pequenas. A ressecção cirúrgica pode ser realizada após obliteração conseguida por escleroterapia. A embolização das artérias que nutrem a malformação está contraindicada, pois pode provocar necrose do tecido. Fotocoagulação pelo *laser* pode obstruir pequenos vasos superficiais. A excisão cirúrgica é a terapia definitiva, muitas vezes impossível pelas limitações anatômicas, estéticas e funcionais[12,13].

O tratamento de lesões complexas, como malformações vasculares combinadas nos membros, exige um tratamento individualizado, que deve levar em consideração a localização da lesão e sintomas associados. A abordagem deve ser multidisciplinar, envolvendo diversas especialidades no acompanhamento desses doentes[5,12].

A FAV usualmente não é tratada em sua fase quiescente. Embolização precoce ou tratamento cirúrgico nessa fase são controversos e só devem ser indicados quando facilmente realizáveis. Ligação ou embolização proximal das artérias nutridoras são contraindicadas, pois as artérias vizinhas crescem e aumentam o volume da lesão. Podem ser empregadas: embolização transcateter do ninho, acompanhada por PDL para as lesões residuais da pele; embolização arterial superseletiva do ninho e ressecção cirúrgica geralmente realizada de 24 a 72 horas após a embolização arterial[1,4,5].

Na síndrome de Klippel-Trenaunay, o tratamento é conservador. O linfedema e o edema venoso devem ser cuidados com medidas paliativas, como o uso de meias elásticas compressivas, após confirmação da função adequada das veias profundas, por meio do exame de Doppler. A drenagem linfática frequente (massagem) é útil para minimizar o linfedema[5]. Veias varicosas podem ser tratadas cirurgicamente. Procedimentos cirúrgicos agressivos podem causar fibrose e piorar o linfedema. Se houver uma discrepância intensa no tamanho dos membros, sapatos compensatórios devem ser utilizados para prevenir escoliose e, se a diferença for maior do que 8 cm, a cirurgia epifisária deve ser realizada, de preferência quando a criança estiver entre os 11 e os 13 anos[5,12,13]. A mancha em vinho do Porto pode ser amenizada com o uso do PDL, e o sangramento pode ser tratado com eletrocoagulação ou com Nd-YAG *Laser*[1,3-5,12,13].

CONCLUSÕES

Os hemangiomas e as malformações vasculares apresentam-se com uma gama de aspectos clínicos. Podem acometer somente a pele ou também órgãos e estruturas internas. Podem apresentar-se isoladamente ou estar associados a outras malformações ou síndromes. O conhecimento das características peculiares de cada uma dessas afecções é imperioso para se fazer um diagnóstico preciso, que determinará a opção terapêutica.

REFERÊNCIAS BIBLIOGRÁFICAS

1. Enjolras O, Mulliken JB. Vascular tumors and vascular malformations (new issues). Adv Dermatol. 1997;13:375-422.
2. Gontijo B, Pereira L B, Silva C R. Hemangioma da infância. An Bras Dermatol. 2003;78(6):651-73.
3. Fishman SJ, Mulliken JB. Hemangiomas and vascular malformations of infancy and childhood. Pediatr Clin North Am. 1993;40(6):1177-200.
4. Enjolras O. Vascular malformations. In: Bolognia JL, Jorizzo JL, Rapini RP, editors. Dermatology. 2nd ed. London: Mosby Elsevier; 2008. p. 1581-95.
5. Gontijo B, Pereira L B, Silva C R. Malformações vasculares. An Bras Dermatol. 2004;79(1):7-25.
6. Burton BK, Schulz CJ, Angle B, Burd L. An increased incidence of haemangiomas in infants born following chorionic villus sampling (CVS). Prenat Diagn. 1995;15(3):209-14.
7. Garzon MC. Infantile Hemangiomas. In: Bolognia JL, Jorizzo JL, Rapini RP, editors. Dermatology. 2nd ed. London: Mosby Elsevier; 2008. p. 1565-80.
8. Bruckner AL, Frieden IJ. Hemangiomas of infancy. J Am Acad Dermatol. 2003;48(3):477-93.

9. North PE, Waner M, Mizeracki A, Mrak RE, Nicholas R, Kincannon J, et al. A unique microvascular phenotype shared by juvenile hemangiomas and human placenta. Arch Dermatol. 2001;137(5):559-70.
10. Bree AF, Siegfried E, Sotelo-Avila C, Nahass G. Infantile hemangiomas: speculation on placental trophoblastic origin. Arch Dermatol. 2001;137(5):573-7.
11. Garzon MC, Frieden IJ. Hemangiomas: when to worry. Pediatr Ann. 2000;29(1):58-67.
12. Fishman SJ, Mulliken JB. Hemangiomas and vascular malformations of infancy and childhood. Pediatr Clin North Am. 1993;40(6):1177-200.
13. Enjolras O, Mulliken JB. Vascular malformations. In: Harper J, Oranje A, Prose N, editors. Textbook of pediatric dermatology. Oxford: Blackwell Science; 2000. p. 975-96.
14. Devillers ACA, Waard-van der Spek FB, Oranje AP. Cutis marmorata telangiectatica congenita. Clinical features in 35 cases. Arch Dermatol. 1999;135(1):34-8.
15. Cliff SH, Mortimer OS. Disorders of lymphatics. In: Harper J, Oranje A, Prose N, editors. Textbook of pediatric dermatology. Oxford: Blackwell Science; 2000. p. 1017-34.
16. Paltiel HJ, Burrows PE, Kozakewich HPW, Zurakowrki D, Mulliken JB. Soft-tissue vascular anomalies: utility of US for diagnosis. Radiology. 2000;214(3):747-54.
17. Rössler J, Wehl G, Niemeyer CM. Evaluating systemic prednisone therapy for proliferating haemangioma in infancy. Eur J Pediatr. 2008;167(7):813-5.
18. Frieden IJ, Enjolras O, Esterly N. Vascular Birthmarks and Other Abnormalities of Blood Vessels and Lymphatics. In: Schachner LA, Hansen RC, eds. Textbook of pediatric dermatology. 3rd ed. London: Mosby Elsevier; 2003. p. 833-62.
19. Léauté-Labrèze C, Dumas de la Roque E, Hubiche T, Boralevi F, Thambo JB, Taïeb A. Propranolol for severe hemangiomas of infancy. N Engl J Med. 2008;358(24):2649-51.
20. Al Buainian H, Verhaeghe E, Dierckxsens L, Naeyaert JM. Early treatment of hemangiomas with lasers. A review. Dermatology. 2003;206(4):370-3.

Seção VIII

Cuidados com a pele da criança

Prevenção e cuidados com a pele da criança e do recém-nascido

29

Zilda Najjar Prado de Oliveira
Juliana Dumêt Fernandes

Após ler este capítulo, você estará apto a:

1. Compreender as peculiaridades e os mecanismos fisiológicos da pele do bebê.
2. Conhecer os principais aspectos de prevenção e de cuidado da pele do bebê e da criança.
3. Conhecer as preparações tópicas e os produtos cosméticos destinados à higiene e à proteção da pele infantil.
4. Entender os cuidados e as recomendações do uso dos produtos cosméticos infantis.
5. Fazer análise crítica das principais tendências e recomendações da terapêutica tópica.

INTRODUÇÃO

A pele do bebê caracteriza-se por ser sensível, fina e frágil. Sua superfície possui pH neutro, o que diminui significativamente a defesa contra a excessiva proliferação microbiana. O conteúdo lipídico é menor em virtude da baixa atividade das glândulas sebáceas, mas apresenta elevado teor em água. A pele é macia ao toque, uma vez que a camada córnea tem espessura menor, e a epiderme e a derme são mais finas do que a dos adultos. A derme apresenta menor quantidade de colágeno maduro do que a do adulto e, por conter elevada concentração de proteoglicanos, tem maior teor em água. No lactente, o filme hidrolipídico cutâneo é gradualmente substituído por lipídios epidérmicos não glandulares, menos eficazes na proteção cutânea. Sendo assim, é necessário ter em mente os aspectos particulares da pele da criança para prevenir e evitar os riscos ligados ao tratamento tópico nessa faixa etária[1].

As grandes diferenças entre a pele das crianças em relação à dos adultos são menor espessura da camada córnea, maior número de folículos pilosos velos, menor poder tampão e maior relação superfície/volume corporal. São mais marcantes quanto menor for a idade da criança (em especial nos prematuros), o que implica maior suscetibilidade a agentes externos, potencialmente prejudiciais, maior perda transepidérmica de líquidos, menor capacidade de manter a homeostasia e maior absorção percutânea, levando à maior toxicidade sistêmica[2,3]. Assim, é particularmente sensível ao excesso de secreções glandulares (suor e sebo), aos ácaros encontrados na poeira da casa, às bactérias presentes no ambiente exterior, às impurezas acumuladas na zona da fralda (fezes e urina), à oclusão pelo material das fraldas e às condições atmosféricas extremas.

A permeabilidade cutânea é muito elevada, sobretudo durante a primeira quinzena de vida. Com o tempo, a pele da criança vai adquirindo cada vez mais impermeabilidade. Contudo, a permeabilidade da pele pode aumentar devido a agressões mecânicas, como ocorre na zona de contato com as fraldas ou pela utilização de lenços de limpeza, que causam remoção repetida e localizada de células do estrato córneo. O Quadro 29.1 mostra alguns efeitos prejudiciais relatados em razão da absorção transcutânea de produtos aplicados topicamente no recém-nascido (RN)[4].

Quadro 29.1 – Riscos da absorção transcutânea de produtos aplicados topicamente no recém-nascido[4]

Composto	Produto	Toxicidade
Anilina	Tintura usada em lavanderia	Meta-hemoglobinemia
Pentaclorofenol	Desinfetante de lavanderia	Taquicardia, sudorese, hepatomegalia e acidose metabólica
Hexaclorofeno	Antisséptico tópico	Encefalopatia vacuolar
Resorcinol	Antisséptico tópico	Meta-hemoglobinemia
Ácido bórico	Pós de bebê	Vômitos, diarreia, eritrodermia e convulsões
Lindano	Escabicida	Neurotoxicidade
Ácido salicílico	Emoliente queratolítico	Acidose metabólica
Álcool isopropílico sob oclusão	Antisséptico tópico	Necrose cutânea hemorrágica
Ureia	Esfoliante, emoliente	Uremia
Iodopovidona	Antisséptico tópico	Hipotireoidismo e bócio
Neomicina	Antibiótico tópico	Surdez neural

(continua)

Quadro 29.1 – Riscos da absorção transcutânea de produtos aplicados topicamente no recém-nascido[4] (continuação)

Composto	Produto	Toxicidade
Corticosteroide	Anti-inflamatório tópico	Atrofia cutânea e supressão adrenal
Benzocaína	Anestésico tópico	Meta-hemoglobinemia
Azul de metileno	Tintura	Meta-hemoglobinemia

CONSIDERAÇÕES SOBRE PREPARAÇÕES TÓPICAS

Em virtude das características próprias da pele infantil, os produtos cosméticos destinados à sua higiene e proteção requerem cuidado especial na sua formulação. Uma das condições essenciais é que sejam excluídos todos os ingredientes que possam constituir potencial agressão cutânea. Essa premissa é obviamente extensível a todos os cosméticos mas, sem dúvida, mais difícil de executar nos produtos para aplicação sobre a frágil pele infantil. Além disso, na higiene da criança deverão ser cuidadosamente evitados aditivos que simulem cores e aromas apetitosos de fruta e doces, uma vez que estimulam a ingestão dos cosméticos. Outras preparações tópicas também devem ser usadas com cuidado pelo risco de causar danos ao RN (Quadro 29.2)[4].

Quadro 29.2 – Riscos do uso de preparações tópicas no recém-nascido[4]

Composto	Produto	Risco
Triclosan	Sabonetes, desodorantes e antissépticos	Mesmo risco de toxicidade de outros compostos fenólicos
Propilenoglicol	Emolientes e agentes de limpeza	Uso enteral e parenteral excessivo: risco de hiperosmolaridade e convulsões
Cloreto de benzetônio	Agentes de limpeza	Envenenamento pela ingestão Carcinogênese
Glicerina	Emolientes e agentes de limpeza	Hiperosmolaridade e convulsões
Lactato de amônio	Esfoliante e emoliente	Possível acidose lática
Coaltar	Xampus, tópicos anti-inflamatórios e queratolíticos	Risco de câncer pelo uso excessivo de hidrocarbonetos aromáticos

VEÍCULOS

Qualquer produto ativo necessita de um veículo ou excipiente que o mantenha em bom estado, assegure sua estabilidade e permita melhor liberação e penetração através da epiderme[3,5].

Existem três tipos de excipientes ou veículos: gorduras (ou excipientes lipofílicos), líquidos (ou excipientes hidrofílicos) e pós. Uma variedade de outras substâncias é acrescentada para melhorar o odor, a textura e a cor. A combinação desses veículos origina as principais formas farmacêuticas tópicas mais frequentemente utilizadas.

- Gorduras ou excipientes lipofílicos: têm propriedades oclusivas, podem ser fluidas ou óleos (óleo de amêndoas doces e parafina líquida), semissólidas (lanolina e vaselina) ou sólidas (parafina sólida e ceras). Podem derivar de hidrocarbonetos (vaselina e parafina), triglicérides (ácidos graxos essenciais ou poli-insaturados, óleos animais e vegetais, margarinas e ceras), silicones e polissiloxanos. Não devem ser usadas em dermatoses inflamatórias e/ou exsudativas nem em pregas cutâneas pelo seu poder oclusivo.
- Líquidos ou excipientes hidrofílicos: o principal é a água (normalmente desmineralizada), mas há também o álcool e os umectantes, assim chamados por serem substâncias que absorvem ou ajudam outras a reter água, como a glicerina e o sorbitol. A integração por solubilização de produtos ativos origina os denominados solutos, que se dividem em aquosos, alcoólicos e oleosos. Um dos solutos aquosos mais simples e de maior interesse é o soro fisiológico, usado na lavagem de ulcerações ou dermatoses muito exsudativas. Os alcoólicos são úteis principalmente para aplicação em áreas pilosas, e os oleosos são usados com fins emolientes em banhos. Outros exemplos de bases líquidas são o propilenoglicol e a glicerina, sendo esta higroscópica, umectante e solúvel em água e álcool. O propilenoglicol é mais utilizado do que a glicerina, pois não só é miscível em água, álcool, acetona e óleos essenciais, como também é conservante e possui *in vivo* propriedades antimicrobianas contra bactérias, dermatófitos e *Pitirosporium*. Em concentração maior do que 5%, pode irritar a pele. Dermatite de contato alérgica ao propilenoglicol é rara, mas é importante saber reconhecê-la pela sua presença em alguns alimentos, medicações, produtos industriais e em uma variedade de preparações tópicas[6]. Usado também como veículo de algumas vitaminas administradas oralmente, o propilenoglicol tem sido associado à toxicidade do sistema nervoso central em bebês prematuros[7]. Reações adversas à glicerina são menos comuns.
- Pós: têm propriedades absorventes, protetoras, secantes e minimizam a fricção. São agentes secos, micronizados em partículas finas e com propriedades higroscópicas (atraem água). Os mais frequentemente utilizados são talco (silicato de magnésio), óxidos de zinco e titânio, argila, caolino e amido. A utilização de pós não é recomendada nos bebês, principalmente talco e pó de amido, pelo risco de inalação acidental, que pode levar à irritação, à pneumonite com formação de granuloma, e à fibrose pulmonar.

Esses veículos podem ser misturados entre si para formarem as bases onde serão englobados os produtos ativos, resultando em suspensões, pastas e emulsões.

- Suspensões: consistem na associação de líquidos e pós. Existem dois tipos: as loções de agitar, que necessitam de agitação prévia, e as loções que já incluem agentes surfactantes, com finalidade de manter a suspensão miscível. A água, ao evaporar, deixa sobre a superfície cutânea uma fina camada de pó. Suas ações resultam da combinação das propriedades refrescantes e calmantes, consequentes à evaporação do líquido, com as ações secantes do pó. Estão indicadas no tratamento de dermatoses exsudativas e intertriginosas.
- Pastas: são misturas de pós e gorduras utilizadas na proteção contra irritantes externos e com função de absorver exsudatos. Existem pastas protetoras, mais gordurosas e oclusivas, que protegem, mas são difíceis de aplicar e retirar, como a pasta de Lassar (mistura em partes iguais de talco de Veneza, amido, lanolina e vaselina), pastas secantes, menos gordurosas, mais fáceis de manusear e que protegem e secam, como as pastas d'água, e as pastas cremosas, hidrofílicas, com capacidade de absorver mais água, de fácil remoção e mais úteis em situações agudas, como as pastas de óxido de zinco[3].
- Emulsões: são associações de dois componentes não miscíveis – água e óleo. De acordo com a fase dispersa, existem dois tipos de sistemas: emulsões água em óleo (A/O) ou óleo em água (O/A), às quais é associada uma multiplicidade de agentes cuja composição nem sempre é conhecida. Se a fase aquosa for maior do que 45%, obtêm-se emulsões O/A. Se for inferior a 45%, a fase contínua passa a ser oleosa e têm-se emulsões A/O. As emulsões O/A, mais fluidas e, portanto, menos oleosas, existem sob a forma de cremes e loções e são preferencialmente usadas em dermatoses agudas, exsudativas e nas pregas em que a oclusão não é aconselhada. As emulsões A/O são mais gordurosas, mais emolientes e, por isso, mais oclusivas. São as pomadas ou unguentos e os cremes gordurosos. Pelo seu poder predominantemente oclusivo, têm particular interesse nas situações mais crônicas, com pele seca, xerose e eczema, por permitirem melhor absorção do produto ativo. Assim sendo, não devem ser usadas em dermatoses agudas, exsudativas, em que o excesso de umidade não é aconselhável, como na dermatite da área das fraldas.

O Quadro 29.3 exemplifica a escolha do veículo de acordo com o tipo de lesão[8].

Quadro 29.3 – Escolha do veículo de acordo com o tipo de lesão[8]

Lesão	Recomendado	Evitar
Eritema agudo	Pós, loções de agitar e cremes	Pasta e pomada
Vesículas	Pós, loções de agitar e gel	Pasta e pomada
Bolhas	Compressas úmidas e loções de agitar	Pasta, pomada e pós
Erosões	Compressas úmidas e cremes	Pós e loções de agitar
Crostas	Compressas úmidas e pomada	Pós, loções de agitar, creme e gel
Escamas	Compressas úmidas e pomada	Pós, loções de agitar, creme e gel
Inflamação crônica	Pomada	Pós, loções de agitar, creme e gel

EMOLIENTES

Os emolientes são emulsões que contêm lipídios, amaciam e restauram a elasticidade e a homeostase da pele, evitando a perda transepidérmica de água. Deixam um filme lipídico que preenche os espaços entre os corneócitos, o que facilita a sua adesão ao nível do estrato córneo. Têm, portanto, propriedades umectantes (atraem água para a pele) e oclusivas (impedem que a água evapore).

Estão indicados no cuidado diário da pele seca, em dermatoses descamativas, na prevenção de dermatoses em crianças pré-termo e nos atópicos[8]. A eficácia de qualquer emoliente aumenta se ele for aplicado imediatamente após o banho ou na pele ainda úmida. Emolientes perfumados devem ser usados com cuidado pelo risco de irritação e sensibilização. Em pomada, são oclusivos e previnem a perda de água do estrato córneo (efeito lubrificante). Em ambientes quentes e úmidos, devem ser evitados, pois podem exacerbar o prurido ou levar ao aparecimento de lesões de miliária, principalmente em atópicos. Podem também agravar foliculites e acne. Em creme e loção, contêm frequentemente agentes higroscópicos que captam a umidade ambiental para a superfície cutânea (efeito umectante), e agentes esfoliantes, que diminuem a espessura da camada córnea. Cosmeticamente, são mais agradáveis e fáceis de espalhar. Além dos agentes ativos, contêm também ingredientes inativos, como conservantes, corantes e perfumes, responsáveis, muitas vezes, por dermatites de contato alérgicas em crianças suscetíveis. Os óleos de banho reduzem a perda de água do estrato córneo e mantêm a pele limpa de escamas e de crostas (Quadro 29.4)[3]. Em criança com pele normal, o emoliente ideal é aquele que ela preferir. Em crianças atópicas, com xerose cutânea ou tendência a dermatites alérgicas, os emolientes em pomada ou em creme simples (isentos de perfumes e conservantes) são os mais eficazes, seguros e, frequentemente, os mais baratos[9].

Quadro 29.4 – Tipos de emolientes e suas funções[3]

Tipos	Constituintes	Mecanismos de ação	Exemplos
▪ Emolientes em pomada	Lubrificantes	Oclusão (evitam a perda de água)	Vaselina (padrão) Lanolina Silicone
▪ Emolientes em creme/loção	Umectantes	Captam a umidade ambiental	Glicerina Etilenoglicol Sorbitol Propilenoglicol
▪ Emolientes em creme/loção	Esfoliantes	Alteram a espessura da camada córnea	Ureia Propilenoglicol Ácido lático* Ácido glicólico*
▪ Óleos de banho	Lubrificantes e esfoliantes	Reduzem a perda de água	Óleos minerais Óleos vegetais

*Também têm propriedades umectantes.

AGENTES DE LIMPEZA

Os sabões devem ser brandos e suaves, e não podem ser aplicados mais do que 2 vezes/dia. Os sabões são obtidos por saponificação, isto é, pela ação de uma base em uma mistura de ésteres de ácidos graxos. Têm boa detergência, bom poder emulsionante e produzem bastante espuma, mas o seu pH alcalino pode destruir a camada superficial lipídica da pele, levando a uma secura excessiva. Os sabonetes de glicerina, pelo seu conteúdo excessivo em glicerina (umectante potente), podem absorver água em excesso para fora da pele, causando potencialmente mais secura e irritação cutâneas.

Syndets, também chamados detergentes sintéticos ou "sabões sem sabão", não têm as desvantagens do sabão e podem ser uma boa escolha. São compostos por agentes tensoativos com bom efeito detergente, têm pH neutro, ou ligeiramente ácido, fazem pouca espuma e provocam pouca irritação. Podem se apresentar em formas sólidas ou líquidas, e, embora seu uso seja agradável, não deve ser excessivo.

Em relação aos xampus, não existe uma fórmula pediátrica padronizada. Baseia-se normalmente em agentes anfotéricos, não iônicos. Enquanto o cabelo for curto, fino e frágil, não é necessário o uso de xampus, podendo ser empregado o mesmo produto que se usa para o corpo. No entanto, quando forem utilizados, os xampus deverão ser apenas levemente detergentes, com pH próximo ao da lágrima, para não arderem nem irritarem os olhos, e o seu uso não deve alterar o cabelo ou ser agressivo para o couro cabeludo, que são frágeis na infância[1,10-12].

Os lenços umedecidos de limpeza são práticos e apresentam cheiro agradável, mas não são recomendados pelo risco de remover o filme lipídico da pele e causar sensibilização. Loções e sabões antissépticos também devem ser evitados.

Banho

A regra fundamental para um banho deve ser "água e pouco detergente"[13]. Excluindo-se as regiões que acumulam mais detritos, como a área das fraldas, seria possível dizer que o banho diário não é verdadeiramente indispensável. No entanto, pode representar um ritual de prazer na interação mãe-filho, o que é muito mais importante do que a sua real necessidade[12].

A hiper-hidratação pode aumentar a espessura da camada córnea pelo edema celular que o excesso de água provoca, podendo haver diminuição da sua coesão, provocando menor resistência e alterações na pele. Assim, aconselha-se que, no RN e em crianças pequenas, a duração do banho não exceda 5 minutos e nas crianças maiores, 10 a 15 minutos[1]. O produto ideal para o banho deverá respeitar o pH, a camada lipídica superficial e o ecossistema da pele. Deve ter alguma detergência, boa tolerância e ser agradável[13]. O banho dos RN visa, especialmente, às zonas que necessitam de maior atenção, como face, pescoço, pregas e área das fraldas[14,15]. Poderão ser utilizados *syndets*, e, como já referido, o tempo do banho deve ser curto para evitar a maceração e o excessivo contato da pele com os detergentes. Todo o enxague deve ser cuidadoso. Para crianças com peles normais não há necessidade de produtos especiais para o banho, e os melhores são os que a criança e os pais mais gostam[12]. É importante, porém, que contenham uma base suave, com adição de agentes umidificantes e complexos lipídicos. Podem ser usados, na face, loções de limpeza e *syndets*. No corpo, utilizam-se, de preferência, sabões neutros ou *syndets*, mantendo-se um bom balanço cutâneo com o uso esporádico de emolientes suaves. Para as peles oleosas, além das orientações anteriores, recomendam-se produtos com zinco, cuja função é controlar o excesso de produção de sebo[12]. Já as peles secas, com elasticidade diminuída, xerose e descamação, precisam de água e óleo. Nesse caso, aconselha-se o uso de sabões gordurosos ou *syndets* (sólidos ou líquidos). Também podem-se utilizar óleos de banho e banhos coloidais (que utilizam cereais que limpam, por adsorção, os detritos lipo e hidrofílicos e deixam uma camada superficial protetora). Por outro lado, deve-se ter cuidado com óleos de banho, pois, apesar de importantes, podem transformar as banheiras em superfícies escorregadias e perigosas[12]. É particularmente útil o uso de emolientes sob a forma de emulsões O/A ou cremes nos casos mais leves e, nos moderados, o uso de emulsões O/A com ureia ou ácido láctico, ou emulsões A/O[16,17].

CONCLUSÕES

A pele do bebê caracteriza-se por ser sensível, fina e frágil. Sua superfície possui pH neutro, o que diminui significativamente a defesa contra a excessiva proliferação microbiana. Seu conteúdo lipídico é menor em razão da baixa atividade das glândulas sebáceas, mas apresenta um elevado teor em água. É uma pele macia, uma vez que a camada córnea tem menor espessura, e a epiderme e a derme são mais delgadas do que a dos adultos.

Em virtude das características próprias da pele infantil, os produtos cosméticos destinados à sua higiene e proteção requerem cuidado especial na sua formulação. Uma das condições essenciais é que sejam excluídos todos os ingredientes que possam constituir potencial agressão cutânea. Essa premissa pode valer a todos os cosméticos, mas sem dúvida é mais difícil de ser seguida nos produtos para aplicação sobre a frágil pele das crianças.

Sabendo-se que o mercado da cosmética e dos produtos para a pele infantil tem evoluído nos últimos anos, tornando-se bastante apelativo ao consumo exagerado, deve-se assumir a responsabilidade de rejeitar hábitos consumistas e ter prudência na prescrição.

REFERÊNCIAS BIBLIOGRÁFICAS

1. Bello RT. Cuidados de higiene cutânea no recém-nascido e lactente. Revista Bebê-Saúde. 2000;3:14-5.
2. Eichenfield LF, Hardaway CA. Neonatal dermatology. Curr Opin Pediatr. 1999;11(5):471-4.
3. Rocha N, Horta M, Selores M. Terapêutica tópica em dermatologia pediátrica. Nascer e Crescer. 2004;13:215-25.
4. Siegfried EC, Shah PY. Skin care practices in the neonatal nursery: a clinical survey. J Perinatol. 1999;19(1):31-9.
5. Martini MC. Excipients. In Encyclopédie Médico-Chirurgicale – Cosmétologie et Dermatologie Esthétique. Paris: Editions Scientifiques et Medicales Elsevier SAS; 2000. p.50-20-B-10.
6. Catanzaro J, Smith J. Propylene glycol dermatitis. J Am Acad Dermatol. 1991;24(1):90-5.
7. MacDonald MG, Getson PR, Glaogow AM, Miller MK. Propylene glycol increased incidence of seizures in low birth weight infants. Pediatrics. 1987;79(4):622-5.
8. Falco OB, Plewig G, Wolff HH, Burgdorf WHC. Topical therapy. In: Braun-Falco O. Dermatology. 2nd ed. New York: Springer; 2000. p.1719-46.
9. Siegfried E, Nopper AJ, Draelos Z, et al. Principles of treatment in pediatric dermatology. In: Schachner LA, Hansen RC. Pediatric dermatology. 3rd ed. New York: Mosby; 2003. p.87-114.
10. Cetta F, Lambert GH, Ros SP. Newborn chemical exposure from over-the-counter skin care products. Clin Pediatr. 1991;30(5):286-9.
11. Enjolras O. Hygiène quotidienne de l'enfant. Nouv Dermatol. 1994;13:404-8.
12. Siegfried E, Bree A. Topical treatment. In: Schachner LA, Hansen RC. Pediatric dermatology. 3rd ed. New York: Mosby. 2003. p.87-113.
13. Gelmetti C. Skin cleansing in childhood. In: Gelmetti C. Pediatric dermatology – Controversies and Current Concepts. New York: DM Medical Publishing; 1994. p.1-12.
14. Mancini AJ. Structure and functions of newborn skin. In: Eichenfield LF, Frieden IJ, Esterly NB. Textbook of neonatal dermatology. Philadelphia: WB Saunders Company; 2001. p.18-32.
15. Darmstad GL, Dinulus JG. Neonatal skin care. Pediatr Clin North Am. 2000;47(4):757-82.
16. Draelos ZD. Therapeutic moisturizers. Dermatol Clin. 2000;18(4):597-607.
17. Lodén M. The clinical benefits of moisturizers. J Eur Acad Dermatol Venereol. 2005;19:672-88.

30 Fotoproteção na infância

Zilda Najjar Prado de Oliveira
Juliana Nakano de Melo

Após ler este capítulo, você estará apto a:

1. Classificar os fototipos de pele.
2. Entender o espectro de radiação solar e as implicações na pele.
3. Diferenciar os tipos de fotoprotetores, suas indicações e seus mecanismos de ação.

INTRODUÇÃO

A exposição ao sol é benéfica no tratamento de diversas doenças e na síntese da vitamina D. Porém, quando prolongada e frequente, pode levar a danos na pele que incluem o fotoenvelhecimento e o câncer cutâneo. Em condições normais, até os 20 anos, acumulam-se 50 a 80% de toda a radiação solar a que a pessoa será exposta durante a vida. Portanto, é imperioso iniciar-se a fotoproteção nos primeiros anos de vida. Crianças cujas famílias apresentam pessoas que tiveram câncer cutâneo relacionado à radiação ultravioleta devem ter, diante da exposição solar, um comportamento mais rigoroso ainda, pois há ampla evidência epidemiológica de que o sol durante a infância e a adolescência é o fator mais importante no risco de câncer de pele no futuro[1-3]. Por esse motivo, deve-se estimular a conscientização para a fotoproteção desde a infância, o que evitaria grande parte dos casos de câncer cutâneo.

Sob circunstâncias normais, as crianças expõem-se anualmente ao sol três vezes mais do que os adultos em razão de suas múltiplas atividades ao ar livre. O mesmo ocorre com os adolescentes, que, muitas vezes, bronzeiam-se excessivamente sem se preocuparem com os riscos.

Os efeitos deletérios dos raios ultravioleta (RUV) dependem da duração, da frequência das exposições e da intensidade da radiação solar, baseada na latitude em relação ao Equador. A resposta da pele também depende da determinação genética da cor e dos fototipos. O fototipo é determinado pela quantidade de melanina na pele e, classicamente, são reconhecidos seis fototipos (classificação de Fitzpatrick), apresentados no Quadro 30.1.

Quadro 30.1 – Fototipos da pele: classificação de Fitzpatrick

Fototipos da pele	Consequências da exposição solar
I. Pele clara, olhos azuis, sardentos	Sempre se queimam e nunca se bronzeiam
II. Pele clara, olhos azuis, verdes ou castanhos claros, cabelos louros ou ruivos	Sempre se queimam e, às vezes, se bronzeiam
III. A média das pessoas brancas normais	Queimam-se moderadamente, bronzeiam-se gradual e uniformemente
IV. Pele clara ou morena clara, cabelos castanho-escuros e olhos escuros	Queimam-se muito pouco, bronzeiam-se bastante
V. Pessoas morenas	Raramente se queimam, bronzeiam-se muito
VI. Negros	Nunca se queimam, profundamente pigmentados

O uso do filtro solar é essencial para a proteção da pele, pois a protege de efeitos adversos agudos e crônicos da radiação solar. Também é importante em virtude do impacto da depleção da camada protetora de ozônio e do aumento da influência da radiação ultravioleta na patogênese do câncer de pele, tanto melanoma como não melanoma. Educação quanto às medidas comportamentais de horário, tempo e frequência de exposição ao sol é também fundamental.

RADIAÇÃO SOLAR

O espectro solar para considerações fotobiológicas (Figura 30.1) envolve:

- Radiação ultravioleta (comprimento de onda de 290 a 400 nm).
- Radiação visível (400 a 760 nm).
- Infravermelho curto e radiação infravermelha (760 a 1800 nm).

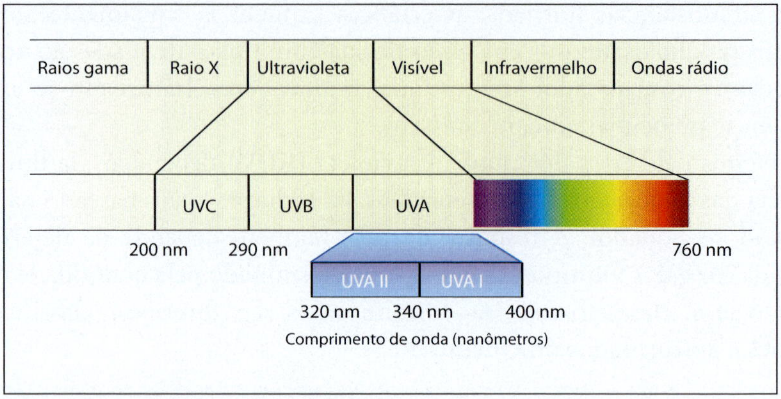

Figura 30.1 Espectro ultravioleta.

A intensidade dos RUV é aumentada pela reflexão na neve em até 85%, na areia em 25% e na água em 5 a 10%, enquanto diminui entre 20 e 90% em dias nublados e 60% para cada 50 cm de profundidade na água[4]. Durante o verão, em altitudes altas e latitudes baixas, espera-se o maior índice de incidência dos RUV.

A radiação ultravioleta B (UVB), que tem comprimento de onda de 290 a 320 nm, atinge a superfície terrestre predominantemente das 10 às 16 h. A radiação ultravioleta A (UVA) tem comprimento de onda de 320 a 400 nm e atinge a Terra durante todo o dia. A UVB tem menor penetração na pele, atingindo somente a epiderme. Provoca eritema solar, podendo ocasionar queimaduras com ou sem bolhas, promove a síntese de vitamina D, e é responsável, a longo prazo, pelo câncer cutâneo (Figura 30.2).

A radiação UVA penetra mais profundamente, até as porções superiores da derme. É cerca de mil vezes menos eritematógena que a UVB, sendo responsável, a médio e longo prazo, pelo fotoenvelhecimento, pela diminuição da elasticidade e por manchas. Tem menor poder carcinogênico. Também contribuem para o fotoenvelhecimento as radiações do espectro visível e as infravermelhas, pois, embora tenham menos energia, penetram mais profundamente na derme (Figura 30.2).

Calculado com 24 horas de antecedência, o índice de ultravioleta (IUV) é um número que fornece o prognóstico diário da quantidade de ultravioleta recebida pela superfície da Terra, durante a hora de máxima iluminação solar, ou seja, em torno do meio-dia, isto é, das 11h30 às 12h30. Embora o índice seja previsto para esse horário, o alerta é válido para o intervalo das 10 às 15 h, pois os riscos de queimadura da pele pelo sol, nesses horários, são semelhantes aos do meio-dia.

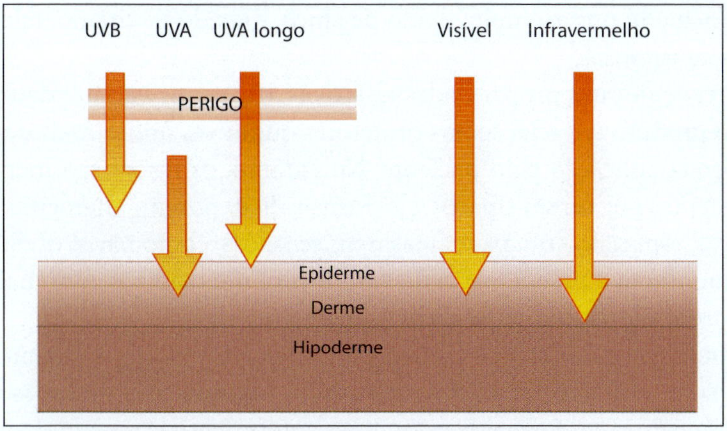

Figura 30.2 Radiações solares e suas penetrações na pele.

FOTOPROTEÇÃO

A pele humana apresenta características que lhe conferem propriedades de fotoproteção endógena. A mais importante é a presença de melanina, sendo que o grau de proteção conferido por ela é diretamente proporcional à quantidade presente na pele. Outra estrutura protetora é a camada córnea, que contém vários agentes absorventes dos RUV, como os aminoácidos presentes nas queratinas (p.ex., tirosina e triptofano)[5]. Além disso, a camada córnea promove reflexão de parte dos RUV que atingem sua superfície.

A presença de betacaroteno no tecido subcutâneo, assim como da enzima superóxido dismutase na epiderme, também promove um grau de fotoproteção endógena à pele. Juntamente com outros antioxidantes, esses agentes protegem a pele das espécies reativas de oxigênio que são geradas pela exposição aos RUV e lesam o DNA das células. Dentre todos esses fatores mencionados, no entanto, a presença da melanina continua sendo a mais importante.

Quanto à fotoproteção exógena, o primeiro relato do uso de fotoprotetores data de 1928, com a introdução de uma fórmula que continha benzilsalicilato e cinamato. O ácido paraminobenzoico (PABA) foi desenvolvido em 1943.

Os fotoprotetores de alta eficácia podem promover absorção de parte dos raios solares e/ou causar reflexão destes. São classificados, conforme o mecanismo de ação, em químicos e/ou físicos. A indústria farmacêutica hoje produz fotoprotetores em veículos variados, como cremes, loções, géis e *sprays*.

Os agentes físicos refletem os RUV e a luz visível por meio da formação de um filme de partículas metais inertes que formam uma barreira protetora. Há evidência de que alguns desses materiais também absorvam um pouco dos RUV. Essas partículas incluem, por exemplo, óxido de zinco, dióxido de titânio, talco, calamina e outras substâncias.

Em virtude de suas propriedades reflexivas, há menor variabilidade no efeito protetor do produto em relação aos protetores químicos, muito mais dependentes de uma correta aplicação pelo paciente. No entanto, os físicos são menos aceitos cosmeticamente, por serem opacos e oclusivos. São, porém, altamente indicados para crianças, especialmente para áreas mais sensíveis, como nariz, orelha e lábios. Também diminuem a preocupação de se usar produtos tópicos com maior potencial de absorção na pele de crianças pequenas.

Os protetores químicos absorvem parte dos RUV. Cada elemento químico absorve uma faixa determinada do espectro UV, fazendo com que suas moléculas re-emitam a energia em forma de calor. Esses fotoprotetores são amplamente divididos entre protetores anti-UVA e anti-UVB.

Tradicionalmente, os fotoprotetores contra os raios UVB são mais populares devido à sua cosmecêutica mais agradável, protegendo bem quando adequadamente aplicados. No entanto, reações como dermatite de contato alérgica e irritação primária são mais comuns.

Nos casos de fotodermatoses induzidas por UVA e em indivíduos fotossensíveis, as preparações tópicas que contêm minerais reflexivos têm sua indicação. São também menos irritantes e têm menor probabilidade de induzir dermatite de contato. Esse tipo de protetor solar é também eficaz contra os raios UVB. Mais recentemente, novas drogas que absorvem UVA têm propiciado grande avanço na fotoproteção, como os dibenzoilmetanos e o ácido sulfônico tereftalilideno dicânfora[6] (Quadro 30.2).

Quadro 30.2 – Ingredientes ativos comuns nos fotoprotetores

■ Agentes bloqueadores	Dióxido de titânio Óxido de zinco Óxido de magnésio *Petrolatum* vermelho
■ Absorvem UVA	Benzofenonas Antranilatos Dibenzoilmetanos
■ Absorvem UVB	PABA Glicerilaminobenzoato Homomentil salicilato Dibenzoilmetanos Ácido sulfônico tereftalilideno dicânfora

Na faixa pediátrica, assim como nas demais faixas etárias, a fotoproteção deve ser realizada diariamente. Os cuidados em relação à proteção solar devem ser adotados por meio do uso dos fotoprotetores já citados, mas também com medidas como uso adequado de roupas e chapéus, evitando-se exposição solar exagerada, especialmente nos horários de maior IUV. É preciso conscientizar as pessoas de que o uso do fotoprotetor, por si só, não garante a proteção necessária em termos de prevenção contra o câncer cutâneo.

Recentemente, um estudo demonstrou que a exposição ultravioleta excessiva na idade adulta confere os mesmos riscos de desenvolvimento de câncer tipo melanoma em relação à mesma quantidade de radiação ultravioleta recebida na infância. A presença, durante a vida, de mais de cinco queimaduras solares dobra a chance de se desenvolver um melanoma, independente da época da vida de exposição mais intensa[7].

Ao mesmo tempo, outros estudos têm mostrado que a simples mudança de comportamento em relação ao sol pode diminuir a incidência de câncer de pele, e que o uso diário de fotoprotetor diminui significativamente os danos causados pela radiação ultravioleta[8]. Em crianças que regularmente usam fotoprotetores, foi achado um número menor de lesões melanocíticas benignas ou nevos. Sabe-se que o número de nevos em cada pessoa prediz o risco de surgimento de melanoma, o que leva a crer que o uso correto da fotoproteção na infância diminui a chance de melanoma no futuro[9].

Sabe-se que a exposição solar é muito importante na síntese de grande parte da vitamina D pelo organismo (em torno de 90%)[10], com papel fundamental no metabolismo ósseo, evitando-se o desenvolvimento de doenças como o raquitismo e a osteoporose. Em razão dos riscos sabidos de desenvolvimento de câncer cutâneo e do fotoenvelhecimento, hoje em dia muito se debate sobre o quanto seria necessário se expor ao sol, minimizando os riscos dessas doenças, porém garantindo a dose mínima necessária de vitamina D.

A dose mínima preconizada de 400 UI de vitamina D por dia é facilmente alcançada pela exposição solar casual, ou seja, poucas doses em pequenas áreas da pele, como a que se recebe, por exemplo, em uma caminhada curta ao ar livre no horário do almoço. Esse cálculo seria válido para todas as latitudes da Terra na maior parte do ano, com exceção do inverno rigoroso, e para todo o ano nas baixas latitudes (nas regiões tropicais do planeta)[11]. Na dose de vitamina D de 1.000 UI/dia, essa exposição casual ainda seria suficiente, porém com necessidade de se exporem áreas maiores da pele, com chance de pouca efetividade em alguns períodos do ano[11]. A dose mais alta preconizada de vitamina D diária é de 4.000 UI/dia, dose que não consegue ser alcançada apenas com o tipo de exposição solar casual na maior parte do planeta e do ano[11].

Além da importância sobre o metabolismo ósseo, vários estudos tentam correlacionar a deficiência de vitamina D a vários tipos de câncer, como de cólon, de próstata e de mama[12-14]. Isso porque a forma ativa da vitamina D, 1,25 di-hidroxicolecalciferol [1',25(OH)$_2$ D$_3$], hoje não é apenas considerada um hormônio calciotrópico, mas também um potente hormônio regulador da diferenciação celular[15].

Dessa forma, a fotoproteção na infância deve ser estimulada, por meio de medidas comportamentais e do uso de protetores solares, sem déficit do desenvolvimento normal da criança, pois a dose mínima necessária de vitamina D diária é facilmente obtida por meio da mínima exposição solar.

CONCLUSÕES

A fotoproteção na infância deve ser estimulada, por meio de medidas comportamentais e do uso dos fotoprotetores, com o intuito de se diminuírem os riscos de surgimento de neoplasias cutâneas, além do fotoenvelhecimento precoce. Hoje se sabe que a dose mínima de exposição solar já é suficiente para a síntese adequada de vitamina D, de forma que não há contraindicação à fotoproteção nas crianças quando se pensa em prevenção de doenças do metabolismo ósseo, como o raquitismo.

REFERÊNCIAS BIBLIOGRÁFICAS

1. Corona R, Dogliotti E, D'Errico M, Sera F, Iavarone I, Baliva G, et al. Risk factors for basal cell carcinoma in a Mediterranean population: role of recreational sun exposure early in life. Arch Dermatol. 2001;137(9):1162-8.
2. Koh HK, Geller AC, Miller DR, et al. Skin cancer: prevention and control. In: Greenwald P, Kramer BS, Weed DL, eds. Cancer prevention and control. New York: Marcel Dekker; 1995. p.611-40.
3. Emmett A, Uchida T, Wagner RF Jr. Sunburn risk factors for beachgoing children. Dermatol Online J. 2008;14(1):28.
4. Burns T, Breathnach S, Cox N, Griffiths, C. Rook's Textbook of dermatology. 7th ed. London: Blackwell Science; 2004.
5. Bolognia J, Jorizzo JL, Rapini RP. Dermatology. 2ª ed. London: Mosby Elsevier; 2008.
6. Fourtanier A. Mexoryl™ SX against solar-simulated UVR-induced photocarcinogenesis in mice. Photochem Photobiol. 1996;64(4):688-93.
7. Pfalberg A, Kolmel KF, Geffeler O. Timing of excessive ultraviolet radiation and melanoma: epidemiology does not support the existence of a critical period of high susceptibility to solar ultraviolet radiation-induced melanoma. Br J Dermatol 2001;144(3):471-5.
8. Seite S, Fourtanier AM. The benefit of daily photoprotection. J Am Acad Dermatol. 2003; 58(5 Suppl 2):S160-6.
9. MacLennan R, Kelly JW, Rivers JK, Harrison SL. The Eastern Australian childhood nevus study: site differences in density and side of melanocytic nevi in relation to latitude and phenotype. J Am Acad Dermatol. 2003;48(3):367-75.
10. Reichrath J. Protecting against adverse effects of sun protection. J Am Acad Dermatol. 2003;49(6):1204-6.

11. Webb AR, Engelsen O. Ultraviolet exposure scenarios: risks of erythema from recommendations on cutaneous vitamin D synthesis. Adv Exp Med Biol. 2008;624:72-85.
12. Gorham ED, Garland FC, Garland CF. Sunlight and breast cancer incidence in the USSR. Int J Epidemiol. 1990;19(4):614-22.
13. Garland CF, Comstock GW, Garland FC, Helsing KJ, Shaw EK, Gorham ED. Serum 25-hydroxyvitamin D and colon cancer: eight year prospective study. Lancet. 1989;2(8673):1176-8.
14. Garland CF, Garland FC, Gorham ED. Can colon cancer incidence and death rates be reduced with calcium and vitamin D? Am J Clin Nutr. 1991;54(Suppl):193-201.
15. Reichrath J. Will analogs of 1,25-dihydroxyvitamin D3 (calcitriol) open a new era in cancer therapy? Onkologie. 2001;24(2):128-33.

Índice Remissivo